YUN CHAN

YU ER

QUAN SHU

陈宝英
孕产育儿全书

陈宝英

★ 编著

chen bao ying

四川科学技术出版社

前言

翻开你的好"孕育"篇章

整个孕期如同一次特别的旅行,从受精卵形成,到宝宝出世这10个月,你在整个孕育过程会面临很多不可知的因素,艰难与欣喜并存。

10月孕期,你可以感受到胎宝宝在腹中的成长与悸动,却不了解自己身体出现的种种变化与不适,不知道胎宝宝是在何时长出小手和小脚,何时学会挤眉弄眼。更重要的是,相对于自己身体的变化,你更重视胎宝宝的健康和成长,你希望每一天都能够给予胎宝宝成长最好的帮助,让宝宝"赢在起跑线上",因此该如何合理饮食、如何运动、如何胎教、如何保持良好的心情、如何协调工作,都成了你最想了解的知识。

长久的盼望和悉心孕育之后,到了分娩的阶段,当令人激动的一天终于来临,盼望、阵痛、紧张、历尽艰辛的你又将迎来怎样的一天?10月怀胎,一朝分娩,你要面临的是一个竭尽全力的独特的过程。当你终于带着宝宝走完孕期的最后一站,把小生命带到这个世界上的时候,你的身体状况会如何呢?饮食起居该如何护理才能尽快恢复?准爸爸该怎么样来照顾你?嗷嗷待哺的宝宝又该如何悉心照顾?

这本书精选了准妈妈从怀孕到生产,宝宝从出生到2岁,妈妈怀孕和在养育宝宝的过程中经常会遇到的问题,并一一做了详细解答,包括饮食营养、日常护理、疾病防护,以及如何与宝宝进行交流,怎样培养宝宝的才能,等等。

有了这本书,妈妈就可以用最少的时间,学会最需要掌握的妊娠知识,育儿知识,怀孕须知和注意事项,学会照顾宝宝的方法,学会聆听宝宝的语言,让自己成为照顾宝宝的专家!

编　者

目录
CONTENTS

Part 1 孕产篇

孕早期（1～3月）
恭喜你怀孕了，快乐孕程第一步

孕中期（4～7月）
美丽准妈妈爱自己

孕晚期（8～10月）
做好宝宝来临的准备

分娩期
宝宝完美面世

产后期
守护健康呵护宝宝

Part 2 育儿篇

1~2个月的宝宝

3~4个月的宝宝

5～6个月的宝宝

7～8个月的宝宝

9～10个月的宝宝

11～12个月的宝宝

13～15个月的宝宝

16～18个月的宝宝

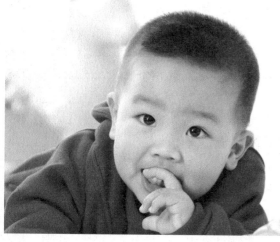

孕产篇

孕前期

孕早期

孕中期

孕晚期

分娩期

产后期

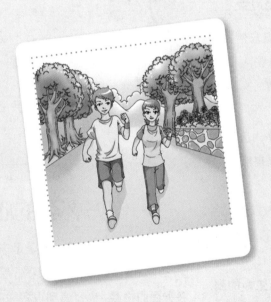

　　做好孕前计划的时候到了，想要迎接一个棒棒的宝宝，这是你必读的一部分，改变不良的生活方式，开始饮食调理，保证身体健康，做好宝宝即将到来的规划……这是一个甜蜜而幸福的时期！

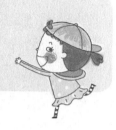

孕前期　沃土出壮苗，孕前准备是关键

孕前期　第一阅读

以愉快、积极的态度对待孕期所发生的一切，坚信自己能孕育一个代表未来的小生命，完成将他平安带到这个世界上的使命，就是我们需要做的心理准备。

具备积极的优生态度

现实生活中，对待怀孕，有些人顺其自然，有些人是既然已怀孕也就听之任之，还有些人早就计划要孩子，现在怀孕了，当然很是欢喜。这几种不同的态度对妊娠的影响也截然不同。

第一种情况是一切听之任之。怀孕本为自然的生理过程，既然结婚成家了，有孩子也是自然的，不惊慌，不恐惧，心态平和，倒也自在。

第二种情况是有些不愿意，又不愿做流产。这种无奈的心理很不好，既然选择要孩子了，就得有个积极的生育态度。

第三种情况是以乐观的心态迎接新生命的到来，胎宝宝也会因感觉到这种欢乐气氛而生长发育得更好。但是也得想到妊娠过程会有很多未知的问题存在，如流产、胎儿发育异常情况等，切忌大喜大悲。

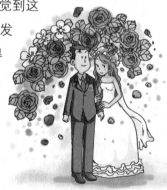

好孕叮咛

要孩子应建立在稳固的家庭婚姻关系基础上，夫妻双方都愿意有一个小宝宝，并愿意肩负起做父母的责任，以欢乐、祥和的心态迎接新生命的到来，并全力创造必要的条件和融洽的家庭气氛。

做好怀孕的心理准备

决定要一个宝宝，无疑是夫妻双方一生中最重要的决定之一。宝宝的到来，会给夫妻双方带来各方面的挑战，也会遇到很多障碍和困难，因此，在怀孕之前要将所有问题考虑周全。在下决心要一个宝宝之前，夫妻双方应该仔细思考以下问题：

Q1 你们想要宝宝的动机是什么？

这个最根本的问题是决定你们是否真的需要一个宝宝的前提，一定要想清楚。

Q2 你们的夫妻关系很稳固吗？

不要幻想通过孩子来修复早已不和谐的关系，否则最终受伤害的还是无辜的孩子。

陈宝英孕产育儿全书

Q3 你们会共同分担家庭责任并照顾宝宝吗？

丈夫千万不能做"甩手掌柜"，除了怀孕和给宝宝哺乳，其他的工作都能做，应该承担起更多的工作。

Q4 宝宝会加深你们夫妻之间的感情吗？

如果夫妻双方都做好了充分的心理准备来迎接宝宝，遇到困难互相商量，相互支持，宝宝的到来的确会加深夫妻之间的感情，否则很容易为一些鸡毛蒜皮的小事吵架。

Q5 你们在如何教育宝宝的问题上观念一致吗？

提前了解一下对方的想法，在这个问题上找到两个人都认可的方案，免得日后宝宝夹在中间无所适从。

Q6 宝宝和工作的关系你们可以协调好吗？

怀孕后准妈妈需要休息，准爸爸需要更多的时间在家陪妻子，如果大家工作都非常忙，就要考虑要孩子是否现实。

Q7 你们的收入是否能负担宝宝的开销？

一个小不点儿的开销有时比两个大人的开销还要多。在决定要宝宝之前，最好向周围有孩子的人打听一下，起码有个心理准备。

Q8 是否有合适的人帮你们照顾孩子？

没有合适的人选，大概就需要请保姆了，这笔开销你们也应该最好有一个预算，看看是否能够承受。

好孕叮咛

不论你是正在盼望着怀孕，还是对此抱有随遇而安的想法，或是对可能发生的事情感到困惑、担忧和恐惧，甚至在你还没来得及做任何基本准备时已经怀孕，即使这样，一旦怀孕成为事实，就要愉快地接受它，以一种平和、自然的心态迎接怀孕和分娩的到来。

高龄准妈妈莫担心

现在，女性怀孕有越来越晚的趋势，医学上界定，35岁以上初产妇为高龄产妇。对于高龄产妇来说，最担心的就是生育一个不完美的宝宝。幸运的是，现在的医学已经可以在怀孕前八个月及时发现许多引起各种缺陷的疾病，很多情况都可以在出生前或分娩后进行及时治疗。如果你已经成为了高龄准妈妈，也不要太担心，只要比年轻的准妈妈更加细心地进行孕前准备和孕期检查就可以了。

1. 夫妻双方孕前都要进行身体检查。

2. 孕前要提前3个月补充叶酸，直到怀孕12周为止。

3. 定期进行产前检查。

4. 怀孕16～20周时进行唐氏筛查，以此来断定胎宝宝可能出现的一些病症。

5. 怀孕20周以后要做羊水穿刺，这项检查是正常的年轻准妈妈不需要做的，有0.5%的概率会因此导致流产。这项检查可以直接获得染色体的数量，根据检查结果可以知道胎宝宝是否存在异常。

6. 关注血糖、血压等指标。高龄准妈妈易患妊娠合并心脏病、妊娠高血压综合征和妊娠期糖尿病等。

7. 高龄准妈妈自然分娩的难度更大，需要提前做好准备。高龄准妈妈的骨盆比较坚硬，韧带和软产道组织弹性较小，子宫收缩力也相应减弱，容易导致产程延长，甚至难产、胎宝宝产伤和窒息，通常有90%的高龄准妈妈选择剖宫产。

好孕叮咛

高龄准妈妈以知识分子、公司白领等办公室工作人员居多，这部分人群大多缺乏必要的体育锻炼。因此，在怀孕前和怀孕期间，高龄准妈妈更应进行一定的体育锻炼和身体素质训练。

算一算怀孕的经济账

"十月怀胎，一朝分娩"，从决定要宝宝的那一刻起，一个新的"投资"就开始了。

分娩费用

1.自然分娩、无痛分娩约为2 000元，剖宫产约4 000元。

2.住院一周，每天150～200元，约合1 500元。

哺乳期花费

1.新妈妈坐月子营养花费6 000～9 000元。

2.请保姆打理家务，专业的保姆需每月3 000～6 000元，普通保姆为1 000～2 000元。

产前保健费

1.提前3个月补充叶酸直至怀孕后3个月，按一年时间计，为100～700元，具体费用视服用叶酸的类型而定。

2.体检费用一般支出在1 000元左右。

3.营养补充：

基本营养补充方案	各种新鲜水果、蔬菜、海产品，各种坚果，动物蛋白、粗粮、乳制品，叶酸片、钙片约2 000元
中等营养补充方案	基本营养加上孕期多种维生素营养片、孕妇奶粉约3 000元
高级营养补充方案	在中等方案中多补充蛋白粉、孕妇营养补充剂约4 000元

宝宝出生后第一年的花费

1.纸尿片，每天消耗5～6片，质量好点的每片1.2～1.5元，每个月合300元左右。

2.奶粉，质量一般的每袋50～60元，高档奶粉上百至数百元。

3.宝宝在出生后的第一年往往会出现一些让人担心的状况，治疗、药物、交通费用也是一笔不可忽略的开销。

4.宝宝用具，比如奶瓶、小被褥、小衣服、婴儿床、小摇篮、小推车等，按照基本需要和完美需要配置的不同，为850～5 000元。

合计从打算要孩子，到孩子生下来，一般家庭这段时间需要多支出5 000～9 000元；如果是剖宫产，则要多花7 000～12 000元，加上一些随时支出的花费，生个孩子第一年花费两三万并不稀奇。

好孕叮咛

在城市里，这"一朝分娩"可不是个小数字。但你也不必为高昂的费用过分担心，有些地方可节约着来，因为孩子出生后身体变化较大，一些用品用具完全可以向已经生育的家人或朋友借用，或者到网上去淘二手商品。

为孕育做个简单的规划

将孕前至产后要做的事情列举出来，能够帮准爸妈周到而从容地渡过长长的孕期，并有条不紊地处理宝宝出生后要面临的一切事务，既照顾好自己和宝宝，又不影响正常的生活和工作。

要事1 定下怀孕的大致时间，并据此安排好整个孕产期内的事情，如工作、旅游等。

要事2 做好体检，接受专业的孕前指导再进行怀孕，确保自己在健康的状态下孕育宝宝。

要事3 务必戒掉不利胎宝宝生长发育的坏习惯。

要事4 找个合适的时机向公司讲明自己怀孕的事实，做好工作调整，以免耽误工作，同时也能获得公司的好感。

要事5 制订孕前、孕期、产后各个阶段的运动计划，确保自己在孕期每一阶段都保持最佳状态。

要事6 做好孕前、孕期、产后的营养计划，给自己和胎宝宝提供全面的营养。

要事7 系统学习孕产知识，争取孕育最优质的宝宝。

要事8 规划好家庭财政，明确孕期前后不同阶段要花费多少钱。

要事9 实地考察并咨询过来人，选择口碑好、技术过硬的医院，因为你孕期前后都要和这个医院打交道。

要事10 考虑请父母或者保姆在月子期间照顾自己，至少要在产前定下，以免临时找不到帮忙的人。

要事11 系统学习教育孩子的知识，包括胎教知识和早期教育知识，甚至孩子懂事后的教育知识，让孩子赢在起跑线上。

准爸爸课堂

有些男性认为，有了孩子之后，家里的琐事也会成倍地增加，从前惬意、自由的二人生活会因为孩子的"介入"而变得琐碎复杂，从前琴棋书画、寄情山水的生活也会变成尿布、奶瓶……完全会丧失舒适生活的完美感。其实，二人世界和三口之家各有各的生活美感。

女性最佳生育年龄

女性生理和发育的特点表明，女性在进入24岁以后，身体的发育才能完全成熟。另外，24岁以上的女性生活经验也相对丰富，有利于对宝宝的哺育。若过早生育，女性的子宫和骨盆还没有发育成熟，容易发生难产。

高龄孕产对母婴的健康都不利，女性在35岁以后，骨盆和韧带会变得松弛，盆底和会阴的弹性变小，子宫的收缩力减弱，分娩时容易发生难产，增加产妇的痛苦，胎宝宝也可能发生窒息、感染、产伤，甚至死亡。另外，女性在35岁以后，卵巢功能开始衰退，卵子容易畸变，会孕出有缺陷的胎宝宝。

调查表明，中国女性在24~29岁间生育的宝宝，其体格发育指标不仅几乎完全一致，而且是所有年龄组中最佳的，发生早产和过期产率也最低。所以，24~29岁为中国女性的最佳生育年龄。

好孕叮咛

在饮食方面，建议高龄孕妇以高蛋白、低脂肪、性温和的食物为主，注意矿物质的摄取，多吃绿色蔬菜、坚果、谷物、牛奶、鱼油、豆类等，尽量少吃刺激性的食物，不宜喝可乐、咖啡等含咖啡因的饮料。有条件的话，最好根据自身体质的寒、热、虚、实来咨询营养师，做到合理饮食。

最宜怀孕的季节

由于夏季和秋季的蔬菜瓜果都非常丰富，早孕反应比较重的准妈妈能够吃到营养丰富的食物，也有利于胎宝宝的生长发育，因此在5～10月份之间受孕比较合适。如果在七八月份受孕，那么会在次年的四五月份分娩，六月份满月后，就可以抱着宝宝到户外享受阳光浴了。而且，夏、秋季怀孕可使胚胎在前三个月避开流行病毒感染，又有利于准妈妈多到室外散步，充分呼吸新鲜空气，还有大量的水果蔬菜供应，能保证母子合理的营养结构和营养需求。

夏、秋季分娩为产妇和婴儿提供了良好的恢复和生长的气候条件。所以，夏、秋季可以说是理想的怀孕季节。

当然，这里所说的最佳受孕月份选择，只是建议注意大的原则而已。在现代社会的物质生活条件和医疗技术保障下，无论在任何月份受孕，只要科学护理，合理调养，正确掌握和使用科学孕育知识，都能够孕育出健康聪明的下一代。

好孕叮咛

夏天闷热，不可选择在风雨交加、电闪雷鸣时受孕。要调整好自己的心态，注意饮食卫生，不要熬夜。

孕前 身体准备

所有想做父母的夫妻，都希望自己能以最佳的状态迎接受孕时刻的到来，这就需要夫妻双方共同努力，不仅要重视孕前检查，而且要预防各种疾病，做好身体上的准备。

受孕前的最佳健康条件

为了生育优质宝宝，备孕夫妻要努力使自己保持在最佳的健康状态。良好的健康状态主要体现在以下方面：

身体健康。备孕夫妻要加强锻炼，增强身体素质，避免在受孕期间患上肾病、肝炎、心脏病、糖尿病等急慢性疾病。

精神状态良好。年轻的备孕夫妻正处于人生奋斗的关键阶段，来自于工作和社会的压力比较大，所以如果准备要宝宝的话，一定要有意识地保持乐观开朗的精神和心理状态，避免疲劳。尤其是

丈夫需要特别注意，因为很多男性的不孕问题，往往都受精神抑郁、精神状态不佳的影响。

无不良嗜好。烟酒会影响精子活动，降低精子质量或造成精子畸形，因此烟酒对生殖细胞和胚胎发育有很大的破坏作用。丈夫最好在受孕前三个月戒烟戒酒。

生殖系统卫生健康。夫妻双方要特别注意日常生殖系统的护理。尤其是患有宫颈炎、子宫内膜炎的妻子，患有前列腺炎的丈夫，更要注意日常的保健。因为以上这些疾病对精子在阴道内的生存时间、精子和卵子的结合以及受精卵着床都有破坏作用。

陈宝英孕产育儿全书

营养全面均衡。 为了保证精子、卵子的质量，夫妻双方要适当补充维生素以及微量元素，除了吃大量的蔬菜、水果以外，还可以服用相关的保健品。叶酸的补充更不可忽视。

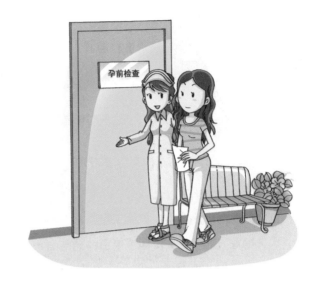

好孕叮咛

准爸爸和准妈妈孕前不妨先给自己的健康做个大致评估，看看自己的健康还存在哪方面的不足。也可以在做孕前体检时咨询医生，在医生指导下加强身体锻炼，为孕育宝宝做好最棒的健康准备。

孕前体检意义重大

有的夫妻认为，自己身体一向很好，而且孕前也没有感冒、发热，自然而然地怀孕就可以了，不需要做孕前检查。事实上，孕前体检是必要的，因为它是孕前保证优生的第一关，尤其是在取消婚检的今天，孕前体检更显得重要。

孕前体检有着非常重要的意义：

1 有利于宝宝

体检中一旦发现异常，医生就会忠告夫妻双方不要生育，或虽然可以生育但需先进行治疗，或虽然可以生育但还应注意一些问题，以使双方在最佳健康状态下受孕。这样就能有效地控制和预防先天性疾病和胎宝宝畸形，降低出生缺陷率，以保障宝宝健康。

2 有利于准妈妈

通过孕前医学检查，在医生的指导下对影响优生优育的因素进行孕前干预，进而减少流产、妊娠期并发症和准妈妈死亡等孕期事故的发生。通过孕前检查，从医生那里了解到生育、保健等相关知识会使孕后的生活更加顺利。

3 有利于家庭

一旦怀孕后才发现感染疾病，是终止妊娠，还是冒着风险生出一个缺陷宝宝？这些两难的选择必然使原本欢乐的家庭受到影响。

专家在线 在计划怀孕前三个月进行孕前体检比较好，一般情况下，检查完毕，两个星期就可以拿到结果。一般的体检主要包括肝、肾功能、血常规、尿常规、心电图等，以最基本的身体检查为主，但孕前检查主要的检测对象是生殖器官以及与之相关的免疫系统、遗传病史等，所以一般的体检并不能代替孕前检查。

不要忘记孕前遗传咨询

遗传咨询也叫遗传商谈，它的目的是为了阻断遗传病的延续，使自己的后代健康聪明。由遗传病患者及家属提出有关其疾病的问题，由有关专家进行解答。一般咨询是对包括疾病的发病原因、遗传方式、子女患病的危险等问题进行解释，并提出建议和指导。

下列情况应进行遗传咨询：

1.有习惯性流产、死胎、死产等不良生育史者。

2.近亲结婚者。

3.高龄女性（35岁以上）。

4.生过患遗传病或染色体病宝宝者。

5.夫妻双方之一为遗传病或染色体病患者。

6.生过畸形儿或智障儿者。

7.夫妻双方之一有遗传病家族史者。

8.夫妻双方之一为染色体平衡易位或倒位携带者。

9.早孕期间有致畸因素接触者。

遗传咨询的过程是通过调查病史和家族史，然后绘制家谱图，根据患者体征、实验室结果来确定遗传方式，然后再分析发病风险，并提出指导性意见。例如，根据不同情况进行产前诊断或终止妊娠，禁止生育或进行特殊的治疗等。

容易遗传的几种疾病

所有的夫妻都希望自己的孩子聪明健康，可一些遗传疾病却常常让他们十分担忧。医学专家指出，几大常见健康问题与人类的遗传密切相关，及时采取预防措施是完全可以让孩子远离那些可怕的疾病的。

*视力问题。*色盲、近视和弱视常具有遗传性。色盲基因仅由女性携带，且仅遗传给男孩，概率是50%。如果孩子发生头疼，或看书看电视有眯眼睛、流泪的现象，就应带孩子去医院检查。如果夫妻双方都是近视患者，那么孩子将来近视的概率是25%～50%。最好在宝宝3岁以前就请眼科医生做常规检查并开始治疗。

*偏头痛。*如果父母一方有偏头痛，孩子患病概率是50%，常在8岁左右时发作。如果父母都患病，遗传概率则更高。

*湿疹。*湿疹跟过敏一样，属于过敏反应的一种，遗传概率是50%。常有父母说："我们都没有湿疹呀！"实际上，父母遗传给孩子的是过敏基因，而不是具体的过敏疾病，所以湿疹也可能是由遗传引起的。湿疹在婴儿期发病，如果发现孩子的脸颊、肘关节和膝关节内侧皮肤干痒，起红斑，就要及时就医了。此外，如果父母分居或者离异，孩子患湿疹的概率会增加3倍。

*肥胖症。*夫妻中有一方是肥胖症，宝宝超重的可能性是40%；如果双方都患有肥胖症，那么遗传概率就是70%。夫妻二人应在孕前做好体重调整计划，把体重控制在正常范围之内。

*中耳炎。*遗传概率为60%～70%。在宝宝还处在母乳喂养时期，至少3个月内家里不能有人吸烟。尽量避免宝宝感冒，因为感冒不仅能够导致耳内发炎，还会加重病情。

*肠易激综合征。*其典型症状是痉挛性腹痛或者便秘和腹泻交替出现。如果经医生诊断是此类疾病，爸妈就要督促孩子改变生活方式，多吃一些含益生菌的食物。

好孕叮咛

遗传咨询是预防遗传性疾病的一种手段，在严重的遗传性疾病中，其子代危险率如果等于或大于10%时，通常不应再要孩子。

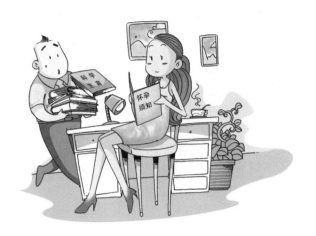

哪些情况不宜怀孕

在一些特殊情况下受孕，对胎宝宝会有一定的影响，因此，想要一个健康宝宝的夫妻最好避开这些"黑色"受孕期。

婚后急于怀孕。操办一场婚事会让夫妻二人筋疲力尽，如果在身体还未恢复的新婚时期就怀孕，对胎宝宝生长的先天条件将会产生不良影响。婚后急于怀孕对女性也不利，操劳所造成的精力和身体不佳还未恢复，这时如怀孕，可谓雪上加霜，身体承受力差，体质会下降。

疲劳过度后受孕。从优生角度来看，在极度疲劳的情况下受孕，对胎宝宝的健康发育也是不利的。在疲劳状态下受孕的女性更容易患妊娠高血压综合征。

旅游期间受孕。旅游中，从一地到另一地，各地的气候和天气变化，加之疲劳、人群混杂、卫生恶劣等因素，这些都对怀孕极为不利，所以夫妻不要在旅游中怀孕，否则就容易播下不幸的种子。

年龄过小受孕。我国婚姻法规定：男22周岁、女20周岁可以结婚。但婚龄和育龄是两回事。人体的充分发育及功能的完善，要到23周岁以后才能完成。如果过早怀孕，母子就会争夺营养，对准妈妈和胎宝宝的健康都不利。

年龄过大怀孕。年龄越大，卵子在卵巢中的存积时间也越长，有些卵子的染色体就会发生"老化"，同时人体包括卵巢所承受的各种射线和有害物质的影响也就越多，从而导致生产痴呆、畸形儿的可能性增大。另外，高龄产妇的子宫收缩力减弱，骨盆韧带的松弛性和弹性下降，骨盆肌肉的张力下降，软产道组织弹性变小，难产率也明显增高。

生物钟低潮时受孕。在生理、心理和心智行为这三种生物钟都运行在高潮时，人就会情绪高昂、体力充沛、智能超常，在这个时候受精怀孕，就会怀上个聪明健康的孩子。目前我国许多医务部门开展的电子计算机测试最佳受孕期的咨询，就是根据生物钟的原理进行的。

多次流产对怀孕不利

目前，由于各种原因，采用药流流产的女性日趋增多，虽然在很大程度上减轻了身体痛苦，避免了子宫腔的器械操作性损伤，但由于药物流产仍有5%～10%的患者需手术清宫，且出血量和时间较人工流产手术为长（平均为15～18天），导致药物流产后继发不孕在临床上屡有发生。

流产对女性生殖机能的影响，表现为月经失调、闭经、痛经、输卵管不畅或梗阻、宫腔粘连、生殖道炎症及其他全身性疾病。概括起来，主要有以下几个方面引起继发不孕：

输卵管因素：主要是输卵管炎症及子宫内膜异位症引起的输卵管粘连，妨碍受精卵输送。

子宫因素：主要为多次流产后损伤内膜，使内膜分泌不良，或曾有宫腔粘连史，子宫内膜瘢痕影响着床等。

免疫因素：流产后女性生殖器官的局部炎症和损伤可引起对精子抗原的免疫反应，产生的免疫抗体，如血清、宫颈黏液的抗精子抗体、抗透明带抗体等，易导致继发不孕。

要想生育一个健康的宝宝，就得耐心等到体力恢复，内分泌系统调整平衡，子宫内膜恢复良好后再怀孕。一般而言，流产后至少半年或一年后再孕最好。如果是反复流产，应当尽可能查清原因后再孕。

准爸爸课堂

多次流产的危害毋庸置疑，这在很大程度上是丈夫的责任。为了自己的妻子和下一代，丈夫一定不要只图自己的一时之快，不采取任何措施，给未来的生活留下很大的隐患。

女性服药要遵医嘱

准备怀孕期间生病了，要不要吃药成了最烦心的一件事情，因为药物成分在体内会停留很长时间，受药物最大影响的就是怀孕后肚子里的胎宝宝。即便是医生开出的药物，吃起来也是一百个不放心。其实，吃药并不可怕，可怕的是盲目地用药和一味地拒绝用药，这两个极端都有可能导致危险的发生。

备孕期间生病了，是否应该用药呢？这主要取决于医生的诊断，看是用药的利多，还是弊多，也就是看生病对胎宝宝的影响大，还是服药对胎宝宝的影响大。另外，何时用药也很关键。一般来说，受精卵在受精后1周内，还没来得及扎根到子宫内膜中，这时受药物影响的概率很小。受精卵形成8～14天内，药物的影响除了可以导致流产外，不会致畸。受孕后的3～8周是胚胎发育的关键时期，各器官的胚芽正在分化发育，最容易受到药物和外界环境的影响。受孕8周后，胎宝宝各器官的分化已经基本完成，致畸的可能性也就很小了。

药物分级标准：

A 经过孕妇对照组研究，对孕妇没有任何危险性，可能对胎宝宝的影响甚微。

B 经过动物繁殖性研究，未发现对胎宝宝有不良影响，但并没有经过准妈妈的对照组研究。

C 经过动物实验，对胎宝宝有不良反应，但未经过人体试验。这类药物只有在权衡了对准妈妈的好处大于对胎宝宝的危害后，方可使用。

D 对胎儿有危害性。

X 在动物和人体实验中都表明会导致胎宝宝异常，孕期禁用。

我国目前还没有药品的分级制度，不过我们可以参考这个药物分级标准，在准妈妈生病时，听从医嘱，首选A和B等级的药物，或在权衡利弊后使用C或D类药物。在用药时有什么疑问，要随时向医生咨询。

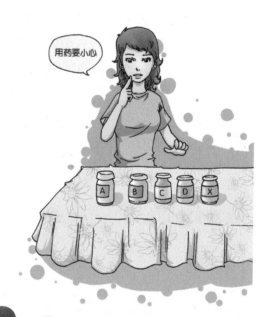

用药要小心

好孕叮咛

应该多听从医生的建议，生病后不要自作主张服药或迷信网络上的经验"秘籍"，以免造成不可挽回的伤害。

男性用药也须谨慎

女性用药不当，会影响胎儿发育乃至造成畸形，这已众人皆知。但是，很少有人知道，胎儿虽然在母亲体内生长发育，但男性擅自用药甚至滥用药物，同样会影响到胎儿的孕育。

男性服用某些药物对胎宝宝的生长发育的影响在孕前主要体现在精子生成阶段。在正常情况下，睾丸组织与供应睾丸营养的血液之间有一个防护层，医学上称为血睾屏障，这一屏障可以阻止血液中的某些物质进入睾丸。但是，不少药物却能通过血睾屏障，从而影响睾丸功能，干扰精子的形成，影响精卵正常结合。

因此，受精卵形成前，男性能够提供数量充足、结构功能正常的精子，是孕育健康宝宝的基础和关键。男性不孕症、女性习惯性流产，有时候就是因为男性精子受到了损害。因此，如果已经计划要孕育爱情的结晶，男性应谨慎选用药物，最好半年内不要使用具有损伤生精功能的药物。男性生病用药同样要咨询医生，千万不可擅自用药，以免用药后受孕，造成无法挽回的后果。

专家在线 母体怀孕以及哺乳阶段，丈夫同样要慎服药物，因为丈夫服用某些药物后，药物可随着精液通过性生活排入阴道，经阴道黏膜吸收后而进入妻子的血液循环，使受精卵和胎儿的发育受到影响。更有些药物能够因此从妈妈的乳汁中排出，影响正在哺乳的婴儿的健康。因此，在妻子的孕育、哺乳阶段，丈夫应该同妻子一样，尽量避免使用可能会影响婴幼儿发育的药物。

孕前最好去看看牙医

怀孕会引起许多生理变化，使准妈妈的口腔疾患增多，如果孕期牙齿痛起来，准妈妈情绪焦虑，又担心用药对胎宝宝有影响，治疗起来就很棘手。

怀孕前要看牙医解决的问题主要有：

1 拍曲面断层片，拔除不正常的智齿，以防智齿冠周炎及其并发症的发生。

2 清除牙石，减少孕期（黄体酮增多期）牙龈炎、牙周炎的发生发展。

3 拍牙片治疗龋齿、楔状缺损、死髓牙、牙髓炎、根尖炎，以防牙槽脓肿的发生。

4 小小的孕前龋齿，治疗不及时可发展成"牙疼不算病，疼时要人命"的牙髓炎，进一步发展会成为影响咬合和进食的牙槽脓肿，甚至发展为化脓、发热、颌面部肿痛的间隙感染。将口腔疾病在怀孕之前治愈，不仅能避免孕期不必要的麻烦，而且对宝宝和准妈妈的健康也是有好处的。

一般来说，全面的口腔检查可以在孕前6个月进行。如果计划怀孕，应该去看一下口腔科医生，做一次必要的口腔检查，听听牙医给你的建议。保证牙齿健康，也是平安度过孕期的前提之一。

好孕叮咛 要保证孕期牙齿的健康，平时的牙齿护理也是不可忽视的。每日早、晚刷牙。掌握正确的刷牙方法，应分上、下、左、右区进行刷牙。上牙从上向下刷，下牙从下向上刷，牙齿内外都要刷到，各区牙齿应反复刷10～20次。养成餐后清水漱口的良好习惯，可去除牙齿上的菌斑和软垢，并对牙周组织（主要是牙龈）起到一定的按摩作用，以增强牙齿的抗病能力。

决定怀孕后改变避孕措施

许多女性都通过口服避孕药或采用子宫内放置避孕环的措施进行避孕。在终止这两种避孕方式后，一定要间隔一段时间才能开始受孕。

避孕药的主要成分是人工合成的雌激素和孕激素，与体内天然存在的雌激素和孕激素相类似。这种额外的激素进入人体内后，通过抑制卵泡的发育和排卵而达到避孕目的。如果准备怀孕，应停服避孕药半年后再怀孕。待半年之后，激素药物已从母体内完全排出，子宫内膜已得到恢复，这时再怀孕对胎宝宝就不会有影响了。经过大量临床观察，停药半年后所生的宝宝都非常健康。若因漏服避孕药物而避孕失败怀孕者，应做人工流产，因为激素类药物没有在母体内完全排出就怀孕，对胎宝宝是不利的。

避孕环作为异物放在子宫内，通过干扰受精卵着床，从而达到避孕的目的。但是，无论放环时间长短，作为异物的避孕环都会或多或少地对子宫内膜等组织有一定损害和影响，这对于胚胎或胎宝宝的生长发育不利，会给新生儿造成缺陷。曾经带避孕环的女性在计划怀孕时，待取出环后，要经过一段时间再受孕，以便给子宫内膜一个恢复时间。一般认为，去掉避孕环经过2～3次正常月经后子宫内膜即可恢复，那时再受孕才是适合的时间。

好孕叮咛

在停服避孕药之后，直到受孕之前的一段时间，可采用其他避孕手段，如用避孕套、阴道隔膜、子宫帽等。在使用这些避孕工具时，一定要按照使用说明认真使用，保证其避孕效果，以免意外怀孕。

孕前 营养准备

怀孕前的营养状况，对宝宝将来的健康影响非常大。孕期是宝宝一生中生长、发育最快的时期，孕前营养状况良好，宝宝的体重偏高，健康活泼，准妈妈围产期很少生病，而且对孩子的智力也会产生良好的影响。

提前三个月至半年开始饮食调理

为了确保孩子的健康成长，必须确保子宫、胎盘、羊水及乳腺等方面的需要，因此，备孕女性从准备怀孕开始，就需要补充额外的营养。如果准妈妈本身营养摄入不足，宝宝就不能从妈妈的日常饮食中摄取到足够的营养。如果等到怀孕后再注意，那就是"亡羊补牢"了。

不同体质的女性，由于个体之间的差异，在孕前营养补充、饮食调理及开始时间，营养内容、加量多少等问题上，可因人而异。

体质营养状况一般的女性，孕前三个月至半年，就要开始注意饮食调理，每天要摄入足够量的优质蛋白、维生素、矿物质和适量脂肪，这些营养物质是胎宝宝生长发育的物质基础。

身体瘦弱、营养状况较差的女性，孕前饮食调理更为重要，最好在怀孕前一年左右就应注意。

身体健康、营养状态较好的女性一般来说不需要更多地增加营养，但优质蛋白、维生素、矿物质的摄入仍不可少，只是应少进食含脂肪及糖类较高的食物。

准爸爸课堂

丈夫也应该和妻子同时进行营养的补充，这样才能做到"精强卵壮"。丈夫在妻子怀孕前半年，即应补充一些有利于精子生长发育的营养物质，如锌、蛋白质、维生素A和某些矿物质，如铜、钙等。

孕前如何保证营养全面均衡

从受精到胎宝宝娩出，准妈妈需要为胎宝宝的生长发育提供大量的营养；准妈妈在孕期血浆容量增加、器官体积增大也需要额外的能量及营养素补充，所以，孕前要保证营养全面而均衡。

首先，注意营养的均衡性。

如果长期偏食，就会导致不同程度的营养失衡，怀孕以后会影响胎宝宝的生长发育。所以，在孕前要有目的地调整饮食，平时多储存一些自身体内含量低的营养素。

第二，注意食物搭配的多样性。

一日三餐要尽量吃得"杂"一些，要做到粗粮和细粮充分搭配，荤菜和素菜合理进食。

第三，多吃蔬菜和水果，适量补充维生素。

丈夫要多吃蔬菜和水果，可以提高生育能力。妻子吃水果要适量，不能过多地摄入糖分，避免体内的血糖升高，影响其他营养素的摄入。

第四，改变不良的饮食习惯。

在制定怀孕计划的前3～6个月要注意远离咖啡、浓茶和一些具有刺激性的食物。咖啡和浓茶里含有咖啡因，可在一定程度上改变体内激素的比例，从而会影响受孕。而那些具有刺激性的食物，虽然可以促进食欲，但是也会引起消化不良、便秘等身体不适的症状。

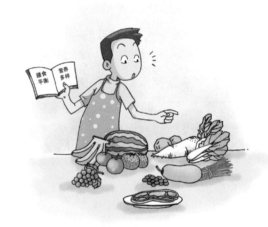

准爸爸课堂

在饮食中还要注意，尽量少吃含有色素、防腐剂和添加剂的食物，尽量不吃腌制品、罐头等加工食品。要多吃新鲜的绿色蔬菜和水果，在食用蔬菜、水果时，要清洗干净，该去皮的一定要去皮。

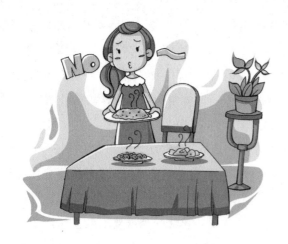

不利妊娠的饮食习惯要戒掉

从准备怀孕开始，有的备孕夫妻就开始向各类美食进军了，必须提醒的是，一味地大吃特吃也是不可取的，有时还会起到不好的作用。如果有以下不良饮食习惯，就要注意养成健康的饮食习惯了。

1 嗜肉

相对于蔬菜水果来说，男性往往更钟爱各类肉食。不可否认，精子的生成需要优质蛋白质。但如果高蛋白食物摄入过多，却忽略维生素的摄入，就容易造成酸性体质，同样会阻碍受孕。

2 嗜高糖食物

女性怀孕之后依然喜爱吃高糖食物是非常危险的，极易出现孕期糖尿病。这不仅会危害准妈妈本人的健康，还可造成胎宝宝在母体内的发育或代谢障碍，出现高胰岛素血症及巨大儿。

3 嗜辛辣

过量食用辛辣食物会引起胃部不适、消化不良、便秘、痔疮等不适，准妈妈的身体健康因此会大打折扣，影响到胎宝宝营养的供给。随着怀孕后胎宝宝的增大，准妈妈的消化功能和排便功能会更加糟糕，如果仍然保持进食辛辣食物的习惯，会加重便秘、痔疮等症状。因此，在计划怀孕前3～6个月，备孕女性应尽量少吃辛辣食物。

4 避免食物污染

尽量选用新鲜天然的食品，避免食用含添加剂、色素、防腐剂的食品，如罐装食品、饮料及有包装的方便食品等。蔬菜应充分清洗，水果应去皮，以避免农药污染。炊具用铁制或不锈钢制品，不用铝制品和彩色搪瓷用品，以免铝元素、铅元素对人体造成损害。

好孕叮咛

这些嗜好在平时似乎不是什么问题，而对于计划怀孕的夫妻，尤其对已经怀孕的准妈妈而言，就会成为影响怀孕的大问题。准妈妈担负着未来宝宝健康的重大责任，要严格要求自己，不要去触碰饮食的雷区。

为什么孕前要补充叶酸

叶酸是人体细胞生长和分裂所必需的物质之一，它的主要功能是生血，对胎宝宝神经和智力发育起重要作用。叶酸缺乏会导致胎宝宝神经管畸形，致死致残率很高。据统计，我国每年有此类患儿8万～10万人。

身处孕期的准妈妈体内的叶酸水平明显低于平时，其原因是多方面的，一般是膳食中叶酸含量偏低，或是烹调方法不当，或吸收不良，致使摄入量不足。加之胎宝宝在母体内不断生长发育，母体叶酸通过胎盘转运给胎宝宝，也使准妈妈叶酸的需要量增加。还有，在怀孕后，由于准妈妈的身体肾功能发生改变，使叶酸排出量增加，这些都会造成叶酸的缺乏。如果怀孕前女性体内的叶酸水平较低，特别是长期服用避孕药、抗惊厥药时，叶酸的代谢就会受到干扰，使叶酸水平降得更低。

如在怀孕头3个月内缺乏叶酸，可能导致胎宝宝神经管发育缺陷，从而增加裂脑儿、无脑儿的发生率。其次，女性经常补充叶酸，可防止宝宝体重过轻、早产以及出现腭裂（兔唇）等先天畸形。

好孕叮咛

孕前3个月直至孕后3个月，都应该持续补充适量叶酸。在补充叶酸制剂之前，应先经医生检查后，按医嘱选择制剂进行合理补充。

补充叶酸有学问

叶酸是一种B族维生素，在食物中含量丰富，主要存在于豆类、菠菜、油菜、番茄、胡萝卜及梨、菠萝、柑橘、胡桃与蛋、鱼等食物中，现已有人工合成的叶酸。

因为人体自身不能合成叶酸，所以必须从饮食或营养制剂中获取。

医学研究证明，孕期开始后的3～6周，正是胚胎中枢神经生长发育的关键时期，计划怀孕的女性，从孕前3个月起，应每日服用400微克叶酸，直至孕后3个月。

维生素C与叶酸同服，可抑制叶酸在胃肠中吸收，大量的维生素C会加速叶酸的排出，所以，摄取维生素C在2克以上时必须增加叶酸的量；抗生素类药物也会使叶酸在人体内出现浓度偏低的现象。

含叶酸的食物很多，但由于叶酸遇光、遇热就不稳定，容易失去活性，所以人体真正能从食物中获得的叶酸并不多。如蔬菜贮藏2～3天后叶酸损失50%～70%；煲汤等烹饪方法会使食物中的叶酸损失50%～95%；盐水浸泡过的蔬菜，叶酸的成分也会损失很大。因此，计划怀孕的女性要改变一些烹制习惯，尽可能减少叶酸流失，还要加强富含叶酸食物的摄入，必要时可补充叶酸制剂、叶酸片、多维元素片。含叶酸的食物很多，下表中所列的食物，都含有丰富的叶酸：

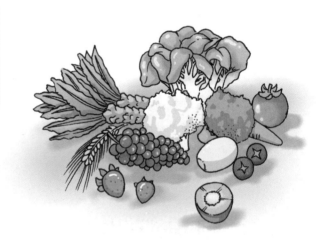

动物食品	动物的肝脏、肾脏、禽肉及蛋类、牛肉、羊肉等
蔬　菜	莴苣、龙须菜、花椰菜、油菜、小白菜、菠菜、胡萝卜、番茄、扁豆、豆荚、蘑菇等
谷　物	大麦、米糠、小麦胚芽、糙米等
豆　类	黄豆、豆制品等
坚　果	核桃、腰果、栗子、杏仁、松子等
水　果	橘子、草莓、樱桃、香蕉、柠檬、桃子、李子、杏、杨梅、海棠、酸枣、山楂、石榴、葡萄、猕猴桃、梨、胡桃等

补充叶酸也不是多多益善。一般认为，对于无叶酸缺乏症的准妈妈来说，每日摄取不宜过多。长期过量服用，会干扰准妈妈的锌代谢，锌元素的不足同样会影响胎宝宝发育。

好孕叮咛

很多准妈妈因为孕前没有补充叶酸，很担心，其实大可不必。因为叶酸在食物中含量丰富，只要每日多吃新鲜的蔬菜和水果，注意饮食多样化，就能满足身体每日叶酸的需求量。如果实在不放心，可以向医生说明情况，在医生的指导下服用孕妇专用的叶酸制剂，而不是普通用于治疗贫血所用的高含量（每片含叶酸5毫克）叶酸片。

标准体重创造优生宝宝

计划怀孕的女性体重如果低于标准体重的15%，属身体过瘦；如果高于标准体重20%以上，则属过于肥胖。过胖或过瘦都会使体内的内分泌功能受到影响。这样，不仅不利于受孕，还会增加胎宝宝在出生后第一年患呼吸道疾病或腹泻的概率，并在怀孕后易并发妊娠高血压综合征、妊娠糖尿病。

因此，准备怀孕的女性，无论身体过胖或过瘦都应积极进行调整，力争达到正常状态。因为孕前体重与宝宝的出生体重息息相关。许多出生体重偏轻的宝宝，往往是妈妈孕前体重较轻，或孕后体重增加幅度不大。有的新妈妈生出巨大儿，这常与孕前或孕后营养不合理有关。因此，保持孕前标准体重非常重要。

女性标准体重换算表	
身高（厘米）	体重（千克）
165	60
160	55
155	50
150	45

有的女性孕前肥胖，担心怀孕后体形不佳，想要减轻体重，因此限制进食，这样做会使体脂消耗，酮体增加，对胎宝宝不利；同时对尚未受孕的女性来说，盲目减肥实际上是在冒着失去怀孕能力的风险。医学专家指出，青春期女孩如果身高为1.6米，她的体重至少45千克，将来才能生育，同样身高的成熟女性体重必须超过50千克，才能不断排卵。

体重过重也非好事。女性体内也有少量雄性激素，与雌激素保持在一定的比例，相安无事。如果女性脂肪过多，雄性激素就会增加，使激素比例失调，出现卵巢疾患，怀孕概率减少。

专家在线

一般以体重指数（体重千克数÷身高米数的平方）衡量体脂肪。医生普遍认为，女性体重指数在20～24是标准体重，生殖能力最旺盛。所以保证体重上下浮动在2千克之内，不让体重波动不止，除了能拥有曼妙的身材外，还可以让准妈妈避免许多疾病的发生，如高血脂、心脏病、高血压、糖尿病、痛风等。

陈宝英孕产育儿全书

多吃哪些食物可以提高受孕概率

计划怀孕的夫妻可以多吃以下食物来提高生育能力：

动物内脏：这类食品中含有较多的胆固醇，其中，约10%是肾上腺皮质激素和性激素，适当食用这类食物，对增强性功能有一定的作用。

含锌食物：各种植物性食物中含锌量比较高的有豆类、花生、小米、萝卜、大白菜等；各种动物性食物中，以牡蛎含锌最为丰富，此外，牛肉、鸡肝、蛋类、羊排、猪肉等含锌也较多。

富含精氨酸的食物：据研究证实，精氨酸是精子形成的必需成分，而且能够增强精子的活动能力，对男子生殖系统正常功能的维持有重要作用。富含精氨酸的食物有鳝鱼、海参、墨鱼、章鱼、芝麻、花生仁、核桃等。

好孕叮咛

提高受孕概率不仅需要从饮食方面进行调整，而且生活习惯、环境因素、生理因素等都会影响受孕，比如一些不良的穿衣习惯（穿T形内裤），容易导致阴部发炎、瘙痒，感染各种炎症而无法受孕。

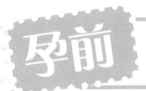

孕前 起居护理

在生活日益丰富的今天，我们面对着各种各样以前很少接触的环境和东西，选择一种健康的生活方式，有利于即将为人父母者的优生优育。

装修新居要谨慎

很多夫妻都居住在刚装修的新房里，要知道，不当的装修会给居室造成污染。长期呼吸有污染的空气，会导致各种不适和病变。由于准妈妈和婴幼儿特殊的生理条件，感染这些病变的可能性比普通人要大许多，受伤害程度比一般人更为明显、强烈。

所以，备孕夫妻家装时一定要有理性的选择：首先是尽可能选择污染低的绿色环保装饰材料；其次是以健康为重，切不可为奢豪而牺牲健康；最后是严格签订装修合同，明确指标，限制污染。装修好的房屋最好在有效通风换气三个月后，在室内嗅不到甲醛的异味，才可以入住。

更重要的是，备孕夫妻也应该提高自我保护意识，主动介入到装修过程中，防止有害材料进入居室。

从新婚夫妻迁入新居，到怀孕，再到孩子出世、成长的这几年中，恰好是居室空气污染物浓度最高、挥发最严重的时期，也是准妈妈和胎宝宝最需要防范居室污染的时段。所以，居室污染的检测对于一家人的健康和幸福来说必不可少，一定要提早预防。

当宝宝出生后，也别忘了每两三年检测一次居室污染。同时加强居室特别是孩子房间的通风换气。另外，将来在为孩子选择幼儿园和学校时，也别忽视对校园建筑"空气"的选择。

暂时不要饲养猫、狗等宠物

有的女性喜欢猫、狗等小动物，总把它们抱在怀里，与之亲昵，甚至脸挨脸、嘴对嘴地喂食，其实，这些看似温馨和谐的举动往往埋藏着致病的隐患。宠物们身上有一种弓形体原虫寄生，可通过动物的身体和排泄物传染给备孕女性。若在妊娠期感染弓形虫，就可能通过胎盘传染给胎宝宝。如果感染发生在孕晚期，对胎宝宝大脑的损害就会非常严重，阻碍胎宝宝大脑的发育。孕后准妈妈身体抵抗力降低，这个时候开始饲养小动物，最易感染小动物身上的病菌。

所以，为了优生，备孕女性最好暂时远离小动物，也不要到饲养动物的人家或动物园去，以免受到感染。

实在喜欢宠物的话，可以在宝宝出生并长大一些，身体产生一定的抵抗力后，和他共同饲养小动物。养宠物具有稳定情绪和治疗心灵创伤的作用，养宠物的孩子长大后会比较容易融入社会而且较少攻击性，这样不仅有利于孩子成长，还有利于促进母子感情。

准备好孕期可能用到的药品

千万不要等到怀孕后，孕期的各种不适发生时才手忙脚乱地去购置药品，应该提前将这些孕期可能需要的常用药品准备好。

1 预防便秘的药物：

准妈妈因为体内激素环境的改变，再加上增大的子宫压迫肠道，很容易出现便秘的情况。准妈妈除了在饮食上调理外，还应该常备一些可软化大便的药物，如乳果糖；或局部用药如甘油或鞣酸软膏，必要时使用，以帮助顺利排便。千万不可随意使用各种泻药，即便是中成药也不可以，因为使用不当很可能会导致流产或早产的发生。

2 帮助消化的药物：

孕早期准妈妈经常会出现恶心、呕吐、消化不良等症状。可以在家里常备一些酵母片。酵母片的主要成分是B族维生素，适当地使用这些药物对准妈妈有益无害。但切忌过多以及长期服用，否则容易导致胎宝宝脱离母体后出现维生素B缺乏症状。

3 补钙药物：

通过食物获取的钙质往往难以满足准妈妈身体的需要，特别是在孕晚期准妈妈还会因为摄入钙不足，而出现小腿抽筋、腰背痛等缺

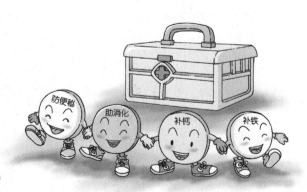

钙的症状。家里可以常备一些钙片或是补钙的冲剂，能够适时缓解缺钙的现象。

4 补铁药物：

怀孕后，准妈妈的血容量增加，对铁的需求量也会相应增加，如果不能通过饮食充分补铁的话，会出现贫血的现象。医生一般都会建议常规补充一些铁剂，如硫酸亚铁。但补铁的药物有可能会加重便秘，因此，准妈妈在服用补铁药物的同时还应该多摄入一些纤维素含量高的食物，以预防便秘。

好孕叮咛

在购买药品时，别忘了看准药品的保质期，确保在未来的10个月里随时能够使用它。

男性要避免频繁的热水浴

男性睾丸产生精子的适宜温度是35.5℃～36℃，比正常体温低1℃～1.5℃。有资料表明，连续3天在43℃～44℃的温水中浸泡20分钟，原来精子密度正常的人，精子密度可降到1 000万/毫升以下，这种情况可持续3周。

近年研究的"温热避孕法"根据的就是这个道理。当阴囊局部受热，会引起睾丸生精功能的障碍。如果用很热的水沐浴，尤其是像桑拿浴那样坐在很热的小屋里，等于给阴囊频繁加热，精子的产量会骤然减少。因此过频、过久的热水浴对精子数量少、成活率低的不育患者是不适宜的。当然，每周1～2次时间不太长的热水浴，并没有什么关系。为了胎宝宝的健康，喜欢洗桑拿浴的男性在孕前别忘了暂时停止这个喜好。

男性不要过多骑单车

单车一直是备受人们喜爱的运动和出行工具，然而过多地骑车却会影响男性的生育能力。骑车时身体前倾，腰弯曲度增加，让睾丸、前列腺紧贴坐垫而受到挤压，使前列腺和其他附性腺受到慢性劳损和充血，长此以往会出现缺血、水肿、发炎等症状，影响精子的生成以及前列腺液、精液的正常分泌。此外，骑车过程中身体不停地颠簸和震动，可导致阴囊受损，阻碍精子的生成。

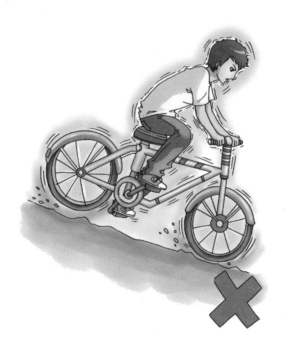

准爸爸课堂

如果实在需要骑车，应控制骑车时间，还可以将坐垫装上海绵套，或者通过安装减震装置来降低颠簸的强度。

孕前 运动计划

为了生育优质宝宝，备孕夫妻要努力使自己保持在最佳的健康状态，而适宜的运动是使备孕夫妻保持健康的良好手段。

运动适宜助好"孕"

在计划怀孕前的一段时间，备孕夫妻若能适宜而有规律地锻炼身体，对以后的孕期会有很大的好处。

1. 可以促进孕期准妈妈体内激素的合理调配，确保受孕时准妈妈体内激素的平衡与精子的顺利着床，避免孕早期发生流产。

2. 可以促进胎宝宝的发育和日后宝宝身体的灵活程度。

3. 可以减轻准妈妈分娩时的难度和痛苦。

4. 可以让准妈妈产后身材恢复得更快。

5. 适当的体育锻炼还可以帮助丈夫提高身体素质，确保精子的质量。

因此，对于备孕夫妻而言，应该进行一定时间的有规律的运动后再怀孕。例如，夫妻双方计划怀孕前的三个月，共同进行适宜与合理的运动或相关的体育锻炼，如柔软体操、游泳、慢跑、太极拳等，以提高各自的身体素质，为怀孕打下坚实的基础。

对于体重超过正常标准的女性，更应该在计划怀孕前准备好一个周密的减肥计划，并严格执行。因为过胖的女性在怀孕后极易出现妊娠糖尿病，它不仅对准妈妈本人的身体造成危害，而且会造成胎宝宝在母体内发育或代谢障碍，出现胎儿高胰岛素血症及巨大儿。

因此，每位计划怀孕且体重超出正常标准的

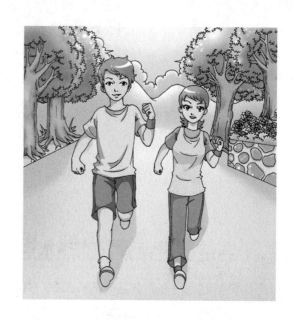

女性，在计划怀孕前三个月，应注意减少淀粉、脂肪和糖类食物的摄入，并加强体育锻炼，待体重恢复到正常标准再怀孕。丈夫则应该帮助自己的妻子合理安排饮食，与妻子共同锻炼身体或运动，达到怀孕前对身体素质的要求。

准爸爸课堂

剧烈运动也会降低精子密度，准备要宝宝的男性，怀孕前3~6个月最好避免经常从事登山、长跑、足球、篮球等剧烈运动，可以适量运动，以运动后不感觉腿酸、疲劳为宜，并注意休息好。

安排一个孕前健身计划

计划怀孕的女性在怀孕前半年到一年,可根据自己的身体状况尝试这样的运动计划,主要训练身体的四个主要部分:

1 胸部训练: 主攻胸部下垂、外展、胸肌外侧赘肉等问题。

胸部的紧实、提升,能更好地促进产后的形态恢复,提高肺活量,增强心脏摄氧能力以及更好地保持身体姿态。

有效动作:俯卧撑、上斜推胸、胸部伸展。

2 腹部训练: 主攻腹部赘肉、妊娠纹等问题。

腹部肌肉能保护腰椎。加强其弹性,能应对怀孕时日渐加重的腹部。腹肌锻炼能使骨盆保持在正确的位置,确保胎宝宝的安全。盆腔内小肌肉力量及控制能力的提高,有助于顺利生产,以及生产后的性能力恢复。

有效动作:静立蹲、提肛训练、上固定式卷腹、下固定式卷腹、侧卷腹。

3 背部训练: 主攻脊柱侧弯、腰椎间盘突出等问题。

坚强的背部肌肉,能更好地保护躯干,保持脊柱的中立状态。

有效动作:划船、跪姿俯身飞鸟、坐姿肩胛后收、肩胛内旋外旋。

4 腿部训练: 主攻臀部下垂、膝关节受伤、小腿、脚踝水肿等问题。

加强腿部肌肉的力量及弹性能保证孕期体重增加后的正常生活。腿部训练能减缓下肢水肿状态,从而提高整体身体技能。大腿后侧肌肉弹性差,韧带过于紧张会使臀部下垂。膝关节超伸会造成骨盆前倾以及下肢稳定性变差,增加受伤概率。

有效动作:宽距分腿下蹲、箭步蹲。胸腹背腿是锻炼关键点。

好孕叮咛

为了有一个健康的身体孕育下一代,夫妻双方都应该有目的地进行某些运动,例如每周至少有1～2次慢跑或游泳。当然,也要避免那些太剧烈的运动,不要让身体感到太疲劳。

孕前运动的宜与忌

孕前运动对女性有很大的好处,但也要注意运动的方法。

宜

1.每周至少锻炼3次,每次20～30分钟。

2.在开始运动之前,常规地进行5分钟的热身运动;在运动结束前,常规进行5分钟的放松运动。

3.运动时要穿着舒适,包括有支撑的胸罩,性能好的运动鞋。

4.在运动期间要喝足量的水。

5.监测脉搏,将脉搏控制在140次/分钟以下。

忌

1.如果感觉有任何个适,马上停止运动,向医生咨询。

2.剧烈运动的时间不要超过15～20分钟。

3.在天气闷热、潮湿时,不要运动。

4.千万不要使你的体温超过38℃。

当然仅仅身体好还不算健康,还要有健康的心理,让自己轻松快乐每一天。

丈夫工作再忙，也要争取每天抽出时间，陪妻子散步这一每日必做的"功课"。散步的场所要选择噪声少、尘土少，最好是有树的地方，有利于呼吸清新空气，陪妻子散步的时间可以固定在晚饭后、睡觉前这段时间，避开车流高峰期。

职场女性 备孕良策

当下的女性在职场中可以顶得上半边天，可现在的事业和未来的宝宝，常常让自己难以取舍，其实只要做好准备，两者并非不可兼得。

某些特殊工种的女性要调离岗位

怀孕的早期，也就是头3个月，是人的一生中发育最快的时期，孕早期的胎宝宝仅仅用70多天的时间，就从最初的一个细胞发展成10万亿个细胞的人体。然而，这一时期也是人的一生中最脆弱的时期。有一部分准妈妈工作环境中的某些物质，影响身体生殖机能，进而影响胎宝宝的健康发育，因此有些职业岗位的女性应在准备受孕前就开始暂时调换工作岗位。

身为医务工作者，由于职业关系经常与感染各种病毒的病人密切接触，而这些病毒（主要是风疹病毒、流感病毒、巨细胞病毒等）会对胎宝宝造成严重危害。因此，身为临床医务人员的女性在计划受孕或孕早期阶段要加强自我保健，严防病毒性传染病。

工作中密切接触电离辐射，很容易生产畸胎、先天愚型和死胎。所以，接触工业生产放射性物质，从事电离辐射研究、电视机生产以及医疗部门的放射线工作的女性，均应暂时调离工作岗位。

工作中经常接触镉、铅、汞等金属很容易流产和孕育死胎。其中甲基汞可致畸胎；铅可引起婴儿智力低下；二硫化碳、二甲苯、苯、汽油等有机物，可使流产率增高；氯乙烯可使妇女所生的婴儿先天痴呆率增高。因此，从事这些岗位的职业女性，应在孕前调换工种。

从事高温作业、振动作业和噪音过大工种的女性也应暂时调离岗位，以保障怀孕后母婴健康。工作环境温度过高，或振动甚剧，或噪音过大，均可对胎宝宝的生长发育造成不良影响。

专家在线 有些毒害物质在体内的残留期可长达1年以上，即使离开此类岗位，也不宜马上受孕，否则易致畸胎，应继续采取避孕措施（不能采取服用避孕药或上环的措施），避孕1年后再开始怀孕。

陈宝英孕产育儿全书

了解自己在孕产期享有的特权

准妈妈在孕期理所当然地应该受到所有人的照顾，包括享有一些工作中的特权：

❶享有特殊保护待遇，用人单位不得安排孕期女性从事孕期禁止从事的工作。

❷享有怀孕期、产期、哺乳期不被降低工资的权利。

❸享有不被在正常劳动日以外延长劳动时间的权利；对不能胜任原劳动的，应当根据医务部门的证明予以减轻劳动量或者安排其他劳动；怀孕7个月以上（含7个月）的女职工，一般不得安排其从事夜班劳动，给予每天工间休息时间；在劳动时间内进行产前检查，应当算作劳动时间。

❹享有孕期、产后不被辞退的权利。用人单位事先与劳动者签订的合同中约定"只要怀孕就自动辞职的协议"在法律上是无效的。特别提醒有下列情形之一的，用人单位可以解除劳动合同，不支付经济补偿金：

（1）在试用期间被证明不符合录用条件的；

（2）严重违反劳动纪律或者用人单位规章制度的；

（3）严重失职，营私舞弊，对用人单位利益造成重大损害的；

（4）被依法追究刑事责任的。

❺享有合同到期要延续的权利。女职工在怀孕期间，劳动合同期限届满时，劳动合同的期限应自动延续至孕期、产期和哺乳期满为止。

❻享有请保胎假、产前假、产假的权利。女职工产假为90天，其中产前休假15天。难产的，增加产假15天。多胞胎生育的，每多生育一个宝宝，增加产假15天。用人单位可以根据本单位实际情况对产假时间另行规定，但不得低于法定标准的90天。如果因为特殊情况休假超过90天的，只要有医院证明就可以向单位请病假，但病假期间不能享受产假待遇。

好孕叮咛

孕产期权益不得侵犯，一旦受到侵犯，准妈妈可以拒绝或者向劳动监察部门举报，也可以申请调解或仲裁。不过走仲裁途径的话，代价较高，最好的办法还是通过与所在单位协商使问题得到解决。

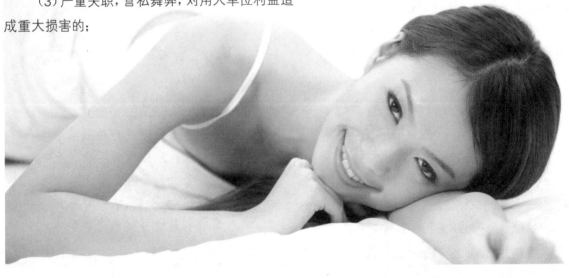

进入 怀孕倒计时

当备孕夫妻在各方面都做好准备后，可以说是万事俱备，只欠东风了。从现在开始，就要多学习一些成功受孕的技巧，让宝宝成功地在自己体内安家落户。

排卵日前后是最易受孕时期

从避孕的角度考虑，可以将女性的每个月经周期分为月经期、排卵期和安全期。一般来说，正常生育年龄的女性卵巢每月只排出一个卵子。卵子排出后可存活1～2天；精子在女性生殖道里可存活2～3天，受精能力多在排卵后的24小时之内，超过2～3天精子即失去与卵子结合的能力。因此，在排卵前2～3天和排卵后1～2天进行性生活，就有可能受孕。

许多女性不知道自己的排卵期到底是哪一天，其实只要掌握方法，经过一段时间的测试，是很容易计算出来的。

计算排卵期，月经周期规律与不规律两种情况的计算方法是不一样的。

1.经期规律的女性排卵期计算方法

从下次月经来潮的第1天算起，倒数14天或减去14天就是排卵日，排卵日及其前5天和后4天加在一起的10天称为排卵期。

2.经期不规律的女性排卵期计算方法

排卵期第一天＝最短一次月经周期天数减去18天；

排卵期最后一天＝最长一次月经周期天数减去11天。

例如，月经期最短为28天，最长为37天，需将最短的规律期减去18，即28－18＝10；以及将最长

的规律期减去11，即37－11＝26，所以在月经来潮后的第10天至26天都属于经期不规律女性的排卵期。

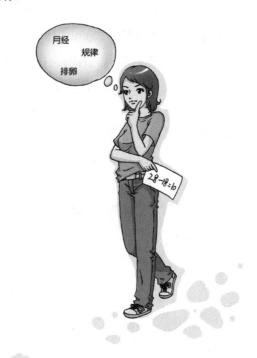

陈宝英孕产育儿全书

专家在线　想怀孕的女性可从排卵期的第一天开始，保持2～3天过一次性生活的频率，坚持几个月，如无特殊情况，一般都会怀孕。这个时期性生活太频繁也是不可取的，会影响精子的质量和数量。

学会测试基础体温

对每一位准备怀孕的女性来说,掌握测试基础体温的方法对自身有极大的好处。

基础体温是机体处于睡眠6～8小时后的体温。在一个月经周期中,雌、孕激素分泌量的不同将使基础体温呈周期性变化。卵泡期(排卵前)基础体温较低,排卵后上升0.3℃～0.5℃,并维持12～16天,在月经来潮前1～2天或月经来潮第1天体温降至卵泡期水平。基础体温从低转到高,表示已进入排卵期,故基础体温上升的前后2～3天最宜受孕。基础体温持续在相对较低的水平而无上升表现的女性是不会妊娠的。

如果基础体温维持高水平达到3周或3周以上,要立即去医院检查以明确有无妊娠;如果基础体温维持高水平达3周或3周以上,但有阴道出血或腹痛等症状及体征出现,要警惕是否流产或有宫外孕。

一个完整的基础体温测试时段是从月经来潮的第一天开始,一直测量到下一个月经周期。

基础体温测定的正确方法:

1 置备一支体温计,掌握解读体温的方法,务求精确。

2 每晚临睡前将体温表水银柱甩至35℃以下,放在醒来后伸手可及的地方。

3 每天清晨醒后,立即将体温计放在舌下5分钟后拿出来读数,并记录在特制的表格上。

4 测量体温前严禁起床、大小便、进食、说话等。

5 应记录有无影响基础体温的诸多因素,如感冒、失眠、饮酒、服药等。

逐日将所测温度记录于基础体温表格上,一个月经周期后连成曲线。

记录基础体温,提倡严格使用以下符号:

⊙表示有性生活;

×表示月经期;

"·"表示经量少;

↑表示用药或检查,具体诊断及治疗方案可记录在曲线下方。

好孕叮咛

测试基础体温,用普通温度计就可以了,主要是要掌握正确的测试方法。为了使基础体温反映的情况更加准确,一般需连续测试基础体温三个月经周期以上。

增加受孕概率的方法

影响受孕的原因很多,一部分人因病不孕,还有一部分人由于缺乏性知识和因不良生活习惯而造成。对于缺乏性知识和因不良生活习惯所引起的不孕,不妨选用人工助孕的方法来解决。下面介绍几种人工助孕方法。

1.保持心情愉快。女性排卵是受精神因素影响的。如果心情不愉快,精神紧张,便可导致内分泌紊乱,抑制排卵,一旦心情畅快了,又会恢复排卵。

2.维持适当的体重。体重过轻或者过重反映了身体营养的不均衡,都可能引起不孕。

3.减少颠簸。在受孕期间,妻子要减少剧烈活动,丈夫要少骑自行车。

4.用弱碱性溶液灌洗阴道。用1%的小苏打溶液500毫升倒入盆中坐浴阴部,浴后即进行同房,这样可提高受孕率。因为女性宫颈分泌的黏液会阻止精子进入，使用小苏打溶液清洗阴道后，可以使宫颈黏液变稀薄，有利于精子的通过。

5.经B超找出是哪一边的卵巢排卵，如果是右（左）边，行房后右（左）侧卧，可增加受孕机会。

6.讲究同房体位。同房时可用枕头或其他软物垫于女方臀部，使其身体呈头低臀高位。同房后，女方再仰卧半小时，这样可防止精液从阴道流出，促使精子进入子宫腔内，增加受孕机会。

7.丈夫多吃牡蛎等含锌的食物。

专家在线

一般来说，海产品、坚果类食物含锌量较高，但动物性食物中的锌更易于人体吸收利用。

虽然动物性和植物性食物都含有锌，但这些食物中的锌含量差别很大，吸收利用率也不同。一般来说，贝壳类海产品、红色肉类、动物内脏类都是锌的极好来源；干果类、谷类胚芽和麦麸也富含锌。一般植物性食物含锌较低。而普通饮料、动物脂肪、植物油、水果、蔬菜、奶糖和白面包等锌含量较少。

性高潮"制造"的宝宝更聪明

性高潮是性生活和谐的标志。国外学者发现，孩子的智商与妈妈怀孕时有无性高潮有关。性反应越好的女性在性生活后，子宫颈里的精子数目越多，怀孕概率也就越大。

原来，女性达到性高潮时，血液中的氨基酸与糖分能渗入生殖道，使进入的精子存活时间延长，运动能力增强。同时，小阴唇充血膨胀使阴道口变紧，阴道深部皱褶伸展变宽，便于储存精液，子宫颈口也松弛张开，使精子更容易进入。

在受精的过程中，精卵结合如同"千军万马过独木桥"，经过激烈的竞争，数千万个精子中通常只有一个强壮而带有优秀遗传基因的精子能够成功与卵子结合。而参与竞争的精子数越多，孕育出智商较高的下一代的机会越大。因此，丈夫应注意性生活质量，抓住妻子进入性高潮的机会让其受孕。

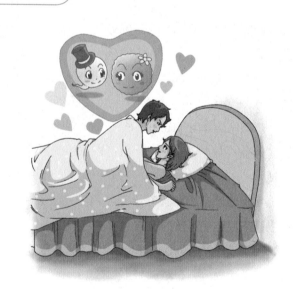

准爸爸课堂

让妻子达到性高潮的方法有很多，最重要的一点是，性生活开始前丈夫要让妻子保持好心情，再巧妙运用性交姿势、性交频率、性交时机等因素，共同创造出和谐的性生活，为孕育出优质宝宝做好第一步工作。

精子决定胎宝宝的性别

实际上胎宝宝的性别在受精卵形成的那一刻就已经决定了，而决定胎宝宝性别的关键是爸爸的X型精子和Y型精子。

人体细胞的染色体有23对，其中22对为常染色体，一对为性染色体。性染色体有两种：即X染色体和Y染色体。女性的性染色体是XX，只能形成一种卵子，即含一条X染色体的卵子；男性的性染色体是XY，可形成两种精子，即含X精子或含Y精子。一个卵子发育成男孩或女孩，取决于使之受精的精子是含Y染色体，还是X染色体。含X精子与卵子结合形成XX合子，发育成女孩；含Y精子与卵子结合形成XY合子，发育成男孩。

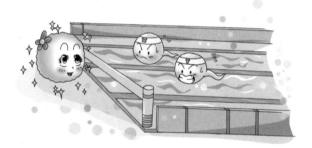

专家在线 随着医学研究的发展，有很多技术能够使人们在怀孕早期识别出胎儿的性别。这里要强调的是，区分性别的目的不是为了迎合人们生男生女的意愿，而是为了优生。因为有些遗传病是与后代性别有关的，如血友病、假肥大型进行性肌营养不良等疾病只传给男孩，如果已知某家族中有这种遗传疾病，那么该家庭成员怀孕时，就应做产前诊断，如是男孩，则应立即停止妊娠。

避开"黑色"受孕期

建议备孕准爸妈应避免在以下"黑色"受孕时间受孕：

人体生理节律低潮期时：夫妻都处于低潮期或低潮与高潮期临界日时，易生出体弱、智力有问题的孩子。

身心不佳或同房次数不恰当时：夫妻双方或一方身体疲惫或心情欠佳，都会影响精子或卵子的活力，不利于形成优良的受精卵。

自然环境不良时：自然环境的变化如太阳暴磁、雷电交加、山崩地震、日蚀月蚀等，都会影响人体的生殖细胞。

备孕准妈妈经期时：在经期同房，很容易损害备孕准妈妈的生育能力。

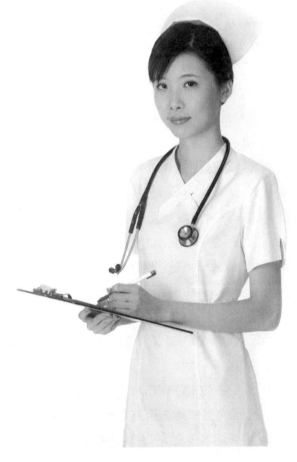

不同避孕方法停止后多久可以怀孕

屏障避孕方法

屏障避孕方法主要指避孕套、避孕膜、宫颈帽或避孕海绵等避孕方法。其避孕原理是不让精子和卵子有亲密接触的机会。采用此类工具避孕的夫妇，停止应用后马上就能怀孕。

杀精子剂

杀精子剂主要通过破坏精子表面的物质而使之失去活性，以阻止精子前进并和卵子接触。目前用得较多的杀精子剂有乐乐醚避孕胶冻、爱侣避孕栓、妻之友避孕栓、避孕药膜等。如果你用的是这种避孕方法，那么无论你何时想怀孕，停用它就可以了。

短效口服避孕药

此类药指的是复方口服避孕药0号、复方口服避孕药1号、复方口服避孕药2号、复方左炔诺孕酮、复方左炔诺孕酮三相片、复方去氧孕烯（妈富隆）、复方孕二烯酮（敏定偶）、复方醋酸环丙孕酮。这些药物主要通过在几个环节上发生作用而达到避孕效果。

❶ 抑制卵巢排卵。

❷ 使宫颈黏液变得厚而黏稠，阻止精子从宫颈进入。

❸ 抑制子宫内膜生长，使受精卵不能着床。

在我国，最早使用的口服避孕药剂量较高，所以，当时制定的标准是停用口服避孕药6个月后再怀孕比较妥当。从1967年起，减量的口服避孕药1号、2号在全国进入临床使用。鉴于目前国内广泛采用的短效避孕药剂量仅为原始剂量的1/4，一般认为还是相当安全的。

虽然大量的研究表明，使用避孕药者生出的孩子的畸形发生率与未用药者的畸形发生率比较，两者并无明显差别，不过从优生的角度而言，

最好还是停用避孕药6个月，让卵巢的排卵功能和子宫内膜恢复良好后再怀孕。

宫内节育器

宫内节育器也就是通常所说的"环"。

一般说来，宫内节育器取出后，子宫腔和输卵管的内部环境很快就能恢复到原来的状态。那么怎么才能知道内部环境是否已恢复到原来的状态了呢？其实很简单，只要观察一下取出宫内节育器后第一个月的月经情况就可以了。如果月经的时间和量与未放置宫内节育器前差不多，说明情况较好，就可以准备怀孕了。如果月经淋漓不净或量很多，最好到医院检查一下，看子宫腔内有无异常情况。

皮下埋植剂

现在使用的皮下埋植剂主要是：左炔诺孕酮硅胶棒。这些硅胶棒上有许多微小的孔隙，埋植后药物可以恒定的剂量缓慢释放。

皮下埋植剂通过在几个环节上发生作用而达到避孕效果。

❶ 影响卵泡的发育或使卵泡发育不全。

❷ 使宫颈黏液变得厚而黏稠，阻止精子从宫颈进入。

❸ 抑制子宫内膜生长，使受精卵不能着床。

取出皮下埋植剂后，左炔诺孕酮可在96小时后从血浆中清除出去，之后就可以怀孕了。

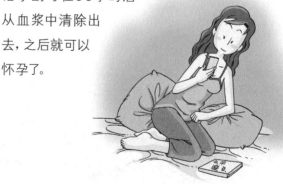

陈宝英孕产育儿全书

孕早期 （1~3月）　恭喜你怀孕了，快乐孕程第一步

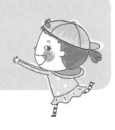

孕早期 知识第一阅读

在孕早期，准妈妈要经历或轻或重的早孕反应，要面对各种现实的生活，要警惕隐藏在身边的各种对胎宝宝不利的危险。万事开头难，只有做好各种准备，才能轻松面对。

孕早期胎宝宝发育情况

第1个月

皮肤：在细胞上形成一层半透明状且可透水的薄膜，以后将发育成皮肤。

心脏：胚胎在第3周时，心脏即开始跳动。

大小：整个胚胎（从头部到臀部）的长度大约为2厘米，体重约3克。

第2个月

四肢：手腕、手指和手肘开始形成，每一个手指末端出现小小触垫；腿部往下发展出脚和脚趾，同样在脚趾下也有小小的触垫。

体形：从超声图像中可以清楚地看到双耳、鼻子和嘴巴。头部占了很大比例，而且向前倾靠在胸前。弯曲的身体开始拉直变长，额头很高。

内脏：心脏由弯曲呈S形的管子渐渐分开成4个心室，每分钟心跳120~160次。胃、肠等内脏器官均已成形。肠子中段从胃部分出来，成长的速度非常快。

大小：整个胚胎的长度为5~8厘米，体重8~14克。

第3个月

四肢：长出指甲，手臂和腿部开始活动。

脸部：脸已完全成形，轮廓分明，看得出脸颊、高高的额头及小巧的鼻子。虽然眼睛仍然闭着，但眼睛构造已经完成，嘴部齿芽已经萌出。

骨骼：开始形成，发育迅速。

性器官：卵巢或睾丸已形成，外生殖器也正在成型。

胎动：在这个月结束前，他已经会动了，他偶尔会动动身体，弯弯四肢，不过准妈妈可能还感觉不出来。

羊膜：保护胎宝宝的羊水被一层膜包着，胎宝宝漂浮在羊水中，有足够的空间让他运动。羊水的温度略高于体温，大约为37.5℃，此时胎宝宝开始吞咽羊水。

大小：身长大约9厘米，体重约48克。

好孕叮咛

孕3月，胎宝宝在准妈妈肚里建造的"基础工程"已经完工，孕早期是一个非常特殊的时期，刚刚形成的胚胎对于外界的很多因素和刺激异常敏感。所以，准妈妈一定要在生活中遵守"纪律"，倍加呵护自己，注意日常生活中的点滴，以免使胎宝宝出现异常或流产。

怎么判断怀孕了

已经开始"造人计划"的夫妻,只有知道成功怀上了宝宝才能踏实下来,那么如何才能判断自己怀孕了呢?

自我"诊断"的方法

月经停止: 如月经一直很规律,一旦到期不来,超过10天以上,应该考虑到怀孕的可能性,这是怀孕的最早信号,过期时间越长,妊娠的可能性就越大。

早孕反应: 停经以后准妈妈会逐渐感到一些异常现象,叫做早孕反应。最先出现的反应是怕冷,以后逐渐感到疲乏,嗜睡,头晕,食欲不振,挑食,喜欢吃酸食,怕闻油腻味,早起恶心,甚至呕吐,严重时还有头晕、疲乏无力、倦怠等症状。

尿频: 由于怀孕后子宫逐渐增大,压迫膀胱,所以小便次数增多。但并没有尿路感染时出现的尿急和尿痛症状。

乳房变化: 可出现乳房发育,乳头增大,乳头、乳晕颜色加深,乳头周围出现些小结节,甚至乳房刺痛、胀痛,偶尔还可挤出少量乳汁。

色素沉着: 有的女性怀孕后可表现为面部及腹中线有棕褐色色素沉着。

基础体温升高: 当出现上述某些症状时,可每天测试基础体温,怀孕者基础体温往往持续呈现在高温期超过18天。

如何做出最后"诊断"

同房10天后(即受孕后10~14天,为月经首日起第24~28天)直接去医院查血,检验人绒毛膜促性激素(HCG)值。

同房20天后(下次月经没有来潮)到药店购买检测试纸,自行测试尿妊娠反应。将试纸条浸入尿中,试纸上若出现两条红线,即可诊断早孕。早晨的第一次尿用来进行尿妊娠检查最准确。

自我"诊断"怀孕后,还应到医院妇产科进一步检查,明确自我"诊断"的结果是否正确。

好孕叮咛

夫妻间有性生活而又未采取避孕措施,都有怀孕的可能。婚后保持正常性生活的夫妻,如果没有采取避孕措施,约有85%的人在第一年内就会怀孕。尽早知道自己怀孕有很多好处,比如可以提早对胎宝宝加以保护,避免有害因素影响,搞好优生。

早孕试纸的正确使用方法

早孕试纸测的是女性尿中HCG的含量,当HCG的含量达到一定的诊断标准时,早孕试纸显示阳性结果,即表明可能怀孕。在使用早孕试纸时,应注意以下几个方面:

❶ 注意产品的生产日期,不要使用过期的早孕试纸,因为化学药剂时间长了就会失效。另外,经过冷藏处理和受潮的试纸,都会导致测试失效,使得测试结果不准确,也不能使用。

❷ 测试的时间不宜太早。HCG在受孕后10~14天开始分泌,60~70天达到高峰。因此,受孕10天内,即使是怀孕了HCG的含量也比较少,此时检测的话,无法断定是否怀孕。

❸ 如果自测结果呈阴性,但一周之后月经仍未来潮,应再做一次自测。如果不是阴性,最好去医院做检查。

好孕叮咛

在没有任何外界的指导下进行自我测试,一般测试结果只能达到50%~75%的准确率,所以最好能多做几次检测并去医院检查。

陈宝英孕产育儿全书

早孕试纸不偏信

早孕试纸检测的原理是检测尿液中人绒毛膜促性激素的含量,当尿液中HCG的含量达到妊娠诊断标准时,早孕试纸显示阳性结果。

但是早孕试纸也不是百发百中的检测工具,它也有可能出现"误诊"。

不准原因一:时间太早,早孕试纸会不准。HCG在受孕后10~14天开始分泌,60~70天达到高峰。如果在受孕后10天以内,由于HCG的含量极微,不足以使早孕试纸显示阳性结果。

不准原因二:阳性结果不一定就是正常怀孕。宫外孕时,妊娠试验有60%的阳性率,因此阳性结果并不能揭示是正常的子宫内怀孕。

不准原因三:妊娠试验阳性不一定与受孕有关。患脑垂体病、甲亢、卵巢囊肿、子宫内膜增生、子宫癌时也可呈阳性。少数更年期女性绝经早期或治疗中的妇科病人,因内分泌失调或用药(如氯丙嗪、吩噻嗪等),也会出现假阳性。

好孕叮咛

准备怀孕的女性出现停经,不要仅仅依靠一次早孕试纸自测来判断自己是否妊娠。为了保险起见,可以在3天后再测一次。当然,最可靠的还是及时到医院进行全面检查,尤其是呈现弱阳性者,以便采取措施。

预产期的计算方法

由于受孕的时间难以准确判断,所以医学上规定,以末次月经的第一天起计算预产期,10个妊娠月,每个妊娠月为28天,整个孕期共280天。准妈妈便于操作的推断预产期的方法主要有5种:

根据末次月经第一天的日期计算

当发现自己怀孕时,只要回想起自己最后一次来月经是在什么时候,就能够算出宝宝的预产期了。末次月经日期的月份加9或减3,为预产期月份数;天数加7,为预产期日。

举例:最后一次来月经的日期是2010年2月1日,那么预产期的日期则为(2+9)月(1+7)日,即11月8日(2010年);如末次月经日期是2010年4月15日,那么预产期的日期则为(4-3)月(15+7)日,即1月22日(2011年)。

根据胎动日期计算

如果记不清末次月经日期,可以依据胎动日期来进行推算。一般胎动开始于怀孕后的18~20周。计算方法为:初产妇是胎动日加20周;经产妇是胎动日加22周。

根据基础体温曲线计算

将基础体温曲线的低温段的最后一天作为排卵日,从排卵日向后推算264~268天,或加38周。

孕早期12周左右做一次B超检查,医生会根据检测估算出胎龄,并推算出预产期。

从孕吐开始的时间推算

孕吐一般出现在怀孕6周末,就是末次月经后42天,由此向后推算至280天即为预产期。

专家在线

不要把预产期这一天看得那么精确,它只是大概的时间,预产期前后2周内出生都属正常范围,科学家们统计过,只有53%左右的女性能在预产期那一天准时分娩。到了孕37周应随时做好分娩的准备,但不要过于焦虑,顺其自然,如到了孕41周还没有分娩征兆出现,有条件的应住院观察或适时引产。

早孕反应期间身体有什么变化

早孕反应是一种正常的生理现象,调查显示,怀孕初期它在60%～90%的准妈妈身上都会出现。在孕早期,准妈妈体内绒毛膜促性腺激素增多,胃酸分泌减少及胃排空时间延长,导致头晕、乏力、食欲不振、喜酸食物或厌恶油腻、恶心、晨起呕吐等一系列反应。症状通常出现在停经6周以后,一般持续到怀孕3个月,即妊娠12周后随着体内HCG水平的下降,症状多自然消失,食欲恢复正常。不过,每个人的情况会稍有不同。

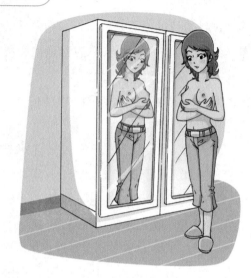

早孕反应期间准妈妈身体各方面变化如下:

体重: 早孕反应期间,准妈妈的体重有时不仅不增加,反而会减少。一般情况下,准妈妈的体重平均会增加1千克左右,在以后的日子里则快速增加。

尿频与便秘: 因子宫逐渐增大,压迫到膀胱及直肠,会出现尿频及便秘加重现象,也有的准妈妈大便频而不成形,这是正常的生理现象。约在妊娠12周以后,子宫体进入腹腔不再压迫膀胱时,尿频症状自行缓解。预防或减轻便秘现象,应早上定时上厕所,适当地运动,常吃新鲜蔬菜尤其是纤维素多的青菜及水果,晨起喝一杯牛奶或温开水。

乳房的变化: 雌孕激素分泌逐渐增多,刺激乳腺发育,使乳房逐渐增大,准妈妈会自觉乳房轻度胀痛及乳头疼痛,特别是初次孕产的准妈妈感觉更加明显。如果是在哺乳期再次受孕的准妈妈,乳汁常明显减少。乳头及其周围皮肤着色加深,乳晕周围有结节显现。

好孕叮咛

早孕反应一般不需特殊处理,准妈妈不必过分紧张。早孕反应主要通过饮食调理,宜选择高糖、低脂、清淡易消化、维生素丰富的食物,少食油腻、有刺激性的食品,营养物质需合理均衡。空腹更易引起恶心,应尽量避免,所以,每2～3小时及睡前吃少量零食为宜。起床前先吃1～2片面包或饼干,喝点热牛奶,歇一下再慢慢起来,这样,可在一定程度上抑制晨吐。

准妈妈要注意控制体重增长速度

整个孕期,准妈妈的体重管理都是非常重要的,做好这件事要从孕早期抓起。

理想的怀孕体重为: 孕早期(怀孕前3个月)增加2千克,孕中期(怀孕4～7个月)和孕晚期(怀孕8～10个月)各增加5千克,前后共增加12千克左右为宜。如果整个孕期体重增加超过20千克或体重超过80千克,都是危险的信号。体重过重会令准妈妈极易发生慢性高血压、妊娠糖尿病,甚至是肾炎和血栓症,而且分娩时也会比一般产妇付出更大的代价。

因此，准妈妈应该做到既保证营养摄入，又能将体重控制在理想状态。

准妈妈的饮食中应加一些低能量而有饱腹感的食品，如山芋、土豆等。准妈妈一定要适当地控制饮食，控制胎宝宝的体重，且餐后一定要注意运动。

❶ 在家里准备一个体重测量计，随时掌握体重变化情况。

❷ 一日三餐一定要有规律。

❸ 吃饭要细嚼慢咽，切忌狼吞虎咽。

❹ 尽量少吃零食和夜宵，特别是就寝前两个小时左右别吃东西。

❺ 避免用大盘盛装食物，面对一大盘美味的诱惑可能会失去控制力。可以用小盘盛装或者实行分餐制。

❻ 别为了怕浪费而吃过多食物。怀孕期间尤其不要这样，以免食物没浪费却增加了体重。

❼ 多吃一些绿色蔬菜。蔬菜本身不但含有丰富的维生素，而且还有助于体内钙、铁、纤维素的吸收，从而防止便秘。

❽ 少吃油腻食物，多吃富含蛋白、维生素的食物。

❾ 避免吃砂糖、甜食及饮用富含糖类的饮料等。

❿ 不喝酒精类饮品。

好孕叮咛

控制饮食并非只是少吃，同样的营养价值，如果选择热量较低的食物，对体内的胎宝宝并没有差别，但是对准妈妈本身，可是非常有好处。这些观念及技巧，对于产后恢复身材也很有帮助。

给胎宝宝办理准生证

准生证是必须办的，否则一些医院可能会因为没有准生证而拒绝给准妈妈接生。根据有关规定，第一胎须在怀孕3个月内办理准生证。

办理准生证的一般流程为：

生育第一胎的，带上结婚证、双方身份证和户口簿到准妈妈的工作单位或户籍所在地居委会领取准生证表格，填写双方基本情况后，分别由双方工作单位或户籍所在地居委会签署意见，并盖章。

拿着盖好章的表格回到准妈妈户口所在地再次盖章。居委会会给你开一张优生优育的听课证，以方便听课后拿到该课程的结业证书。

到医院去建立妇幼保健手册（户口所在地妇幼保健院办理，该手册的押金可在宝宝出生之后带回医院退还）。

携带双方身份证、双方户口簿、结婚证、计生学校结业证、妇幼保健手册、生育一孩申请表、双人照片一张，到乡（镇）人民政府、街道办事处一孩生育证审批小组核实证明证件后，在《生育一孩申请表》上加盖公章，发给准生证。

好孕叮咛

由于各省份都按照自己的计划生育条例办理准生证，所以，夫妻二人在办理准生证前，最好打电话或在网上查一下自己所在省份的计划生育条例。如果双方都在外地工作，可以让家人帮忙办理。

孕早期 营养跟进

孕早期胎宝宝生长发育速度相对缓慢，但多数怀孕的准妈妈可出现恶心、呕吐、食欲下降等症状。因此，孕早期的膳食应富营养、少油腻、易消化及适口。

三餐要定时定量

人们常说"早吃好，午吃饱，晚吃少"，这一养生经验对准妈妈来说同样适用。三餐定时定量不只是为了填饱肚子或是解馋，主要是为了保证准妈妈的身体健康和胎宝宝的正常发育。实验证明：每日三餐定时定量，食物中的蛋白质消化吸收率为85%；如改为每日两餐，每餐各吃全天食物量的一半，则蛋白质消化吸收率仅为75%。同时由于孕早期的准妈妈体重增长缓慢，所需营养与非孕期近似，但要求提供高质量的均衡膳食，满足各种营养素的恰当供给，三餐定时定量无疑会对营养的均衡吸收产生极有益的影响。

三餐不定时，最容易发胖，也会导致身体不健康。如何吃得既营养健康又不会发胖，是每位准妈妈的必修课，因此，做到三餐定时定量当然是最基本的要求。所以，定时定量才是准妈妈最健康的饮食方式。

好孕叮咛

准妈妈还应该拒绝用快餐店的食物来应付三餐，因为快餐店的烹调方法常是高油、高盐、高糖，其所造成的后果当然是摄入高胆固醇、高热量。所以，减少叫外卖的机会，尽量自己动手做饭菜，既卫生又能控制调味料的量，才能吃出健康。

孕期健康早餐应该怎么吃

健康的早餐对于准妈妈来说是必不可少的，而且一定要保质保量。早餐应该吃温热的食物，以保护胃气。热稀饭、热燕麦片、热奶、热豆花、热面汤等热食，都可以起到温胃、养胃的作用。若是在寒冷的冬季，这一点尤为重要。另外，早上有吃油条习惯的准妈妈一定要改掉这个不好的习惯，炸油条使用的明矾含有铝，铝可通过胎盘侵入胎宝宝大脑，影响胎宝宝的智力发育。

一日早餐推荐：牛奶或豆浆1碗、馒头或面包片2片、鸡蛋1个、少量蔬菜，还可以适当搭配果酱或蜂蜜，做到营养均衡。

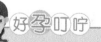

好孕叮咛

有的准妈妈早晨起床后有恶心的症状，这往往是由于空腹造成的，可以在早晨醒来后先吃一些含蛋白质、碳水化合物的食物，如温牛奶加苏打饼干，再去洗漱，这样症状就会得到缓解。

陈宝英孕产育儿全书

饮食卫生要做到位

准妈妈怀孕时，身体免疫系统的功能会比平常降低很多，所以更容易被各种会引起食物中毒的细菌所感染。不过，只要准妈妈按照下面的建议来做，就能够避免感染各种细菌。

第一，夏天要严把"病从口入"关。防止食品污染，否则易引起消化道感染，严重的会导致子宫收缩，面临流产、早产的可能。首先要做到不吃腐烂变质及被苍蝇、蟑螂污染过的食物。注意个人卫生，饭前、便后都要用香皂彻底洗干净手，并且用干净的毛巾擦干。生吃瓜果要多清洗几遍，最好削皮后再吃。海鲜类食品不要生吃，街头烧烤的羊肉串等食品也要少吃。

第二，在吃东西之前，充分加热或保持冷冻尤为重要，因为食物里的细菌喜欢微温的环境。平时应该在适当的温度下保存食品。

第三，食品储存方法要得当。放入冰箱冷藏室的食品要遮盖好。把生食和熟食分开保存：生食在下，熟食在上。不要让家里的宠物接触冰箱里的食物。检查食品的生产日期，并在保质期内食用。

第四，把食品彻底做熟。特别是肉类和禽类食物，要煮到熟透，用锅铲戳肉的中间或最厚部位，肉上没有夹生的粉色；炒的话，肉汁也都应该爆干。如果是整只鸡，则通常应戳鸡胸或鸡大腿。用微波炉加热食品要充分，加热后搅动食物，查看中间是不是也滚热了。解冻食品要放在凉爽的地方，不要放在暖和的屋里，最好在冰箱冷藏室里解冻。在重新加热食物时，要确保完全彻底滚热，不要多次重复加热食物。

第五，预防交叉感染。在接触生的食物之前要把手彻底洗干净；把生食和熟食分开保存；使用不同的切菜板或操作台面处理生食和熟食；把生肉放在有盖的容器里，放入冰箱冷藏室的底层或冷冻室的格子里，以免肉汁滴到别的食物上。

好孕叮咛

准妈妈不得不到外面用餐或打包时，尽量选择卫生环境好的餐饮店。尽量不去这些地方：媒体曝光的不符合食品卫生的餐馆；就餐公共区域以及桌子、器皿、餐具和玻璃杯等不干净的餐厅。

多样化摄入食品营养才能平衡

没有一样食品可以保证全方位的营养，必须多样化摄入，才能保证母体营养的均衡。有的准妈妈每天食用好几个水果，会导致血糖升高或不容易控制，将有可能患上糖尿病；有的准妈妈主食摄入量很少，一天才吃100~150克米饭，这样容易造成能量不足，而能量不平衡也将导致其他营养物质不能很好地被利用。只有多样化摄入才能获得完全平衡的营养，其中包括足够的主食，一定的荤菜、奶制品、豆制品以及油。而对于缺少某种营养物质的准妈妈，可以"缺啥补啥"，适当有针对性地多吃一些富含某类营养元素的食物。

营养食物：

钙——增加奶和奶制品、虾皮、豆类、绿色蔬菜等的摄入。

铁——增加动物肝脏、动物血、瘦肉、绿色蔬菜等的摄入。

锌——补充贝壳类海产品、动物内脏、瘦肉、干果类等。

维生素A——补充动物肝脏、蛋黄或胡萝卜、番茄、橘子。

维生素B₁——补充谷类、豆类、坚果类、瘦猪肉及动物内脏。

维生素B₂——补充动物性食品特别是动物内脏，以及蛋、奶等。

维生素C——补充水果和新鲜蔬菜，如所有绿色蔬菜、番茄、卷心菜、猕猴桃。

专家在线

每天各种营养素的摄入量也要明确：摄入钙不能多于2 000毫克，保持在1 000～1 200毫克；摄入铁不能多于60毫克，保持在28毫克左右；摄入锌不能多于35毫克，保持在20毫克；摄入维生素C不能多于1 000毫克，保持在130毫克左右。

怎样保证食物中的营养尽量不流失

为了保证食物中的营养物质尽可能不流失，准妈妈在日常生活中应做到以下几点：

1.冲奶粉时不要用开水，最好用40℃～60℃的温水冲，这样既不会破坏营养又可保持牛奶的口感。

2.买回来的新鲜蔬菜不要放太久才吃。制作时应先洗后切，最好一次吃完。炒菜时应大火快炒，3～5分钟即可。煮菜时应水开后再放菜，可以防止维生素的丢失。做馅时挤出的菜水含有丰富的营养，不要丢弃，可以用来做汤。

3.淘米时间不宜过长，不要用热水淘米，更不要用力搓洗。米饭以焖饭、蒸饭为宜，不宜做捞饭，否则会使营养成分大量流失。熬粥时不要放碱。

4.水果要吃时再削皮，要先洗后剥皮，以防水溶性维生素溶解在水中，以及维生素在空气中被氧化。

5.烹制肉食时，最好把肉切成碎末、细丝或小薄片，大火快炒。大块肉、鱼应先放入冷水中用小火炖煮烧透。

6.合理使用调料，如醋可起到保护蔬菜中B族维生素和维生素C的作用。在做鱼和炖排骨时，加入适量醋，可促使骨头中的钙质在汤中溶解，有利于身体的吸收。

好孕叮咛

面粉常用的加工方法有蒸、煮、炸、烙、烤等，制作方法不同，营养素损失程度也不同。一般蒸馒头、包子和烙饼时营养素损失较少；煮面条、饺子时大量的营养素如维生素B₁、维生素B₂和尼克酸会流失到面汤中，所以准妈妈在吃面条、饺子时尽量喝些面汤。

❀ 小心易导致流产的食物

在怀孕期间，有些食物不适合准妈妈吃，以免造成流产：

山 楂

准妈妈爱吃酸，但山楂吃多了会使子宫收缩，易流产，宜少吃。

芦 荟

芦荟本身就含有一定的毒素，准妈妈若饮用芦荟汁，会导致骨盆出血，甚至造成流产。就连生产后的新妈妈，芦荟的成分混入乳汁，会刺激孩子，引起下痢。

螃 蟹

螃蟹味道鲜美，其性寒凉，对准妈妈不利，尤其是蟹爪，有明显的堕胎作用。

薏 米

薏米对子宫平滑肌有兴奋作用，可促使子宫收缩，因而有诱发流产的可能。

马齿苋

马齿苋既是草药又可做菜食用，其药性寒凉而滑利，对于子宫有明显的兴奋作用，能使子宫收缩次数增多、强度增大，易造成流产。

杏子及杏仁

杏子味酸性大热，有滑胎作用。由于妊娠胎气胎热较重，故产前一般应吃清淡食物，而杏子的热性及其滑胎特性，为准妈妈之大忌。杏仁中含有剧毒物质氢氰酸，能使胎宝宝窒息死亡，小儿食用7～10个杏仁即能致死。

黑木耳

黑木耳虽然有滋养益胃的作用，但其又具有活血化瘀之功，不利于胚胎的稳固和生长，故忌食。

甲 鱼

甲鱼虽然具有滋阴益肾的功效，但是其性味咸寒，有着较强的通血络、散瘀块作用，因而有一定堕胎之弊，尤其是鳖甲的堕胎之力比鳖肉更强。

> **专家在线** 流产的最主要征兆就是阴道出血和腹痛（主要因为子宫收缩而引起腹痛）。如果准妈妈发现腹部一阵一阵疼痛，阴道伴有不等量流血，或感觉腰酸有下坠感，这可能就是流产的前兆，应及时去医院就诊。

❀ 避免食用含致畸物质的食物

大量食用某些食物会对胎宝宝有致畸作用，因此，准妈妈怀孕时，一定要知道哪些食物是自己应该远离的。

1.久存的土豆。放置时间越长的土豆，含生物碱越高，准妈妈多吃久存的土豆，可能导致胎宝宝畸形。

2.过多的酸性食物。我国民间历来有用酸性食物缓解孕期呕吐的做法，这些方法是不可取的。有关研究发现，准妈妈过多地食用肉、鱼、巧克力、白糖类酸性食物，其体液会"酸化"，使母体内的激素和其他有毒物质分泌增加，对胎宝宝发育不利。

3.受污染食物。被蓄积性较强的农药污染的食物一旦进入机体，毒物就会在准妈妈体内蓄积，经血液循环进入胎盘导致胎宝宝中毒，从而引起流产、畸胎、死胎等。

4.金枪鱼。虽然金枪鱼营养丰富，但科学研究发现，有些金枪鱼的体内含有汞金属。当它们超过安全食用量时，就会对胎宝宝的大脑发育造成损害。准妈妈应减少食用金枪鱼以及罐头装的金枪鱼、鳕鱼，因为罐头鱼可能在汞含量超标的同时，还添加了大量对身体不利的防腐剂。

5.含有弓形虫的食物。几乎所有哺乳动物和禽类都可以传染弓形虫。在怀孕早期急性感染弓形虫会给胎宝宝造成不利影响。

好孕叮咛

弓形虫的传染源主要是食物中的肉类，如在火锅的烫涮时间过短、烧烤的温度不够，肉食中的弓形虫没有杀死，就有传染的危险；生肉和熟食共用一个切菜砧板，生肉上的弓形虫就会污染熟食。因此，肉类一定要煮熟了再吃，生肉和熟食一定要分开放。

远离油炸食品

油炸食品香脆可口，颇为诱人，但油炸食品存在许多缺陷，准妈妈不能多食。食品专家认为，一些反复加热、煮沸、炸制食品的食用油内，可能含

有致癌的有毒物质，用这种油炸的食品也会带有有毒物质。经常食用会对人体产生有害的影响，更不用说准妈妈和娇嫩的胎宝宝了。再说，油炸食品经过高温处理，食物中的维生素和其他营养素受到较大程度的破坏，含脂肪又太多，食物的营养价值大打折扣且难以消化吸收。

由于孕早期的妊娠反应，准妈妈一般不喜欢吃腥、油腻的食物，加之油炸食品比较难消化吸收，会导致准妈妈食欲不佳，所以应该远离。孕中、后期子宫增大，肠道受压，肠蠕动差，多食油炸食品，很容易发生便秘。有些准妈妈消化能力本来就不好，油炸食品更不应该吃或少吃。

专家在线

油条、油饼，其和面的水中要加明矾，明矾的化学成分是钾铝矾。过多摄入铝，会引起脱发、记忆力减退等症状。准妈妈摄入过多的铝，不仅影响自己的健康，而且还会影响胎宝宝大脑发育。

有恶心症状时，饮食要清淡可口

孕早期是胎宝宝细胞分化、人体器官形成的主要时期，其中，以人体最重要的器官大脑和神经系统的发育最为迅速。同时，也是母体内发生适应性生理变化的时期。多数准妈妈在孕早期会出现恶心、食欲不佳、腹胀和孕吐等早孕反应。

孕吐是孕早期的正常生理反应，有的准妈妈在早孕反应期间因害怕呕吐而少吃或不吃东西，这对自己和胎宝宝的健康都非常不利。可有选择性地食用清淡可口、富于营养又容易消化的食物，

陈宝英孕产育儿全书

少食多餐，既要减轻胃肠道的负担，减轻呕吐症状，又要保证各种营养素的摄入。

准妈妈有效应对孕吐宜食：

1.易消化、少油腻、清淡爽口的食物。

2.在搭配合理、营养均衡的前提下，尽量顺应准妈妈的特殊口味和嗜好。

3.烤面包、烤馒头和饼干等食品能减轻恶心、呕吐的早孕反应。

4.将生姜磨碎和蔬菜或其他食物一起吃，或者切一片含在嘴里也会有效。

准妈妈应对孕吐饮食禁忌：

1.少吃油腻的肉类和油炸、含人工香料的食物。

2.从怀孕起到哺乳结束忌食皮蛋等含铅食物。

3.慎食腌腊制品。

4.孕期和哺乳期少食或不食辛辣食品，烹调时少放调味品。

5.不用铝制锅具和餐具，不食用制作中加入明矾的油条等食物。

6.忌饮浓茶、浓咖啡及碳酸饮料。

7.服药应遵医嘱。

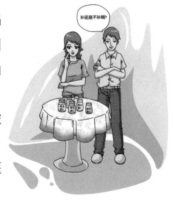

准爸爸课堂

准爸爸是准妈妈的营养师，面对准妈妈剧烈的孕吐，准爸爸不妨尝试用水果入菜：利用菠萝、柠檬、番茄、柳橙做材料来烹煮食物，以增加食欲。也可加醋以增添菜色美味。

早孕反应严重，补充维生素应适量

维生素是维持人体正常代谢所需的一类低分子有机化合物。准妈妈怀孕后由于对维生素的需要量增加，适当补充某些维生素，会有利于胎宝宝的生长发育。目前市场上各类维生素制剂种类繁多，广告宣传也十分诱人。但是准妈妈补充维生素必须慎重，切不可盲目滥补。

例如，维生素A，虽然怀孕期需要量增加，但一般正常的饮食中有足量的肉类、鸡蛋和新鲜蔬菜，已完全可以满足准妈妈对维生素A的需要量。如果准妈妈早孕反应严重，胃口不佳或饮食调节不够，可适当补充。但如果过量服用或滥补，则会引起胎儿畸形。

准妈妈补钙时适当补充一些维生素D，可以帮助钙的吸收。但是，如果过量服用维生素D，则可引起胎儿高钙血症，造成主动脉和肾动脉狭窄、高血压和智力发育迟缓等。

如果因早孕反应严重，经常呕吐过量而长期服用维生素B_6，宝宝出生后会有维生素B_6依赖症，如果诊治不及时，将会留有智力低下的后遗症。

过量的维生素C易使体内形成"酸性体质"，长期过量服用（每天超过1 000毫克）还会使胎宝宝在出生后发生坏血症，如果适量服用（每天100毫克）反而能够起到预防胎宝宝先天性畸形的功效。

过量服用维生素E可造成新生儿腹痛、腹泻和乏力。

叶酸是维生素B复合体之一，能使胎宝宝神经管畸形发生率显著下降，其实，准妈妈补充叶酸并非多多益善，因为长期过量服用会干扰准妈妈的锌代谢，而锌元素的不足同样会影响胎宝宝发育。

维生素长期滥用，也会变成"毒药"，准妈妈应适可而止。

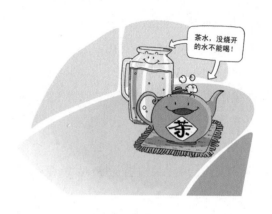

鱼肝油中含有维生素A和维生素D，如果每天服用3次鱼肝油，每次2粒，每天摄入的维生素A达6万单位，相当于10倍的推荐量，会对胎宝宝产生不良反应，因此，准妈妈千万不要盲目服用。

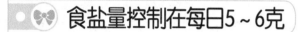

食盐量控制在每日5～6克

准妈妈应该从孕早期开始调整自己的食盐量，控制在每日5～6克为宜。因为盐中含有大量的钠，在孕期，如果体内的钠含量过高，血液中的钠和水会由于渗透压的改变，渗入到组织间隙中形成水肿。因此，多吃盐会加重水肿，并使血压升高，甚至引起心力衰竭等疾病。要注意的是，长期低盐也会有不良反应，准妈妈应将摄入的食盐量控制在科学的范围内。

准爸爸课堂

准妈妈怀孕后，很多准爸爸都开始主管家中的餐饮大事，做菜时，准爸爸不能只根据自己的习惯或只考虑自己的口味，要时刻提醒自己菜里不要放太多盐。

科学饮水，保证饮水卫生

人类的孕期约为280天，整个怀孕期，母体的代谢很旺盛，需要大量的营养素用于母体和胎宝宝组织的生长和代谢，以及胎宝宝的储备。因此，怀孕期间科学饮水，保证每天的饮水量，防止脱水，保证矿物质的需要量是非常重要的。

第一，准妈妈在清晨起床后应喝一杯新鲜的温开水。

白开水对人体有"内洗涤"的作用，在早饭前30分钟喝200毫升温开水，可以温润胃肠，使消化液得到足够的分泌，以促进食欲，刺激肠胃蠕动，有利定时排便，防止怀孕期间发生痔疮和便秘。早晨空腹饮水能很快被胃肠吸收进入血液，使血液稀释，血管扩张，从而加快血液循环，补充细胞夜间丢失的水分。

第二，准妈妈切忌口渴才饮水。

准妈妈饮水应每隔2小时一次，每日8次，共饮水1 600毫升。

第三，注意几种不能喝的水：

1.不要喝久沸或反复煮沸的开水。水在反复沸腾后，水中的亚硝酸盐、亚硝酸根离子以及砷等有害物质的浓度相对增加，会导致血液中的低铁血红蛋白结合成不能携带氧的高铁血红蛋白，从而引起血液中毒。

2.切忌喝没有烧开的自来水。自来水中的氯与水中残留的有机物相互作用，会产生一种叫"三羟基"的致癌物质；在热水瓶中贮存超过24小时的开水随着瓶内水温的逐渐下降，水中含氯的有机物会不断地被分解成为有害的亚硝酸盐，也不能喝。

3.不能喝茶水。

4.绝对不能喝被工业废水、废气、废渣等污染过的水,这样的水即使经过高温煮沸,水中的有毒化学物质仍然存在。

5.蒸饭或者蒸肉后的"下脚水"更不能喝。

专家在线

不要过多饮用纯净水或蒸馏水,它们会导致准妈妈身体内矿物质的缺乏。饮水安全关系到两代人的生命健康,一般来说,胎宝宝发生怪胎、畸形与母体饮水的卫生安全有直接关系。

有助胎宝宝健康发育的食物

孕期多吃以下几种食物有助胎宝宝健康发育。

葡萄干

葡萄干内含大量葡萄糖,对心肌有营养作用,由于钙、磷、铁的相对含量高,并有大量维生素和氨基酸,是准妈妈的滋补佳品,可补气血、暖肾,对神经衰弱和过度疲劳也有较好的滋补作用。

牛 肉

准妈妈一个星期吃3～4次瘦牛肉,每次60～100克,可以预防缺铁性贫血,并能增强免疫力。准妈妈对铁和锌的需求是一般人的1.5倍。每100克的牛腱含铁量为3毫克,约为怀孕期间铁建议摄入量的10%;含锌量8.5毫克,约为怀孕期间锌建议摄入量的77%,营养价值比一般天然食品高。瘦牛肉也不会对血中胆固醇浓度造成负面影响。

虾

虾含有很高的钙。如果准妈妈吃虾以后没有不良反应,如过敏、腹痛,就没有问题。怀孕期间适量多吃虾或虾皮可以补充钙、锌等微量元素,尤其是钙,可以促进胎宝宝的生长。吃虾也可以促进胎宝宝脑部的发育。

 好孕叮咛

虾属于高蛋白食品,保存不当容易变质,因此烹调虾的时候,如果发现有异味,要停止食用。

准妈妈每天该吃多少水果蔬菜

水果和蔬菜中的纤维对准妈妈益处多多,因为从水果和蔬菜中吸取的纤维素能确保准妈妈的肠道系统正常运转,有助于防止发生痔疮和便秘。

水果和蔬菜不仅富含大量纤维,还有人体所必需的营养物质,是所有健康饮食的一个重要组成部分。因此,准妈妈在怀孕期间应该多吃水果和蔬菜。这类食物中所含的重要维生素包括:胎宝宝的细胞和组织发育以及视力和免疫系统发育所需的β-胡萝卜素;胎宝宝骨骼和牙齿以及连接组织中的胶原必不可少的维生素C;还有用于预防神经管畸形、提高宝宝出生体重的叶酸。

为确保准妈妈能获得最佳营养物质,一个实用的方法就是吃不同颜色的水果和蔬菜。专家建议准妈妈每天吃五份水果、蔬菜,至于每份应该吃多少,准妈妈可参考下表随意组合。

首选水果（推荐分量）	绿叶菜和黄色蔬菜（推荐分量）
1/8个哈密瓜	1/4小碗煮熟的南瓜
1个猕猴桃	1/4个小红薯或山药
1小碗木瓜块	1/3小碗煮熟的无头甘蓝或芥菜叶
2个小橙子或半杯橙汁	1/3小碗煮熟的甜菜叶
2个小橘子	2/3小碗菜瓜
2个大的新鲜杏或杏干	2/3小碗卷心菜
半碗草莓	3/4小碗青豆
半个中等大小的芒果	3/4小碗煮熟的西兰花或萝卜叶
半个中等大小的柿子	1个中等大小的土豆
半个葡萄柚或半杯葡萄柚汁	1小碗新鲜的蘑菇
2/3小碗葡萄	6根芦笋
2/3小碗蓝莓	半小碗秋葵
2/3小碗去核新鲜樱桃	半小碗豆苗
1个小香蕉	半小碗芹菜
1个苹果	半小碗荷兰豆
1片菠萝	半小碗番茄
1个中等大小的梨	半小碗煮熟的菠菜
半小碗不加糖的苹果酱	8～10片深绿色生菜叶

专家在线

准妈妈过多摄入高糖分的水果极易造成妊娠糖尿病。尤其在炎炎夏日，准妈妈更不可每天以水果度日，一旦摄入大量的糖分，极容易发生糖尿病。妊娠糖尿病如能及时发现，经过正规的治疗和饮食指导，胎宝宝的健康基本不受影响。

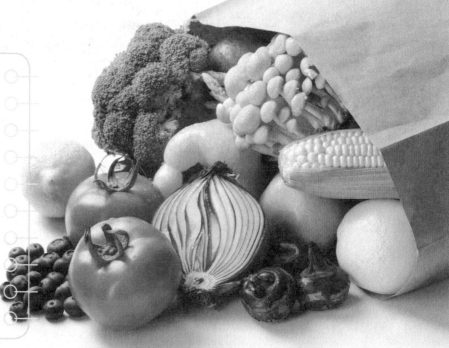

"嗜酸"的准妈妈要仔细挑选食物

准妈妈怀孕后，胎盘会分泌出某些抑制胃酸分泌的物质，使胃酸显著减少，消化酶活性降低，并影响胃肠功能，从而使准妈妈产生食欲下降、恶心欲呕、肢软乏力等症状。由于酸味能刺激胃分泌胃液，有利于食物的消化与吸收，所以多数准妈妈都爱吃酸味食物。

从营养角度来看，一般怀孕2～3个月后，胎宝宝骨骼开始形成。构成骨骼的主要成分是钙，但是要使游离钙形成钙盐在骨骼中沉积下来，必须有酸性物质参加。

此外，准妈妈多吃酸性食物有利于铁的吸收，促进血红蛋白的生成。维生素C也是准妈妈和胎宝宝所必需的营养物质，而富含维生素C的食物大多数呈酸性。因此，准妈妈吃些酸性食物可以为自身和胎宝宝提供较多的维生素C。

然而，准妈妈食酸应讲究。人工腌制的酸菜、

醋制品虽然有一定的酸味，但维生素、蛋白质、矿物质、糖分等多种营养几乎丧失殆尽，而且腌菜中的致癌物质亚硝酸盐含量较高，过多食用显然对母体和胎宝宝健康无益。所以，喜吃酸食的准妈妈，最好选择既有酸味又营养丰富的番茄、橘子、酸枣、杨梅、石榴、樱桃、葡萄、绿苹果等新鲜果蔬，这样既能改善胃肠道不适症状，也可增进食欲，加强营养，有利于胎宝宝的生长，一举多得。

好孕叮咛

一定要记住不要吃腌制的酸菜或者醋制品，另外，山楂或山楂片有刺激子宫收缩的成分，有可能引发流产和早产，尤其是妊娠3个月以内的准妈妈及既往有流产、早产史的准妈妈更不可贪食山楂。

孕早期 起居护理

怎样缓解早晨起床后的恶心感

多数准妈妈在早晨起床后会出现不同程度的恶心感，也叫晨吐，这是孕期的正常反应，准妈妈不必太过担心。虽然晨吐无法避免，但通过一些小方法是可以缓解的。

准妈妈首先要在心理上放轻松，可以把晨吐看作是身体对胎宝宝生长的一种保护机制，这样可以避免晨吐时的情绪低落。

早晨起床时动作要慢。

在床边放一些小零食，如饼干、全麦面包等，每天在睡前以及起床前吃一点，可以减轻晨吐。

清晨刷牙经常会刺激产生呕吐，不妨先吃点东西再刷牙。

喝水时加些苹果汁和蜂蜜，或者吃些苹果酱，可以起到保护胃的作用。

觉得恶心时吮吸一片新鲜的柠檬；吃姜也可以缓解恶心的症状，不过每天吃姜不可超过3次；香蕉也有不错的镇定功效，可以减轻恶心、晨吐。

好孕叮咛

准妈妈要学会分散自己的注意力。如果太过在意，晨吐症状可能会加重。因此，当感到不舒服时，可以做几道智力题，打打牌或看看书。这可以帮助准妈妈放松，有效地预防晨吐。

规律作息，保证充足的睡眠

怀孕后，准妈妈每天晚上总是找不到一个自在的睡觉姿势。侧得太厉害了怕压着宝宝，侧一点点吧，自己又不太舒服，平躺又觉着肚子不舒服。姿势换多了，必然惊动宝宝。半夜还经常起来，几番折腾天都亮了……

准妈妈孕期失眠的原因：

1 激素变化；

2 便秘；

3 饮食习惯的改变；

4 常发生尿频；

5 抽筋（到了妊娠后期，许多准妈妈常常会发生抽筋，这也会影响睡眠的质量）。

为了应对失眠，睡个好"孕"觉，准妈妈平时要形成规律的作息时间，如同饮食一样，睡眠也要定时定量。晚上在同一时间睡眠，早晨在同一时间起床，不要赖床。摸索自己的睡眠规律，采取个人最佳的睡眠方式并形成习惯，保持下来，以达到充分休息的目的。

如果经常在睡眠中抽筋，就必须调整睡姿，尽可能地左侧卧位入睡，有利于胎宝宝心脏发育，并且注意下肢的保暖，必要时请家人帮忙热敷和按摩。

尿频让准妈妈不得不频频起床，平时要尽量不吃影响情绪的食物（如咖啡、茶、油炸食品），以及过多地使用化学药物、发炎、过敏等情况，这些都会增加心理的不适，加重尿频。

准妈妈还不能开灯睡觉，以防光源污染，因为室内、外环境的污染，对早孕的胚胎致畸有显著的相关性。准妈妈在睡觉前关灯的同时，应将窗户打开10～15分钟，使有害物质自然逸出窗外，白天在各种灯光下工作的准妈妈，要注意到室外晒太阳。

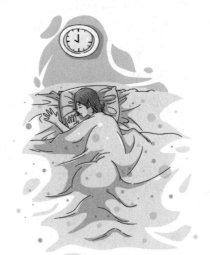

好孕叮咛

准妈妈千万不能为了睡个安稳觉而服用安眠药，因为久用安眠药会使胎宝宝及出生后的宝宝产生松软婴儿症，易致胎宝宝宫内窘迫、发育受阻。应该从创造良好的睡眠环境入手，如温馨的卧室、柔和的灯光、适宜的温度。睡前不要做太刺激的事情；如果你辗转反侧不能入睡，试试看书、听音乐、看电视都是不错的催眠方式。

陈宝英孕产育儿全书

✿ 准妈妈每天睡多长时间为宜

一般情况下，正常成年人需要不少于7小时的睡眠时间，准妈妈因各方面生理变化容易疲劳，睡眠时间要比平时多1小时，即最少也要保证8小时的睡眠。不过，这个时间也是因人而异的，有的准妈妈睡的时间长一些，有的准妈妈睡很短时间精神也很好，所以睡眠时间的长短并不是关键，关键是睡眠的质量，如果睡眠时间短，但感觉精力充沛，也是没有问题的。

孕早期由于受体内激素分泌变化的影响，准妈妈会经常犯困，总想躺在床上睡觉。这种现象会影响准妈妈的情绪，一般到了妊娠4个月后就会得到缓解，准妈妈不必太过担心。总觉得睡不够时可以多到室外走动走动，呼吸一下新鲜空气。

好孕叮咛

准妈妈宜选择棕绷床或硬板床睡觉，然后在上面铺上9厘米厚的棉垫或4千克以上的棉被褥。席梦思太过柔软，容易造成准妈妈腹主动脉和下腔静脉受压，还可能导致准妈妈脊柱不同程度地向侧面弯曲，加重腰肌负担，从而增加腰痛与腿痛的发病率。

✿ 建立适应人体的生物钟

上午10~11点	这个时间段内人们最能承受各种疼痛。准妈妈可以在这个时间段从事烦琐的家务事或者解决工作上的难题。
下午1~2点	午餐后，准妈妈的记忆力会有所减弱。所以，最好在这个时间段小睡一会，保证每天大约30分钟的午觉。
下午3~4点	身体各种机能处于最高运作阶段，最适合准妈妈出门活动。在家休息的准妈妈可以选择离家比较近的公园或其他幽静的地方散步。
下午5点	准妈妈食欲最旺盛的时间。可适当吃一些点心或其他爱吃的食物。
凌晨1点	准妈妈最容易感受到阵痛的时间。若准妈妈处于妊娠最后一个月，准爸爸必须在这个时间段保持高度警惕。

准爸爸课堂

准妈妈怀孕以后，难免有惰性心理，而准爸爸的责任就是千方百计地把这种惰性心理加以转化。在整个孕期，准爸爸都可以提醒和帮助准妈妈运用好这几个时间段。

准妈妈日常的正确姿势

孕早期胎盘还没有发育完成，是容易发生流产的时期，因此准妈妈在日常生活中要时刻保持正确的姿势，以确保胎宝宝的安全。

站姿

两腿平行，两脚稍分开，把重心放在足心附近，这样的站姿不易疲劳；如长时间站立，就把两腿的位置前后放置，把体重放在伸出的前腿上，隔几分钟换一下，这样可以减轻疲劳度。

坐姿

要深深地坐在椅子上，后背笔直地靠在椅背上。坐在椅子边上容易滑落，如果椅子不稳还有跌倒的危险。坐有靠背的椅子时，髋关节和膝关节要成直角，大腿呈水平状态。坐下时，不要"扑咚"一下坐下去，应先坐在边上再一点点向后移动。

行姿

抬头，伸直脖子，挺直后背，绷紧臀部，好像把肚子抬起来似的保持全身平衡地行走。要一步一步踩实了再走，以防摔倒。

睡姿

在孕早期时，怎么舒服怎么睡，还不需要左侧睡。

起床的姿势

从仰卧的姿势起来时，先变成侧卧位，再做半坐位，然后起来。禁止用腹肌以仰卧的姿势直接起身。

拿取东西的姿势

屈膝，完全下蹲，单腿跪下，蹲好后再拿取东西，把要拿的东西紧紧地靠住身体，伸直双膝拿起。不能直接弯腰拾取。将东西放在地上时，注意不要压迫肚子，不能采取不弯膝盖，只倾斜上身的姿势，那样容易造成腰疼。

上下楼梯的姿势

伸直背，不要弯腰或过于挺胸腆肚。看清楼梯，一步一步地慢慢上下。如有扶手，一定要扶着走。

好孕叮咛

虽然准妈妈知道了坐、行、站、立的正确姿势，但同一姿势不要维持过久，以免血流不顺畅，刺激子宫收缩造成流产。

准妈妈洗澡必须警惕四大问题

准妈妈要注意个人卫生，洗澡时，要注意四大问题：

室温：准妈妈在孕早期洗澡时室温不宜过高，以皮肤不感到凉为宜。室温过高可能会因为缺氧导致胎宝宝发育不良。

水温：水温最好温热，一般来说应以37℃为宜。水温过热会使人疲惫，过冷会使子宫收缩。有的准妈妈为了皮肤保健，在淋浴时会冷热水结合，这种方法对准妈妈来说很容易影响子宫和胎宝宝，不宜采取。

时间：孕早期所发生的孕吐反应，通常使准妈妈的身体比较虚弱。如果淋浴时间过长，容易使准妈妈脑部供血不足，出现头昏、乏力、眼花、胸闷等症状。因此，准妈妈洗澡的时间不宜过长，5～10分钟即可。

方式：准妈妈怀孕后内分泌变化比较大，阴道内具有灭菌作用的酸性分泌物减少，体内的自然防御机能降低，此时如果坐浴，水中的细菌、病毒极易进入阴道、子宫，引起阴道炎、输卵管炎或尿路

陈宝英孕产育儿全书

感染等。因此怀孕期间的准妈妈最好不要坐浴，要避免热水浸没腹部，最好采取位淋浴，如果感到累或不舒服可以稍坐休息一下。另外，坐浴还容易引起窒息，对胎宝宝也不好。

好孕叮咛

　　炎炎夏日，准妈妈出汗较多，而且阴道分泌物也会随之增加，因此夏天更应该常用温水擦洗，以保持皮肤清洁，预防痱子等皮肤问题发生。另外，要勤晾晒衣服被褥，要勤洗、勤换衣物，保持衣物清洁，避免感染。

孕早期性生活需及时做出调整

　　在准妈妈怀孕的头三个月，胚胎在妈妈子宫里还未牢固地生存下来，随时有掉落的危险。性生活时阴道与子宫颈会受到机械刺激，准妈妈的腹部受到挤压，尤其是在性生活过于激烈的情况下，机械性力量会诱发子宫强烈收缩，足以引起流产。因此，在妊娠头三个月，应避免性生活，以防止子宫收缩而发生流产。

　　另外，精液中有某种能刺激和影响子宫肌肉活动的物质，准爸爸的新鲜精液也能引起准妈妈子宫肌肉大幅度地收缩或松弛。现代医学还发现，人体内除精液中含有前列腺素外，其他许多脏器都会产生此类物质，精液中的前列腺素过多或子宫肌肉对前列腺素的反应特别敏感，也容易发生流产。

　　准妈妈进入孕期后，性欲也会随着胎宝宝的成长发育有所不同。孕早期，由于早孕反应（恶心、呕吐、胃口差、头晕、乏力和心悸等）的影响，准妈妈的性欲会明显下降。因此，准爸爸在孕期过性生活要尊重妻子的意愿，绝对不能在准妈妈无性欲的情况下强行性生活，这样做是十分有害的。总之，作为丈夫，准爸爸应该在非常时期多多关心、体贴和爱护妻子，使准妈妈减轻精神负担和心理压力，否则，会损害准妈妈的身体健康，造成终身痛苦不说，还会给夫妻之间的感情带来不可弥补的破坏。

准爸爸课堂

　　准爸爸应该知道，其实所谓的性生活应该是广义的，不仅限于性交，可以用其他的方式，比如拥抱、接吻和皮肤上的接触，这些实际上都可以满足性的欲望。准爸爸可以通过这样的方式来安慰准妈妈，当然，更重要的，尤其是在孕早期准爸爸要控制自己的性欲望。

打扫卫生时的注意事项

　　很多准妈妈即使有孕在身也闲不下来，特别是家里的卫生常常让准妈妈们很难坐视不理，非要亲自动手打扫得干干净净才觉得舒服。在打扫室内卫生时，准妈妈最需要小心的是清洁用品和灰尘。爱搞卫生的准妈妈应牢记以下几点容易被忽略的事项：

　　1.无论是什么原因，最重要的一条是要尽量避免接触含有化学物质的家用清洁用品，在家使用清洁用品时要带上橡胶保护手套。

　　2.远离浓烟和灰尘。必要时，应该戴口罩。

　　3.打扫房间时一定要保持空气流通。

　　4.清洁剂最好选择用水稀释的，避免使用气雾剂。

5.远离有毒的清洁产品，如烤箱清洁剂和化学干洗剂。

6.不要将氨水混入任何含有氯的清洁剂中，否则会产生有害的浓烟。

好孕叮咛

虽然怀孕后没有必要把自己搞得神经兮兮的，但是一些生活上的细节很可能会关系到腹中宝宝的健康，准妈妈还是要小心谨慎。

准妈妈孕期如何护理皮肤

一旦怀孕，准妈妈体内的激素就会发生很大的变化，因此自然会导致皮肤出现一些问题。比较常见的问题有四类：

1 青春痘突发；　　2 皮肤干燥；

3 过敏；　　　　　4 色斑。

这时候，准妈妈做好以下五个方面是很重要的：

控制痘痘——有些准妈妈在孕期由于皮肤出油变得旺盛以致形成痘痘，可以使用控油产品，防止油脂堆积堵塞了毛孔。通常凝露状、乳液状、美容液状的产品比较清爽透气，不会给皮肤增加负担。

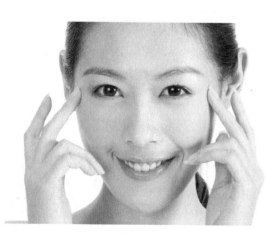

保持肌肤水分——这个时期有的准妈妈角质层会变厚，感觉非常干燥，有些准妈妈会在怀孕5个月之后，皮肤明显变得粗糙、干燥，因此无论是油是干都要加强补水保湿的护理，可以在涂抹保湿乳液之前大量拍上保湿爽肤水。

洁面——准妈妈在整个孕期皮肤会变得非常敏感，因此要选择温和不含皂基的洁面品，如药房中出售的洁面品和洁肤水通常是安全的。

防止色斑——准妈妈在内分泌和代谢上有了显著的变化，所以会导致生理改变。如乳晕、乳头、外阴、腋下皮肤会出现色素沉着，原有的色素痣颜色加深，面部出现蝴蝶斑，有1/3的准妈妈会在孕期产生妊娠斑。这些现象大多会在产后因雌激素水平恢复正常而逐渐减轻或消退，所以不必过分紧张。只是平时要从心情、饮食、睡眠、防晒、使用美容产品等各个环节加以注意。

防晒——过量的紫外线会导致色斑加重，因此准妈妈外出时，应该戴上帽子或者打伞防止阳光直接照射，涂防晒霜或使用防晒效果好的化妆品来阻挡紫外线。认真做好防晒可以在一定程度上防止色斑的颜色变深。不过SPF值过高，会给皮肤造成负担，并导致皮肤干燥。所以防晒产品的防晒值要适度，一般来说SPF15、PA已经足够了。为了减少黑色素细胞的活动量，摄取足够的维生素C也很重要。

专家在线

怀孕期不护肤的说法，并不是很正确，那样对皮肤的损伤非常大，一旦造成了皮肤严重缺水或是斑块形成，很难恢复。孕期皮肤比较敏感，准妈妈应认真做好基础护理就可以了，不要使用功效型产品，例如，美白、淡斑、修护产品等。选择适合准妈妈的不含香料、酒精或是无添加剂的产品进行护理。在药房销售的品牌产品是针对敏感人群设计的，因此所添加的成分通常会比较安全，而且滋润度较高。

陈宝英孕产育儿全书

准妈妈暂时要远离哪些化妆品

不少女性喜欢化妆,因为化妆以后,显得更加年轻漂亮、容光焕发。可是,如果你已经怀孕,就要警惕某些化妆品中含有的有害化学成分。准妈妈不宜使用的化妆品主要有以下7种。

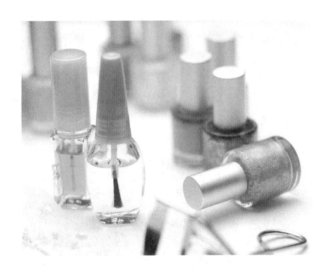

口红	口红中的油脂会把空气中的一些有害物质吸附在嘴唇上,并随着唾液侵入体内,使腹中的胎宝宝受害。口红还含有铅等对胎宝宝不利的化学物质
染发剂	据调查,染发剂不仅会引起皮肤癌,而且还会引起乳腺癌,并导致胎宝宝畸形
冷烫精	冷烫精会影响体内胎宝宝的正常生长发育,少数准妈妈还会对其产生过敏反应
脱毛剂	脱毛剂是化学制品,会影响胎宝宝的健康
指甲油	指甲油里含有一种叫"酞酸酯"的物质,这种物质若被人体吸收,不仅对健康有害,而且容易引起流产及胎宝宝畸形
祛斑霜	很多祛斑霜都含有铅、汞等化合物以及某些激素,长期使用会影响胎宝宝发育,有发生畸胎的可能
香熏精油	部分精油对胎宝宝的发育不利,还可能引发流产。要尽量少用香熏美容护肤,孕早期最好不用。在使用精油前,一定要咨询相关的专业人士和妇产科医生

好孕叮咛

虽然有的化妆品对准妈妈的伤害还没有定论,但始终是科学争论的一个焦点,因此准妈妈最好暂时避免使用。如果你有些时候一定要化妆,或是化妆已经成为一种生活习惯,那么就要尽量使用天然型化妆品,化淡妆、少化妆,让妆在脸上停留的时间越短越好,回家后赶快卸妆。

小心香水"有毒"

涂抹浓烈的香水于己于人都有害。据了解,目前大多数香水都含50～150种化学成分,统称为香精,具有一定毒性。

很多人对"二手香"的间接过敏症反应和"二手烟"很相似,尤其是在密闭环境中,味道过于强烈容易使喷洒香水的人和吸入"二手香"的人出现头晕、流泪、喉咙痛等症状。对准妈妈和胎宝宝来说，"二手香"可能要比"二手烟"更加令人担忧。准妈妈体内激素水平变化较大，使用香水更容易发生过敏，平时使用没有问题的香水，孕期使用也可能会出现问题。有关研究表明，准妈妈如果不断呼吸"二手香"，较其他准妈妈患上抑郁症的概率高近1倍。

孕期准妈妈和哺乳期妈妈接触"二手香"，还会对胎宝宝或宝宝健康产生不良后果。比如：对准妈妈而言，香水中的有毒成分会对胎宝宝产生不良影响；香水成分可以积蓄在体内，对哺乳期的新妈妈来说，香水的有害化学成分会通过乳汁损害宝宝健康。

好孕叮咛

公共场所经常放置的芳香剂也含有大量挥发性芳香烃，也对人体有害。准妈妈应树立起香水"有毒"的自我保护意识，不用香水，不闻香水。

日常家电也有污染

影响人类优生的因素是多方面的，然而，潜伏在准妈妈和胎宝宝身边的一种新的隐患，就是家用电器的污染。

1.对于一般人来说，轻微的触电并没有多大危害，但对准妈妈的伤害却不可小觑。即使是轻微触电，对胎宝宝的影响也是巨大的，容易造成畸形胎、流产，甚至胎死腹中。对家用电器要定期检查，严防漏电。准妈妈在使用家电时要格外小心，一旦触电，即使只有轻微的麻木感，也应到医院进行产前检查，并对胎宝宝做一些必要的健康监护，

以防万一。

2.使用家用电器产生的电磁波，是一种危害准妈妈的无形污染。准妈妈最好不要使用电热毯、电吹风、吸尘器、电动剃须刀和荧光灯，少接触微波炉，不要长时间、近距离看电视，并注意开启门窗通风换气，看完电视后要及时洗脸。

3.手机的电磁波辐射对胎宝宝有致畸作用，当手机在接通阶段，准妈妈应避免将其贴近耳朵；更不应将手机挂在胸前，以减低辐射对体内胎宝宝造成的影响。

4.吹电风扇会使受吹的部位血管收缩，全身的神经系统和各器官组织加紧工作，时间一长，可引起头晕、头痛等症状。而准妈妈本来就易疲劳，吹电风扇时间长了，疲劳症状会加重。

5.最好少用或不用空调，并注意定时通风换气，因为使用空调的卧室空气过于污浊，容易诱发感冒等上呼吸道疾病。因此，为了享有舒适安全的居室环境，应经常开窗换气，假如居室通风条件不好，应设法安装换气扇或做其他改善。在角落里或桌案上摆上一两盆绿色植物，可以调节温度、湿度，净化室内空气，还能美化环境。

好孕叮咛

准妈妈的卧室不宜摆设过多家电，尤其是彩电和电脑等不宜放在准妈妈的卧室内。集中摆放的家电不仅会加大家电辐射污染，还容易沉积灰尘，影响居室卫生。

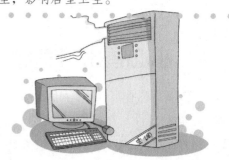

陈宝英孕产育儿全书

看电视六大守则

有关研究表明，每天收看电视2.8小时以上，准妈妈常会出现疲倦、乏力、眩晕、食欲不振、焦虑烦躁及妊娠高血压综合征。准妈妈长时间看电视还会影响胎宝宝的生长发育。所以，准妈妈要少看电视，并在看电视时遵循以下守则：

① 每天不超过2小时，看电视坐久了会影响下肢血液循环，更容易导致下肢静脉曲张，中间要起身活动一下。

② 看电视时坐姿要端正，人与电视的距离要超过2米。

③ 不要看影响准妈妈情绪的节目，如恐怖、悲伤等刺激性的电视节目。

④ 注意不要吃零食，边看电视边吃零食，非常容易让准妈妈长胖。

⑤ 注意室内通风，以减少电视在播放时所产生的静电荷和X射线等。

⑥ 看完电视后用清水洗脸洗手，消除阴极线、放射线对人体的影响。

准爸爸课堂

准爸爸可以购买一盆仙人掌放在电视机旁，既能美化家居，又能起到吸收辐射、保护准妈妈的作用。

准妈妈应怎样健康使用手机

准妈妈在孕早期，应尽量少使用手机，以免对胎宝宝造成危害。因为孕早期是胚胎组织分化、发育最为关键的时期，如果准妈妈长期不正确使用手机可能会对胎宝宝的器官发育产生影响。

有关研究显示，手机在接通时，产生的辐射比通话时产生的辐射高出20倍。因此当手机在接通阶段，准妈妈应避免将手机贴近耳朵，而是应该把手机放在离头部远一点的地方，这样可以减少80%～90%的辐射量。此外，不要把手机挂在胸前，或者靠近腹部，因为即使在待机状态下，手机周围也存在电磁波辐射，虽不及接通时危害大，但长时间也会对准妈妈和胎宝宝造成伤害。

在通话过程中，让手机与大脑相距15厘米。建议准妈妈最好使用耳机，以避免手机天线靠近头部，从而减少辐射的直接危害。有座机时最好改用座机通话。手机的充电器在充电时，周围会产生较强的电磁波，所以，专家提醒，人体应远离手机充电插座30厘米以上，并切忌放在床边。

好孕叮咛

经常使用手机和电脑的准妈妈可以多吃一些胡萝卜、豆芽、番茄、油菜、海带、卷心菜、瘦肉、动物肝脏等富含维生素A、维生素C和蛋白质的食物，以加强机体抵抗电磁辐射的能力。

怎样选择和检验防辐射孕妇装

作为普通的消费者，准妈妈没有专业的检测仪器来检验自己将要买的防辐射孕妇装是否有效，可通过以下几种简单的方式来判断：

借助手机检测：用手机在电脑屏幕前拨打电话，手机所发出的电磁波会干扰电脑显示器，造成杂波和杂音，这时用防辐射服挡在手机与电脑屏幕之间，杂波和杂音立刻消失，表明防辐射服可以屏蔽掉手机发出的近区场辐射。

燃烧面料的方法：一般防辐射衣服的包装袋内均附有一小块面料供用户检测，准妈妈可以用火烧的方法检测。用火点燃后，检查未烧化的部分，成网状的是防辐射纤维第三代最新的工艺，防辐射服就是靠防辐射纤维来屏蔽辐射的，所以防辐射纤维越多越好。

测衣服的导电性：防辐射面料区别于普通面料的本质在于其有良好的导电性能，准妈妈可以把衣服拿到家电维修部，让师傅用万能表检测衣服的导电性，如果没有导电性，那就是普通衣料而已。

专家在线

商场中促销人员用包住手机检测屏蔽效果的方法是不科学的。电磁波同时具备近区场和远区场两种辐射，主要是以电磁波的波长半径来区分，其中对人体危害较大的是近区场辐射。人体与手机基本上是零距离接触，受到的是近区场辐射，危害最大，而屏蔽手机信号，正是屏蔽了手机基站发出的远区场辐射，所以用包裹手机的方法来检测意义不大。

不可迷信防辐射孕妇服

动辄上百元、上千元，标榜具有超强防辐射作用的防辐射孕妇服受到不少准妈妈的追捧。专家表示，像孕妇电脑防护服一类的服装，里面大多夹有金属丝，都是针对一般电磁波的防护用的，但因为没有明确标准，究竟能在多长的波段起防护作用还很难对其进行检测。

因为日常生活中的电磁波辐射方向杂乱无章，

屏蔽布料一旦被加工成服装，衣领、袖口等都可能有辐射"进入"。辐射本身是个较为复杂的概念，包括核辐射、X射线辐射、电磁辐射等。在现实生活中，电脑、复印机、手机、微波炉、电视机、空调、吹风机等电器在使用时都会产生电磁波辐射。

因此，准妈妈不要迷信防辐射服，不要以为穿上防辐射服就进了保险箱。经常面对电脑的准妈妈在穿防辐射服的同时，最好的防辐射办法还是远离如电脑、复印机、打印机等辐射源。除此之外，准妈妈平时还要留心，比如电视机、电脑、冰箱等容易产生电磁波的电器不宜集中摆放在卧室，手机在接通时的一瞬间辐射较大不宜立即通话，微波炉工作时不要站在附近等。

好孕叮咛

目前还没有临床数据证实辐射对于胎宝宝的危害有多大。只要电器符合相关标准，使用得当，辐射对人身体产生的影响并不大。经常接触辐射源但是没有穿防辐射服的准妈妈不要对此有心理压力。

准妈妈的衣服要宽松舒适

怀孕了，准妈妈的生理机能和体形都会产生明显的变化，腹部一天天隆起，乳房一天天饱满，胸围也慢慢增大。这一系列的生理变化，使准妈妈对衣服（孕妇服装）有了新的要求。衣着如同精美的包装，不仅能展示准妈妈的优美与风采，还会影响到宝宝的健康与发育。准妈妈购买孕妇装时，应该漂亮与舒适都要兼顾。

● **式样：宽松为原则**

准妈妈的服装尽量选择易穿易脱的式样，既能防暑保暖，又干净卫生。从艺术角度来看，准妈妈服装的设计式样，应体现胸部线条，使鼓起的腹部不显大，服装的轮廓最好是上大下小的倒"A"字形，选择高、低身分开的套服会更好。

● 面料：柔软透气

准妈妈的衣服与裤子，尤其是内衣裤，应选择纯棉制作。忌穿化纤或涤棉等混纺布料缝制的内衣内裤。夏季服装以轻、薄、柔软、透气性好的人造丝、真丝、亚麻和棉织品为好，做成不束腰的连衣裙或上面有褶、下面宽大的衣服。

● 款式：背带装

背带装的款式特别合适准妈妈，视觉上润饰了日益臃肿的体形，腋部、腹部和胯部的设计尤为宽松。背带长度自行调节，穿着后伸展自如。不管里面穿多少，既不显肥大也不会束缚，合适于春秋时节穿。即使到了冬天，也只需在外面加一件大衣就可以了。

好孕叮咛

腹带只是个别准妈妈的特别需求。人的腹肌是一条天然的腹带，肌肉坚实的准妈妈，完全可以支托自己日渐增大的妊娠子宫，没有必要使用腹带。只有下列情况才考虑使用：

1.已育多胎，腹壁非常松弛，为悬垂腹。

2.双胎、胎宝宝过大、站立时腹壁下垂较明显。

3.骨盆内的韧带松弛。

4.胎宝宝臀位经医生外倒转成为头位后，为防止其回到本来的臀位，可用腹带加以限制。

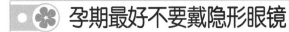

孕期最好不要戴隐形眼镜

许多戴隐形眼镜的准妈妈都曾有过这样的经验：在怀孕期间，原先戴得很舒服的隐形眼镜突然变得不易使用，经常感觉不舒服，无法长时间使用，甚至无法适应，尤其是戴硬式隐形眼镜时，这种情形更明显。为什么会有这种变化呢？

角膜、结膜的结构以及泪液的质与量，与隐形眼镜配戴的舒适度有很大关系，而角膜、结膜的结构与功能在怀孕阶段都会受到影响。准妈妈怀孕期间，母体会有许多的改变，如内分泌激素、新陈代谢、血液、心脏血管及免疫功能等，这些身体功能上的改变，使准妈妈的眼睛在怀孕期间出现角膜水肿、厚度增加且泪液分泌减少等症状，使得眼球表面更不适合隐形眼镜的配戴，所以在怀孕期间准妈妈要减少隐形眼镜的使用次数及时间。

好孕叮咛

如果孕前戴隐形眼镜没有不适，则孕初期可继续戴，不过要减少使用时间，且在清洁方面要加强。尤其是怀孕最后3个月，准妈妈的眼睛更加干涩，最好是不戴隐形眼镜而改戴普通眼镜，应该在行动还算便利时，早早到信誉好的眼镜店为自己配一副框架眼镜。

选购孕期胸罩

怀孕期间，准妈妈的身体发生了很大的变化，平时的衣服都已不合身，包括胸罩。女性的乳房在怀孕和哺乳期间会比平时增大很多，但是此时购买胸罩的原则和平日里是完全不同的。

❶ 不能简单地直接购买比平时加大尺码的普

通胸罩。简单地从A杯变到B杯，周长再增加几厘米，这看起来是个好办法，但事实并非如此。怀孕后的乳房对胸罩有着不同的要求，比如不能有硬钢托、透气性要好、不能有衬垫等，这些都和准妈妈平时习惯穿着的款式有很多不同。

❷ 至少应该选购2～3件孕期胸罩，并增加换洗频率，保持清洁舒适。

❸ 注意乳房的变化，如果胸罩不合适了就要尽快买新的换上。如果准妈妈在怀孕3个月或6个月时买了第一件专用的胸罩，到产前可能还需要再买一次。不要老想着一开始就买个大号的，给以后留出富余量。

❹ 哺乳期最好用专用的哺乳胸罩。这种胸罩和孕期胸罩一样质地柔软，没有钢托。它的前片可以打开，喂奶时十分方便。

❺ 哺乳期用的胸罩在洗涤时要和其他衣物分开，以免细小的化学纤维粘在胸罩上。这些细小的化学纤维在穿着时会进入乳腺管，逐渐引起堵塞，除了可能造成缺奶外，还可能因乳汁淤积导致急性乳腺炎。另外，也不要贴身穿化纤衣服或羊毛类的衣服。

陈宝英孕产育儿全书

好孕叮咛

选购孕期胸罩时，要看它的面料、肩带、舒适度、方便度等。舒适、吸汗、透气的纯棉质地最理想，色调应该选择明亮、轻快的，如白色、粉色、淡蓝色等可以带来好心情的颜色。合适的肩带应该在肩胛骨和锁骨之间，不会有束缚感。在选购时，可以举手、耸肩，看看它是否会掉下来或感到不适。孕期最好选择全罩杯的胸罩。准妈妈的内衣首先应该方便穿脱、易清洗，尤其是在妊娠后期，最好选择搭扣在前面的。

孕期应选一双舒适的低跟鞋

怀孕期间，准妈妈经常因为血容量增加，血压下降，导致四肢肿胀。准妈妈穿鞋最需注意的是要考虑安全性，所以选择鞋子时应遵循松软、合脚、鞋跟高低适宜的原则。高跟鞋、易脱落的凉鞋、高跟木屐等容易跌跤的鞋子都不适合准妈妈穿用。特别是高跟鞋，穿着时腰板和后背很难受，会造成准妈妈腰痛。

准妈妈孕期购买鞋子时，要注意看自己的脚背部分是不是能与鞋子紧密结合，有没有能牢牢支撑身体的宽大后跟；鞋后跟的高度要在2～3厘米，鞋底上带有防滑纹，能正确保持脚底的弓形曲线。选择布鞋时，要注意选择透气性好、舒适大方的鞋，以防产生湿气，刺激皮肤，形成脚癣。到了妊娠后期，脚部有不同程度的浮肿，还得换成稍大一些的鞋子。

专家在线

平底鞋后跟太低也不好，反而令人难于行走，震动会直接传到脚上。随着妊娠月份的增加，脚心受力加重，会形成扁平足状态，这是造成脚部疲劳、肌肉疼痛、抽筋等的原因。因此，应该想办法保持脚底的弓形，可用2～3厘米的棉花团垫在脚心部位做支撑，这样就不易疲劳。低跟鞋与平底鞋轮换着穿，可以使脚得到适当放松。

孕早期 不适与意外护理

怀孕并不是一件让人难以忍受的事，但也不是一件轻松的事，孕早期会有很多不适，同时也有可能发生意外，准妈妈要多加照顾自己和腹内的胎宝宝。

注意：别把怀孕症状当感冒

周身发热，浑身倦怠乏力；感到周身发冷，睡意绵绵，清晨起来有些睡不醒的感觉；觉得头晕、恶心，这些好像都是感冒初期的症状。计划怀孕的准妈妈，这个时候千万不要马虎大意，误把怀孕当感冒来治了。

孕早期出现的这些症状，与感冒的症状有些类似，很多准妈妈都是初次怀孕，没有什么经验，常常以为自己感冒了，于是就自行买了感冒药，连吃多天之后没有好转，去医院检查后才恍然大悟，原来是怀孕了。提醒计划怀孕的准妈妈，一定要及早捕捉怀孕的信息，早期胚胎比较脆弱，烟、酒、药物、疾病等都可能影响胎宝宝的发育。出现了感冒症状要先排除了怀孕的情况之后再用药也不迟。

好孕叮咛

如果准妈妈服用感冒药之后发现自己怀孕了，也不要给自己背上太重的思想包袱，记下你吃的药物种类，尽早去医院咨询医生。

孕期要小心感冒

准妈妈怀孕后，身体抵抗力减弱，身体容易疲劳，因为孕吐反应导致营养摄入不足，压力增加，就更容易患感冒了。准妈妈感冒后，既担心药物治疗会影响胎宝宝，又担心不治疗，感冒病毒也会影响胎宝宝，常常陷入一种两难境地。可妊娠期长达10个月，其间几经季节变化，要想完全避免感冒是比较困难的。不过，如果能采取适当措施，争取在妊娠关键期避免感冒还是有可能做到的。那么，准妈妈应如何预防孕期感冒呢？

从饮食入手预防感冒

❶ 荤素搭配，清淡饮食。特别推荐准妈妈喝鸡汤，可以增强免疫力，提高对病毒感染的防御能力，避免或减少感冒。当准妈妈受凉，或感觉要感冒时，可以喝一碗热的红糖姜水，然后美美地睡上一觉。生蒜、生葱赛过药，常吃生蒜、生葱头是预防感冒的好方法。

❷ 多吃含锌食物。海产品、瘦肉、花生米、葵花子和豆类等食品都富含锌。

❸ 多吃富含维生素C的食物。维生素C是体内有害物质过氧化物的清除剂，同时具有提高呼吸道纤毛运动和防御的作用。番茄、菜花、青椒、柑橘、草莓、猕猴桃、西瓜、葡萄等富含维生素C。维生素C在加热过程中会大量丢失，烹饪时要注意保护；也可以在医生的指导下补充维生素C片剂。

❶ 勤洗手,清晨用淡盐水漱口,多喝水,冷水洗脸,热水泡脚。

❷ 呼吸蒸汽。准妈妈初发感冒时,在杯中倒入开水,对着热气做深呼吸,直到杯中水凉为止,每日数次,可减轻鼻塞症状。

❸ 热风吹面。感冒初起时,准妈妈可用电吹风对着太阳穴吹3～5分钟热风,每日数次,可减轻症状。

❹ 经常搓手。手上有很多经络及穴位,经常搓手会促进手部的血液循环,从而疏通经络,增强人体的免疫功能,提高抵抗感冒病毒的能力。

❺ 经常开窗,避免去人多拥挤的地方。

❻ 坚持锻炼。锻炼是提高身体抗病能力的有效途径,准妈妈在整个孕期都要坚持锻炼。

专家在线

准妈妈一旦感冒,务必分清是普通型的感冒,还是病毒性的流行性感冒。如果是一般的感冒,只要通过多喝白开水、保持睡眠充足、多吃新鲜的水果和绿色蔬菜、注意保暖等方式来治疗即可,无须用药。如果患的是流行性感冒,并伴随出现发热等现象,则要在医生指导下做一些特殊处理,以免胎宝宝受影响。准妈妈发热一般不主张使用退热药,除非病情非常需要。

教准妈妈五招防呼吸道传染病

1 保持适当的运动量

准妈妈在怀孕后也应进行适当的活动,做做简单的家务,在家人的陪伴下散步,都可提高自身抗病能力,保持乐观的情绪,同时保持正常的生活规律,避免过度劳累,保证充足的睡眠,减少孕期心理压力。

2 提高室内相对湿度

准妈妈平时要多喝水,防止呼吸道黏膜受损;在暖气上放一盆水使水分蒸发;在室内晾一些潮湿的衣服、毛巾等;用空气加湿器或负氧离子发生器等增湿。

3 保持居室通风

室内空气不流通时,其污染程度比室外严重数十倍,极易引发呼吸道疾病。还要及时打扫房间卫生,清理卫生死角,不给病菌以孳生之地;准妈妈最好每周更换一次卧具。

4 合理饮食

准妈妈要少吃辛辣食物,多吃清淡、易消化和富含维生素的水果蔬菜。有胃肠道反应时也要少食多餐,不要因恶心、呕吐或胃肠不适而不进食,否则会导致机体的抵抗力降低,容易感染呼吸道疾病。

5 加强自我保护意识

准妈妈到医院或人员密集处应戴口罩;饭前便后、外出归来以及打喷嚏、咳嗽和清洁鼻腔后,都要立即用流动水和肥皂洗手。注意防寒保暖,适时增减衣服。如果家里有呼吸道感染的病人时,要注意做好消毒、隔离。

专家在线

常见的呼吸道传染病有流行性感冒、麻疹、水痘、风疹、流脑、流行性腮腺炎、肺结核等。流感的发热症状不但会伤害胎宝宝正在发育着的中枢神经系统,严重的还会造成流产、死亡、畸形等。冬末春初是流感高发季节,准妈妈应在这个时候加倍注意。

准妈妈为什么感觉头晕眼花

头晕眼花是准妈妈在妊娠期出现的生理变化之一，准妈妈头晕眼花的症状可能由下列因素造成：

1.进入孕期后准妈妈的自主神经系统失调，调节血管的运动神经变得不稳定，在平时的生活中，如果体位突然发生改变，就会因一过性脑缺血出现头晕等。

2.怀孕期间，为了适应胎宝宝的生长需要，准妈妈体内的血容量会增加。此时准妈妈的血循环量可增加20%～30%，其中血浆增加40%、红细胞增加20%左右，血液相应地稀释，形成生理性贫血，使准妈妈感到头晕或站立时眼花等。

3.由于早孕反应引起的进食少，常伴有低血糖，因而孕期容易引起头晕和眼花。特别是在长时间站立、突然站起或在拥挤的人群中时更易发生。

为预防孕期头晕眼花现象的发生，准妈妈平时改变体位动作时，应缓慢一些，给自己的运动神经一个调节的过程，这样就不会出现一过性脑缺血了。站起来时速度要慢，并避免长时间站立，如果发生头晕症状应立即蹲下，或躺下休息一会。

好孕叮咛

若准妈妈经常出现头晕眼花的症状，就有患贫血、低血压或高血压、营养不良或心脏病的可能性，应及时就医检查。如果发生在孕晚期，特别是伴有水肿、高血压等症时，绝不能等闲视之，它常是某些严重并发症如子痫的先兆，应尽快就诊，否则后果极为严重。

易疲倦的准妈妈最好睡个午觉

孕期的各种不适会让准妈妈容易疲倦，因此准妈妈的睡眠时间应比平常多一些，如平常习惯睡8小时，妊娠期以睡到9小时左右为好。增加的这1个小时的睡眠时间最好加在午睡上。怀孕期，准妈妈如果能睡得很熟，睡眠时脑部的脑下垂体会分泌出生长激素。这不是为了帮助母亲成长，而是为了胎宝宝成长而分泌的，它是胎宝宝成长不可或缺的物质。此外，这种激素具有帮助准妈妈迅速消除身心疲劳的效果。

准妈妈该如何才能睡好午觉呢?

1.孕早期，准妈妈的身体变化不大，此阶段胎宝宝在子宫内发育仍居在母体盆腔内，外力直接压迫都不会很重，不必过分强调准妈妈的睡眠姿势，可随意选择舒适的睡眠体位，如仰卧位、侧卧位均可。

2.即使在春、秋、冬季，也要在午饭后稍过一会儿，躺下舒舒服服地睡个午觉。睡午觉主要是为了使准妈妈神经放松，消除劳累，恢复活力。

3.午睡时间长短可因人而异，因时而异，半个小时到一个小时，甚至再长一点均可，总之以休息好为主。平常劳累时，也可以躺下休息一会儿。

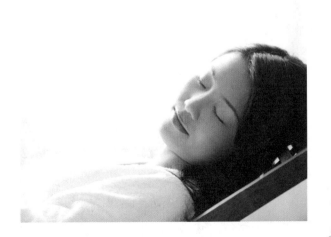

4.午睡时，要脱下鞋子，把双脚架在一个坐垫上，抬高双腿，然后全身放松。特别是感到消化不良或血液循环不好时，可以任意选择睡姿，不要害怕压坏或影响胎宝宝。

要注意的是，准妈妈午睡时间过长或者过短都不好。俗语说："睡觉的孩子容易长大。"这个原理也可以用在胎宝宝身上。腹中的胎宝宝也会睡觉，准妈妈午睡时间过长或者过短都会影响睡眠质量，从而影响到胎宝宝的发育。

准爸爸课堂

准妈妈的作息习惯不但要靠自己养成，同时也取决于准爸爸，生活在同一屋檐下，准爸爸的作息规律对准妈妈有很大影响。因此，准爸爸如有不良生活习惯，也要加以改正。

孕早期尿频对策

尿频是指排尿次数增多。正常成人每天日间平均排尿4～6次，夜间就寝后0～2次；婴儿昼夜排尿20～30次。如排尿次数明显增多，超过了上述范围，就是尿频。很多准妈妈在知道自己怀孕之前，发现自己莫名其妙地患了尿频，为了查明原因，她们不得不去医院做个检查，结果往往出乎意料，原来"祸首"是自己怀孕了。

频繁有尿意通常是确定怀孕的标志之一，主要是因为准妈妈身体的激素分泌改变而导致的。到现在为止，还没有特别好的办法来控制孕早期尿频的发生。唯一可行的方法就是控制饮水量，要想不在晚上频繁起床，准妈妈最好在临睡前1～2小时内不要喝水。但很多身为妈妈的过来人却常说，产前尿频未尝不是件好事情，因为它可提前锻炼你晚间起床的习惯，为孕晚期的夜间分娩做好准备。

专家在线

通常尿频只是小便频繁，身体不会出现其他症状和不适。如果在小便时出现疼痛或烧灼感等异常现象时，不可耽误，应立即到医院做检查，否则可能会牵连到肾脏等其他脏器。

为什么孕早期会下腹部抽痛

孕早期，由于胎宝宝生长得比较快，子宫的增大使原来子宫周围的一些组织，如固定子宫的韧带、给子宫提供营养的血管以及支配子宫的神经等受到机械性的牵拉。子宫周围的脏器，如膀胱和直肠，也会因子宫增大受到挤压而出现下腹部疼痛。有时会有不定时的下腹部抽痛，有时只有单侧痛，有时整个下腹痛，但不会太痛，只会微微抽痛。一般情况下，无须特别治疗，只要休息就好。随着妊娠月份的增加，准妈妈对此逐渐适应，疼痛会有所减轻或完全消失。若疼痛剧烈难耐，或持续疼痛而不是偶尔抽痛，则有可能是妇科病的原因，建议去医院检查排除有宫外孕的可能。

专家在线

如是出现单侧下腹部剧痛，伴有阴道出血或出现昏厥，可能是宫外孕，应立即到医院就诊。有些准妈妈认为在孕早期出现腹痛可能是偶然性的，不要紧，只要躺在床上休息一下就好了。这种盲目采取卧床保胎的措施并不可取，应及时到医院检查治疗，以免延误病情。

关注阴道分泌物的变化

怀孕时，阴道分泌物增加是很常见的。这种分泌物通常是白色，含黏液及剥落的阴道上皮细胞，因其阴道黏膜过度增生，子宫颈腺体分泌物过多黏液所致。而阴道分泌物增多，分泌物的酸度减少，让微生物易于滋生。在孕期，因激素改变的原因易引起阴道酸度改变，自洁能力减弱，易发生阴道炎。有些准妈妈在孕早期发现自己的阴道分泌物比往常多就会非常担心。其实，如果外阴不发痒，白带也无臭味，就无须担心，那是孕期正常现象。如果出现外阴瘙痒、疼痛，白带呈黄色，有怪味、臭味等症状时，就需要去医院就诊，这可能是因为外阴或阴道疾病所致。如果放任不管，可能会影响胎宝宝的生长发育。

好孕叮咛

平时注意清洁卫生，每天早、晚2次用温开水洗净会阴部位；穿透气性好的棉质内裤，勤换内裤，保持会阴部清洁。

乳房胀痛怎么办

乳房的主要组织是脂肪，是个由激素控制的器官，丰富的雌激素可以助它发育，过多的雌激素则会给它带来不适。乳房上密布着丰富的神经感受器，饮食、作息、压力、碰触……都会反映到神经，引发的激素反应会集中到乳腺。

孕早期，一些准妈妈在怀孕40天左右的时候，由于胎盘、绒毛大量分泌雌激素、孕激素、催乳素，这些激素增加，会刺激乳房小泡和泡管组织，乳腺增大，长出类似肿块的东西，因此准妈妈会感到乳房胀痛、膨大。重者可持续整个孕期。少数准妈妈挤压乳头，甚至会有黏稠淡黄的初乳分泌。这些都是做母亲的必然经历，自受精卵着床的那一刻起，伴随着体内激素的改变，乳房也做出相应反应，为以后的哺乳做好准备。

这些都是孕早期的正常反应，不需特别处理，准妈妈不必对此产生心理上压力或者恐惧。可以采用热敷、按摩等方式来缓解乳房的不适感。可以每天用手轻柔地按摩乳房，促进乳腺发育。

好孕叮咛

调整适当的激素需要，才是准妈妈健康的胸部管理。平时在饮食上，控制好激素水平，做到不喝酒，多吃含食物纤维的食品，如全麦面包、胡萝卜、南瓜中都富含纤维，各种纤维均有助于过多的雌激素排出体外，从而阻止激素刺激乳房组织。在穿着上，给乳房松松绑。工作时，不时站起来走走。激情时，别忘记乳房需要温柔。

孕早期要预防先兆流产

先兆流产是指妊娠20周以前，阴道少量出血或同时伴有腰酸、腹痛、下坠等现象。中医称先兆流产为胎漏，胎动不安，更进一步发展，就有可能发生坠胎、小产。一般在怀孕3个月以后，胎宝宝已成形而坠者，则称小产，或称半产。现代医学称自然流产。如在坠胎或小产之后，下次受孕，仍如期而坠，或屡孕屡坠达3次以上者，称滑胎，称为习惯性流产。

怀孕前3个月是胎宝宝神经大脑管线发展的重要时期，又属不稳定期，胎盘功能要到3个月左右才会健全。因此，孕早期的胎盘功能尚未完整，卵巢功能也不完全，黄体素因而分泌不足，而黄体素就是所谓的安胎激素，在安胎激素不足的情况下，准妈妈必须特别留意。

怀孕前3个月的准妈妈活动量不要太大，否则易引起先兆流产。若是出现阴道出血、肚子闷痛等情况，即为先兆流产的警讯，需尽快就医诊断。先兆流产也是有希望继续妊娠的，准妈妈要严密观察，出现任何情况，及时就医，以免延误病情，耽误治疗。另外，出现这样的情况可能是过于劳累或是活动量过大，准妈妈也需多卧床休息。但若是怀孕时出现出血不止且有疼痛感、子宫颈扩张则为不可避免性流产。

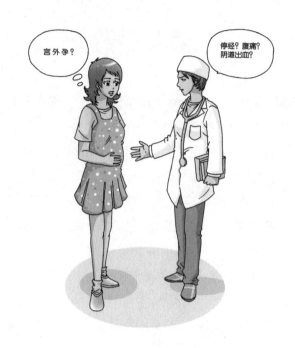

预防先兆流产，还要预防感染和谨慎用药，因为感染性疾病可引起流产、早产、死胎、新生儿畸形，孕期用药可能引发流产、死胎、致畸。对先兆流产的识别：停经后有腹痛、阴道流血现象的准妈妈，应随时就诊。

引起宫外孕的常见原因是输卵管炎及粘连，如慢性输卵管炎、子宫内膜异位等。此外，盆腔手术、人工流产、吸烟等也会增加发生宫外孕的概率。

容易患宫外孕的人群有：有附件炎、盆腔炎病史的女性；有输卵管手术史的女性；不孕症；有宫外孕史的女性；安放宫内避孕器的女性。

宫外孕是一种相当危险的疾病，预防较难，要对其保持高度警惕。在日常生活中做好防治宫外孕的保健，以减少宫外孕的机会或防止出现严重后果。

积极防治输卵管炎。注意阴部卫生，预防感染现象，有了异常症状应及时彻底地治疗，以免后患。

做好临时急救时的保健。输卵管妊娠经确诊后，应立即输血以补充失血，并进行开腹手术，切除病灶。

保守治疗及保存生育功能的保健。对于病症较轻的准妈妈，如内出血不多，一般情况下，可应用中西医结合的非手术治疗方案，非手术治疗也

警惕宫外孕的发生

正常输卵管运送卵子主要是依赖输卵管平滑肌和黏膜细胞纤毛的正常活动。卵巢排卵后，受孕激素的作用，输卵管收缩强度增加，其伞端将卵子吸入管内，并把卵子移送到输卵管的壶腹部与峡部的连接点，因种种原因使孕卵受阻于输卵管内，即可发生输卵管妊娠。输卵管妊娠俗称宫外孕，是妇科领域常见的急腹症，也是孕妇死亡的主要原因之一。宫外孕典型症状可归纳为三大症状，即：停经、腹痛、阴道出血。准妈妈注意千万不要将此时的阴道出血误认为月经。

必须在医院进行，并严密观察血压、脉搏，做好手术准备，以防出现意外来不及抢救。如病情不见好转，应立即进行手术治疗。

好孕叮咛

准妈妈最好到正规的医院进行检查，在专业医生的指导下进行合理治疗，根据自身的身体情况选择适合自己的治疗方法，不可私自盲目用药。一旦有宫外孕迹象出现时，应立即去医院检查确诊，并及时进行抢救，以减少或防止腹腔出血，避免因出血过多而发生严重后果。

❀ 警惕葡萄胎

葡萄胎又称为水泡状胎，是一种异常的妊娠，处于生育期的准妈妈都有可能得葡萄胎，常见于20～30岁的准妈妈。怀孕以后，胚胎生出许多绒毛并种植在母体的子宫上，胎宝宝就是靠这些大量的绒毛同母体进行物质交换，获得氧气、营养和进行新陈代谢的。在病理性的情况下，绒毛间质发生水肿，使每个绒毛变成膨大的水泡状，这些水泡相连成串，酷似葡萄状，从而得名。葡萄胎病因至今尚未明了，一般认为与营养障碍（特别叶酸缺乏）、感染（尤其是病毒感染）、遗传和免疫机能障碍等因素有关。

准妈妈得了葡萄胎后，宫腔内充满大量水泡状胎块，无完整的胎宝宝结构，水泡间相连成串形如葡萄。通常表现为停经、恶心、呕吐等类似早孕反应，但在停经2～4个月后发生不规则阴道流血，断续不止，有时可自然排出水泡状组织，子宫大于

正常的妊娠子宫却无胎动感，听不到胎心音，通过妇科及B超检查可确诊。

确诊后也不必过分紧张，因为葡萄胎是良性疾病。葡萄胎一旦确诊应立即终止妊娠，及时清除宫腔内容物，以减少其扩散的可能，一般一次不能吸净，往往需要2～3次，直到无葡萄状物为止，每次刮出物均需送病理检查。

专家在线

尽管葡萄胎是良性疾病，但葡萄胎患者中10%～25%可恶变为侵蚀性葡萄胎而危及生命。所以，一旦发现葡萄胎后，应立即刮宫，对于年龄大的准妈妈，还应考虑全子宫切除，以防止恶性病变。有葡萄胎孕产史的女性，2年内应采取切实可靠的避孕措施，不能再次怀孕。

♔ 注意预防胎宝宝溶血症

胎宝宝溶血症是母儿血型不合引发的病症。准妈妈和胎宝宝之间血型不合而产生的同族血型免疫疾病，可发病于胎宝宝和新生儿的早期。当胎宝宝从父亲方遗传下来的显性抗原恰为母亲所缺少时，通过妊娠、分娩，此抗原可进入母体，刺激母体产生免疫抗体。当此抗体又通过胎盘进入胎宝宝的血循环时，可使其红细胞凝集破坏，引起胎宝宝或新生儿的免疫性溶血症。这对准妈妈无影响，但病儿可因严重贫血、心衰而死亡，或因大量胆红素渗入脑细胞引起核黄疸而死亡，即使幸存，其神经细胞和智力发育以及运动功能等，都将受到影响。

母儿血型不合，主要有ABO和Rh型两大类。ABO血型不合较多见，病情多较轻，易被忽视。Rh血型不合在我国少见，但病情严重，常致胎死宫内或引起新生儿核黄疸。

溶血症往往发生在孕早期发生过先兆流产，或者怀第二胎的准妈妈身上。如果以前有不明原因的死胎、流产、新生儿重度黄疸史的准妈妈打算再要孩子时，应该和准爸爸提前进行ABO血型检查，检测体内抗A抗B抗体的情况，这种检测叫IgG抗体效价测试。可以在大型的综合医院或是大型的血库进行。双方都需要抽血，检查结果一般在一个星期后可以拿到。

将来分娩时，分娩方式应尽量采取无创性方法，避免徒手剥离胎盘以防把胎宝宝红细胞挤入母体循环。有溶血的新生儿应即刻交给儿科医生处理，以便需要时及时换血治疗。

专家在线

母子血型不合不一定会导致溶血症的发生，单纯用妈妈的血型去推断孩子溶血症的发生率是不科学的。一般来说，第一次怀孕而且怀孕过程很顺利的话，溶血症基本上是不会发生的，准妈妈不必太担心，以免加重孕期的心理压力。

孕早期 运动规划

孕早期胎宝宝和准妈妈的连接还不紧密，很可能由于动作的不当使子宫受到震动，使胎盘脱落而造成流产，因此，孕早期要运动，更需要安全，要选择慢一些的运动项目。

孕早期运动要"慢"

在孕早期的三个月内，相对于呕吐症状，准妈妈更多的是精神不济，总想睡觉。这种情况不必太担心，嗜睡是孕早期正常的生理现象。因为这个时候基础新陈代谢增加，身体内分泌系统产生了变化，所以热量消耗快，血糖不足，可能导致嗜睡。

适合的"慢"运动有：慢跑、散步、打台球。

准妈妈除了保证足够的睡眠，一定要安排一些运动，千万别闷坐在家里或躺在床上。出来散散步吧，间或慢跑也是可以的，这是非常适合准妈妈孕早期的运动。散步和慢跑可以帮助消化、促进血液循环、增加心肺功能，而打台球是调节心情的运动方式。

在怀孕1～3月里，由于胎宝宝还只是一个正在发育阶段的胚胎，特别是胎盘和母体子宫壁的连接还不紧密，很可能由于动作的不当使子宫受到震动，使胎盘脱落而造成流产。尽量选择慢一些的运动，像跳跃、扭曲或快速旋转这样的运动千万不能

好孕叮咛

活动时衣着要宽松舒适，要穿运动鞋、戴胸罩。

运动前先做准备活动，使全身关节和肌肉活动开。

活动前多喝水。喝水多，活动时出汗多，体热散得快，体温不会升高。

运动过程中，如眩晕、恶心、局部疼痛、极度疲劳，应立即停止活动。如出现阴道分泌物增多或出血，需立即去医院。

运动前要充分热身

锻炼前，身体各部位、各系统的有关区域都处于安静和抑制状态，热身运动就是使人体各部位、各系统，从静止、抑制状态逐步过渡到兴奋、紧张状态，从而为身体承受锻炼时的最大负荷做好准备。如果不做热身活动就进行锻炼，往往会发生肌肉拉伤、关节扭伤等损伤事故。准妈妈运动前准备工作要做足，要进行有规律的运动，然后循序渐进，逐渐增加运动量。在体育锻炼前做些简单的四肢运动，对安全有效地锻炼身体大有好处。准妈妈做热身运动，要动静结合，最好以静态伸展运动为主，辅之以少量的低强度的有氧运动，如散步或者轻柔的舒展运动。

静态伸展运动就是把肌肉拉伸到最紧的那一点后，继续保持一会儿，这个动作可将肌肉拉长并增强其柔韧性。不过，准妈妈做这些活动时，要避免把肌肉拉伸到极限。做完静态热身练习后再进行有氧运动。

热身运动最好提前25~30分钟进行，在5~10分钟的静态拉伸练习后，进行10~20分钟有氧热身练习。运动过后也要做做普通的静态伸展运动。这样，在第二天起床时，准妈妈会惊喜地发现：自己还能像昨天一样轻松。

另外，静态伸展也可以在做完运动时做。这时候，体内的血液流动速度快，肌肉处于放松状态。

专家在线

建议身体状况不是很好的准妈妈在运动前和医生沟通，请医生帮助制定科学的孕期锻炼计划，看自己是否适合做运动，适合做什么运动以及运动的时间如何安排。

孕早期不要做背部的锻炼。这样做会让给胎宝宝供血的血管承受过大的压力，影响对胎宝宝的供血。

散步是孕早期最佳的运动

妊娠各个阶段的准妈妈都可以散步，这是一项对于准妈妈来说最好的运动，它可以帮助准妈妈保持体重，稳定情绪，增进食欲和睡眠，保持肌肉健康，有利于顺利分娩，又不会给膝盖和脚踝造成冲击。散步是孕期最安全的活动方式，如果准妈妈不经常运动，这也是更容易开始运动的一种方式。每天散步时间的总和在1~2个小时之间比较好。准妈妈也可根据自己的感觉来调整，以不疲劳为宜。散步时间以每天早上起床后和晚饭后为最佳，散步时行走要缓，以免身体振动幅度过大，孕

早期和晚期尤需注意。如果准妈妈在怀孕后体重增加超过了15千克，散步时速度可稍快一些。

如果准妈妈怀孕前很少运动，刚开始散步时先慢慢走，然后逐渐增加至20～30分钟的快步走；也可以先快走几分钟，再慢走几分钟，交替进行。最好一周练习3次以上。不经常运动会让准妈妈更容易受伤，另外，偶尔运动一次也难以让准妈妈受益。准妈妈散步时最好顺便做一做骨盆底肌肉练习。

散步时，准妈妈不需要刻意改变平时的习惯，只要确保散步时穿的鞋子是适合的，以便给双脚必要的支撑。如果室外很热很潮湿，就取消散步计划。

准爸爸课堂

准爸爸陪准妈妈散步时，要带上一瓶水，防止准妈妈身体脱水，因为脱水会导致宫缩并且使体温升高，对胎宝宝不好。

做低强度有氧运动的方法

有些准妈妈，一知道自己怀孕了，马上进入全程"戒备"状态，推掉工作、娱乐和一切体力活动，坐在家里等着宝宝出生。其实，怀孕时做运动会消耗母体多余的血糖，降低得糖尿病的危险，而且还能让宝宝发育更正常。低强度的有氧运动对准妈妈来说，既安全，又可以帮助准妈妈改善怀孕期间的各种状态。

低强度的有氧运动，全过程中没有高踢腿、跳跃、单脚着地等动作，将关节的受压降到最小，准妈妈可以在整个孕期坚持锻炼，并随着孕晚期的临近而逐渐减少直到停止。

除了游泳，像快步走、慢跑、跳简单的韵律舞等一些有节奏性的有氧运动可以每天定时做一两项。准妈妈还可以在家里跟着DVD进行有氧运动，也可以选择专门为准妈妈量身开设的健身班，和其他准妈妈一起做运动，感觉会非常开心，有助于调整准妈妈的心情；而且指导老师能够根据准妈妈的特别需要而编排运动课程。如果准妈妈参加的是普通的有氧训练班，一定要让指导老师知道你已经怀孕了，她可以给你一些建议，调整那些对于你来说太剧烈的动作。

虽然低强度有氧运动适合在孕期练习，但如果准妈妈的盆底功能不好，那么即使是低强度的有氧运动也可能导致漏尿。每周进行两三次以上的有氧运动也可能导致孕期漏尿。在运动时，准妈妈要收紧盆底肌肉，以避免发展成小便失禁。

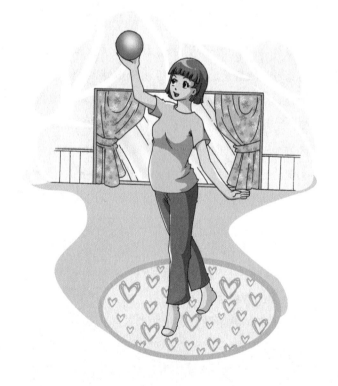

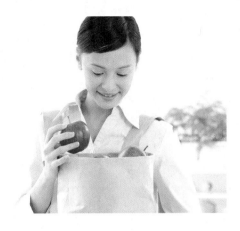

这里有一些可以帮助准妈妈避免压迫关节的技巧：

不要突然性地快速改变方向；

做弯腰的动作（动作不要太大）时，保持骨盆的稳定和重心；

做抬膝盖的动作时，臀部保持水平，腹部向后收；

不要在高举手臂时抬膝盖，这个动作会给准妈妈的下背部和骨盆关节造成不必要的压力。

好孕叮咛

记得在开始或继续健身活动前遵循惯常的运动注意事项。穿几层透气性好的衣服，这样可以在运动强度加大出汗时脱掉一些。如果在运动过程中，你感觉无法顺畅自如地说话，那就需要放慢速度。

外出购物也是一项不错的运动

准妈妈怀孕后可以进行的运动不多，对于不喜欢运动的准妈妈来说，不妨多去逛逛街，以此来代替运动。购物会使准妈妈的心胸开阔，感到放松，相当于另外一种散步方式。但是要记得：

不要选择人流高峰期逛街

准妈妈对拥挤环境的适应性差，外出时要尽可能避开人流高峰，免受拥挤之累。上街购物要有计划，减少在一些拥挤场所的逗留时间。在逛街途中可选择一些街心花园或人静境幽处休息一会儿。

购物时间不宜过久

每次逛街最好不要超过2个小时。尤其是在一些密闭的商场或娱乐场所不要久留，要注意呼吸新鲜空气，及时补充身体所需的氧气。

逛街要注意补充能量

虽然愉快的活动可以让人忘记饥饿，并且在缺少能量时也能有体内分泌的肾上腺素来有效分解脂肪，这个时候可以不吃，但水分是必须补充的，毕竟脂肪的燃烧是离不开水的。因此应随身携带一瓶矿泉水，但最好不要喝热量高的碳酸饮料。

穿平底鞋

鞋跟不可太重，也不可太高，不要超过2厘米，这样可避免重心不稳，发生不必要的麻烦。

购物归来及时换洗

逛完商场后回到家里应当及时洗手、洗脸，换下外衣。购回的物品要合理存放，外包装要妥善处理。坐定后闭目养神或听听优雅的音乐，以消除躯体疲劳，缓解紧张情绪。

好孕叮咛

怀孕的准妈妈已经属于"弱势群体"中的一员，外出逛街时，特别容易成为小偷的目标，所以要更加注意自己的钱财安全，避免挤碰。特别是外出到离家比较远的地方逛街，一旦钱包被偷走，准妈妈回家可就成了大问题。

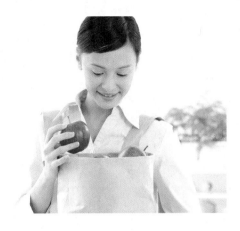

孕早期 胎教时间

孕早期的宝宝还不具备很强的感知外面世界的能力，但这不意味着这个时期胎教毫无作为，此时准妈妈的心情、准妈妈的行为，都对将来的宝宝有着不可低估的影响。

对胎教要抱一颗平常心

有些准爸妈之所以把胎教看得那么重，是出于对未来的希望，对宝宝的责任感，希望把最好的给未来的宝宝。但是，由于准爸妈没有经验，掌握的胎教知识不够，也往往容易出现操之过急、过度等情况。因此实施胎教时一定要保持一颗平常心：

科学看待胎教

实施胎教的主要目的是让胎宝宝的大脑、神经系统及各种感觉机能、运动机能在母体中发展得更健全更完善，为出生后接受各种刺激、训练打好基础，使孩子未来适应自然与社会环境的能力更强。不要把胎教神化，不该像某些宣传误导的那样，认为只要胎教就能培育出神童来。神童在人群中毕竟是少数，脚踏实地科学地进行胎教，才是我们要做的。

选择最适合的方案

不要相信社会上那些打着"专家"旗号的天才胎教方案，那些所谓的"方案"，有的理论根本就是经不起推敲的，有的明显违背儿童发展的自然过程，之所以有那么多的"方案"充斥市场，只是商人的赚钱手段。因此，要想给孩子做好胎教，应从正规的专业机构及渠道学习一些有关儿童发展方面的知识，包括孕期精神卫生、儿童心理、教育学及胎教早教的有关常识，使自己做到心中有数，

保持冷静的头脑，善于识别和选择适合自己的胎教方法。

不要急于求成

胎教没有造就神童的例子很多，但并不是说胎教毫无作用，准爸妈应该对胎教成果顺其自然，不强求结果，不可操之过"度"。无论采用哪种胎教方法，都应讲究适宜的刺激方法和定时定量。

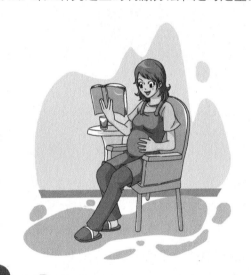

好孕叮咛

科学的胎教需要准爸妈对胎教有正确的认识，学习相应的知识、技能，用科学的方法来进行。应按自然的发展规律，按胎宝宝的月龄及胎宝宝的发展水平进行相应的胎教。做到适时把握施教时机，人为干预不过火。在自然和谐中有计划地进行胎教，才可能获得最理想的效果。

🎀 做好胎教首先要提高自身修养

准妈妈面对随时遇到的苦恼，是发牢骚、动情绪，还是一笑而过，这要看修养水平高低。胎宝宝与准妈妈不仅血肉相连，而且心灵相通，准妈妈的一言一行、一举一动都将对胎宝宝产生潜移默化的影响。

我国古代就十分重视并强调准妈妈的个人修养，主张"自妊娠之后，则需行坐端严，性情和悦""常处静室，多听美言，令人诵读诗书，陈说礼乐，耳不闻非言，目不观严事"。大体的意思是说，要想孕育健康的宝宝，不要到嘈杂的地方去，多听些美好的话，多看些高质量的书，多听些有益的音乐，不要搬弄是非，不要看乱七八糟的东西。

的确，一个具有良好文化修养和生活情趣、坚强乐观的准妈妈与一个经常出入赌场、酒会，看黄色书画，听震耳欲聋的摇滚乐，喝令人咋舌的烈酒的准妈妈孕育出的胎宝宝，必然会有很大的差别。酗酒、嗜烟、爱搬弄是非、没有修养的准妈妈，是不会孕育出智力超群、身心健康的孩子的。

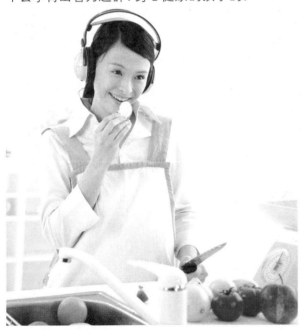

因此，为了孕育中的胎宝宝健康成长，准妈妈应从自己做起，从现在做起，努力提高自身的修养：提高自身素质，自尊、自爱、自重，自强，不要觉得怀孕了，就可以随意地懈怠自己，要时刻给没出世的宝宝做个榜样；加强文化修养，多品读鉴赏高雅的文化艺术品；培养健康的生活情趣，做个多才有趣的准妈妈；养成良好的习惯，服饰要整洁，言谈要文雅，声调要柔和，举止要端庄，等等。

准爸爸课堂

准妈妈保持良好的情绪，有助于胎宝宝的健康生长发育以及顺利分娩。有时候，准妈妈的情绪化会让准爸爸难以忍受，特别是饱受早孕反应的煎熬，准妈妈可能脾气和心情都不太好。这时准爸爸应尽量理解、包容妻子，加以开导、安慰，随时递上几句贴心话，如"你受苦了，亲爱的"或"怀孕使你变得更可爱了"等。要随时想到，自己是解决妻子不良情绪的一剂良方。

🌸 每天的最佳胎教时间

每天进行胎教的次数为1～2次，以每次12分钟为佳，应选择在胎宝宝觉醒时期（有胎动的时候）进行，在晚上临睡前最佳。每天有两个时间段是最佳胎教时间，准爸妈可以根据自己的实际情况酌情安排：

1.中午12点：这时，人们的视力处于最佳状态，可以明朗清晰地看到美丽的风景，准妈妈可以在这段时间去欣赏优美的绘画作品。

2.晚8～11点：这个时间是准妈妈听神经最敏感的时间，也是最佳胎教时间。准妈妈已经吃完晚饭，并稍作了休息，精神慢慢恢复。最好能和准爸爸一起进行胎教。

好孕叮咛

胎教前，准妈妈和准爸爸一定要调整好自己的情绪，不要将白天工作的疲惫、压力等负面情绪传输给宝宝。跟胎宝宝说话时，一定要全身心地投入，完全不要为了这样亲密、可爱的说话方式而尴尬。

专家在线

掌握呼吸法有利于胎教前集中注意力，能进一步提高胎教效果。如果能在胎教前、每天早上起床时、中午休息前、晚上临睡时，各进行一次这样的呼吸法，怀孕期间动辄焦躁的精神状态必定能得到改善。

提高胎教效果的呼吸法

胎宝宝的接受能力取决于准妈妈的用心程度，胎教的最大障碍是准妈妈心绪杂乱、不安。

在胎教训练开始之前，如何才能平复准妈妈波澜起伏的心绪呢？这里介绍一种呼吸法，对稳定情绪和集中注意力是行之有效的。

进行呼吸法时，场所可以任意选择，可以在床上，也可以在沙发上，坐在地板上也可以。这时要尽量使腰背舒展，全身放松，微闭双目，手可以放在身体两侧，只要没有不适感，也可以放在腹部。

准备好以后，用鼻子慢慢地吸气，以5秒钟为标准，在心里一边数1、2、3、4、5，一边吸气。肺活量大的准妈妈可以6秒钟，感到困难时可以4秒钟。吸气时，要让自己感到气体被储存在腹中，然后慢慢地将气呼出来，用嘴或鼻子都可以。总之，要缓慢、平静地呼出来。呼气的时间是吸气时间的两倍。也就是说，如果吸气是5秒钟的话，呼气就是10秒钟。就这样，反复呼吸1～3分钟，你就会感到心情平静，头脑清醒。

实施呼吸法时，尽量不去想其他事情，要把注意力集中在吸气和呼气上。一旦习惯了，注意力就会自然集中了。

在利用彩色卡片进行胎教之前，进行这样的呼吸，对增强注意力，准确地按照程序进行胎教，有很大帮助。

准备胎教卡片

图像卡片胎教法是到孕晚期才开始使用的胎教法，但考虑到孕期中所需要的身心保养，准妈妈在孕早期就把教材准备好，则是最好不过的了。

孕晚期时，胎宝宝开始有情绪反应，会有微笑、皱眉、哭泣的表情，准妈妈可通过深刻的视觉印象将卡片上描绘的图像、形状与颜色传递给胎宝宝。为了使准妈妈的感觉和思考的内容与胎宝宝吻合，最重要的是保持平静的心情和集中注意力。在学习开始前，准妈妈可以先把呼吸调整得深沉而平静，然后再把要教的内容在头脑中描绘出来。

制作卡片的纸以浅色为宜，比如淡黄、淡蓝、粉色、纯白色等，大小为约12厘米的正方形即可，不可太大。写字的笔为彩色笔，也可以选用深色的或者黑色的，这样写上去的字显得清晰，有助于准妈妈在胎教过程中强化意念，集中注意力，并促进准妈妈获得明确的视觉感。

卡片上的内容主要为：数字、拼音、大小写的英文字母、汉字。还可以加入一些图片辅助教学。

好孕叮咛

除了制作可爱的胎教卡片，准妈妈还可以经常抽点时间观看一些美好、有趣的景观与图片，把自身感受到的美好印象传达给腹中的胎宝宝。

胎教中的美学教育

美学也是胎教中一个重要的组成部分，只要是准妈妈认为美的一切，都是胎教内容。"美在于发现"，世界上到处充满了各种各样的美，我们通过看、听、感受，享受着美。对胎宝宝进行美学的培养，需要准妈妈将感受到的美通过母体神经，才能传导给胎宝宝。

胎教美学主要包括音乐美学、形体美学和大自然美学三部分。

对胎宝宝进行音乐美学的培养，可以通过心理作用和生理作用这两种途径来实现。准妈妈通过听音乐，达到心旷神怡、浮想联翩的最佳情绪状态，腹中的胎宝宝深受感染的也就是这种最佳的情绪。而柔和、舒缓的音乐节奏又会给胎宝宝营造一个平静、抒情的气氛，使躁动不安的胎宝宝安静下来，使他朦胧地意识到世界是多么和谐，多么美好。在生理方面，醉人的音乐能使母体分泌出许多激素，激素经过血液循环进入胎盘，使胎盘的血液成分发生变化，激发胎宝宝大脑及各系统的功能活动，来感受准妈妈对他的刺激。

形体美学主要指准妈妈本人的气质，首先准妈妈要具有内在的美，要有高尚的志趣，一定的个人修养。其次是漂亮的孕妇装，一头干净、利索的短发，再加上面部恰到好处的淡妆，更显得人精神焕发。研究结果证明，准妈妈化妆打扮也是胎教的一种，使胎宝宝在母体内受到美的感染而获得初步的审美观。

大自然美学要求准妈妈多到大自然中去饱览美丽的景色，促进胎宝宝大脑细胞和神经的发育。也可多接触美好的事物，和准爸爸一起去看美术展览，多看积极、明快的画作，感受画家对生活的执著和热烈的情感。

好孕叮咛

准妈妈化淡妆时，一定要选用天然的化妆品。唇部如果上妆，应注意清洁后再喝水、吃东西，最好省略唇部的化妆。

意念胎教：想象胎宝宝的可爱模样

也许，你的胎宝宝还只是一个"小芽儿"。没有关系，你也可以想象一下他（她）的模样。想象一下，他长得比较像爸爸还是像妈妈？你希望他的性格是什么样的？你希望他将来成为一个什么样的人？当那些想象中的画面一一出现时，你身上的每一个细胞都会变得兴奋而充满活力。

千万不要小看"心理图像"的神奇力量，这些"心理图像"会给你带来更多美好的体验，而你在孕期所遇到的一切困难也会变得容易克服了。

有关研究表明，如果准妈妈经常想象胎宝宝的形象，宝宝出生后的模样与想象中的形象会有几分相似。因为准妈妈和胎宝宝在心理和生理上的联系，准妈妈的想象是通过自己的意念构成胎教的重要因素，并转化渗透到胎宝宝的身心之中。

同时，准妈妈在做胎宝宝的形象构想时，情绪达到最佳状态，这能促进良性激素的分泌，使胎宝宝面部结构及皮肤的发育良好。

好孕叮咛

满怀期待的准妈妈可以在怀孕日记里贴上喜欢的宝宝照片，并写下对他的希望，也可以试着画下想象中的宝宝刚出生时憨态可掬的可爱模样。

准妈妈多动脑，宝宝更聪明

在怀孕期间，很多准妈妈都会感到特别疲惫，容易犯懒，什么也不想干，甚至连问题都不愿想。实际上，这有可能会失去一个让胎宝宝增长心智的良机。准妈妈与胎宝宝之间是有信息传递的。因为胎宝宝能够感知准妈妈的所思所想，所以如果怀孕的准妈妈既不思考也不学习，胎宝宝也会深受感染，变得不爱动脑筋。

准妈妈若始终保持旺盛的求知欲，则可使胎宝宝不断接受刺激，大脑神经和细胞的发育也得到促进。怀孕的准妈妈要学会勤于动脑，勇于探索，在工作上积极进取，在生活中注意观察，把自己看到、听到的事物通过视觉和听觉传递给胎宝宝。对生活保持好奇心，拥有浓厚的生活情趣，对新的问题要不断探索，弄清根蒂。

总之，准妈妈的求知欲能感染胎宝宝，因此准妈妈要始终保持强烈的求知欲和好学心，充分调动自己的思维活动，使胎宝宝受到良好的教育。

好孕叮咛

刻意去动脑思考也许会让准妈妈感到为难，那么就买几本关于数独游戏和IQ题等你既感兴趣，而且能开发智力的书吧，从游戏中动脑，不仅有趣，而且会带来快乐。

远离精神刺激性强的书籍

书籍象征着知识和智慧，是准妈妈文化修养的基础，也是胎教必不可少的精神食粮。读一本好书、看一篇好的文章，无异于使心灵得到一次净化，在精神上获得一次提升。在胎教的实施过程中，准妈妈更应注意从书籍中吸取精神营养，获得知识和智力的启示。但是，阅读图书可不是拿起来就看，要懂得鉴别、取舍。

从胎教的角度出发，准妈妈宜选择阅读一些趣味高雅，给人以知识的启迪，使人精神振奋，有益于身心健康的书籍。看这些书的同时，对腹中的胎宝宝也起到潜移默化的渗透作用。

那些单纯为了吊人胃口的庸俗小报，惊险离奇的凶杀、武打书，以及下流卑俗的黄色书刊，就像都市里的噪音，看了之后，使人心理感到压抑、紧张，处于一种不良的情绪状态之中，这对于胎宝宝的身心发育是极不利的。

因此，准妈妈的阅读内容宜选择那些优美的抒情散文、著名的诗歌、游记、有趣的童话故事、艺术价值高的美术作品，以及有关胎教、家教、育婴知识等书刊杂志，从中获得知识和力量，而不要无选择地拿起书来就看。

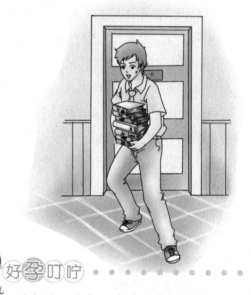

好孕叮咛

听音乐、看书、读诗、旅游或欣赏美术作品等，这些美好的情趣才真正有利于调节情绪。准妈妈接触优秀的精神文化产品，对胎宝宝是非常重要的。

"织出"心灵手巧的胎宝宝

准妈妈怀孕在家，可以做的事情大大减少，空闲的时间越来越多，日子就会感觉越来越无聊，加上早孕反应，那种心情可想而知。为了不让准妈妈胡思乱想，独自沉溺在不良情绪中难以自拔，建议准妈妈在孕期做一做编织的活儿。编织会帮助你抛弃所有的私心杂念，屏息凝神，达到心如止水的平衡状态。胎教实践证明，孕期喜欢编织的准妈妈生出来的宝宝也会显得更加"心灵手巧"。随着毛衣针的上下飞舞，我们的肩膀、胳膊、手腕、手指等部位30多个关节和50多条肌肉会被牵动。这些关节和肌肉的活动，大大锻炼了大脑皮质里的神经中枢，提高了人的思维能力。准妈妈通过编织，锻炼了自己的大脑，通过信息传递的方式，促进胎宝宝的大脑发育。

对于不懂得编织艺术，又喜欢编织活动的准妈妈来说，买一本编织书来学习并不是一个好办法，绝大多数的准妈妈买了书还是看不懂，反而把自己搞得信心全无，最后对编织也失去了兴趣。其实，不懂编织也一样可以轻松学会，只要准妈妈到市场上找到一种编织器，就可以帮助笨手笨脚的准妈妈解决问题了。

好孕叮咛

初生的宝宝还不能穿毛衣，准妈妈可以织一些可爱的挂饰，到时候挂在宝宝的床头又温暖又可爱。或者为准爸爸织一件毛背心，让他感觉到你依然关心他。

侍养绿色植物，颐养身心

准妈妈每天都少不了水果伺候，吃剩的果核随手就被丢掉了。其实丢掉的果核如果充分利用起来，就会给准妈妈的孕期创造一点小小的乐趣。很多水果的种子都可以发芽，准妈妈吃完水果，把种子留下来做盆栽，对准妈妈和胎宝宝来说，是身体和精神的双重营养。

种荔枝或龙眼

最常见的就是荔枝、龙眼了，准妈妈都可以拿来试一试。

1 果核充分洗净，用清水浸泡7天，每天换水。

2 待果核发芽后，就可以把它们移植到花盆中了，注意发芽的一端要朝上露出土面。

3 几天后，一盆别致的绿色植物就长出来了。

培植黄豆豆苗

1 挑选一把成熟饱满的黄豆，用清水浸泡2～3天，每天换水1～2次。

2 黄豆发芽后，把它们放到敞口玻璃瓶中，不要再加水浸泡。

3 每天用喷壶将豆芽喷湿。

4 几天后，绿绿的叶子就会伸出瓶口来了，这就是常说的生豆苗。

好孕叮咛

橘子、橙子、桃子、苹果、地瓜等，都能够发芽，成为准妈妈手中培育的绿色植物。说不定胎宝宝也因此爱上园艺，将来成为一个了不起的园艺师呢。

什么样的音乐适合胎教

给胎宝宝听音乐，并不像有的准妈妈想象的那么简单，以为只要随便播放一首曲子或者市场上买来的胎教音乐就可以让胎宝宝受到良好的教育。有人曾做过一个试验，给怀孕的准妈妈听音乐，2分钟后，准妈妈的心跳加快；如果在准妈妈的腹部子宫位置放音乐给胎宝宝听，5分钟后发现胎宝宝也出现心跳加快，而且对音乐的高调和低调都有不同的反应：胎宝宝比较喜欢接受低缓、委婉的音乐，不愿意接受尖、细、高调的音响。有人在给6个月的胎宝宝用丝竹乐器演奏欢畅、轻柔的乐曲时，胎宝宝在腹内进行安详、舒适的蠕动。出生后每次听到同类的乐曲时就会高兴得手舞足蹈。

有的胎宝宝经过音乐胎教后，虽然聪明活泼，但精力过盛，总是不爱睡觉。原来是准妈妈在孕期胎教时，每日抽空就将胎教器置于腹部。有时准妈妈因疲劳很快入睡了，胎教器仍不断刺激着胎宝宝。其实，这种多多益善、操之过急的做法，有可能干扰胎宝宝的生物钟。

此外还要注意，有的音乐胎教磁带制作得较差，伴有较强噪声干扰。有的音乐磁带乐曲选择、节奏、配器等都不适宜胎教。一般要求乐曲要平稳、明朗，节奏接近人的正常心率，配器简练考究，频率在500~1 500赫兹，使人感到舒适、安静、愉快、优美的才可选用。常有些音乐带中出现高频的乐曲，也许准妈妈听着还好，但无法穿过腹壁被胎宝宝感受，不适于做胎教磁带。

好孕叮咛

准妈妈购买胎教音乐要慎重选择，应该到专卖店去购买专家经过科学研究特别定制的胎教音乐。也可以自己刻录一张胎教音乐盘，本书下文推荐的胎教音乐都是不错的选择。

不同心境听不同的胎教音乐

许多人认为准妈妈听的音乐应该以轻柔的为主，实际上，音乐应该更加多元化一些。因为，不同的旋律、不同的节奏会带给胎宝宝不一样的感受和影响。以下列举适合准妈妈孕期聆听的十首乐曲，准妈妈们，快去听听吧。

1 约翰·施特劳斯的《维也纳森林的故事》——感受春天早晨扑面而来的清新气息

2 贝多芬的F大调第六号交响曲《田园》——在细腻的旋律中享受宁静

3 老约翰·施特劳斯的《拉德斯基进行曲》——激情澎湃中感受无限活力

4 勃拉姆斯的《摇篮曲》——母爱绵绵，在乐曲声中与胎宝宝谈谈心

5 维瓦尔第的小提琴协奏曲《四季·春》——体验春季生机勃勃的感受

6 普罗科菲耶夫的《彼得与狼》——告诉胎宝宝要做个勇敢的人

7 德沃夏克的E小调第九交响曲《自新大陆》第二乐章——抚平焦躁的心情

8 约纳森的《杜鹃圆舞曲》——特别适合在早晨睡醒后倾听

9 格里格的《培尔·金特》组曲中《在山魔王的宫殿里》——感受力度与节奏

10 罗伯特·舒曼的《梦幻曲》——感受清新与自然

以上10首乐曲，每首的风格都是不一样的。准妈妈们在一天当中的每个时刻都可以听。迎接美好的早晨可以听一听《维也纳森林的故事》；想找别人发脾气时听一听《田园》；躁动不安时就听一听《自新大陆》；百无聊赖时听一听《杜鹃圆舞曲》；悲伤时听一听《维也纳森林的故事》；情绪

高涨时听一听《拉德斯基进行曲》；做对话胎教时听一听《摇篮曲》；运动时听一听《拉德斯基进行曲》；想象春天时听一听《春》。

好孕叮咛

根据准妈妈的心情来听不同音乐，既能抚慰准妈妈的心灵，又能让胎宝宝接触多元的艺术，接触不同演奏形式，不同艺术风格的乐曲，不管是欢快的、悲伤的、沉静的、梦幻的、激情的、淳朴的，让胎宝宝在音乐的海洋中汲取营养，对培养胎宝宝的艺术潜能非常有帮助。

最适合早期胎教的三首名曲

胎教音乐不仅能陶冶准妈妈的性情，还有助于胎宝宝安宁、平和，有助于其生长发育。音乐胎教最好选择节奏平缓、流畅、柔和的音乐。曲目不宜太多太杂，曲调要稳定，围绕培养孩子的类型反复聆听最喜欢的几支曲子。

1.匈牙利作曲家李斯特的《爱之梦》

主旋律表达的是：爱吧，能爱多久就爱多久。这和准妈妈对胎宝宝的心情是一样的。

鉴赏：旋律一开始就呈现出甜美的主题，满含着爱的柔情和愉悦。这一旋律重复一遍后，乐曲随着情绪的波动变得更加热情，旋律渐渐上扬，充满了幸福的味道。最后在梦一般魅力的旋律中，恋恋不舍地结束。

怎么听：此时的音乐只是让你舒缓心情。早起、午睡前或是晚饭后，都可以享受这甜美的旋律。

2.古曲《春江花月夜》

源于唐代张若虚的同名诗："春江潮水连海平，海上明月共潮生。滟滟随波千里，何处春江无月明……"

鉴赏：春、江、花、月、夜，多么美好的景色。乐曲通过婉转的旋律，流畅多变的节奏，恰到好处的配器，巧妙细腻的演奏，描绘了月夜春江的迷人景色，让人仿佛看到一副色彩柔和、清丽淡雅的山水画卷。

怎么听：尤其适合在晚上，和准爸爸携手并肩在乐曲中欣赏夜空，想象曲中美景，并努力把这种美好的想象传达给腹中的胎宝宝。

3.德国作曲家勃拉姆斯的《摇篮曲》

这是勃拉姆斯为祝贺维也纳著名歌唱家法贝尔夫人第二个孩子出生，在她唱过的一首圆舞曲上加以变化创作出的名曲。

鉴赏：乐曲洋溢着母亲温暖安详的融融爱意，伴奏声部表达了摇篮的晃动感，到曲子结束有一个小小的跳跃，仿佛希望之光瞬间来临。

怎么听：这首曲子旋律清晰，你可以在夜晚跟着它的主旋律哼唱歌词，也可以跟着乐曲的节奏轻柔地在肚皮上打拍子，像在哄宝宝入睡一样。

好孕叮咛

这三首曲子可以一直陪伴到胎宝宝出生、长大。听的时候，音量以自己舒适为宜，听几次可以根据自己的心情决定，最重要的是不要强迫自己去听，不要当成非做不可的任务，这样才能真正达到愉悦的目的。

孕早期早孕反应虽然让你感到难受，但是只要你意识到自己将成为一个母亲了，而且这些痛苦带来的结果就是你的胎宝宝的健康成长，这就会成为一件让你深感幸福的事情。

适应孕期变化，慢慢进入妈妈的角色

做了准妈妈，你就要开始适应自己身体的种种变化，比如体力不支、常常犯困、身体重心需要调整、恶心呕吐、流产恐慌、尿频尿急、腿足浮肿等等。这些身体上的不适，会严重影响准妈妈的心情，让准妈妈的心里感到无所适从，一时还难以相信自己真的即将成为一位母亲的事实。

仔细想想，做母亲的感觉是什么样的？是期盼？是幸福？还是有些激动或者是有些莫名的感动和不安？也许你还没有从妈妈的女儿的角色中走出来，却真的有一天也将成为母亲，那种复杂的感觉让你难以找到任何词句来表达。

无论你还多么依赖亲人或者准爸爸的爱，此时此刻，你要清楚地知道，你已经真正长大了，即将成为一个母亲，就是要承担起另一个生命的成长。所以，你应该尽快让自己平静下来，成熟起来，进入妈妈的角色，为抚育优秀的下一代克服困难，不断努力！

好孕叮咛

准妈妈应多读一些格调优美、文笔高雅的文学名著、散文或诗歌；多观看视觉明快或诙谐幽默的影视作品，多欣赏美丽的图片或画片；多接受大自然绿色树木之"沐浴"，多眺望秀丽迷人的景致；多听能使精神放松的优美乐曲，以使感情变得柔和，精神生活变得充实，从而使心情保持宁静平和。

怀孕后，准妈妈的情绪变得敏感

不少准妈妈原本开朗、自信、有主见，却没想到自己在怀孕后突然变得脆弱敏感，不是担心胎宝宝长不好，就是担心自己得病，常因一点小事对准爸爸发脾气，弄得准爸爸也不知所措。准妈妈的这些情绪反应都是妊娠期间的心理不适引起的，在妊娠期，很多准妈妈都会出现不同的心理变化，了解孕期心理，有助于准妈妈顺利地渡过孕期。

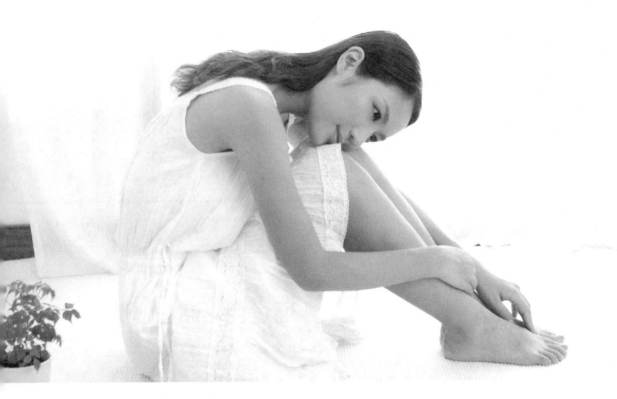

常见的心理问题

🌀 我有能力教育好宝宝吗？

　　丈夫处在将为人父的兴奋中，远远超过了对我的关爱与呵护，使我有被忽略的感觉。

🌀 近期心情非常恶劣，会影响胎宝宝正常的发育吗？

　　经常担心自己在怀孕期间生病。

🌀 生孩子后，身体状况会不会不如从前？

🌀 生了孩子后丈夫还会爱我吗？

🌀 有没有能力孕育一个健康聪明的小宝宝？

　　怕别人看出自己怀孕，羞于出现在公共场所。

🌀 接触了对胎宝宝不利的因素，如电脑、装修材料、药物、不良环境、噪音、养宠物、病人，会引起胎宝宝畸形吗？

🌀 意外地怀孕了，可目前还不宜养育一个宝宝，如住房或经济条件不理想、正在忙于学习或事业发展、有出国机会等。因此想做人工流产又想继续怀孕，心里既矛盾又烦恼，怎么办？

🌀 没在最佳时机怀孕，如年龄太大、季节不好等，会不会生不出一个优秀的宝宝？

　　当准妈妈发现自己的情绪敏感时，应该积极采取措施调整心态，毕竟无论你愿不愿意，或者是不是已经准备好，一个小生命都已经悄然落户到你的腹中，你应该让自己无条件地变得开朗、健康才对。

　　做点别的事情转移情绪、到日记中释放烦恼、找好友谈一谈，都会缓解准妈妈心里莫名的担心、紧张、抑郁或烦闷情绪。

好孕叮咛

　　准妈妈要及时弄明白自己敏感的原因，消除乱想的心理，保持心平气和。准爸爸和家人应关心和照顾准妈妈，不要让准妈妈受到过多的不良刺激，不要做可能引起准妈妈猜疑的言行，使准妈妈的心理状态保持在最佳状态。

如何控制自己的怒气

中医认为："胎借母气以生，呼吸相通，喜怒相应，若右所逆，即致子疾。""除恼怒，凡受胎后切不可打骂人，盖气调则胎安，气逆则胎病。"子烦是由于孕母"怒气伤肝，或郁结不舒，触动血脉不安"所致。所以准妈妈在怀孕后应"弹琴瑟，调心神，和情性，节嗜欲，庶事清净"。

懂得控制自己的怒气，才是一个有修养的准妈妈，才能真正做好全程的胎教，否则，很容易因为经常愤怒而让胎宝宝受到影响。

控制怒气的良方，便是不把生气的理由放在心上，借着自己的意志力，把心志专注在有益身心的事上，以消除负面的情绪。有些人的怒气像是刻在石上的字，易怒而且怒气可以历久弥新。有些人的怒气则像写在沙上的字，易怒但怒气很快就消弭于无形。有些人的怒气则如写在水中的划痕，片刻不留已成过往的想法。

准妈妈应该让自己的愤怒像写在风中的字一样，让侮辱和逆耳的话语"一边耳朵进一边耳朵出"，心中永远都保持纯净而安宁，呈现出动人的光辉。

愤怒时，必须警觉自己的怒气，赶紧想到腹中的胎宝宝，就会冷静思索自己愤怒的原因，更有自信控制自己，才不至于做出愚不可及、毫无理智的事情。

多想想让自己生气的人的优点，对于他拙劣的人格弱点，完全可以视而不见，并且想想他的善良本质及曾做过的好事，如此，怒气便可能和缓下来。只要能不让自己生气，把对方想得再好都是值得的。对于错怪伤害自己的人，准妈妈的思虑不应被愤怒蒙蔽，因为生别人的气让自己更加受伤害。因此，准妈妈应该千方百计地让自己成为一个"大肚能容天下能容之事"的大度妈妈。

暂时的、短暂的恐惧愤怒不会对胎宝宝的躯体和精神产生危害。准妈妈也不能过度高兴，情绪上的大起大落都应该极力避免。考虑到十月怀胎的漫长时光，准妈妈会有很多情绪上的波动起伏，不如将自己的喜怒哀乐记录到怀孕日记里，日后回忆起来一定会有一番全新的感悟。

通过色彩调适心情

每一款颜色有每一款颜色的美，在缤纷的色彩中，如何选择合适的色彩来促进胎宝宝的发育呢？准妈妈怀孕之后，对色彩的反应极为敏感，尤其偏爱某些颜色，而讨厌另外一些颜色。

长期观察表明，早孕反应期间，准妈妈多偏爱柠檬黄和冷色系中的淡绿、淡蓝和淡紫色，而对鲜艳的红色和感染力强的黄色极为反感。她们喜欢欣赏色调淡雅的风景油画和摄影作品，讨厌红色饰品和衣物，喜欢用冷色系色相或白颜色来装饰自己的卧室，红色调的房间使其食欲下降和烦躁不安。

Q1 为什么准妈妈对鲜艳的红色和感染力强的黄色极为反感呢？

原来，鲜艳的红色使其血压迅速升高，脉搏明显加快，产生兴奋、激动等心理反应，胎动明显增加。若突然看到大面积黄色，准妈妈的瞳孔会自然放大，胎动强烈，随之出现心慌、气短、虚汗等现象。

Q2 为什么准妈妈对淡绿、淡蓝、淡紫色特别感兴趣呢？

这与色彩的属性有很大关系。淡紫、淡绿、淡蓝等光波弱、缓，较为温柔，对人的感觉器官没有

陈宝英孕产育儿全书

多大刺激。它们可以减轻准妈妈的早孕反应，使准妈妈感到安详、静谧，有助于准妈妈的休息，并减轻生理性疼痛和妊娠反应。

所以，准妈妈和准爸爸可用准妈妈喜欢的颜色来布置居室环境，调节准妈妈心理状态，使准妈妈能保持稳定的情绪状态。

好孕叮咛

在闲暇的时间里，准妈妈可以看看花的颜色、叶子上的露珠、花朵里一粒粒的花粉，闻闻花的香味，听附近的鸟唱着歌或蜜蜂嗡嗡地飞，这对愉悦心情都是很有效的。

情绪不佳时和知心朋友谈谈心

善于协调自己的情感是准妈妈保持良好的孕期心态的前提。一些与准爸爸都不便说的事情，可以和亲密的朋友细细说来，一起去寻求解决的办法。和闺中密友逛逛街、聊聊天，可以很好地缓解心理压力。朋友的安慰和鼓舞，也可以让准妈妈保持愉快的心情。如果朋友正好也在怀孕，或是已经生育了小孩，两个人还可以一起交流孕产的经验，可以学习到不少有用的知识，增强准妈妈的信心。

好孕叮咛

好姐妹的友谊会为准妈妈在艰难的孕期撑起一片晴朗的天空，所以，千万不要因为孕期反应就淡忘了珍贵的友谊。

不要过度担心胎宝宝的健康

每位准妈妈都希望自己的孩子健康、聪明、漂亮、乖巧、可爱……然而，也有一些准妈妈忧虑过了头，每日忧心忡忡，比如担心胎宝宝的器官不健全或有比较严重的疾病，搞得自己和家人日夜不得安生。心理学家认为，这是典型的致畸幻想的表现。

其实造成胎宝宝畸形的原因归结起来有两种：一种是遗传基因缺陷导致胎宝宝畸形，属近亲婚配或有家族遗传病史者婚配最易发生的问题；另一种是准妈妈在怀孕期间忽视致畸因素所致。常见的致畸因素包括某些微生物、药物、化学制剂、金属和放射性物质等。

准妈妈如果在孕前进行了优生咨询和体检，只要没有致畸因素的威胁，完全没有必要担心胎宝宝的健康问题。

好孕叮咛

整日杞人忧天除了折磨自己，实在不会有什么实际帮助。准妈妈不如宽宽心，省省心，相信"船到桥头自然直"的道理。

不要太在意自己的形象变化

无论什么时候，容貌都是一个女性最看重的东西，但怀孕却会使准妈妈的形象发生颠覆性的改变：体重剧增、妊娠纹、乳房下垂等问题常令某些注重仪表的准妈妈深受心理打击，更有甚者还担心准爸爸会因自己体形不再窈窕而变心。

怀孕的确会让准妈妈的身材暂时受到影响，但身材是否会因怀孕真正变形主要还是与自身的体质有关。最好的办法是在孕期就注意控制饮食，将体重增长控制在10～12千克；同时，产后合理饮食，适当运动，那么，无论是自然生产或是剖宫产，就都能再度拥有窈窕的身材。

唯一不能恢复的是乳房，因为妊娠之后乳腺管增生是为哺乳做准备，分娩之后，乳房的确会有不同程度的下垂，不过意外收获是你的胸部会变得更丰满。准妈妈除了选择合适的胸衣外，在哺乳期过后可以加强对胸部的护理，将自己的"损失"降到最低。

准爸爸课堂

面对准妈妈形象上的变化，准爸爸千万不要调侃，一定要多给准妈妈赞美，告诉她，孕妇的美别有一种味道。

了解准妈妈孕期的性心理

孕期中的准妈妈从怀孕一开始，便感到性兴奋增强。可是，令许多准爸爸感到困惑的是，准妈妈对性生活的态度却并不积极，发生这种现象的原因有两个：

一是准妈妈怕过性生活会伤害到腹中的胎宝宝，因而努力克制自己的性兴奋。缘于自身以往的流产经历或者他人的流产经历，常常是准妈妈对性生活产生畏惧的起因。当对流产的恐惧压倒了性欲要求时，准妈妈便会尽量避免实际的性生活。

二是准妈妈害怕自己的形体引不起丈夫的性兴奋。面对自己日渐隆起的腹部，准妈妈虽然为自

己的形体变化感到骄傲和幸福，但却害怕别人尤其是丈夫不喜欢自己的形体。实际上，一个男人对于自己妻子孕期的形体往往觉得很美，至少觉得不难看。怕准爸爸不喜欢自己因怀孕后变化的形体，完全是准妈妈自尊心上升的结果，纯粹是自己在瞎想。

准妈妈在怀孕期间还会出现移情现象，将大部分情感由准爸爸身上转移到腹中的胎宝宝身上。虽然此时她非常依赖准爸爸，甚至比以前更加依赖，但她只是希望从丈夫那里得到所需要的情感关怀，却忘记了准爸爸也需要她的关爱，只是一股脑地将准爸爸所需要的情感关怀全都倾注到了腹中的新生命上。

准爸爸课堂

移情现象从孕期开始，在产后也会继续维持并有强化趋势，面对这种情况，准爸爸千万不要产生被疏远、被忽视的感觉，久而久之会影响夫妻关系。

和准爸爸一起协调性生活

孕早期的准妈妈因性欲下降，或是害怕性生活对胎宝宝产生不利影响，因此，可能会拒绝准爸爸的性要求。即使有时偶尔亲热，也会觉得很紧张、很压抑，有时，甚至会为此发生摩擦、口角。同时，妊娠12周以前，胚胎和胎盘正处在形成时期，胚胎着床尚不稳定，如果有性生活的刺激，容易发生子宫收缩，从而导致流产；或者在性生活中易将阴道内的细菌带入子宫而发生感染，造成妊娠中晚期发生早产及胎膜早剥的隐患。

所以，准爸爸应该了解女性妊娠期的生理特点，多爱护妻子，处理好这一矛盾。

好孕叮咛

准爸爸想和准妈妈亲热也要顾全"大局"，一定要以准妈妈和胎宝宝的安全为第一守则，多考虑准妈妈的感受。

准爸爸别给妻子带来压力

准爸爸的一言一行都会牵动准妈妈的心情，很容易给准妈妈带来精神压力。比如有的准爸爸经常唠叨说希望生个男孩，准妈妈怕自己生的孩子不能满足准爸爸的要求，心里就会产生很大的压力。

有的准爸爸生性风流，这也会让准妈妈感到恐慌和愤怒。所以，准爸爸应注意行为检点。

还有的准爸爸脾气暴躁，动辄对准妈妈大嚷大骂，这对准妈妈来说也会造成心理阴影。

夫妻之间要坦诚相处，多体贴、关心妻子，让妻子在自己的细心呵护、关怀下平安孕育，这才是作为一个准爸爸应尽的责任和义务。

在生活料理上，准爸爸注意别让准妈妈做太剧烈的活动，同时注意让准妈妈远离有害于孕育的事物，并且避免和她发生情绪冲突等。总之，要想到准妈妈现在是个有孕在身的女人了，要在生活的各个方面、各个细节给她合理的帮助。就算准爸爸不能够做到十全十美，但只要努力了，肯定会让准妈妈产生幸福的感觉，不会让她为独自承担孕育的辛苦而感到茫然困苦。

准爸爸课堂

准爸爸在做一些有益于准妈妈的事情时，不要表现得太紧张，太过于限制，因为这同样会引起准妈妈的焦虑和紧张，反倒对孕育不利。

准爸爸的好饭菜会让准妈妈开心起来

孕早期处于机体调节阶段，准妈妈所需营养较孕前要多。同时，在孕早期，由于妊娠反应，准妈妈会出现恶心、呕吐、厌食、挑食、乏力等症状，这些反应严重地影响了准妈妈的营养摄入。所以，这一阶段准爸爸不仅要主动承担家务，或者让家人帮忙，让准妈妈暂时远离厨房，最好亲自担任烹饪的主要任务，主动下厨为准妈妈做些可口、易于消化的饭菜。要在食物上多做变化，为准妈妈提供充足的营养，相信她一定会很高兴的。尽可能多准备几种小菜、小吃，供准妈妈任意选择。胃口不好的准妈妈，可以让她少量多餐地食用，保证营养的均衡摄入。

吃饭时的环境和心情对准妈妈用餐质量和餐后营养的吸收也都非常重要。幽雅、温馨的就餐环境和良好的心情会让人食欲大增。建议准爸爸把自家的餐厅布置得温馨美好，用餐时跟准妈妈谈论开心的话题，这很有助于准妈妈对营养的吸收。

准爸爸课堂

需要注意的是，为准妈妈提供充足的营养是指营养全面，而不是指分量。无论提供给准妈妈多全面的食物，都不要一次让她吃得过多，要少吃多餐，避免体重增加过多、过快，导致巨大儿及其他很多妊娠并发症。

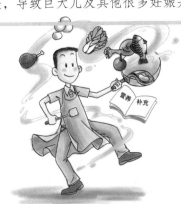

职场准妈妈 好"孕"方案

办公室和家是两个不同的地方，在家有无穷无尽的呵护，而在办公室，尤其是在孕早期自己不显怀时，很多人都不会将你当作孕妇看待，这时就需要准妈妈的职场智慧了。

怀孕后要不要马上停止工作

离不离职要视准妈妈个人的具体情况而定。

从工作环境来看，有几条原则：一是如果准妈妈在职场的工作环境相对比较安静，不接触有毒有害物品，同时自己的身体状况良好，可以选择边工作边怀孕，在预产期的前一周或两周才回到家中待产，不用早早地待在家里等待宝宝的出生；但是如果准妈妈的工作每天需要至少4小时以上的行走，建议提前一个月开始休产假，以免发生意外；如果工作是强体力活，那么最好在孕期更换工种或休假；如果工作环境中有致畸因素，在怀孕之前就该远离。

从身体条件方面来看，身体素质不够好，早孕反应又大的准妈妈还是应该暂时离开工作岗位，视具体情况辞职或者请假。其实，要不要离职，最终还是要看准妈妈自己的情况，身体是自己的，该不该休息，自己最清楚。如果是请假，可以跟公司商量一下，在妊娠反应严重时休息，等反应消失后继续上班。准妈妈千万不要因为一点困难就放弃工作，要知道适度忙碌的工作以及同事之间的交流与关心，对自己有益无害。

如果因为种种原因，暂时还不能把怀孕的事情告诉单位，那么准妈妈应预先想好一个比较有说服力的理由，但这也只是权宜之计。特别是已经下决心要这个孩子时，就应该尽早告诉单位领导，以免突然请假或辞职影响单位整体的工作安排，也便于得到同事的理解和体谅。

好孕叮咛

准妈妈即使是赋闲在家也会有好多事情做，除了吃和睡之外，还可以看看育儿书、上网、胎教、写育儿日记或者写写小说，晚上帮准爸爸做点家务，还有杂七杂八的琐碎事，一天下来时间也是满满的，可能有时还会不够用呢。同时也别忘了充电，生完宝宝你就要工作了，好好想一下生完孩子你要做什么，这是很重要的。这个时候你会有充足的时间，参加一个英文补习班或者其他的技能班，会让你感觉更加充实，传达给胎宝宝的信息也是最积极的。

怀孕后坚持上班有好处

现实生活中，我们经常会看到穿着各种防辐射服的准妈妈在办公楼里忙碌着，连一些著名主持人都曾经穿着孕妇装继续工作在镜头前，这些自强不息、坚持奋斗的职业女性成为职场中一道动人的风景线。据统计，美国每年就有2 000万职场准妈妈，而中国的职场准妈妈则是美国的5倍。甚至许多准妈妈也是到了临产期才停止工作。

有些准妈妈怀孕以后，担心劳动会引起流产或对胎宝宝不利，在整个孕期不愿上班，经常请假休息，家务活也全都包在丈夫或家人身上。其实这种想法和做法都是过度担忧的结果，是背离科学

陈宝英孕产育儿全书

的，对准妈妈及胎宝宝并无帮助，相反还会产生很多不良影响，而孕期坚持工作反而有诸多好处：

缓解妊娠反应

上班族因为有良好的工作生活习惯，妊娠反应也会有所减轻，而集中精力工作对缓解妊娠反应也有明显效果。

减少"致畸幻想"

一部分抑郁或敏感气质的准妈妈，在怀孕的兴奋之余，会产生致畸幻想，担心孩子生下来是兔唇、斜颈或长六根手指等，而这种担心在一个人独处时会明显加重。忙碌会分散你对其他事情的担忧，另外，在职场你会比较容易控制自己的情绪，尤其是当单位的同事们都表扬你"气色很棒""一定能生个漂亮聪明的宝宝"时，致畸幻想就会不知不觉消失。

利于保持良好心态

工作能使准妈妈保留原来的社交圈，同时也会发现周围的人都不再对自己要求那么苛刻。身边人的友善，会在准妈妈的心中植入几分乐观。

促进胃肠蠕动，减少便秘发生

准妈妈因为生理原因，胃肠蠕动减弱，如果没有外出工作的动力，人会变懒，而"懒惰不思动"，活动减少，则更易出现消化机能降低，将导致体重激增和便秘发生，同样也不利于胎宝宝发育和分娩。

利于分娩，易于产后恢复

职场生活的艰辛使准妈妈可以更加坦然地面对分娩时肉体上的疼痛和心理压力，利于分娩，而且经常活动的准妈妈其产后恢复也相对较快。

好孕叮咛

上班时要记得适当地休息，每过一段时间就要适当地做做伸展运动，坐久之后走一走，站久之后抬抬腿，这样可以减轻腿和脚踝部的肿胀感，减少腿部浮肿。

怀孕后怎么跟同事处好关系

怀孕对准妈妈来说是一件非常重要的事，为了孕育、工作两不误，选择一个恰当的时机，向所有的同事都报告一下自己怀孕的喜讯，会使准妈妈的孕期职场生活少很多闹心的事。

怀孕后要跟同事们处好关系，准妈妈应该从两个方面下工夫：

第一，建立起一个良好的职场准妈妈形象，从穿着、举止上赢得众人好感。

1 着装合适：这里的合适主要是指穿着舒服、面料较好、款式大方的孕妇装，可以让准妈妈看起来精神不错。平时最好多关注一些孕妇服装品牌和搭配的窍门。

2 姿势端正：无论站着或是坐着，准妈妈尽量保持一个端正的姿势，会使你感觉更自信，也不会让你显得笨重和气喘吁吁。

第二，协调好办公室里二手烟的问题是关键。

1 委婉建议：当面及时制止他人吸烟可以使准妈妈免受伤害，但如果当面提出很可能双方都很尴尬，可以通过群发一封电子邮件，一方面为怀孕期间在工作上给大家造成不便表示歉意，接下来讲述被动吸进二手烟的可怕后果等，表达希望在同事的举手之劳下生出健康宝宝的心情，让大家都能理解和支持。

2 无声提醒：如果准妈妈觉得写电子邮件太麻烦，或这样的提醒还不能起到作用，就在办公桌上放一块牌子，写上醒目的"这里有孕妇，请勿吸烟"字样。

3 请上司协调：以上措施都没有效果的话，可以联合同样反对在办公室吸烟的女同事，请上司出面协调，另辟一个吸烟专用地，禁止在办公室里吸烟，相信这个方法肯定管用。

虽然怀孕给工作带来了一些不便，不过既然你想继续保持工作中职业的个人形象，那么尽量少在同事面前抱怨和谈论怀孕的不适，不妨在休息间隙多和大家分享一些怀孕的喜悦，这样大家也会被你敬业、乐观的态度所吸引。

采用什么样的交通工具上下班最稳妥

在孕早期，许多准妈妈还要到单位上班，在选择使用交通工具时需要学会保护自己和腹中的宝宝。

骑自行车

在孕早期和中期，很多准妈妈依然骑自行车上下班，只要骑车时间不太长，还是比较安全的。但要注意以下几点：

① 不要骑带横梁的男式自行车，以免上下车不方便。

② 骑车时车筐和后车座携带的物品不要太沉。

③ 骑车时动作不要剧烈，否则容易形成下腹腔充血，容易导致早产、流产。

④ 车座上套个厚实柔软的棉布座套，调整车座的倾斜度，让后边稍高一些。

⑤ 不要上太陡的坡或是在颠簸不平的路上骑车，因为这样容易造成会阴部损伤。

乘公共汽车或地铁

① 避开上下班乘车高峰，以免因为空气质量差而加重恶心的感觉。公交车后部比前部颠簸得厉害，所以应该选择前面的座位。

② 这时肚子还没有显出来，应该早早将自己打扮成孕妇的模样，没有位置时，要瞄准会让座的人群，例如，学生，情侣中的男生，有男子气概的中、青年男乘客，女乘客，占着老弱病残孕专座的非老弱病残孕乘客等。胆子大的开口请他们让座，不好意思的就往他们面前站站，总是会有热心人体贴你大肚子的不便，让座给你的。

自驾汽车

许多上班族准妈妈驾车时习惯前倾的姿势，容易使子宫受到压迫，产生腹部压力，特别是在孕早期和怀孕第七八个月时，最容易导致流产或早产，应及时改掉前倾驾驶的习惯。另外，准妈妈的神经在孕期会比平时更敏感，容易疲劳、困倦、情绪不稳定，而驾驶汽车如果精神过分专注，疲劳感就会加强，如果上下班路况不好，路途又比较远，还应考虑放弃自驾汽车去上班，可打车或者请准爸爸担任司机。

寻求有车族搭顺风车

上下班的时间是最难打到车的时段，在网上发帖子，征求住在自己家旁边的、目的地基本一致、热心的有车族，搭他的顺风车。他友情让你搭车，你友情赞助油钱，互惠互利，大家都开心。

无论是乘坐出租车还是顺风车，准妈妈都最好坐后排，以防车辆紧急刹车或转弯时对腹部的冲击和压迫。如果公司到家的路程实在太长，每天坐了地铁还要换乘公交，实在太累人，打车的费用也是一大笔，不如在公司旁边租房吧，这样的话就可以把在路上的时间争取为休息时间。住在公司旁边，步行就可以到，既锻炼了身体，又不会迟到。

准爸爸课堂

毫无疑问，接送准妈妈上下班是准爸爸义不容辞的责任。当然，很多时候，条件不允许准爸爸挤出那么多时间去做，但没条件创造条件也要上。即使真的做不到，也会给准妈妈一个好心情。

使用电脑一周不要超过20个小时

电脑辐射是否影响胎宝宝已经成为一个备受社会关注的问题，但是学术界至今尚没有对此下定论，有关解释也尚未得到权威机构证实。

一些学者认为，电脑操作时其周围可存在的电磁辐射包括X射线、紫外线、可见光、红外线和特高频、高频、中频及极低频电磁场，也有静电场。毫无疑问，手提电脑也会产生电磁辐射。虽然手提电脑使用液晶显示屏，辐射比较小，但其实手提电脑中最大的辐射源是来自于与我们接触最为密切的键盘。

根据一个10年的追踪调查显示，电脑的电磁辐射量对人体包括孕妇在内都是安全的，对精子、卵子、受精卵、胚胎、胎宝宝也是安全的。

对于这个还不好下定论的问题，建议准妈妈使用电脑一周不得超过20个小时，每使用1小时要离开10分钟，同时尽量减少电视机、移动电话、微波炉、打印机等其他电器产品的使用。

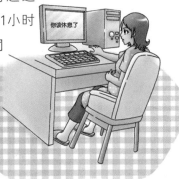

好孕叮咛

孕早期这3个月，准妈妈尽量不要接触电脑，因为这3个月是胎宝宝发育最敏感的阶段，器官发育尚未成形，稍有不慎便会抱憾终身。无法停止与电脑打交道的准妈妈最好采取充足的防辐射措施，穿上防辐射孕妇背心和孕妇装，种上仙人掌，装上视保屏。

上班时妊娠反应严重怎么办

六成以上的准妈妈有过早晨起床后呕吐的经历，职场准妈妈早期的妊娠反应十分厉害，每天在办公室工作时可能会突然感到要吐的感觉，然后就拼命往卫生间跑。为了不妨碍怀孕期的正常工作，事先做好准备到时就不会那么狼狈了。

在办公桌和口袋里可以放几个塑料袋，以备呕吐时急用。空腹易加重妊娠反应，上班时带些开胃小食品，在不影响工作的情况下，随时吃一点，但注意不要影响工作。

最好随身携带毛巾和漱口用品，上下班时注意沿途的公用设施，随时计算出去卫生间的最短路程。

如果你的呕吐过程持续时间比较长，而且比较严重，那么趁早告知公司，并提前做好孕期工作计划。呕吐通常会在怀孕3个月时终止，现在需要你做一个比较详细的有弹性的时间计划表，根据实际情况估计自己的承受能力和可能遇到的困难，对工作做出实事求是的承诺，尽量把工作安排好，按时按量完成。

好孕叮咛

找准时机透露自己怀孕的事实，如果不知道怎么说，就穿上防辐射孕妇装去上班，这样从同事到老板就都知道了，自然就容易开口说了。除了争取单位的理解和宽容，自己也要尽量调整好精神面貌，下班回家后尽可能早些休息，以保证第二天有一个好的工作状态。

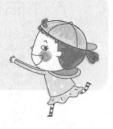

孕中期知识　第一阅读

孕中期是相对安稳的一个时期，但即使这样，准爸妈们也马虎不得，毕竟孕期无小事，凡事再小心都不为过。

孕中期胎宝宝发育情况

第4个月

皮肤：透明的皮肤，可以清晰看见皮肤下方的血管和骨骼。

脸：小脸蛋逐渐发育，偶尔还会有表情，但还是属于不自主状态。眼睛仍然闭着，但对强光会有反应，眼睑已长出。舌头上开始长出味蕾；小小的细细的眉毛开始出现，耳中的骨头变硬，开始听得到声音。

活动：胎宝宝会在羊水的保护中翻上翻下，像鱼儿般自由自在地活动，发展自己的肌肉。

大小：身长13~14厘米，体重180~200克。

第5个月

脸部：味蕾已经发育完全，牙齿在牙龈中开始形成。紧闭的双眼中，眼球已经可以缓慢地移动了。

身体：皮肤触觉相当敏感，上面布满了胎毛和皮脂腺，来自腹部上的任何压力都会令他产生反应。

动作：大部分器官都已发育成熟，好动了许多，同时也可以慢慢控制自己的动作。

性别：性器官已经发育完全，可以从B超中看出性别。

大小：身长16~19厘米，体重约500克。

第6个月

眼睛：这个月后期，胎宝宝的眼睛会睁开。

皮肤：由于脂肪层的形成，皮肤的皱褶还很深。透明的皮肤转变成红色。

肺部：肺部仍然充满了羊水，支气管已经开始发育，这个器官需要再过几个星期才会发育完全。

听力：已能清楚地听到母体以外的声音，但对高频率的声音较有反应，尤其听到鼓声时会手舞足蹈地附和。

脑部：此阶段脑细胞发育得很快，对于声音及动作更为敏感，睡眠和清醒时的周期已逐渐固定。

大小：身长21~28厘米，体重接近700~1 000克。

第7个月

呼吸： 肺部里的支气管和小肺泡开始为外界环境的第一次呼吸做准备。

尿液： 每天排出0.5升左右的尿液到羊水中。

转向： 大部分的胎宝宝在这个月仍是头向上，但有些胎宝宝会因为过分快速的生长而头部向下。这段时间胎宝宝会努力地锻炼肌肉，好让自己有足够的能力转向正常的出生位置。

大小： 身长35～38厘米，体重1 200～1 250克。

好孕叮咛

马上就要进入孕中期了，这时由于腹部迅速增大，准妈妈很容易会感到疲劳，脚肿、腿肿、痔疮、静脉曲张等都使准妈妈感到不适。

❀ 准妈妈的肚子没有别人大是怎么回事

有的准妈妈怀孕后肚子偏小，总觉得是营养没有跟上，其实肚子的大小与营养的关系不是太大，它主要是跟准妈妈的体形及子宫位置有关。

由于每位准妈妈的子宫位置可以向前倾、向后倾，再加上准妈妈高矮胖瘦各不相同，因此相同的妊娠月份肚子大小看上去不会都是一样。胎宝宝的大小由医生根据子宫的高度、腹围、腹部检查来评估，如果医生确实觉得准妈妈的"肚子"小，会建议准妈妈进行B超检查以进一步评估胎宝宝的生长发育，如果胎宝宝一切正常就没问题，准妈妈不必过于担心。

以下是孕中期之后的腹围参考标准，准妈妈可以做一个对照。

孕月	腹围下限（厘米）	腹围上限（厘米）	标准（厘米）
5	76	89	82
6	80	91	85
7	82	94	87
8	84	95	89
9	86	98	92
10	89	100	94

好孕叮咛

准妈妈的腹围大小并不完全代表胎宝宝的大小和体重，尽管在整个孕期腹围的增长遵循着一定的规律，但并不完全一致。这个月准妈妈的腹围可能会比书上写的增加多了些，也可能少了些。只要医生没有告诉你有什么问题，就不必忧心忡忡。总是怀疑胎宝宝不正常，这样的心态对自身和胎宝宝都不好。

胎宝宝在准妈妈体内的运动

胚胎和胎宝宝都是生命，是生命就具有生命的基本特征——运动。胎宝宝从第2个月开始就在羊水中进行类似游泳样的运动了。他可以用头部及四肢的动作来表达喜欢和不满的情绪。

第3个月起，他就会吸吮，只要是嘴能够碰到的东西，不管是自己的手指、手臂，还是脐带，甚至是脚趾，都会张嘴去吸吮。吸吮反应是胎宝宝最重要的生存本领之一。虽然胎宝宝在子宫内不需要进食的本领，发育所需的一切都是通过脐带传送的，但胎宝宝却花了很多时间吸吮拇指。一方面为出生后的生存做准备，另一方面帮助他发现自己身体上有趣的东西，比如皮肤的感觉和拇指。胎宝宝在子宫内吸吮拇指的行为是他探索世界的开始。3个月的胎宝宝就像一个小小的运动员，能毫不困难地转动头部、双臂和上半身，能做出前屈、反屈、侧屈和翻转动作。

第4个月的胎宝宝能皱眉、动眼。用实验的方法碰其眼皮，胎宝宝可以通过眨眼表示对外界刺激的反应。

第5个月的胎宝宝已经具有呼吸、吞咽、排尿等能力了。从5个月起，胎宝宝每天喝羊水，排小便，靠自己维持生活环境中羊水的平衡。这个月胎

动活跃，胎宝宝常有翻转全身、踢脚、摆动手臂等动作，有时还会有吸吮大拇指、打嗝等表现，常常使自己的妈妈感到生命的震颤。

由此可见，子宫中的胎宝宝是既看得见、听得见，又能够记忆，甚至是能够思想的一个具有高度感觉能力的个体。

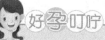
好孕叮咛

准妈妈要记录下每一次有规律的胎动。随着胎动次数的变化，胎宝宝的性格在此时已有所显现。有的胎宝宝活动可能比较频繁，他会用小手、小脚在准妈妈的肚子里又踢又打，有时还会让自己翻个身，把准妈妈的肚子顶得这里鼓一下、那里鼓一下；也有的胎宝宝相对比较安静。

胎动的变化

胎动是胎宝宝健康的指针，平均一天的正常胎动次数，由怀孕第6个月的200次，增加到第8个月的575次，达到最高峰，直到足月时，会减少至282次，不过一般准妈妈是不会感觉到那么多胎动的。

每位准妈妈的状况不同，对胎动的感觉也不同。有的准妈妈形容胎动就像小球在肚子里面滚动；有的则感觉像是肠子在蠕动；也有奇妙的说法，好像气泡的运动；更有趣的则形容像蝴蝶在肚里闪过……

无论准妈妈对胎动的感觉如何，胎宝宝的活动归结起来有四种模式：

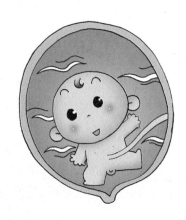

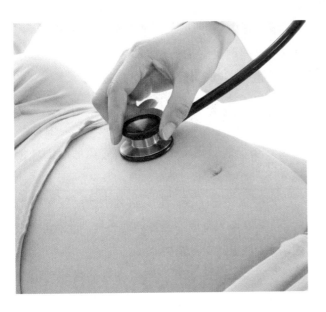

活动睡眠期：有各种不自主的运动，如手脚运动、翻滚等，胎宝宝的心跳会有加速现象，容易感受外来刺激。此时准妈妈稍微变换一下姿势，胎宝宝就可能会被惊动而醒来。

清醒时，胎宝宝全身性和各部位的运动，如肢体运动、脊椎屈伸运动、翻滚运动、呼吸运动、快速眼睑运动等。

好孕叮咛

每个胎宝宝都有自己的"生物钟"，昼夜之间胎动次数也不尽相同。一般早晨活动最少，中午以后逐渐增加，晚6～10点胎动活跃。大多数胎宝宝在准妈妈吃完饭后胎动比较频繁，因为那时准妈妈体内血糖含量增加，胎宝宝也"吃饱喝足"有力气了，于是就开始伸展拳脚了。而当准妈妈饿了的时候，体内血糖含量下降，胎宝宝没劲了，也就比较老实，这也是他的一种自我保护行为，无需惊慌。

如何听胎心、数胎动

孕龄满24周（6个月）时，就该听胎心、数胎动了。听胎心需要到医院，在心情平稳的情况下，胎心声如钟表的"嗒嗒"声。

胎动是准妈妈自己数的。事实上，在胎宝宝形成之初，胎动就已经存在了，不过，因为胎宝宝还太小，再加上有羊水的阻隔，准妈妈通常感觉不到；直到怀孕16～20周（孕4～5月），准妈妈才可以感觉到第一次胎动，而经产妇通常比初产妇更早感觉到胎动。在怀孕的整个过程中，胎动的变化将经历不明显——明显且频繁——越来越少的过程。

1 全身性运动

整个躯干的运动，例如翻身。这种运动力量比较强，而且每一下动作持续的时间比较长，一般为3～30秒。

2 肢体运动

伸伸胳膊、扭一下身子等，每一下动作持续时间一般为1～15秒。

3 下肢运动

也就是我们常常感觉到的胎宝宝的踢腿运动。这种动作很快，力量比较弱，每一下胎动持续时间一般在1秒以内。

4 胸壁运动

比较短而弱，一般准妈妈不大容易感觉得到。当胎动的规律出现变化时，要格外小心。

胎动的状态又可分为胎宝宝睡眠、清醒两种状态。

睡眠时，又可分为安静睡眠期和活动睡眠期。

安静睡眠期：胎宝宝处于完全睡眠的状态，对于外界的刺激或声音都没有明显反应，因不容易被吵醒，此时几乎没有胎动产生。

一般来说，在正餐后采取左侧卧姿势卧床或坐位计数，全身放松，双手自然放于小腹。每日3次，每次1小时。正常胎动为每小时3～5次，一定数满1小时。衡量1次胎动，期间叽里咕噜的连续动不算，间隔3分钟以上才算。每天将早、中、晚各1小时的胎动次数相加，再乘以4，就得出12小时的胎动次数。如果12小时胎动数大于30次，说明胎宝宝状况良好；如果为20～30次，应注意次日计数；如下降至20次要及时到产科看急诊了解情况，而绝不能拖延。

进入孕晚期，每次还应将胎动数作记录，产前检查时请医生看看，以便及时指导正确记录或做及时的处理。在孕晚期，每小时胎动次数多于或等于4次，表示胎宝宝安适；如果1小时胎动次数少于3次，应再数1小时，如仍少于3次，则属异常。

一般来说，上午8～12点，胎动慢而均匀，如果强烈，会有问题。下午2～3点胎动最少。到了晚上胎动最多最活跃。

准爸爸课堂

准爸爸可以学着帮准妈妈数胎动。准妈妈仰卧或左侧卧位，准爸爸两手掌放在妻子的腹部上可感觉到胎宝宝有伸手、蹬腿等活动，即胎动。胎动一般在怀孕后4个月时开始，7～8个月时较为明显，胎动是胎宝宝健康状况良好的一种表现。

🎀 胎动次数为何会减少

为什么胎动次数有时会减少呢？

正常情况下胎动次数较少，是因为胎宝宝安静

着，或者睡着了。所以准妈妈最好在固定的时间里数胎动。有时轻轻拍一下腹部或吃一些东西，胎宝宝也会醒来，这时再数胎动，才比较准。

如果所数胎动次数连续两个小时都少于三次时，则要赶紧去医院。胎动非正常减少的原因有：

1.准妈妈服用了镇静药，需停药后胎动才能恢复。

2.胎盘功能不佳，造成胎盘供给胎宝宝的氧气不足，就像人有病不愿多活动一样，胎动也会减缓，缺氧严重时胎动消失。

3.脐带绕颈。虽然胎宝宝发生脐带缠颈的情况很常见，但如果缠绕得太紧就会造成胎宝宝缺氧，胎动减少，甚至死亡。

4.胎盘剥离。通常会造成准妈妈剧烈的腹痛、大量阴道出血和胎宝宝心跳减速，容易发生于有高血压病史或腹部曾遭外力撞击的准妈妈。

5.准妈妈发热。体温升高使准妈妈身体周边血流量增加，但子宫和胎盘的血流量减少，胎宝宝也会因此变得少动。

6.准妈妈吸烟会导致胎宝宝活动力降低、早产儿、宝宝体重过轻，应在怀孕前戒除该不良习惯。

专家在线

当准妈妈感觉到胎动减少时，应该安静下来不要慌张，先停止正在走动或忙碌的状态，休息一下后，再观察胎宝宝的活动。如果发现胎动真的减少，甚至停止了，就应该尽快地找医生做进一步检查。如果胎动消失12小时，则有胎死腹中或畸形胎的危险。准妈妈不可对此掉以轻心。

胎动不舒服时应做做运动

胎宝宝在准妈妈的腹内活动，有时会压迫到准妈妈的横膈膜或其他器官，如果准妈妈感觉到呼吸困难的话，不妨做一做手臂伸展的运动。

1.深深地吸一口气，慢慢地将一只手臂举高到头上。

2.深深地吐气，慢慢地将手臂放下。

3.重复做几次。

此运动可以减轻呼吸困难的痛苦和消化不良的现象，也可以使胎宝宝移动到一个令准妈妈比较舒服的位置，并消除紧张和疲劳，增强体力。

准爸爸课堂

如果因为胎宝宝的活动太活跃，使准妈妈晚上睡不好觉，不妨换个姿势。如果还是没有用，准爸爸可以帮准妈妈做腹部按摩，胎宝宝一般都对这招很受用，会很快安静下来，怡然自得地享受着来自准爸爸的抚慰。

胎心监护需要准爸爸的参与

孕中期，准妈妈腹部内的蠕动感是准妈妈和胎宝宝在感觉上的一种早期联系。母体主观感觉的胎动，是胎宝宝发育存活的标志之一，准爸爸帮助准妈妈数胎动能够更好更及时地监护胎宝宝的发育和健康状况。准爸爸参与胎心监护，有助于家庭生活中的母—子—父"三角感情"关系的形成，对将来的亲子教育非常有好处。

准爸爸要协助准妈妈做好胎心监护，首先要明白：胎动一般开始于怀孕4个月，6个月较明显，一天有两个高峰，一个在晚上7～9时，另一个是在午夜11时至凌晨1时，早晨最平静。一般来说，正常胎动持续在20～30次/12小时，异常的在20次/12小时。

准爸爸的具体测定方法是：

1.将两手掌放在准妈妈的腹壁上，可感觉到胎宝宝有伸手、蹬腿等活动。

2.采用胎儿家庭监护仪，将探头放在准妈妈的腹部，通过耳机鉴定，从发现有胎动开始数。数胎动的方法在前面已有讲述，准爸爸应认真阅读再行监护。

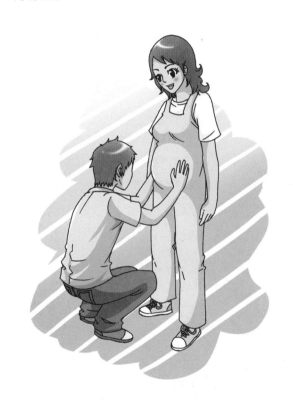

好孕叮咛

如果因为工作繁忙无法每天数3次胎动，则至少每天数1小时，时间安排在晚上8点以后。如果发现1小时内胎动明显少于2次，要继续重复数1小时，若还是少于2次，或根本没有胎动，必须立即去医院检查。

孕中期 营养跟进

孕中期，准妈妈的形态发生了明显的变化，这表明胎宝宝正在迅速发育。而这一切都需要良好的营养来支持，准妈妈吃好每一口饭，都是对胎宝宝的最大关爱。

孕中期营养需求的变化

孕中期，胎宝宝和母体都发生了明显的变化，胎宝宝各器官系统迅速发育。怀孕第3个时的胎宝宝体重大约20克；从第4个月开始，胎宝宝体重增长加快，逐渐发育成熟。为了适应胎宝宝生长发育的需要，母体各系统发生了巨大的变化。蛋白质、糖、脂肪、矿物质等的代谢发生了变化，各种营养素的需要量显著增加。整个怀孕期，准妈妈体重增加8～12千克，孕早期仅增加0.8～1.5千克，孕中期和孕晚期每周大约增加0.4千克。孕中期，大部分准妈妈的妊娠反应消失，食欲改善，饮食量增加。

准妈妈需要增加营养，要保证食物的质量，使营养平衡；从各种食物中普遍吸收各种营养素；增加热能；摄入足量的蛋白质；保证适宜的脂肪供给；多吃含矿物质和微量元素丰富的食物。

蛋白质、钙、铁等成分对生成胎宝宝的血、肉、骨骼起着重要的作用，这个阶段的需求量比平时大得多。由于维生素与钙的作用，促进骨骼生长的维生素D比平常的需要量多出4倍。热量只需增加5%~10%。

第4个月是胎宝宝长牙根的时期，准妈妈要多吃含钙的食物，让孩子在胎里就长上坚固的牙根。注意少吃含白砂糖多的食物，因为白砂糖有消耗钙的不良反应，且易引起发胖。可选用红糖，红糖中

钙的含量比同量的白糖多2倍，铁质比白糖多1倍，还有人体所需的多种营养物质，有益气、补中、化食和健脾暖胃等作用。

少吃含盐多的食物，盐分吸收太多，会在后期引起浮肿和妊娠高血压综合征。

准爸爸课堂

如有必要，准爸爸应该提醒准妈妈去医院做一次微量元素检查，了解自身是否缺乏微量元素，再遵从医生的指导，补充不足的微量元素。

放心吃各种平时不敢吃的东西

一进入孕中期，准妈妈就会变得胃口大开，胎宝宝的营养需求也加大了，这时候的准妈妈可以放心吃各种平时喜欢吃，但因为担心发胖而不敢吃的东西。准妈妈在孕期常会改变对食物的喜恶，所以，有偏食习惯的准妈妈可以利用这个机会纠正自己的饮食习惯。

准妈妈在这个时候会发现自己异常能吃，很多以前不喜欢的食品现在反倒成了最喜欢的东西。因此，可以好好利用这段时间，加强营养，增强体质，也能为将来分娩和产后哺乳做准备。

妊娠23周时，准妈妈会特别偏好某些食品，看到平时爱吃的冰激凌、麻辣豆腐或者可乐饮料时难免特别眼馋。这个时候偶尔可以稍稍地放松一下对自己的要求，但一定要有节制，尽量用其他的健康食品来替代这些可能给自己和胎宝宝带来损害的食品。

越接近孕晚期的阶段，准妈妈的食欲更是大增，体重也随之开始增加，这时应注意在均衡饮食的基础上，减少高脂肪、高热量的食品，增加适量维生素食物的摄取。

准爸爸课堂

为了能让准妈妈吃得好，准爸爸可能一而再、再而三地为准妈妈做她爱吃的饭，其实，再好吃、再有营养的食物也不要一次吃得过多、过饱，或一连几天大量食用同一种食物。做饭的过程中，准爸爸要多变换花样。

少食多餐代替一日三餐

随着孕期的继续，准妈妈的子宫不断增大，胃的位置也相应提高，胃的容量也因此受到限制，按照孕前平时的食量也会使得胃部过于饱胀。因此，这个时候就可以"少食多餐"取代"一日三餐"，定好食物摄入量，每天分几次摄入，每次吃得少一点，这是由准妈妈的生理特点决定的。准妈妈可以在早餐、中餐之后的两个小时分别加早点、午点。不过应尽量保证早、中、晚餐的摄入比例保持在30%、40%、30%，每天的摄入热量控制在2 300千卡*左右。在三种能量的摄入比例中，建议蛋白质10%～15%，脂肪20%～30%，碳水化合物

---

* 1千卡=4.186千焦。

60%～70%，而在同一能量内部，也要注意来源的构成，比如说蛋白质来源构成比最好保持在：动物性44%：豆类23%：植物性33%。

好孕叮咛

准妈妈时常会有饥饿感，这是正常的生理反应，也是准妈妈怀孕后不易做到饮食适当的重要原因，充分了解这一点，才能有意识地控制好自己的食欲，保持好合理的体重。

孕中期健康从全麦早餐开始

我们在超市里经常可以看到食品包装袋上"全麦"的字样，也经常听到很多人买食品"一定要买全麦的"。全麦早餐到底有什么神气之处？

全麦食品指的是用没有去掉麸皮的麦类所做的食物，比我们一般吃的精制面粉的颜色黑一些，口感也较粗糙，但由于保留了麸皮中的大量维生素、矿物质、纤维素等，因此营养价值更高。常吃全麦食品有助于准妈妈控制体重，缓解孕期便秘，预防妊娠糖尿病甚至动脉粥样硬化和癌症等疾病的发生，更有研究指出还可以预防心脏病的发生。

其实无论是大人还是小孩，从健康角度来讲，都有充分的理由坚持每天早餐吃全麦食品。全麦食品富含各种维生素、矿物质和抗氧化剂，并含有大量的水溶性膳食纤维，可降低胆固醇，调节血压，减少心脏病的发病概率。而且，即便身体很健康的准妈妈，饮食起居等都很有规律，也不要拒绝如此健康的全麦食品。全麦食品真的应该成为准妈妈餐桌上的"常客"。

目前，市面上可以买到的全麦食品包括燕麦、大麦、糙米、全麦面包、全麦饼干等。

好孕叮咛

虽然全麦食品有诸多益处，但也不能一味地只吃粗粮。注意粗粮与细粮的平衡，保证食物多样化，这样才能得到全面、均衡的营养。

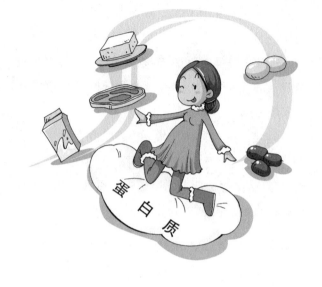

孕期吃鱼，宝宝更聪明

鱼类含有丰富的氨基酸、卵磷脂、钾、钙、锌等微量元素，这些都是胎宝宝发育的必需物质。另外，鱼类脂肪中的多价不饱和脂肪酸是一种有益于大脑的物质，对脑细胞，特别是对脑的神经传导和突触的生长发育有重要作用，对人的智力、记忆力和思维能力等也有影响。所以，准妈妈多吃鱼有利于胎宝宝的发育，特别是脑部神经系统，这样生出来的宝宝特别聪明。

有关研究显示，孕期多吃鱼，怀孕足月的可能性越大，而且出生时的宝宝也会较一般的宝宝更健康、更精神。所以，为了孕育一个健康聪明的宝宝，准妈妈一定要在每周的餐单上安排1～2次的鱼肉大餐。

准爸爸课堂

准妈妈在吃鱼时应注意搭配，豆腐煮鱼就是一种很好的搭配方式，可使豆腐和鱼两种高蛋白食物得以互补。另外，鱼与大蒜和醋搭配也值得提倡。

根据孕期劳动消耗程度补充蛋白质

在蛋白质含量高的食物中，要首推牛奶和鸡蛋。蛋白质的日需量，以体重为55千克的准妈妈为例，如为极轻体力劳动，在孕期每天足以保证一天的总热量为2 200千卡的情况下，可以吃80克的蛋白质，即相当于500毫升牛奶（含蛋白质16克）。如果是从事轻体力劳动或中度体力劳动的准妈妈，则每天摄入饮食要保证供给的总热量分别为2 700千卡和3 100千卡，每天膳食中供给的蛋白质应分别为85克和90克。也就是说，在主食如米饭、馒头或烙饼、面条的日进食量为300～350克之外，所吃的牛奶、鸡蛋、豆制品、瘦肉等副食品，比极轻度体力劳动的准妈妈所吃的量还要多一些。

可是从实际情况看，即使是按极轻度体力劳动的准妈妈的标准补充蛋白质，每日所应吃入的上述主副食品的量，一般准妈妈恐怕也还是难以保证吃得下去。所以，准妈妈尽量吃饱吃好即可，注意饮食的总热量和蛋白质的摄入量。

陈宝英孕产育儿全书

我们一日三餐最常吃的食物含有蛋白质的大致情况为：

250克米饭——含蛋白质为18.5克
50克的馒头或烙饼——含蛋白质4克
250克鸡蛋——含蛋白质31克
50克豆腐——含蛋白质3.7克
50克瘦猪肉——含蛋白质6克

准妈妈可根据这个量大致安排自己的饮食

专家在线

蛋白质的补给要在碳水化合物（水稻、小麦、玉米、大麦、燕麦、高粱、甘蔗、甜瓜、西瓜、香蕉、葡萄、坚果、胡萝卜、红薯等富含碳水化合物）供给充分的条件下进行。不然，蛋白质被大量消耗，在分解代谢中会产生过多的尿酸尿素，增加准妈妈的肾脏工作负担。有条件的话，准妈妈还应定期检查血浆蛋白的情况，及时补充蛋白质。

注意补充各种维生素

除了蛋白质的保证之外，还要注意各种维生素的摄入问题，如维生素A、维生素D、维生素E、维生素C、B族维生素等。要知道维生素缺乏对胎宝宝生长发育不利，用量太多也不好。如果维生素C用量过大，反而还会影响胎宝宝发育，引起骨病，所以准妈妈以每日摄入量不超过0.4克为宜。

为此，准妈妈可多吃些新鲜蔬菜、水果，必要时也可以在医生指导下服用一些维生素。

为了防止体内维生素C的缺乏，应多吃些绿色蔬菜、辣椒、豆芽以及枣、柿子等，每天吃2～3样即

可。同样，为了补充维生素B，除了吃些谷类、豆类之外，可适当吃些动物的心、肝、肾和脑。

好孕叮咛

挑食、偏食的准妈妈应注意，由于饮食习惯和膳食结构的原因，有些人极不喜欢香菜、茴香的味道，总是避而远之，但是这些蔬菜里含有丰富的类胡萝卜素，若长期偏食就会导致维生素缺乏。

合理补充一些矿物质

孕中期营养还应注意一些矿物质的摄入量。

例如，为了胎宝宝的发育和准妈妈将来哺乳的需要，准妈妈体内钙的储存应始终保持充足。可以经常吃一些乳类、芝麻酱、海带、虾皮、豆类、豆制品和鸡蛋等。

为防缺碘应在炒菜出锅时放入碘盐，以免过热碘被蒸发。或每1～2周吃一些海带，但不必天天吃或吃太多，因为海带含有一些重金属。现代医学证实，准妈妈缺碘，不仅影响胎宝宝大脑和体格发育，还会影响其内耳发育产生听力障碍。

为了防止准妈妈和胎宝宝缺铁，应经常吃些动物的肝脏、虾、蟹、蛤等含铁量较高的食物。

为了防止缺锌，应多吃些动物的肝、鱼等，还可多吃些核桃、栗子、花生等含锌较丰富的坚果。

准爸爸课堂

因为担心准妈妈缺矿物质，不管到底缺不缺，到底缺哪种，准爸爸常会花许多钱买一些含有各种维生素、微量元素的保健品，这样不仅多支出一笔无谓的开支，有时还会因使用不当反而给胎宝宝带来伤害。盲目地给准妈妈补充营养，是错误的做法。

胎宝宝骨骼发育关键期要懂得补钙

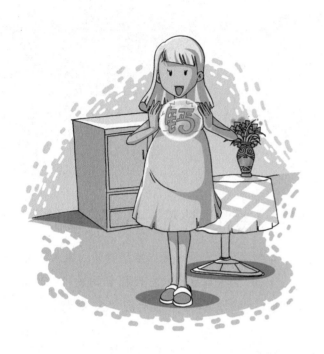

每个准妈妈都需要补钙，补钙最迟不要超过怀孕20周，因为这个阶段是胎宝宝骨骼形成、发育最旺盛的时期。胎宝宝骨骼形成所需要的钙完全来源于母体，准妈妈消耗的钙要远远大于普通人，光靠饮食中的钙是不够的，因此就要求准妈妈在孕期多补充钙剂。如果孕期摄钙不足发生轻度缺钙时，可调动母体骨骼中的钙盐，以保持血钙的正常浓度。如果母体缺钙严重，会造成肌肉痉挛，引起小腿抽筋以及手足抽搐，还可导致准妈妈骨质疏松，引起骨软化症。

在服用多种维生素的情况下，需不需要补钙不应以服用的种类为准，要看服用钙的总量。我们的饮食结构中钙含量比较少，因此正常的情况下准妈妈每天需要有1 200毫克的钙的供给。除了从食物中吸收，有需要的话，还要遵照医生嘱咐补充钙剂。每次服用钙的剂量不要过大，一次服用大量

的钙剂会使受体封闭，导致钙无法被吸收。准妈妈可以把600～800毫克的钙剂分成2～3次服用，一次服用尽量不要超过500毫克。补钙的同时如果没有足够的维生素D，钙是无法被人体吸收的。但服用了过多的维生素D也会造成人体中毒；钙补多了，容易造成高钙血症，甚至导致肾结石。因此，准妈妈在补钙时，一定要遵照医生嘱咐进行补充。

选择钙制剂时也要注意，一般来说，现在市场上的碳酸钙产品吸收力还是不错的，但也要看药品中钙分子微粒的大小，微粒小的容易吸收。

含钙量较高的食物有牛奶、奶酪、鸡蛋、豆制品、海带、紫菜、虾皮、芝麻、海鱼、蔬菜等。

好孕叮咛

食补胜于药补，所以，补钙首先应该从丰富食物种类、均衡饮食结构入手，其次才是选择补钙产品。

注意补铁，避免缺铁性贫血

很多准妈妈认为自己很健康，其实不然，缺乏矿物质很可能就会造成许多疾病的发生，其在初期没有明显的症状，例如，轻度缺铁性贫血等一些矿物质缺乏疾病。专家认为，血红蛋白低于110克/升或在临界值时，就应适当补铁。准妈妈由于特殊时期生理因素影响，体内铁的需要量也随之增加，所以此时补充营养剂是必不可少的。

常见食物铁的含量（毫克，以100克可食部计）

食物	含量
鸭血（白鸭）	30.5
鸭肝	23.1
蛏	33.6
牛肉干	15.6
木耳（干）	97.4
葡萄干	9.1
黄花菜	8.1
芥菜	5.4
鸡血	25.0
猪肝	22.6
河蚌	26.6
羊肉（瘦）	3.9
紫菜（干）	54.9
桂圆肉	3.9
油菜（黑）	5.9
菠菜	2.9
猪血	8.7
鸡肝	12.0
蛤蜊（均值）	10.9
猪肉（瘦）	3.0
蘑菇（干）	51.3
枣（干）	2.3
豌豆尖	5.1
白菜薹	2.8

　　缺铁性贫血是因缺铁而影响血红蛋白合成所引起的贫血，50%的准妈妈都会有贫血的情形。如果贫血不十分严重，就不必去吃各种补品，只要调整饮食，劳逸结合，适当参加体育锻炼就可以改变贫血的症状。比如首先要注意饮食，要均衡摄取肝脏、蛋黄、谷类等富含铁质的食物。如果饮食中摄取的铁质不足或是缺铁严重，就要马上补充铁剂。维生素C可以帮助铁质的吸收，也能帮助制造血红素，所以维生素C的摄取量也要充足。其次多吃各种新鲜的蔬菜，许多蔬菜含铁质丰富，还应多吃黑木耳、紫菜、发菜、荠菜、黑芝麻、莲藕等。

专家在线

　　贫血的准妈妈最好不要喝茶，多喝茶只会使贫血症状加重。茶中含有鞣酸，饮后易形成不溶性鞣酸铁，从而阻碍铁的吸收。其次，牛奶以及一些中和胃酸的药物会阻碍铁质的吸收，所以尽量不要和含铁的食物一起食用。

准妈妈如何做青菜才能保证营养

　　一般来说，如果青菜足够新鲜，而且无污染，凉拌生吃或做蔬菜沙拉是最能保证营养的。不过，由于准妈妈处于孕育的关键时期，大多采用烫或者煮的方法才会觉得安心。由于叶酸的水溶性特点，蔬菜水煮时间太长会令其大量流失；相比之下，少油快炒反而能留住更多的叶酸。特别需要叶酸摄入来保健的准妈妈最好采用少油少水快炒的烹饪方式。

　　除了烹饪，不当的洗菜、备菜方式也可造成叶酸的大量流失。为了清除菜叶上的残留农药和除虫剂，许多家庭在洗菜时习惯先用水浸泡一会儿，这使水溶性的营养成分包括叶酸等损失不少。不少人泡洗之前还会先摘好、切好菜，这对水溶性叶酸的破坏尤为严重。

　　叶酸广泛存在于绿叶蔬菜和一些水果、豆

类、坚果类食物及动物肝脏中。含叶酸比较多的蔬菜以菠菜为最，每100克菠菜叶酸含量高达347微克。其他叶酸含量高的蔬菜还有莴苣、油菜、香菜、奶白菜、番茄、胡萝卜、龙须菜、花椰菜等。

另外，一大早把洗完并切过的菜晾到中午甚至晚上才炒的做法也不妥当。因为切过的菜跟空气接触更充分，不但叶酸，其他维生素也容易因氧化而大量损失。

好孕叮咛

很多准爸爸都不习惯做饭，有时为了图方便，会一次炒一大盘青菜，吃不完下顿热了再吃。这种做法对青菜中的营养素破坏很严重，反复加热后，蔬菜中叶酸的损失率甚至可高达50%~60%，因此，建议做给准妈妈的青菜应现做现吃。

准妈妈抗斑的三种最佳食物

爱美的准妈妈一怀孕后，就开始担心自己白皙的脸庞会长满黄褐斑。专家指出，黄褐斑的形成与孕期饮食有着密切的关系，如果准妈妈的饮食中缺少维生素C的摄入，长黄褐斑可能性就会增加。有几种适合准妈妈食用又对防治黄褐斑有很好疗效的食物，我们按其效果排出名次，爱美的准妈妈不妨试试。

猕猴桃

猕猴桃被喻为"水果金矿"。它含有丰富的食物纤维、维生素C、维生素B、维生素D、钙、磷、钾等营养素。

猕猴桃中的维生素C能有效抑制皮肤内多巴醌的氧化作用，使皮肤中深色氧化型色素转化为还

原型浅色素，干扰黑色素的形成，预防色素沉着，保持皮肤白皙。

番茄

番茄具有保养皮肤、消除雀斑的功效。它丰富的番茄红素、维生素C是抑制黑色素形成的最好武器。实验证明，常吃番茄可以有效减少黑色素形成。

柠檬

柠檬也是抗斑美容水果。柠檬中所含的枸橼酸能有效防止皮肤色素沉着，使用柠檬制成的沐浴剂洗澡能使皮肤白皙光滑。

好孕叮咛

脾胃虚寒的准妈妈不可多吃猕猴桃，容易腹泻；番茄性寒，如果空腹食用，容易造成腹痛；因为柠檬具有感光性，在吃完柠檬或者用柠檬沐浴剂洗澡后，最好两小时内不要晒太阳，否则会形成色素沉着。

准妈妈如何饮用果蔬汁

蔬菜和水果中含有一定量的碳水化合物、丰富的无机盐和维生素，准妈妈将要吃的蔬菜、水果制成果蔬汁，品尝起来别有一种风味，也更容易被母体吸收。那么，如何确保果蔬汁养分不流失呢？任何一种果蔬都能互相搭配吗？

1.如何确保果蔬汁养分不流失？

光线及温度会破坏鲜制的果蔬汁中的维生素功效，使其营养价值变低。因此要"现打现喝"，才能发挥最大效用，最好在20分钟内喝完。

2.怕果蔬汁太凉伤身，怎么喝？

不伤体质又能喝到美味果蔬汁的饮用秘诀有两点：

陈宝英孕产育儿全书

◆加根茎类的蔬菜或加五谷粉、糙米一起打成汁，这样的果蔬汁不会那么凉。

◆各种果蔬的营养不同，所以各色蔬菜都要吃。

3.果蔬在什么时候打成汁最好？

冷冻果蔬由于放置时间久，维生素的含量逐渐减少，对身体的好处也相对减少。果蔬汁的材料以选择新鲜当令蔬果最好。

4.任何蔬果都能搭配打成汁吗？

胡萝卜、南瓜、小黄瓜、哈密瓜等蔬果含有破坏维生素C的酵素，如果与其他果蔬搭配，会破坏其他果蔬的维生素C。可以加入像柠檬这类较酸的水果，来补充流失的维生素C。

5.果蔬外皮也含营养成分吗？

果蔬外皮也含营养成分，如苹果皮含有纤维素，有助肠蠕动，促进排便；葡萄皮则含有多酚类物质，可抗氧化，所以像苹果、葡萄这类水果可以保留外皮食用。

6.怎么喝果蔬汁？

果蔬汁一口一口地慢慢喝最好。此外，早上或饭后2小时喝最好，尤其是早上喝最为理想。

好孕叮咛

果蔬要彻底清洗干净，以免制成果蔬汁后喝到残留的虫卵或农药。

准妈妈可以吃哪些美味零食

为了孕育一个健康的优质宝宝，准妈妈们不得不放弃平时心爱的零食。其实，在怀孕期间，也有很多零食不仅不需要忌口，而且还可以帮助胎宝宝成长得更健康。

16种适合馋嘴准妈妈的零食：

🍎 **杏仁**
在平底锅里稍微焖一下，香脆且富含蛋白质。

🍎 **杏仁干**
充满了维生素A，为准妈妈和胎宝宝带来健康的肌肤、眼睛和骨骼。

🍎 **香脆果粒酸奶+麦片**
富含丰富的钙质、蛋白质以及纤维素。

🍎 **麦片制成的小饼干**
碳水化合物独有甜甜的味道，可补充能量。

🍎 **麦片制成的麻花卷**
增加纤维素。

🍎 **半个香蕉卷进全麦面包**
钾+蛋白质=超级营养的零食。

🍎 **蓝莓或者蓝莓干**
拥有美味维生素C。

🍎 **芒果块**
丰富的维生素A，有助于胎宝宝的细胞成长。

🍎 **甜瓜片配上酸橙**
丰富的维生素A和维生素C给你清醒的感觉。

🍎 **包心菜卷**
维生素A和维生素C超级多的食品，是素食准妈妈的最爱。

🍎 **"蔬菜黄豆"或"甜豆"**
煮熟冷却后撒盐食用，含蛋白质、维生素A、铁及钙。

🍎 **低脂肪南瓜糕点**
含有维生素及矿物质。

🍎 **粗粮制成的可口蛋卷**
加上一条条黑色的糖浆可补充铁。

🍎 **烤土豆洒上纯酸奶**
土豆皮含有丰富的铁。

🍎 **烤甜土豆片**
一种比从超市中买来的土豆片更健康、更营养的选择。

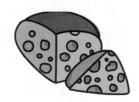

🍎 苹果片+奶酪片

取得纤维素和钙的很好途径。

准爸爸课堂

为了给胎宝宝脑部快速发育时期提供充足的营养，准爸爸应该常给准妈妈买一些富含DHA的零食，如花生、瓜子、腰果、开心果等坚果类食品中就富含DHA。

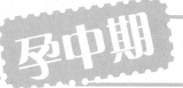

孕中期 起居护理

孕中期，准妈妈的腹部渐渐隆起，为了适应这种变化，相应的起居护理一定要跟上。准爸妈们一定要多多努力哟。

准妈妈如何睡得更舒适

孕早期因为妊娠反应，准妈妈的睡眠总是很浅，而且很难入睡。到了孕中期，身体上的种种不适渐渐趋于平静，准妈妈常常会出现嗜睡的孕期表现。其实，睡眠能保护处于负代谢状态的母体，使准妈妈少得病。为了给准妈妈营造一个良好的休息环境，选择床上用品应该考虑以下几个方面：

铺

由于孕期会分泌一种有松弛作用的激素，准妈妈生殖器官的各种韧带以及关节都会变得松弛。整个孕期乃至分娩后，准妈妈的骨盆稳固性都较差，但这有利于产道的张开并顺利分娩。如果这个时候睡软床的话，会加大脊柱的承重，还会因软床的阻力导致骨盆损伤，因此准妈妈应该睡不软不硬的床。如果是木板床，可以铺上2～3层厚棉被，一般总厚度在8～9厘米最好。在木板床上铺上棉被，可避免因床板过硬，缺乏对身体的缓冲力，从而转侧过频，多梦易醒。

枕

以9厘米（平肩）高为宜，不可过高，否则易使颈部前屈而压迫颈动脉。颈动脉是大脑供血的通路，受阻时会使大脑血流量降低而引起脑缺氧。

被

理想的被褥是全棉布包裹棉絮。不宜使用化纤混纺织物作为被套及床单，因为化纤布容易刺激皮肤，引起瘙痒。

帐

蚊帐的作用不仅仅是避蚊防风，还可吸附空间飘落的尘埃，从而过滤空气。使用蚊帐有利于安然入眠，并使睡眠加深。

准爸爸课堂

考虑到宝宝出生后喂奶方便，准爸爸应该趁早换上一张1.8米宽的大床，足够大的空间既能避免睡觉时挤压到宝宝，又能够一侧身就可以给宝宝喂奶了，把宝宝放在床上也不会那么容易摔下来。

陈宝英孕产育儿全书

准妈妈不要熬夜

熬夜会引起内分泌失调，影响人体的生理时钟，特别是对准妈妈来说，有可能提高早产的概率。此外，熬夜容易造成精神不济，再加上怀孕期间的注意力及反应力本来就比较差，发生意外的概率也随之提高。另外，怀孕期间子宫愈来愈大，逐渐会压迫下腔静脉，使下半身静脉回流不佳，容易造成下肢及会阴部的静脉曲张与痔疮。经常性的熬夜、减少平躺（最好左侧卧）的睡眠时间，会使上述症状更加严重。

准妈妈生活作息正常，不仅有助于全身各器官和系统的衡定状态，还会提供给胎宝宝良好的成长环境。

有关研究显示，新生儿睡眠类型是在胎内由母亲决定的。准妈妈要按时休息，早睡早起，这样胎宝宝在妈妈肚子里时，就适应了一定的"作息制度"。如果准妈妈是个"夜猫子"，那胎宝宝出生后也多数是个"夜猫子"；要想带孩子的时候不那么辛苦，就要从孕期开始培养胎宝宝的作息时间，否则就要做好心理准备将来对付宝宝在夜里闹腾了。

好孕叮咛

有的准妈妈因为工作的原因，养成了熬夜的习惯，有了宝宝也没改过来，有的根本不在意，想着白天起晚点，多睡会补过来就行了。这都是要注意改掉的坏习惯，可别让宝宝出生后也跟妈妈一样成个"夜猫子"。

注意温差的变化，做好保暖

冬季气温低，温差大，准妈妈更加要注意自身的安全及保健。为了平安过冬，准妈妈需要加强身体的保暖。

1.基本原则是"上装薄下装厚"。腰部周围有许多大血管，如果下半身保温好，上半身也就不容易感到太冷。避免穿紧身衣和紧身裤，这样的衣服会影响脏器和皮肤的血液循环，使身体容易产生发冷的感觉。

2.内衣一定要贴身，越贴身的内衣越能保暖。可穿柔软轻薄的短袖羊绒、羊毛混棉的内衣或羊毛内裤，纯羊毛的长袖内衣也不可缺少。不过，羊毛内衣常会有轻微的扎刺感，宜在里面穿上一件棉背心或棉内裤。

3.睡衣或睡裤以毛衣或毛巾内里为好，外面再套穿一件轻软的丝棉长外套。夜里起来如厕，最好准备一件长至脚面的厚棉袍，以防受冷引起植物神经活动失调。

4.一定要注意脚底的保暖，不然会更加重寒冷的感觉。最好穿上具有良好保暖效果的羊毛袜，居家时再穿上一双棉拖鞋。含有少量莱卡成分的羊毛或羊绒袜，也有暖身效果。

5.外出御寒的大衣最好选择羽绒棉服，它既挡风又保暖，行动也方便。羽绒棉服的内层与外层中间可以吸收很多空气，不容易使身体热量散发，但却能阻挡冷空气入侵，具有良好的御寒保暖作用。

好孕叮咛

吃暖身食物也是准妈妈冬季防寒保暖的一个保健方法。芝麻、花生、核桃能增强神经抗寒能力，并可扩张血管，改善末梢组织的血液循环。生姜富含挥发油，服用后可促进血液循环，温热身体。喝一杯热腾腾的饮料也能迅速温暖身体。冬季忌啤酒、冰激凌、生蔬菜和水果，吃了之后，会使身体感到更冷，并尽量避免晚上食用。

可以使用托腹带支撑肚子

在孕早期不使用托腹带并不会有异常现象，但怀孕五个月后，随着腹部增大、身体发生变化，有的准妈妈会感觉到腰痛。生育过的准妈妈腹壁会发生松弛现象，此时使用托腹带会好一些。

托腹带的作用主要是帮助怀孕的准妈妈托起腹部，为那些感觉肚子比较大、比较重，走路时都需要用手托着肚子的准妈妈提供帮助。尤其是连接骨盆的各条韧带发生松弛性疼痛的准妈妈，托腹带可以对背部起到支撑作用。此外，还有胎位为臀位，经医生做外倒转术转为头位后，为防止其又回到原来的臀位，也可以用托腹带来限制。

托腹带主要有以下作用：

◆可预防腹壁松弛和下垂（腹部、子宫向前方下垂）。

◆可改善准妈妈产后因腹肌松弛形成姿势不正所带来的腰痛。

◆可固定胀大的腹部，保持正确的姿势，使准妈妈在孕期仍然动作轻快，并可预防腰痛及四肢疼痛。此外，还可以使胎宝宝有安定的感觉。

◆除了支撑突出的腹部，保护腹中的胎宝宝外，还具有保温作用。

为了不影响胎宝宝发育，托腹带不可包得过紧，晚上睡觉时应脱掉。

好孕叮咛

腹带的款式有：布带状的在腹部上缠绕的围腰形腹带；具有伸缩性的将腹部完全裹住的筒状腹带；可以调节尺寸并能从腹部下方好好地支撑腹部的孕妇专用紧身短裤等。应选用可随腹部的增大而增大，方便拆下及穿戴，透气性强且不会闷热的托腹带。

注意清洁私密部位，远离阴道炎

身怀六甲的准妈妈是最幸福的，也是最脆弱的。这里所说的脆弱，是针对病菌容易侵袭而言，任何病菌都可能趁虚而入。怀孕后准妈妈激素水平升高，阴道酸碱度改变、分泌旺盛、外阴湿润，有利于霉菌生长，所以很容易患阴道炎。

孕期三种最常见的阴道炎为霉菌性阴道炎、滴虫性阴道炎、细菌性阴道病。霉菌性阴道炎在准妈妈中最为常见。准妈妈阴道中的念珠菌很少能经宫颈上行，穿透胎膜感染胎宝宝，引起早产。但是，当胎宝宝经母亲阴道分娩时，就很可能被阴道中的念珠菌感染，引起口腔念珠菌病，如通常所说的鹅口疮；有些宝宝的肛门周围还会出现念珠菌性皮炎。

阴道是胎宝宝娩出的产道，准妈妈一定要小心护理，注意清洁：

💙穿着棉质透气吸汗内裤。经常用清水清洗下身，不是特别需要时最好不使用清洗液。

💙即使分泌物多也尽量不要用卫生护垫，长期使用护垫反而容易使阴部透气不良而致感染。不要穿着太紧的裤子或裤袜，尽量保持良好的透气性。

💙勤换内裤，一天可更换多次内裤。内裤的洗涤最好以中性肥皂单独清洗，别用洗衣机。

💙养成良好的卫生习惯，上完厕所记得由前往后擦，这样才能减少感染的机会；洗漱用具及毛巾用品要与家人分开使用。

💙最好不要坐浴，因为坐浴会增加感染的机会，易使水中的细菌、病毒进入阴道、子宫，导致阴道炎、输卵管炎或引起尿路感染等。

💙不要随便使用阴道内灌洗器或随便使用药物。一旦发现感染要及时治疗，千万不要羞于启齿延误治疗。

陈宝英孕产育儿全书

预防重于治疗,平时多注意个人卫生,就可避免恼人的问题了。

好孕叮咛

少吃淀粉类、糖类以及刺激性的食物,多吃蔬菜水果类,水分要充足;孕期性生活最好使用安全套,可以避免疾病的传播;注意在公共场所的卫生,尽量避免出入公共浴室或到消毒条件不好的游泳池游泳,以免给自己造成不必要的困扰。

孕期清洁和护理乳房的正确方法

从怀孕五个月起,乳头中一般就能挤出初乳,乳黄色的稀薄的液体顶在乳头上,像露珠顶在花蕾上,而且会在乳头上结成痂。在这段时间,乳房的清洁与护理就成了准妈妈一项十分重要的工作,它不仅能使乳房、乳头、乳晕等处保持清洁卫生,也有助于防止乳管阻塞,减轻乳房胀痛。最好每天洗澡,天冷的话只需做做局部清洁。在清洁完之后要做乳房按摩,坚持到宝宝出生时,就能顺利地进行母乳喂养了。

除痂。强行清除会伤及表皮,应先用植物油(麻油、花生油或豆油)涂敷,使之变软再清除。

清洁。用温热的毛巾将乳房表面的皮肤清洁干净即可,忌用香皂洗乳房。从乳头和乳晕上洗去分泌物对乳房保健是不利的。

热敷。用热毛巾对清洁好的乳房进行热敷,能大大地防止乳房结硬块,使乳腺畅通,方便分泌乳汁。

按摩。用手做按摩,将拇指同其他四指分开然后握住乳房,从根部向顶部轻推,将乳房的各个方向都做一遍,最后挤压乳晕和乳头就能挤出初乳,每天这样做就能保证乳腺管畅通。乳头内陷的准妈妈在擦洗干净后,用双手手指置乳头根部上下或两侧同时下压,可使乳头突出。乳头短小或扁平者,则可用拇指与食指压紧乳晕两侧,另一手自乳头根部轻轻外牵。这些都是简便易行的纠正方法,每日可进行10~20次,甚至更多,几个月后就会出现明显效果。

皮肤养护。用温和的润肤乳液将清洗干净并按摩完毕的乳房再进行一次按摩,这次按摩的重点是乳头,要给它一定的压力,用两三个手指捏住乳头然后轻捻。手指要沾满乳液,使乳头的皮肤滋润。

专家在线

正常情况下,洗澡时用大量清水冲洗乳头即可,不要用手抠,也不要造成乳房的酸痛,更不能用针来挑除乳痂,以防感染。平时不要穿过紧的上衣,应配戴合适的乳罩,防止乳房下垂。将来哺乳的时候,建议准备些干净的脱脂棉(药店可以买到),用干净的碗盛上温开水,将脱脂棉蘸湿,轻轻擦洗乳头。宝宝出生后哺喂时,每次吃奶前都这样清洁一下,对宝宝的健康也十分有益。

怎样纠正乳头内陷

如果准妈妈的乳头内陷明显,会导致产后哺乳发生困难,甚至无法哺乳,当乳汁淤积时,继发感染而发生乳腺炎。因此,乳头内陷的准妈妈,应该在怀孕5~6个月时开始设法纠正。纠正乳头内陷的方法可以参考以下几点:

◆用一只手托住乳房，另一只手的拇指和中、食指抓住乳头向外牵拉，每日2次，每次重复10～20次。

◆用一个5毫升空注射器的外管扣在乳头上，用一橡皮管连接另一个5毫升注射器，利用负压抽吸方法也有助于乳头外突。

◆将两拇指相对地放在乳头左右两侧，缓缓下压并由乳头向两侧拉开，牵拉乳晕皮肤及皮下组织，使乳头向外突出，重复多次。随后将两拇指分别在乳头上下侧，由乳头向上下纵向拉开。每日2次，每次5分钟。

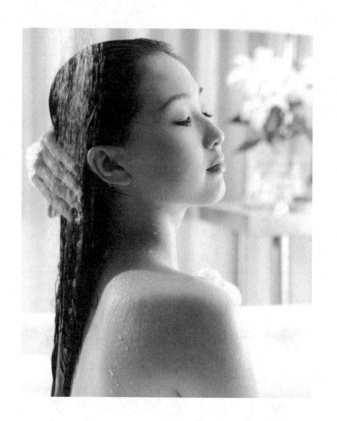

好孕叮咛

怀孕后由于雌性激素作用于乳腺，准妈妈有时可能会出现乳房瘙痒的症状，这时准妈妈不要搔挠，防止造成伤害。分娩后随着体内雌性激素水平的降低，这种症状会慢慢消失，准妈妈无需采取特殊的处理。

大肚准妈妈如何洗头发

洗头对一般人来说，是再简单不过的事情，不过对于挺着大肚子的准妈妈来说，可就不那么简单了。由于无法顺利弯腰而带来的问题多多，为了不压到肚子，准妈妈总是万分小心。更值得注意的是，稍有不慎就可能会造成跌倒、晕倒、腹部压痛等意外事件，不但可能会对准妈妈自身产生影响，还可能会危及腹中胎宝宝。

一般而言，洗头对胎宝宝是没有直接影响的，准妈妈应从以下几点做好这件苦差事：

洗发水

准妈妈的皮肤十分敏感，突然换用其他品牌的洗发水，特别是以前从未使用过的品牌，可能会造成皮肤不适应，发生过敏。因此，怀孕前用什么品牌的洗发水，如果发质没有因为激素的改变而发生太大的改变，最好继续使用。

洗头地点

如果准妈妈是在家里洗头，就应该注意浴室环境安全，如加装扶手和止滑垫、灯光明亮、通风良好、无杂物等。或者花点钱上理发店洗头，也是一个不错的方法。家里有浴缸的准妈妈可以拿一个小板凳放在浴缸里坐着洗头，身体既不会浸没在水里，又比较轻松。

洗头姿势

尽量采取靠背坐姿，两脚自然张开，冲水时，头及上身前倾约45°，两肘可支撑在洗脸台、澡盆边或大腿上；习惯站姿洗头的准妈务必使用止滑垫、扶手，以防重心不稳而跌倒。

洗头时间

洗头、沐浴应分开进行。先洗完头发，休息

10～15分钟，将头发吹干、盘好，确定没有因洗头弯腰造成不适后，再继续沐浴。在空腹、饱食、刚刚呕吐完或其他不适症状刚减轻时，准妈妈不宜立即洗头、沐浴。

水温

洗头的水温应在37℃～40℃，不要过热或过冷，也不宜冷、热水交替洗。

干发

戴上吸水性强、透气性佳的干发帽或干发巾，很快就可以弄干头发。不过要注意选用抑菌又卫生、质地柔软的干发帽、干发巾。

准爸爸课堂

长头发难干，容易着凉引起感冒，又不能使用吹风机，暂时剪掉自己的长发会省却很多麻烦，这时，准爸爸最好不要留恋准妈妈的美发而加以劝阻。此外，准妈妈可以躺在躺椅上，由准爸爸来帮着洗头，这不仅解决了准妈妈洗头难的问题，也能让洗头过程充满爱意，是交流感情的好机会，胎宝宝在肚子里也同样会感受到幸福的。

孕期护发有讲究

爱美是女人的天性，准妈妈在孕期会更加在意自己的形象，因此孕期如何打理自己的头发，做发型会不会伤害头发和胎宝宝，也就成了准妈妈关心的问题之一。

烫、染头发是塑造发型时最常用到的两种方法。目前，烫发都属于化学烫发，需要使用"冷烫精"对头发进行卷曲和定型。染发剂也是由比较复杂的化学成分组成。烫、染发可在孕中期进行，只处理头发中、尾段的部分，进行适当的挑染，减少头皮对烫、染剂的吸收。但最好还是不要在孕期烫、染头发。

不想冒险烫、染发的准妈妈如何在保证胎宝宝和自己安全的前提下，设计一个漂亮的发型呢？其实准妈妈完全可以借鉴模特的护发方法：使用DIY电动烫发器。此类卷发器最大的特点就是不伤发，只需预热一下，然后取下卷在头发上，并用配套的发夹夹住头发，片刻后取下，发型就做成了。准妈妈想怎么卷就可以怎么卷，随心所欲做造型。洗发后，发型就能恢复原样。

其实，孕期是否能继续保持漂亮、整洁的形象，完全取决于准妈妈是否有心。在用心去爱护胎宝宝的同时，不要忘了可以花点时间在自己身上。

专家在线

孕期体内雌激素的增加，延长了头发的生长期，原本应在正常休止期脱落的头发不再脱落，所以在怀孕期准妈妈的头发看起来格外浓密亮泽。油性发质的准妈妈的头发会比平时更油一些；而干性发质的准妈妈也不会像平常那样干涩。如果怀孕时头发变得又干又脆，那是因为头发缺乏蛋白质，使用含有蛋白质营养的洗发水和护发素，情况可以得到改善。

怎样预防妊娠斑

妊娠斑又称蝴蝶斑，多在孕中期3～5个月出现。出现妊娠斑的原因有以下几个：

◆怀孕期间，由于准妈妈内分泌的改变，皮肤中黑色素细胞功能增强，导致皮肤色素沉着增加，引来一群群褐色的"小蝴蝶"飞临准妈妈的面庞。

◆孕期内分泌的变化，使得皮肤弹力纤维减弱，脆性增加。

◆由于母体大部分营养供给胎宝宝，气血两亏，造成面部血流不畅，色素集积。分娩后视各人体质而有所不同，有的人哺乳期营养复原，气血通畅，经过一段时间的正确保养，将所集色素赶走，黑色素代谢正常，斑也消失。如果不能正常代谢，反而越积越重，造成老年斑的提前出现，皮肤提前衰老。

预防妊娠斑的要点在于：

1.夏日外出应戴遮阳帽，避免阳光照射，因为日光的照射会加重妊娠斑的颜色。

2.注意早晚清洁皮肤。

3.保持充足睡眠，补充含维生素C、维生素E丰富的天然食物，保持心情舒畅。

4.尽量不用或少用功效性强的化妆品。

5.体重增加不要超过10～12千克。

6.洗澡时用橄榄油按摩全身，对预防妊娠斑有明显效果。

专家在线

含高感光物质的蔬菜，如芹菜、胡萝卜、香菜等，最好在晚餐食用，食用后不宜在强光下活动，以避免黑色素的沉着。如果出现了妊娠斑，坚持用冷水和热水交替冲洗妊娠斑部位，促进局部血液循环，也是一个很好的做法。

怎样预防妊娠纹

绝大多数准妈妈在怀孕6个月左右时，日渐隆起的肚皮上会出现一条条弯弯曲曲的带状花纹，开始呈粉红色或紫红色，产后变成银白色。这些花纹就是妊娠纹，除腹部外，它还分布在乳房四周、大腿内侧及臀部。妊娠纹一经形成，一生都不会消失。

妊娠纹产生的原因在于准妈妈孕期身体体积增大，皮肤组织牵拉过度，弹性纤维逐渐断裂，透出皮下血管的颜色形成妊娠纹。妊娠纹与遗传也大有关系，如果自己的母亲留下了很深的妊娠纹，准妈妈自己一定要注意预防。

避免妊娠纹要从平时的保养开始，具体可以从以下几个方面做起：

1.均衡饮食：由于胶原纤维本身由蛋白质所构成，所以可以多摄取含丰富蛋白质的食物。补充丰富的维生素及矿物质。避免摄取太油、太甜（容易肥胖）、太咸（容易水肿）的食物。

2.体重增长不宜过多过快：每个月的体重增加不宜超过2千克，整个怀孕过程中应控制在11～12千克。

3.适当服用一些保健品：目前有一些针对准妈妈使用的保健品，可以促进胶原纤维生成，增加皮肤弹性，预防妊娠纹。但建议不要随便用药，可请医生帮忙，否则误食激素类药物，还会造成类似的萎缩纹。

4.使用托腹带：可以承担腹部的重力负担，减缓皮肤过度的延展拉扯。

5.使用专业的去妊娠纹产品：这是最有效的预防和消减妊娠纹的方法，有条件的准妈妈可以购买适合自己的去妊娠纹霜。选用抗妊娠纹乳液要满足三个条件：

◆对胎宝宝和准妈妈绝对安全，并且哺乳期可正常使用。

◆产品用优质和纯净的原料制成，不污染衣物。

◆对超声波检查无任何影响。

装、职业装、礼服装几大类。休闲孕妇装比较常见，多为宽松的裙装、背带裤等。职业孕妇装讲究简洁合体，大多全身同色系，整体端庄，与职业环境相匹配；基本款式有容易搭配的单件上衣、衬衫或裤装，以及不可或缺的背心裙、变化多端的一件式短洋装或长洋装、上班休闲均适用的套装等。孕妇礼服大方得体，可以满足准妈妈参加舞会或公司聚会的需求；在配饰上，可选择造型别致、带光泽的头饰，如耳饰、项链等。

好孕叮咛

暂时没有出现妊娠纹的准妈妈也不能懈怠，因为最容易出现妊娠纹的时间其实是在产前一个月。孕中期，如果短时间内体重突然增加，也会出现妊娠纹。即使前一天还没有看到，也许第二天就看到了，甚至有的准妈妈可能到分娩当天早晨才出现。所以不要因为"到现在还没有出现"就放松警惕，一定要注意从孕中期开始，把预防工作坚持到最后。

好孕叮咛

不要一下子把所有的东西买齐，要看季节和不同时期的需要；也不要只看漂不漂亮，关键要看穿着舒不舒适。宜选用穿在身上能够完美地体现胸部线条的孕妇装，而过于束胸束腹的孕妇装会让你很不舒服。色彩鲜艳的衣服穿起来能调节准妈妈的情绪，显得精神，有利于准妈妈和胎宝宝的身心健康，一般以赏心悦目的柔和性色彩为主。一般秋冬季颜色以深色为主，深色对孕期发胖的体形也能给予遮盖；等到天气渐热，可以选择一些颜色淡、简洁大方的孕妇裙，这样也能让身体看上去显得轻盈。

挑选舒适又漂亮的孕妇装

到怀孕第3个月月末，许多准妈妈肚子虽看不出来大，但感觉大多了。到了怀孕第4个月，多数准妈妈平常的衣着可能就很难再穿得了。这时，选购漂亮、舒适的孕妇装会使准妈妈身心愉悦，对于胎宝宝的发育和安定有很好的作用。

简洁、大方、美观为准妈妈四季的穿衣之道，同时还应注意衣服的衣料、尺码大小、式样等各个方面。

1.尽量选用天然面料。贴身面料不宜含化纤成分，好的孕妇时装品牌绝对会保证接触准妈妈皮肤的贴身部分一定为全棉质地。

2.根据季节选面料。夏季孕妇装以棉、麻织物居多；春秋季以毛织物、混纺织物及针织品为主；冬季则是各种呢绒或带有蓬松性填料的服装。

3.尺码比未怀孕时大一到两号即可。由于准妈妈在10个月内体形变化较大，所以最好选择可调节性的衣裤，这样就不用准备很多孕妇装，以节省开支。有些品牌的孕妇装，设计成产后依然可以穿着的样式，比如有可伸缩的腰带、可脱卸的部分等。

4.孕妇装可按款式、用途的不同细分成休闲

大肚准妈妈如何穿鞋、穿袜

随着肚子"突飞猛进"，很多准妈妈会发现，有一些原本很简单的事情突然变得复杂起来，甚至很难一个人独立完成，穿鞋、穿袜都成了困扰准妈妈的小麻烦。

大肚子阻碍视线看不到脚是造成麻烦的根本原因，要解决这个小麻烦，准妈妈除了偶尔要依赖家人，大多数时候还是要靠自己解决的。

穿鞋：不要穿系鞋带的鞋子，要选择穿脱方便、站着就可以穿的鞋子，这样就免去了弯腰的麻烦。穿的时候最好坐着穿或是扶着墙壁，能够平衡好身体，这样比较安全。还可以买一个长柄的鞋拔，穿起鞋来就更方便了。

穿袜：如果坐着穿袜子很辛苦的话，试试看盘起腿来穿袜子。袜子要选择袜筒低的，连裤袜就等到产后再穿吧。

准爸爸课堂

剪脚趾甲、捡东西这种复杂的"工作"，准爸爸一定要抢着做。想象一下自己亲手为准妈妈剪趾甲的画面，一辈子能有几回这样的浪漫？如此一来，麻烦就变成了一种幸福的体验了。

挑选舒适的准妈妈内裤

准妈妈阴道分泌物增多，所以宜选择透气性好、吸水性强及触感柔和的纯棉质内裤，纯棉材质对皮肤无刺激，不会引发皮疹。如天然彩棉孕妇内衣，由于100%纯天然、100%无染色的绝对安全性，成为许多准妈妈的首选。

现有两种适合准妈妈的内裤，不妨一试：

1.覆盖式内裤：高腰的设计可将整个腹部包裹，具有保护肚脐和保暖的作用。腰部设计的松紧带可自行调整，随怀孕不同阶段的体形，自由伸缩调整。前腹部分多采用弹性材质，可包容逐渐变大的腹部，穿着更舒适。背后包臀设计，避免了怀孕破坏臀部线条。当然，也有中腰及平口裤款式，方便搭配服装。

2.产妇专用生理裤：采用舒适的柔性棉，并具有高弹性，不紧绷；分固定式和下方可开口的活动

式两种，适用于产前检查和产褥期、生理期等特殊时期。

专家在线

由于胎宝宝的成长及包围子宫的保护性脂肪层加厚，增加了腹腔的体积，所以准妈妈的腹部会随着预产期的临近而快速增大。增大的腹部加重了脊骨和下肢的负担，容易产生腰背痛和脚踝浮肿。到产后不久，子宫会回复至怀孕七个月的大小，但位于下腹部原本用作保护子宫的流动性脂肪仍然存在。因此爱美的准妈妈要尽早使用孕妇专用的内裤，为产后身材的恢复做好准备。

孕中期的性生活要适度

孕中期妊娠反应基本消失，一般没有太多的不舒服，准妈妈的心情转为平和，精神放松，性欲比孕早期高些。妊娠三个月以后，胎盘逐渐形成，胎盘和羊水可缓冲外界的刺激，使胎宝宝得到有效的保护。因此，孕中期可适度地进行性生活，这也有益于夫妻恩爱和胎宝宝的健康发育。国内外的研究表明：夫妻在孕期恩爱与共，生下来的孩子反应敏捷，语言发育早而且身体健康。

孕中期的性生活以每周1～2次为宜。如果性生活频繁、动作粗暴，可能会引起子宫收缩，胎膜早破，羊水流出，宫内感染。亲热时不要以任何方式刺激乳头，否则容易引起子宫收缩，准爸爸和准妈妈都要注意。孕中期性生活的体位以采取前坐位、侧卧位、后背位为好。

应该注意的是，性生活前准爸爸须清除包皮垢。在人体各组织器官中，新陈代谢最活跃的要

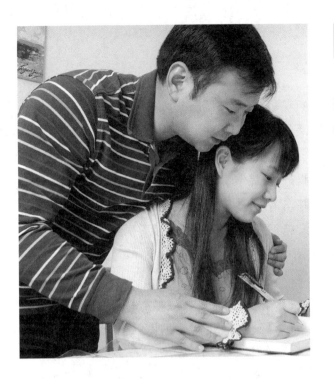

数皮肤。男性的包皮也不例外。包皮垢奇臭，个别长期积存的包皮垢会变成坚硬的块状物，让人误认为是长了"小瘤子"。生物实验证明：这种陈旧性的包皮垢是一种极强的致癌物质。妊娠期阴道内的化学变化非常有利于细菌的生长和繁殖。因此，在孕早期一段时间的禁欲之后，在恢复性生活时，准爸爸务必将包皮垢及龟头冲洗干净，以避免妻子的阴道遭受病原微生物的侵袭，从而诱发宫内感染。因为，宫内感染是危及胎宝宝生命的重要诱因。

好孕叮咛

怀孕期的性生活应该建立在情绪胎教的基础上。舒心的性生活是充分地将爱心和性欲融为一体的。白天，夫妻之间的亲吻与抚摸，会让爱的暖流温暖彼此的心田，对于夜间的夫妻之爱大有益处。反过来，夜间体贴的性生活又促进夫妻白天的恩爱，使准妈妈的心情愉快，情绪饱满。

享受性爱代偿的快乐

孕中期，准爸妈是可以享受性爱的，如果有特殊情况不允许同房，也别丧气，可以通过其他方法来达到彼此的性需求。

身怀六甲的准妈妈有时候并不需要真正的性生活，而更渴望获得准爸爸热情的拥抱、亲吻与亲密的爱抚而已。准爸爸要了解准妈妈这一心理，多想办法抚慰准妈妈的心灵，也能使彼此的感情甜甜蜜蜜。

准妈妈也要温柔地替准爸爸着想，可以手及其他替代方式给准爸爸进行抚慰，安抚准爸爸的性焦虑。但要注意手部卫生。

好孕叮咛

寻找同房替代方案需要准爸爸和准妈妈相互沟通，这样才能找到适合自己的方式。准爸爸要充分理解准妈妈的难处，以体谅的心情来替代孕期性匮乏的不良情绪。

孕期性生活的安全姿势

以下是孕期进行性生活的安全姿势，可供准爸妈参考：

女上男下式：孕中期性生活选择此姿势比较理想。这种姿势由准妈妈来"掌控局面"，准妈妈可以按照自己舒服的方式来进行甜蜜的性生活。

男上女下式：准爸爸在上面，要注意用双手支撑，以免对准妈妈的腹部造成压迫，这种姿势可一直运用到腹部隆起过大为止。

侧卧式：男女面对面侧卧，同时准妈妈的双脚搭在准爸爸的双腿之上。这样既避免准妈妈腹部受压迫，还不影响爱抚。

坐入式：适合腹部不太大的时期。做爱时准妈妈面对面坐在准爸爸双腿之上。由于此姿势准爸爸的阴茎插入较深，双方快感明显。当腹部变大时，准妈妈可转过身体用坐姿后入式。

后入式：准妈妈四肢俯卧，准爸爸可以采取跪姿后入式。此姿势不仅不会压迫腹部，而且不影响爱抚。

孕中期可安排适当出游

怀孕4～6个月之间是准妈妈旅游的最好时机。身体健康，怀孕后又没有特殊不良反应的准妈妈可以安排轻松的旅游行程。如果孕早期有出血、感冒、晕车、属高危妊娠或上一胎曾早产的准妈妈，最好事先询问妇产科医师的意见。

孕期出游除了要有亲人陪同，还要将方方面面都考虑周全：

1 出行准备工作

先取得医生的同意和指导，再找住宿旅馆、了解路况、确认气候，查询当地几家较大型医院的电话及地址。

2 行程规划

尽量选择车程不要太远、交通方便、就近就能找到医疗单位的风景区。到医疗水准好，飞行时间不超过5个小时的国家观光，日本、韩国、新加坡等地较为合适。

3 选择旅馆

选择舒适、干净的旅馆，晚上回到旅馆后将腿部用棉被略为垫高，或用温热的水泡泡脚，消除腿部疲劳。

4 交通

如果是家人自行开车，每隔一段时间最好停下来，让准妈妈下车走一走，活动一下筋骨，上一趟洗手间。如果是搭乘商用客机，在平稳的情况下站起来伸伸腰、活动活动腿脚。

5 景区游玩

不去需长时间爬坡、走阶梯或过于热闹拥挤的观光点。不要跟行程太过紧凑或有较刺激水上活动的旅行团。观光时不要逞强，也不要非看到某些景点不可，如果觉得不舒服，就要尽快休息或调整行程。不要贸然乘坐景区的摩托车、快艇或骑脚踏车，宁可少玩一点，但求安全第一。危险的游乐设施不要轻易尝试。提前找好厕所，有尿意时及时解尿。

6 要携带的物件

◆宽松舒适的衣裤、鞋袜；

◆一个自己用得最舒服的枕头或软垫；

◆一件薄长袖上衣，可防晒，也可以防止进入冷气室时因温差太大而造成不适；

◆出国旅行要请医生开一张英文病历；

◆携带《孕妇手册》；

◆带上医生许可服用的抗腹泻药、肠胃药、止吐药和蚊虫咬伤药膏；

◆医生的联系方式。

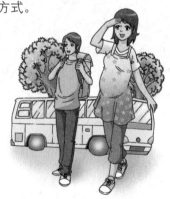

好孕叮咛

怀孕32周以后是不允许登机的，32周前登机需要出示县级以上医院开的证明，准妈妈最好带着《孕妇手册》。旅行时最好自带开水，不吃沙拉、生鱼片等生食；不吃从来没尝试过的特殊食物，以免因肠胃不适而引发问题。

陈宝英孕产育儿全书

孕中期 不适与意外护理

随着准妈妈腹部的增大，各种不适和意外可能会渐渐多起来，孕中期承前启后，做好孕期的每一件事，是准爸妈应该努力做到的。

腹部抽痛怎么办

孕中期，准妈妈有时会感到下腹两侧有疼痛感，而且经常一边痛或是两边轮流痛，最常发生的情况就是早晚上下床时，更是感到一阵抽痛。这是由于子宫韧带受到拉扯引起的抽痛，不会对怀孕造成危害，不用太担心。

准妈妈要懂得分辨正常的腹部抽痛和异常情况。若是感觉到下腹部开始规则的收缩痛，同时合并有下腹部紧绷的感觉时，就要怀疑这样的症状是否是因为子宫收缩而引起的，因为这很有可能会发生早产的情形。遇到这种情况必须尽快就医，因为越早找到早产的原因，就能越早进行安胎。大部分情形只要早点发现都能够顺利安胎，但是如果延误了就医时间，等到子宫颈口已经开了二指（约4厘米）以上，到时候想安胎就非常困难了。

为什么老觉得胃部有灼热感

人体的食管末端有一个瓣膜，叫食管底部括约肌。正常情况下，食物进入胃后它就关闭起来。而当瓣膜软弱无力关闭不全时，便可导致胃酸返流，引起食道灼热，也就是平常所说的胃灼热现象。随着子宫的增大，特别是怀孕六个月之后，会将胃部顶向横膈膜，从而挤压胃部引起胃酸倒流。准妈妈治疗胃灼热，首先应减少胃部食物返流到食管的次数以及停留的时间。

1.少食多餐，使胃部不要过度膨胀。

2.睡前2小时不要进食，饭后半小时至1小时内避免卧床。

3.睡觉时用枕头垫高头部15厘米，以防止发生逆流。

4.传统胃制剂可在饭后30分钟服用，以中和胃酸。

在膳食上，还需避免一些容易引起胃酸倒流的食物：柑橘类、咖啡和汽水、酒精、油腻高脂的食物、巧克力等。但是，如果准妈妈不希望错过一些食物中的叶酸和营养素，例如，橙汁等，就应寻求方法让胃部能够尽快地适应并且处理这些食物。比如不要在饭后进食橙子、柚子和番茄等，在吃这些食物时可以夹着三明治一起吃，也可以尝试在早上吃完麦片之后喝一杯酸性较小的鲜橙汁。

专家在线

早晨喝粥可以缓解胃酸过多的不适。另外，巧克力不是不能吃，但要尽量少吃，无论是巧克力酱汁还是巧克力块，在空腹时一定不能进食。富含胡萝卜素的蔬菜，及富含维生素C的水果都不会引起胃灼热，如胡萝卜、甘蓝、红椒、青椒、猕猴桃等，全谷类和水产品如牡蛎也行。

缓解腰痛和背痛的方法

准妈妈当中有50%～70%会出现腰酸背痛的症状。孕中期和孕晚期腰酸背痛的原因大多是因为腹部逐渐向前突出，身体的重心向后移。为了保持平衡，准妈妈上身不自觉地后仰，脊柱过度前凸，结果背部肌肉持续紧张疲劳，造成腰酸背痛的现象。那么有什么缓解的方法呢？

● 随时随地保持一个良好的姿势

走路时应双眼平视前方，脊柱挺直，并且身体重心要放在脚跟上，让脚跟至脚尖逐步落地。一定要走得慢一点，以防摔倒。

● 坐姿、睡姿需调整

有时躺着或坐着休息片刻能缓解腰痛。但是，如果采用的睡姿或坐姿不恰当，不仅无法迅速缓解疼痛，反而将加重疼痛的程度。起床时，最好不要由平躺位直接抬起上身，而应该先侧身，用手帮助支起上身。

● 适当地"偷懒"

一向勤快的准妈妈这时也要学会"偷懒"，可别累坏了腹中的胎宝宝！要注意适当地休息，让自己身体轻松、减少疲劳。更不能多干粗重的活，以免不小心闪到腰。

● 勤换姿势

长期坐着或站着对身体都没好处。即使有没完成的事，也要适当换一下姿势，不然，时间久了会引起腰痛。每隔四五十分钟就要尽量换一下姿势，停下来休息几分钟，放松一下筋骨，做一做踢腿、伸腰、伸臂等动作，但动作幅度不要过大或太激烈。

● 补充营养

钙、维生素和铁等一旦缺乏就很容易引起腰痛，要以食补为主。

相信经过一段时间的调整以后，你腰酸背痛

的不适感就会减轻很多。其实，防止孕期腰酸背痛的方法很简单，只需平时生活中多些细心，多注意技巧。

好孕叮咛

如果准妈妈腰痛得厉害，可不要硬撑着，赶快看医生，在孕期什么症状都大意不得。

如何缓解静脉曲张

因为肚子变大造成对骨盆的压力，阻碍下肢静脉回流，加之进入孕中期后，准妈妈体内血量增加，活动减少，使得静脉壁变薄，易扩张，下肢浅静脉变化最为明显，使得准妈妈成为下肢静脉曲张的高发对象。孕期的下肢静脉曲张多以踝部和小腿部浅静脉曲张为主，且曲张程度较轻。主要表现为小腿及踝部浅静脉扩张、蜿蜒、迂曲，一般不会出现肢体肿胀及皮肤营养性变化，分娩后自然会缓解或消失。

治疗静脉曲张主要在于适量增加活动。如果不是工作上需要久站，准妈妈平时最好不要站太久，坐下来时也切记不要盘腿而坐，这些都会让血液循环不畅，静脉曲张的状况更严重。

要防止静脉曲张也要有效地控制体重，胖得太快，静脉曲张的出现速度也快。常需久站的准妈妈，最好准备合身的医用弹力袜，人为改善下肢血液循环，使下肢水肿减轻。穿弹力袜要在起床前抬高双腿穿上，使血液没有机会聚积在静脉内；脱袜子时应抬高双腿至少10分钟。平时站得太久最好要动动双脚，并找机会将腿抬高休息。

至于外阴部的静脉曲张，可在睡觉时在臀部下放一个软垫或枕头，以改善不适的状况。

每天晚上洗完澡后，最好花15分钟做些按摩，配合着涂抹妊娠霜，按摩肚皮四周及疲劳的双腿双脚，让血液循环畅通，都可有效防止静脉曲张的出现。

专家在线

选择合适的医用弹力袜，即穿上后感觉踝部压力最大，小腿次之，膝以上最小，并且不影响膝关节活动，坐下或下蹲时不会起褶，舒适贴身。按病变部位不同，选择袜子的长短也不同。小腿及踝部的病变应选择膝长型的袜子；大腿静脉曲张者用更长些的长腿型弹力袜。孕中期应选择低压弹力袜预防静脉曲张，不宜用高压型弹力袜。

腿脚容易浮肿怎么办

孕期腿脚浮肿一般情况下不是严重的症状，是属于生理性的水肿。但是出现水肿以后要严密监测血压和尿蛋白，如果没有进一步异常的话才真正属于生理性问题。

进入孕中期后的准妈妈由于体液增多，出现相对性生理性贫血，容易引起肢端缺血缺氧，更加重了腿脚浮肿的症状。平时可服用补血类食物或孕妇补血用品，以改善贫血情况，对缓解四肢浮肿也有帮助。

此外，要为自己选两双柔软舒适的低跟鞋（鞋跟为1~2厘米最舒服），几双宽松的袜子，避免将脚踝紧紧箍住。饮食上，拒绝高盐、太辛辣和腌制的食品，适当吃一些利尿的食物，如西瓜、不加糖的红豆汤等；多喝水会将体内的废物及时排出，防止水分在体内积滞。

上班时尽可能让脚多休息，可在办公桌下放一

个空纸箱，垫上两本厚厚的书，长时间进行电脑操作时，可以将脚搁置其上；在家里，坐在沙发上时可将脚放到椅子上；晚上睡觉时尽可能左侧卧，同时用枕头垫高小腿。

腿脚部按摩也是必不可少的功课。每天沐浴后请准爸爸为你做做腿脚部的按摩，那种感觉既放松又惬意，能大大缓解疲劳感；用温水泡脚的感觉也很棒。

准爸爸课堂

如果腿脚浮肿的同时还伴有手指头关节疼痛就有可能缺钙，这时的准爸爸要为准妈妈准备一些含钙丰富的骨头汤、牛奶等食物，此外，如果补钙，提醒准妈妈在医生的指导下进行。

晨起、睡眠腿抽筋要补钙

腿抽筋是准妈妈在孕中期最烦恼的问题。这是因为孕中期胎宝宝的牙齿和骨骼快速生长和钙化，需要大量的钙，当准妈妈膳食中钙摄入量不足时，胎宝宝就会从母体摄取所需的钙，以满足自身的需要，从而引起母体缺钙，血钙降低，由此，就会发生夜里睡着或者早晨起床时发生下肢痉挛的症状。

中国人的膳食结构和饮食习惯容易导致钙摄入量不足。为了避免出现腿抽筋的症状，制定周全的补钙计划，同时辅之以按摩等物理方法，准妈妈在整个孕中期就不必再吃腿抽筋的苦头。

1.饮食补钙：这是最重要的补钙原则。每天喝1杯孕妇奶粉（约50克）或2小杯酸奶（250毫升），以及1瓶无糖豆浆（约500毫升）。此外，多吃虾皮、芝麻、海带、动物肝脏等食物。

2.钙片：每天服用1～2片钙片，前提是要遵医嘱。

3.腿部按摩：每天按摩腿脚部5～10分钟，可以促进血液循环，舒缓肌肉紧张，减轻疲劳。

4.晒太阳：不管如何补钙，到室外晒太阳绝对不容忽视。维生素D可以促进人体对钙的吸收，有利于骨骼的生长和钙化。但我们从食物中摄取的维生素D非常有限，而日光中的紫外线是一种具有高能量的电磁辐射，能促成身体内维生素D的合成。此外，应该到室外晒太阳，因为即使普通玻璃也能阻隔大部分紫外线，在室内晒太阳基本上只能达到取暖的作用。即使是在寒冷的冬日，只要天气晴朗，准妈妈都要坚持到室外晒太阳，每周至少晒1～2个小时。外出晒太阳时，衣服尽量穿多一点，不戴帽子或手套，以便更好地接受日光的爱抚。

好孕叮咛

骨头汤是饮食补钙的最佳方法。如果将熬好的骨头浓汤蒸鸡蛋羹，既可以避免单纯喝排骨汤产生的油腻感，又保证了丰富钙质的摄取，是高效又营养的吃法。不过需要将排骨汤表面的浮油去除，以减少脂肪的摄入。

韧带松弛怎么办

到了孕中期，除了腹部增大外，作为身体适应顺利分娩的一个重要组成部分，髋部也在变宽。松弛素和孕激素使准妈妈关节松弛，利于骨盆更容易分开。全身也受到影响，使人感到比以前更柔韧，平衡功能受到影响，常常感觉拳握不紧。这是不可避免的正常孕期变化，唯有适当锻炼才能改变肌肉的张力。

好孕叮咛

要比平时更小心，易碎物品如果掉在地上，应该慢些捡拾或者让家人帮忙，以免打碎的器皿划伤自己。

痔疮来了怎么办

痔疮的形成与静脉曲张类似，都是因为渐渐增大的子宫阻碍了肛门附近的血液循环，使得静脉肿胀而形成。伴随着瘙痒、疼痛，有时还会轻微出血，让准妈妈对上厕所心怀恐惧。

预防痔疮最好的方法就是要养成定时排便的习惯，防止便秘。而预防便秘最好的方法就是多喝水、多吃富含纤维质的食物。在孕早期，很多准妈妈都出现过轻微便秘的情况，由于治疗不得当或护理不到位，孕中期由便秘发展成痔疮，又多了一个难言之苦。面对恼人的痔疮，准妈妈只要每天晚上适当吃些新鲜的水果蔬菜，保持心情开朗愉快，就能够使自己每天都顺利排便，从而改善便秘的状况。

好孕叮咛

切不可滥用泻药对付便秘。吃水果时，有些水果含糖分高，对于控制体重稍有影响，体重超标的准妈妈在选择水果上要以低糖分、高纤维为主，如苹果、柳橙、桃子、番石榴、葡萄柚等，对于甜度高的水果，如香蕉、菠萝、西瓜、葡萄等，用眼睛"吃"就好了。

陈宝英孕产育儿全书

孕期眼睛干涩选购眼药水有讲究

怀孕期间，胎盘激素会使准妈妈的眼角膜干燥和敏感，从而使眼睛有异物感和比平时敏感，充血或产生较多的黏性分泌物。泪液的减少，尤其在孕期还戴隐形眼镜的话，更会觉得干涩不适。

感到眼睛干涩时，可使用眼药水来舒润眼球，缓解症状。但在选购眼药水时要谨慎，不要选择含氯霉素、四环素的眼药水。可以在医生的指导下选择红霉素类眼药水，这类眼药水相对比较安全。

如果准妈妈之前误用了含氯霉素、四环素或者其他不明眼药水，也不要惊慌，马上停止使用并联系医生，在医生指导下采取补救措施。

除了使用眼药水缓解眼睛的干涩，平时做好爱眼措施也是很重要的：

❶ 减少用眼时间，如阅读、看电视及用电脑时，中间休息一会，多看远方。

❷ 经常洗手，不要用手揉眼睛，减少眼角膜刮伤及感染。

❸ 加强防晒，因为阳光不仅会加速孕斑的产生，也会伤害眼球，出门时不妨戴太阳镜。

❹ 尽量不要熬夜、日夜颠倒。

❺ 室内开了空调时，放一杯水在身边，以避免室内过于干燥。

❻ 不要在干热的室外待太久。

❼ 减少吹风机的使用。

❽ 禁止吸烟，可以减轻干眼症的不适感。

❾ 热敷眼睛，每天3～4次，每次5～10分钟，注意眼睑边缘的清洁。

准爸爸课堂

准爸爸为准妈妈上眼药水时，要压住鼻泪管，防止药水流入鼻腔被吸收。

怎样预防胎宝宝患佝偻病

人们往往只知道有婴儿佝偻病，却不知道当小宝宝还在娘胎时，就有可能发生佝偻病，医学上称之为先天性佝偻病。据国内医学报道，某些地区先天性佝偻病的发病率高达50%以上。可见，预防佝偻病应从胎宝宝期做起。

为什么胎宝宝也会患佝偻病呢？这得从胎宝宝骨骼的发育谈起。胎宝宝在8～10周时，长骨骨干开始骨化，这种骨化的进行，有赖于母体对钙、磷和维生素D的摄取。尤其是在妊娠后半期，胎宝宝生长发育将更加迅速，维生素D和钙的需要量也相对增加。如果此时准妈妈母体内维生素D和钙量不足，就可能影响胎宝宝的骨骼发育而发生先天性佝偻病。

另外，在怀孕期间准妈妈户外活动少，阳光照射不足、营养不良以及妊娠后期常有腰酸、腿痛、手脚发麻和抽搐等低钙症状时，胎宝宝也易患先天性佝偻病。小宝宝出生后不久即会出现佝偻病的症状：出生后2～3个月内前囟门特大、前后囟门通连、胸部左右两侧失去正常的弧形而成平坦面，甚至发生低钙抽搐。

专家在线

先天性佝偻病是完全可以预防的，关键在于准妈妈在孕期要多进行户外活动、晒太阳，饮食上多吃富含钙的食物，必要时服用维生素D制剂，尤其是在孕期有手脚发麻、抽筋等低钙症状者，更应注意补充维生素和钙粉等。一般来说，从妊娠第28周起每天服维生素D，如鱼肝油及其制剂和钙粉，直至小宝宝娩出，可以有效地预防小宝宝先天性佝偻病的发生。

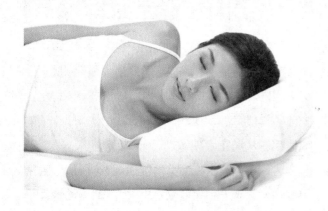

由于妊娠高血压综合征的病因不明，尚不能做到完全预防其发病，准妈妈们应在预防上更加积极：

❶ 做好产前检查以及孕期保健工作。

❷ 从怀孕20周开始，每天补充钙剂2克，可降低妊娠高血压综合征的发生。

❸ 注意营养与休息，减少脂肪和盐的摄入量，增加富含蛋白质、维生素、铁、钙和其他微量元素的食品。

避免发生妊娠高血压综合征

妊娠高血压综合征的易患人群有：

🍃 年龄过小或者高龄的初产准妈妈。

🍃 体形矮胖的准妈妈。

🍃 妊娠20周以后，尤其在妊娠32周以后最容易发病。

🍃 营养不良，特别是伴有严重贫血的准妈妈。

🍃 冬季与初春寒冷季节和气压升高的条件下，易于发病。

🍃 双胎、羊水过多及有葡萄胎的准妈妈，发病率也较高。

🍃 患有原发性高血压、慢性肾炎、糖尿病合并妊娠的准妈妈，其发病率较高，病情可能更为复杂。

🍃 有家族史，如准妈妈的母亲有妊高征病史者，准妈妈发病的可能性较高。

妊娠高血压综合征是妊娠期特有的症候群。发生在怀孕20周以后，临床表现为高血压、蛋白尿、水肿，严重者有头疼、头晕、眼花等自觉症状，甚至出现抽搐、昏迷以及母婴死亡。根据临床症状可分为轻度、中度、重度3型。

好孕叮咛

坚持进行产前检查，做好孕期保健工作。孕早期（孕3月）需测量一次血压，以便了解基础血压，以后定期检查，即于妊娠16、20、24、28、32、36、37、38、39、40周检查，如出现头昏、下肢浮肿等随时到医院就诊。

如何安排妊娠高血压综合征准妈妈的饮食

针对妊娠高血压综合征的防治，除要加强产前检查，还要在饮食调理上下工夫。防治妊娠高血压综合征的基本饮食原则：

保证钙的摄入量：保证每天喝牛奶，或吃大豆及其制品和海产品，到了孕晚期时及时补充钙剂。

增加膳食蛋白质的摄入：禽类、鱼类蛋白质可调节或降低血压，大豆中蛋白质可保护心血管。因此，多吃禽类、鱼类和大豆类可改善孕期血压。但肾功能异常的准妈妈必须控制蛋白质摄入量，避免增加肾脏负担。

限制饱和脂肪酸的摄入：每日摄入脂类总量

陈宝英孕产育儿全书

需控制在60克以下，特别要限制饱和脂肪酸和胆固醇的摄入，动物性脂肪与植物性脂肪应保持1或小于1的比值。在脂类的摄入上，以菜油、豆油、玉米油、花生油等植物油为主，另外，鱼油也有改善血管壁脂质沉积作用，对防治妊娠高血压综合征有益。

热能摄入要控制：控制体重正常增长，特别是孕前超重的准妈妈，尽量少吃或不吃糖果、点心、甜饮料、油炸食品及高脂食品。

多吃蔬菜和水果：保证每天摄入蔬菜和水果500克以上，但要注意蔬菜和水果种类的搭配。

食盐摄取要适度：每天吃盐不宜超过2～4克，酱油不宜超过10毫升；不宜吃咸食，如腌肉、腌菜、腌蛋、腌鱼、火腿和榨菜、酱菜等，更不宜吃用碱或苏打制作的食物。

好孕叮咛

多吃鱼、谷类和新鲜蔬菜，食物钙的摄入在妊娠高血压综合征的防治中具有不可低估的意义。但有的鱼被污染了，除了仔细选购外，准妈妈如果在吃鱼时感觉有泥腥味或者煤油味等异味，要停止进食。

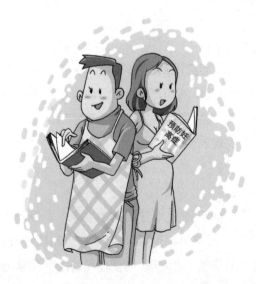

妊娠糖尿病危害多

妊娠糖尿病是专指在妊娠期间才得的糖尿病。原本并没有糖尿病的准妈妈，在怀孕期间发生葡萄糖耐受性异常时，就称为"妊娠糖尿病"。妊娠糖尿病的典型症状为多食、多饮、多尿，体重不增（或者与孕周应该增加的体重严重不符）；特别容易疲乏，总是感到劳累；也有的以霉菌性阴道炎为先期症状；时有头痛发生。妊娠糖尿病多发生于妊娠中、晚期。

妊娠糖尿病对母体和胎宝宝均有不同程度的影响。

对准妈妈的影响

❶ 易发生妊娠高血压综合征。据统计，25%的妊娠"糖妈妈"可发生妊娠高血压综合征，约5倍于无糖尿病者。

❷ 羊水过多。羊水中含糖过高，刺激羊膜分泌增加，因而引起羊水过多。

❸ 并发感染。易发生肾盂肾炎、肺结核，并使已控制的感染易复发。

对胎宝宝的影响

有关医学报道指出，妊娠糖尿病会使胎宝宝死亡率达16.7%，为同期胎宝宝死亡率的6倍。妊娠糖尿病对胎宝宝的影响表现为：

❶ 畸形儿与先天性发育不全的发生率高。

❷ 有40%的胎宝宝体重超过4 000克，当自然分娩无法进行时，只能采取剖宫产。巨大儿在出生后也难以存活。

❸ 新生儿死亡率高。新生儿死亡率高多因发育异常、窒息、产程延长及血糖过低引起。由于母体血糖过高促使胎宝宝分泌大量胰岛素，但分娩后，母体血糖就不会再影响宝宝了，可新生儿仍然惯性地分泌大量胰岛素，发生新生儿低血糖。肺

部发育受到影响，胎宝宝肺泡表面活性物质不足，易发生新生儿呼吸窘迫综合征。

④ 流产、早产、死产的发生率高。酮中毒是流产的主要原因；早产与羊水过多有关；死产的主要原因是妊娠高血压综合征，特别是伴有明显高血压者。

专家在线

妊娠前已患糖尿病者不属于妊娠糖尿病，而是糖尿病合并妊娠。因为怀孕会使糖尿病的病情加重，容易导致妊娠高血压综合征，严重的还会发生胎死宫内的情况。如果孕前已经是糖尿病患者的准妈妈，应该经常去产科和内分泌科随访，确保母子平安度过孕期。

"糖妈妈"的饮食原则

现代饮食疗法的目的是以维持准妈妈正常体重与胎宝宝发育需要为原则。准妈妈应合理安排饮食，控制好孕期体重的合理增长。避免高糖食品，少食多餐。多食蔬菜和富含纤维素食品，注意维生素、铁、钙补充。水果的补充最好在两餐之间，每日最多不能超过200克，并且在选择水果时应尽量选择含糖量低的水果，或以蔬菜代替，如番茄、黄瓜等，千万不要无限量地吃西瓜等高糖分水果。

准妈妈每日热量应掌握在30卡/千克，糖占总热量的35%～45%，蛋白质占25%，脂肪不超过总热量的25%～35%。热量平均分配至三餐及点心中。

好孕叮咛

随着夏季各种水果的大量上市，准妈妈更要当心患上妊娠糖尿病，因为造成妊娠糖尿病高发的原因主要与准妈妈过多摄入高糖分的水果有关。

孕中期 运动规划

孕中期运动要"轻"

进入第4个孕月，准妈妈在早孕反应挥手告别之际，跨进了怀孕的黄金时段——孕中期（第4～7孕月）。时值心情最爽，体感最佳，已"孕味"十足的准妈妈，应抓住这"大有作为"的时期，积极、科学、全面地行动起来。

在这个阶段，腹中的小生命已处于稳定的生存状态。如果说生命在于运动，那么，孕育生命也离不开运动。因而准妈妈决不可忽视的一项重要内容，便是运动。然而，孕期的运动是不可随心所欲和掉以轻心的，它始终围绕着"适度"和"选择"，包含着保健和责任。

适合的"轻"运动：乒乓球、健身球、游泳、慢舞。

孕中期可适度地进行体育锻炼，乒乓球、球操、游泳、跳慢舞都是可行的"轻"运动项目。打乒乓球是可温可火的运动，即便你平时是乒乓猛将，

陈宝英孕产育儿全书

此时也要平和地对打，不要猛抽猛扣。游泳在国外已经成为准妈妈们普遍参加的一项活动。孕期游泳能增强心肺功能，而且水的浮力大，可以减轻关节的负荷，在消除浮肿、缓解静脉曲张的同时，不易扭伤肌肉和关节。

要注意的事项是：

1.运动之前要喝500毫升的果汁或矿泉水，或吃一点零食。

2.运动场所一定要通风，温度适当。

3.着装要透气、宽松、舒适，冷暖适宜。

4.运动时要"悠着点儿"，别让胎宝宝感到摇摇晃晃。

好孕叮咛

一定要根据自己的情况做运动。孕中期的体重增加，准妈妈还未完全适应身体失衡的情况，这个时候切记不要做爬山、登高、蹦跳之类的平衡运动，以免发生意外。

每天坚持做孕妇体操

孕妇体操主要是为了增强准妈妈背部、腹部及骨盆肌肉的张力，使之更有力地支托逐月长大的子宫，保护胎宝宝的成长，并维持身体的平衡。

1.盘腿运动

动作要领：盘坐时双手平放在膝盖上，利用双臂力量帮助双腿上下运动，宛如蝴蝶振翅，10次。

这种运动可以增加小腿肌肉的张力，伸展骨盆底肌肉群，有助于胎宝宝顺利通过产道。怀孕3个月后开始做，每天至少1次，每次做5遍。

2.足部运动

动作要领：用脚趾夹小石头、小玩具或左右摆动双脚。

怀孕时因体重增加，往往使腿部和足弓处受到很大的压力，因此，应该随时注意足部的运动，以增强肌肉力量，维持身体平衡。

3.腰部运动

动作要领：双手扶椅背，重心集中在双手上，慢慢吸气，脚尖立起，抬高身体，腰部挺直，使下腹部靠住椅背，然后慢慢呼气，手臂放松，脚还原。

可减少腰部的酸痛，还可以增强腹肌力量和会阴部肌肉弹力，使分娩顺利。每日早晚各做5～6次。

4.脊椎伸展运动

动作要领：仰卧，双膝弯曲，双手抱住膝关节下缘，下巴向胸口贴近即可，使脊柱、背部及臀部肌肉呈弓形，然后再放松，每天练数次。

这是减轻腰酸背痛的最好方法。怀孕4个月后开始做。

5.竖腿运动

动作要领：仰卧床上，双腿高抬，将双腿靠在墙上。

此姿势可以伸展脊椎骨和臀部肌肉，并促进下肢血液循环。每日数次，每次3～5分钟。妊娠的任何阶段都可以做。

6.产道肌肉收缩运动

动作要领：有节奏地收缩盆底肌肉，姿势不拘，站、坐、卧皆可。

用力收缩盆底肌，保持10秒，然后放松5秒，连续重复此动作20次。使尿道口和肛门处的肌肉向上提，以增强会阴部与阴道肌腱的弹性，有利于避免分娩时大小便失禁，减少生产时的撕裂伤。运动前先排空小便。妊娠的任何阶段皆可练习。

7.大腿肌肉伸展运动

动作要领：仰卧，一腿伸直一腿稍屈，伸直的腿利用脚趾的收缩紧缩大腿、臀部和肛门的肌肉，然后放松，然后换另一条腿。两腿交替练习。

利用大腿部肌肉的收缩，可减轻小腿和脚的疲劳、麻痹和抽筋。每日反复10次。

准妈妈怎样进行慢跑运动

进行慢跑是锻炼心脏和身体最快速、最有效的方式。而且，准妈妈可以根据自己的时间来安排运动量，如果一天总共只有15分钟的锻炼时间，那就跑15分钟，如果哪天时间允许，可以跑半个小时。

慢跑会给骨盆造成相当的压力，所以准妈妈在开始跑步前，一定要进行骨盆底肌肉练习，不能简单地只做几个准备活动和结束后做一下放松活动。

怀孕期间，准妈妈的身体会产生松弛性激素，关节松弛，从而更容易受伤。慢跑时，由于怀孕使身体重心发生变化，肚子越来越大，很容易滑倒或摔跤。准妈妈进行慢跑运动时，为安全起见，要选择平坦的人行道进行运动。万一真的失去平衡，要尽量以正确的方式摔倒——侧面或以手和膝盖着地，而不是直接肚子着地。

好孕叮咛

考虑到跑步会对膝盖造成一定压力，如果怀孕之前从来没有运动过，就不要勉强自己进行慢跑运动，可以坚持散步或其他对于准妈妈绝对安全的活动。

孕中期的游泳计划

很多准妈妈喜欢游泳，因为人漂浮在水里时几乎感觉不到任何重力，准妈妈在水中感觉自己的体重一点都没增加，肌肉很舒服，而且不太可能受伤。

一般来说，最佳的游泳时间是在怀孕5～7个月，因为胎宝宝在那个时候着床才开始稳定，各器官生长到位，生理功能开始发挥作用。而孕晚期，为避免羊水早破和感染，那时候准妈妈是禁止游泳运动的。

准妈妈应该选择仰泳，选择自己感觉舒服的划水方式，在水中漂浮、轻轻打水、踩水就可以得到很全面的锻炼，还可以缓解腰痛；另外，游泳时不宜剧烈动作，避免劳累。要慢慢来，热身后逐渐放松，不要强求自己游得太快。只需记住：你想要的只是保持活动，所以要放轻松，更多的健身计划可以留到产后再进行。如果你盆骨前部的耻骨联合处感觉疼痛，那么要避免蛙泳。如果精力允许，准妈妈可以隔天游20分钟以上，以达到最佳效果。早上刚刚起来就游泳可能会缓解晨吐，并且让你在一天的时间里都精力充沛。

好孕叮咛

选择卫生条件良好的游泳训练场地，并且要有专职医务人员在场。一方面，这能起到心理安慰作用，另一方面，如果发生什么意外，专职医务人员会立即就地采取措施。曾有流产、早产、死胎史或患心、肝、肾脏、妊娠高血压征、阴道流血的准妈妈是禁止游泳的。此外，最好先问清楚泳池哪天换水，换水那天再去游。记得带上大浴巾，出水的时候披上，游的时间不能太长，中途及时喝水补充水分；不要天天游，以免过度疲劳。

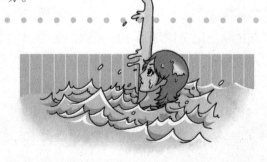

陈宝英孕产育儿全书

准妈妈练瑜伽从孕中期开始

由于早孕反应，在妊娠的第一阶段，准妈妈做任何费力的身体操练常常因不能坚持而最终放弃。孕中期状态逐渐稳定下来后，建议准妈妈从妊娠第4个月开始进行锻炼。

准妈妈练习瑜伽可以刺激控制激素分泌的腺体，增加血液循环，加速血液循环，还能够很好地控制呼吸。同时增强体力和肌肉张力，增强身体的平衡感，提高整个肌肉组织的柔韧度和灵活度。练习瑜伽还可以起到按摩内部器官的作用，有益于改善睡眠，消除失眠，让准妈妈健康舒适，形成积极健康的生活态度。瑜伽还能帮助准妈妈进行自我调控，使身心合而为一。

孕期练习瑜伽要做到

第一，瑜伽静心的练习；

第二，强化腰腹部力量的练习；

第三，强化呼吸力的练习；

第四，培养正确的饮食习惯；

第五，保持精神愉快和生活的安定。

静心练习、强化腰腹部练习和强化呼吸力练习使呼吸深长舒缓，保持精神的安定，加强腹压，增强腰力，有很好的助产作用。如蝴蝶式、蹲式、英雄式、腿旋转式、蹬自行车式、瑜伽放松术、提肛契合法。练习瑜伽时，避免做强度大的动作，应以缓和而从容的心情去做一切动作。

瑜伽并不是使怀孕和分娩更为安全顺利的唯一方式，只是在整个妊娠过程当中帮助准妈妈进行适当锻炼，让分娩过程因平和的心态而变得轻松简单。

好孕叮咛

在整个妊娠过程中，准妈妈都可以练习不同的瑜伽姿势，但必须以个人的需要和舒适度为准，瑜伽的练习要因人而异，必须与自己的身体状况协调。练习时如有不适感，可以改用更适合自己的练习姿势。以坚持散步或其他对于准妈妈绝对安全的活动。

孕中期 胎教时间

随着胎宝宝感官的发育，各种胎教手段都可以实施了，准爸妈一定要抓住胎教的大好时机，为将来的宝宝更聪明而努力。

为胎教辟出一个安静的角落

要做好胎教，就需要有一个安静舒畅的环境。可是，有时候，从播放的电视节目中传来的不够高雅的对话、笑语，或从收音机里传出的震耳响声，都可能直接影响胎宝宝领会准妈妈的声音。在有汽车和摩托车的嘈杂声及人们的吵嚷声干扰的地方，也不可能进行有效的胎教。所以，准爸妈要尽量为敏感的胎宝宝创造一个安静的胎教场所。

可以把家中将来为孩子准备的房间收拾布置好，以作为准妈妈向胎宝宝进行胎教的场所。环境的布置要让准妈妈和未来的宝宝都感到舒适。一般情况下，孩子的房间通常从窗帘、墙壁到桌子、地板都采用鲜艳、活泼、热闹的装饰，但目前为了做好胎教，理想的房间应是朴素和平静的浅色调。可能的话，最好是自然色，因为这样做能使人的注意力不至于分散，有利于胎教的顺利进行。

在这个朴素的环境里，为教学而准备的"闪光卡片"，每一张都必须用鲜艳的色彩绘制，这是为了能聚精会神地凝视卡片上描绘的字样和图形。

好孕叮咛

应避免进入嘈杂的环境中。外出散步进行胎教时，同样也需要一个良好的环境。可以坐在离家不远的公园的长椅上，或者到热闹季节已过的海滨，还可以在播放着莫扎特音乐的安静的茶室，或者选择色调和谐、环境幽雅舒适的饭店大厅，翻开画册……

和胎宝宝一起去感受大自然的美妙

山野风景能够激发人类的想象力，感受到大自然的奇妙壮观之美。准妈妈多到大自然中去饱览多姿多彩的风光，可以促进胎宝宝大脑细胞和神经系统的发育。

自然美景是大自然千百年来造就的结果，奇松怪石、山水瀑布、烂漫鲜花，观赏之下，使人心旷神怡。大自然景物作用于准妈妈的感官，唤起审美心

理和愉悦感，使精神境界得以升华，继而陶冶了情操，非常有益于母儿健康。而且美好的大自然开阔了准妈妈的视野，让准妈妈暂时忘却孕期的忧虑和烦恼，沐浴在大自然赋予的欢乐中，这对准妈妈和胎宝宝都是一种难得的精神享受，也是胎教的一种形式。

好孕叮咛

春花，秋月，夏虫，冬雪，都能给准妈妈带来美妙的感受。大自然的美无处不在，准妈妈只要保持乐观的生活态度，自然会觉得处处都是美。

美学胎教：准妈妈学画画

画画也是准妈妈开展美学胎教的一个方法，在画画时，大脑对色彩的反应更强烈，胎宝宝也能受到良好的刺激。有些准妈妈以前很少画画，不知道该如何下手，其实这没有关系。因为准妈妈在学习的过程中，无论是动手还是动脑，都能惠及腹中的胎宝宝，变成母子两个人一起学。在画画的过程中，准妈妈记得要一边画，一边和胎宝宝说使用了什么颜色。

准爸爸课堂

画画使用的颜料中含有铅，准妈妈每次画完画，准爸爸要记得提醒准妈妈把手洗干净再吃东西。

意念胎教：宝宝是个小天才

意念是胎教的一种重要手段，从某种意义上来说就是想象力。几乎所有的准妈妈都希望自己的

宝宝是非凡的天才,那就尝试着运用想象的力量,将美好的愿望、祝愿传递给胎宝宝。想象能增加准妈妈与胎宝宝的联系,这也是意念力对胎宝宝身心发育的促进作用。准妈妈可以根据天才宝宝的特征来尽情想象:

讲话早

宝宝会迅速掌握大量词汇、发音清晰、喜欢刨根问底并具备非凡的理解力,显示出聪明的潜力。

阅读早

宝宝识字和识图很快,会拿起书本自己阅读。

喜欢数字

宝宝喜欢数日常生活中的一切东西,如楼梯、来往的车辆,能记住电话号码,并且认识书本上的数字,很早就开始数数,甚至能解简单的数学题。

善于解决问题

宝宝能玩比他年长的孩子才能玩的游戏,能自主解决游戏中的困惑,对细节特别感兴趣。

专心致志

宝宝玩拼图游戏的时候非常专心且有耐心,能长时间地关注一件事情,自始至终,有成为天才的趋势。

好孕叮咛

准妈妈如果希望自己的宝宝是个天才的话,可以多找一些介绍天才宝宝的书籍来看,在心里形成具体的天才宝宝形象,这样才能够产生强烈而有效的想象,使意念发挥作用。

给胎宝宝讲述你的期盼

常常听到一些父母抱怨:"我们当初积极胎教,又是唱歌又是听音乐,忙活了半天也没有生出

个神童来。"言语之间对胎教颇感失望。准爸妈一定要知道,胎教就是为宝宝的出生所做的事前准备。虽然它的成效至今尚未得到医学界的百分之百的证实,但是,只要有帮助宝宝健康成长的可能,且不会带来负面影响的方法,相信都是值得准爸妈花点儿工夫去尝试的。

医学权威指出,当胎宝宝还在腹内时,准妈妈就经常对胎宝宝诉说梦想,与准妈妈没有这么做的孩子相比,出生后一年就会有很大的差异。

当胎宝宝还在腹中时,准妈妈可以看一些美丽的图画,同时可以常常对胎宝宝说:"希望你以后成为一个有领导能力的好孩子。"实践证明,以这种方式来进行胎教,生下的孩子真的对交际活动有着浓厚的兴趣,待其长大成人后,有些甚至成为出色的社会活动家。

有位准妈妈知道自己怀孕后,常常对亲人朋友说:"希望我的宝宝将来能有非凡的画画天分。"她持续不断地这样想,结果宝宝出生后,果然显露出非凡的才能,最后真的成了一个画家。

好孕叮咛

胎教不是神话,但是胎宝宝寄托着准爸妈美好的愿望,准爸妈有理由把最最美好的愿望一天天地念叨给他们,一旦实现的那一天,将会带来无限的惊喜。

对话胎教:多和胎宝宝聊聊天

凡是进行过对话胎教的宝宝,出生后情绪稳定,视听能力强,格外易哄、易逗笑。从孕7月开始,当听到外界声响时,胎宝宝会有所反应并出现胎动,这便是一种学习的表现。所以,从怀孕后7个

月开始至胎宝宝出生之前的这段时期，是准妈妈进行对话胎教的黄金时间。

在怀孕5~6个月时，就给胎宝宝起一个小名，时刻牢记胎宝宝的存在，可以经常喊胎宝宝的名字，并和他说话。

早晨起床后，准妈妈可以轻拍腹部对胎宝宝说："宝宝，咱们起床了，和妈妈一起散步去！""宝宝晚上睡得好吗？""宝宝梦见什么了，总踢妈妈的肚子。"早晨可以一边洗脸、吃早餐，一边向胎宝宝介绍屋内物品的气味等；做晚餐时，一边淘米、洗菜，一边向胎宝宝介绍蔬菜的形状、颜色、味道等。

准爸爸通过动作和声音，与准妈妈腹中的胎宝宝说话，是一项十分必要的胎教措施。下班回家可以说："亲爱的，我回来了。宝宝，爸爸回来了。"亲吻准妈妈，抚摸宝宝。每天晚上睡觉前，把手放在准妈妈的腹部，跟胎宝宝说上几句话。常说的话可以是："你今天又长了这么多，我是你爸爸哟。""爸爸妈妈都好爱你。"通过准爸爸抚摸准妈妈的腹部，产生良性刺激，这既是准妈妈的一种精神与肌体享受，胎宝宝也从中受益不少，尤其是对于情绪和精神紧张的准妈妈来说，这是一剂良好的安慰剂。准爸爸在与胎宝宝搭话时要善于揣测准妈妈的心理活动，仔细琢磨一下准妈妈需要听什么话。要通过准妈妈良好的心理感受来产生积极的胎教效应。

与胎宝宝的谈话，不一定拘于某种形式，其内容宜丰富一些，诸如问候胎宝宝、安慰或批评胎宝宝、讲故事、朗诵儿歌和诗歌等都可以。当然，也可以对胎宝宝讲准爸妈相爱的历程或者对宝宝的期望等，带着爱去与胎宝宝对话。

和胎宝宝交谈的内容应简单，并需反复重复；语调连贯、节律不紧不慢、口齿清晰。

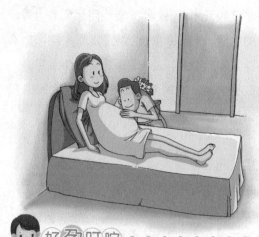

好孕叮咛

准妈妈尽量要以愉快、温和的语气与胎宝宝及周围的人说话，避免用悲伤、低沉的语气。多做一些开心的事情，比如看些设计精美的宝宝美食书籍，为日后宝宝的膳食做好准备；和周围的准妈妈交流谈心，做好即将为人母的准备等。无论如何，选择令自己开心的事情是最重要的。

时不时地摸摸腹中的胎宝宝

准妈妈们大都喜欢给胎宝宝进行胎教，听听音乐，看看画展，轻声细语地给他讲故事……其实，还有一个办法能促进胎宝宝发育，那就是帮助胎宝宝在妈妈肚子里"做运动"。

准妈妈抚摸腹部的动作，也能影响到胎宝宝，让他在肚子里"做运动"。具体方法是：

1.在抚摸的基础上进行轻轻的触压拍打

怀孕4个月以后，准妈妈平躺在床上，放松腹部，先用手在腹部逆时针方向来回抚摸，并用手指轻柔地按下再抬起，然后轻轻地做一些按压和拍打的动作，给胎宝宝以触觉的刺激。刚开始时，胎宝宝可能不会做出反应，准妈妈要有规律地坚持下去。几个星期后，胎宝宝就会用轻轻蠕动身体或手脚转动等来做回应。如果感觉到胎宝宝用力挣扎或蹬腿，表明他不喜欢，应立即停止，等到他习惯了准妈妈的手法，再继续。

2.推动散步法

怀孕到六七个月时，准妈妈已能分辨出胎宝宝的头和脊背，这时可以轻轻推着胎宝宝在子宫中"散步"。胎宝宝如果"不高兴"，会用力顿足，或者"撒娇"地将身体来回扭动，这就需要准妈妈用爱抚的动作来安慰他，一般过一会儿，胎宝宝也会以轻轻蠕动来回应妈妈的关心。如果能够和着轻快的乐曲同胎宝宝交谈，与胎宝宝"玩耍"，效果会更好。

需要注意的是，抚摸胎宝宝应该定时，比较理想的时间是在傍晚胎动频繁时，也可以在夜晚10点左右。不可太晚，以免胎宝宝兴奋起来，手舞足蹈，使准妈妈久久不能入睡。每次抚摸的时间也不可过长，5～10分钟为宜。有早期宫缩者不宜采用这种办法。

专家在线 怀孕8个月前，抚摸肚皮的方向最好固定为从左到右和从上到下，8个月后需改成从下到上，否则胎宝宝会随着准爸妈的手势来回翻动，造成脐带绕颈的危险。

开始做光照胎教

从妊娠第4个月起，胎宝宝对光线已经非常敏感。如果对准妈妈的腹壁直接进行光照射时，采用B超探测观察可以见到胎宝宝出现躲避反射、背过脸去，同时有睁眼、闭眼活动。这说明胎宝宝的视觉功能已经发育到了一定程度，此时可进行视觉功能训练。

光照胎教法通过对胎宝宝进行视觉训练，可促进视觉发育，增加视觉范围，同时有助于强化昼夜周期节律，即晚上睡觉，白天觉醒，并可促进动作行为的发展。光照胎教法最好从妊娠6个月开始实施。

每天用手电筒（4节1号电池的手电筒）紧贴准妈妈腹壁照射胎头部位，一闪一灭进行光线照射，30秒钟一换，每日3次，每次持续5分钟左右。在胎教实施中，准妈妈应注意把自身的感受详细地记录下来，如胎动的变化是增加还是减少，是大动还是小动，是肢体动还是躯体动。通过一段时间的训练和记录，准妈妈可以总结一下胎宝宝对刺激是否建立起特定的反应或规律。不要在胎宝宝睡眠时施行胎教，这样会影响胎宝宝正常的生理周期，必须在有胎动时进行胎教。光照时可以配合对话，综合的良性刺激可能对胎宝宝更有益。

好孕叮咛 在用光照胎教法时，切忌用强光，也不宜照射时间过长。

准妈妈的歌声是胎宝宝最好的音乐

为了做好音乐胎教，很多准妈妈都为此犯过难：买哪位音乐大师的曲子灌制CD碟给腹中的胎宝宝做胎教？但专家却告诉准爸妈们，最好的胎教并不是什么高档的音响或CD，而是准爸妈们亲自唱给胎宝宝听的歌，或者还可以去参加一些高雅的现场音乐会，这样胎宝宝除了感觉到音乐的节奏外，更重要的是来自爸爸妈妈的爱。

准妈妈自己哼歌给胎宝宝听还有一个好处就

是，绝对不会出现像播放器使用不当时造成胎宝宝失聪的危险。早在20世纪80年代，一时兴起的各种播放器胎教就造成了不少孩子的听觉障碍。

好孕叮咛

准妈妈唱歌的时候，不能时时唱，刻刻唱，而应是早、晚或早、中、晚限制时间和次数地进行，否则胎宝宝会疲倦。得当的胎教会令胎宝宝出生后有白天、黑夜的概念，而不会成为"夜哭郎"，而且具有良好的自我调节情绪能力。

最适合孕中期胎教的三首名曲

孕中期的胎宝宝生长发育快，营养需要丰富，胎宝宝的听觉能力有了明显的提高，胎教音乐的内容也更为丰富，如大提琴独奏曲或低音歌声或乐曲之类。当然，准爸爸用低音唱歌或者哼一些曲调，胎宝宝会更容易接受。

1.《小星星变奏曲》

鉴赏：曲调天真单纯，仿佛小宝宝蹦蹦跳跳的感觉。

如何听：这是我们从小就非常熟悉的曲子，完全可以跟着旋律轻声哼唱。

2.《天鹅湖》

鉴赏：序曲一开头，双簧管吹出柔和的曲调，引出故事的线索，那因魔法变成了天鹅的姑娘，有几分哀怨，又温柔动人。曲子的主题正是表现出天鹅的柔美。

如何听：了解一点音乐的背景，在胎宝宝醒着的时候听，可以选择在清晨或黄昏时分。

3.小提琴协奏曲《四季》

鉴赏：《四季》标题分别为《春》《夏》《秋》《冬》。其中以《春》的第一乐章最为著名，音乐展开轻快愉悦的旋律，使人联想到春天的郁郁葱葱；《夏》表现的夏天略显疲乏；《秋》描写的是农民庆贺丰收的景象；《冬》描写人们在冰上行走的滑稽模样，以及由炉火旁眺望窗外雪景等情景。

如何听：春风拂面的早晨、知了声声的夏日午后、黄叶飘落的秋日黄昏、雪花飞舞的冬日，准妈妈可自行选择。

好孕叮咛

每日欣赏1～2次，每次15～20分钟，选择在胎宝宝觉醒有胎动时进行。一般在晚上临睡前比较合适。

如何选择胎教仪

胎教是一件大事，胎教产品的选择自然也就重要了起来，不要盲目地为胎宝宝选择胎教产品。盲目的爱不是爱，还可能伤害了胎宝宝，所以在选择胎教仪时一定要慎重。

1.选择无辐射产品。

2.选择正规厂家生产的专利品牌，质量才会相对有所保证。不能单通过价位来判断和选择，质量保证才是第一位的。

3.不要用录音机。胎教对音乐磁带的要求很高，绝不是什么磁带都可以的。子宫内充满羊水，胎宝宝在这样的环境里所能承受的最佳声音频率应在500～1 500赫兹。录音机和其他音响设备音量虽可调节，但频率都在100～6 500赫兹甚至更大的范围。而只有在合适的听力强度下，胎宝宝才会觉得舒服，才会是一种熏陶和享受，反之

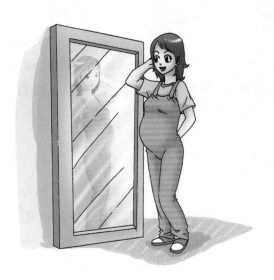

就成了噪音。所以准妈妈在家里播放音乐时一定要注意。

专家
在线　由于胎教仪不能紧贴准妈妈的腹部，必须与胎宝宝保持一定距离，否则会损伤胎宝宝的耳蜗及听觉神经，甚至引起听力障碍或耳聋，因此准妈妈在购买胎教仪时，最好选择胸挂式的。

孕中期 准妈妈心情课堂

孕中期是怀孕过程中最轻松的时光，它既无孕早期孕吐的难受，也无孕晚期大腹便便的不便。虽然轻松，但不能放松，毕竟是孕期，准妈妈一定要调节好自己的心情。

情绪低落是孕期抑郁症吗

怀孕对于女人来说，是神圣而幸福的一个人生历程，但有些准妈妈在本应感受幸福的同时却不得不面对孕期抑郁症的痛苦。

由于怀孕期间体内激素水平的显著变化，准妈妈大脑中调节情绪的神经传递素产生变化，并导致抑郁症的发生。激素水平的变化也会使准妈妈变得比平时更加焦虑。这样的抑郁和焦虑在怀孕6～10周时感觉比较明显，此后当准妈妈的身体开始为分娩做准备时，还会再次经受这些"黑色情绪"。

被抑郁和焦虑困扰的准妈妈们经常不认真考虑自己的感受，而只是简单地将它们归为怀孕期间经常出现的、暂时的情绪变化。要知道，有研究表明，抑郁和焦虑情绪会增加早产的危险。如果准妈妈不及时发现抑郁症的存在，并积极医治，就会妨碍自己的身体健康，并影响到腹中正在发育的胎宝宝。

如果在一段时间（至少两周）内有以下的4种或以上症状，则可能已患有孕期抑郁症。如果其中的一种或两种情况近期特别困扰你，则必须引起你的高度重视：睡眠不好；非常容易疲劳，或有持续的疲劳感；焦虑；极端易怒；不能集中注意力；不停地想吃东西或者毫无食欲；对什么都不感兴趣，总是提不起精神；持续的情绪低落，想哭；情绪起伏很大，喜怒无常。

易患孕期抑郁症的准妈妈群体有：

1.家族或本人曾有抑郁史；

2.怀孕本身具有一定危险性的准妈妈；

3.通过药物等手段怀孕的准妈妈；

4.有过流产经历的准妈妈；

5.生活中出现重大变动的准妈妈；

6.曾经有过痛苦经历的准妈妈；

7.人际关系出现问题的准妈妈；

8.和准爸爸关系紧张的准妈妈。

好孕叮咛

孕期出现持续的情绪低落，让准妈妈身处抑郁之中，这样的胎宝宝出生后容易哭闹，而且不容易哄，大一点后容易给人不听话的感觉。总之，在孕期保持好的心情非常重要，对宝宝来说，这是他人生的第一步，准妈妈一定要坚强起来帮他走好。

如何对待孕期的抑郁和焦虑

抑郁症所伴有的焦虑情绪体现在准妈妈每天都会在事先毫无征兆的情况下突然感觉不知所措和紧张，并伴有心悸、头重脚轻或头昏、掌心出汗、气短，感觉就像心脏病发作或要晕倒的症状；并经常性地为自己或胎宝宝的健康担忧，或者经常感觉有可怕的事情将要发生。

准妈妈该如何对待孕期抑郁症，缓解焦虑呢？

● 提醒自己这是孕期正常反应

当自己开始感觉比以往更易焦虑和抑郁时，应注意提醒自己，这些都是怀孕期间的正常反应，不应为此陷入痛苦和失望的情绪中不能自拔。

● 尽量使自己放松

放弃那种想要在宝宝出生以前把一切打点周全的想法。在你列出的一大堆该做的事情前面郑重地加上"善待自己"一条。要知道，一旦孩子出生，你就将再也没有那么多时间来照顾自己了。尽量做自己感到愉快的事情。

● 和准爸爸多沟通

保证每天有足够的时间待在一起，并保持亲昵的交流，甚至可以在身体状况允许的情况下，一起外出度假。夫妻关系出现问题，是孕期抑郁症和产后抑郁症的主要原因之一，如果和准爸爸的关系已经到达无法自行解决的程度，最好立即找有关专家进行咨询。

● 把所有的情绪都说出来

向准爸爸和朋友们说出你对于未来的恐惧和担忧，大胆地说出你的感觉。当亲人和朋友明了你的一切感受时，才能给予你想要的安慰。

● 和压力作斗争

不要让自己的生活充满挫败感。时时注意调整你的情绪。深呼吸，充分睡眠，多做运动，注意营养。参加孕期瑜伽练习班可以帮助准妈妈缓解焦虑不安，保持心神安定。

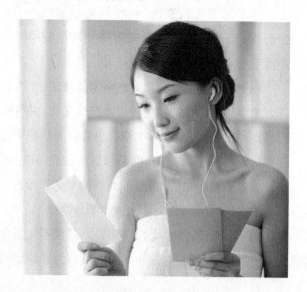

陈宝英孕产育儿全书

● 积极进行治疗

如果通过自己的努力没有用，或者发现自己已不能胜任日常工作和生活，或者有伤害自己和他人的冲动，要立即寻求医生的帮助，在医生的指导下服用一些对自身和胎宝宝都没有不良反应的抗抑郁药物。也可以在网上查询提供心理咨询的机构，或要求你的医生为你推荐一位这方面的医学专家或精神治疗专家。

专家在线

有的准妈妈害怕去见精神病专家，认为这会使自己与精神病挂上钩，其实这完全不必担心，你可以理智而客观地把它看作是保证自己和胎宝宝健康安全而采取的一项必要措施，以免病情延误，给自己和胎宝宝带来不良后果。

❀ 有选择地参加一些文娱活动

怀孕了，准妈妈要更大程度地爱护自己。想一想有哪些活动是自己视为享受的，多花一点时间在这些品位独特的"享受"上。除了要考虑安全因素外，比如公共场所细菌、病毒多，不宜多去，准妈妈可以选择自己喜欢的文娱方式来自娱自乐。

有些准妈妈喜欢用唱歌或听音乐的方式来"款待"自己，确实，这是一个不错的选择，能帮助你调整身体的激素水平，减轻身体的不适。俄罗斯曾有一个准妈妈合唱团，参加合唱团的准妈妈的健康状况及宝宝出生后的身心状态都比一般的准妈妈更棒。这表明，唱歌与听音乐一样，都有助于调节人的身心平衡。当然，园艺、绘画或朗读散文诗歌等，同样能够使人的心灵浸润在美好的感受中。

好孕叮咛

孕前就喜欢到卡拉OK厅唱歌的准妈妈此时最好不要到包房里唱歌，这样的娱乐场所充斥着烟酒和嘈杂的音响声，会加重准妈妈孕期的烦躁心情。

● 如何借劳动振奋精神

适宜的家务劳动能够调剂生活，对准妈妈的心理和生理都有很大的好处。准妈妈在做家务时要注意，不必尽善尽美，地板不需要一尘不染，玻璃上有点灰也无妨，厨房有点油渍也没什么。反正，应舍弃完美主义，特别是有洁癖的准妈妈，更应注意这一点。

那么准妈妈可以做些什么家务以及做家务时要注意什么呢？

打扫卫生。清扫地面，擦除家具上的灰尘，这些轻强度的劳动是完全可以的。但要记住不要登高打扫卫生，不要蹲在地上擦地板，也不要搬动重物。若要擦的地方很多，应分多次去做。寒冷的冬天，应避免在气温较低的地方打扫卫生，或长时间接触冷水。

做饭。要量力而行。如果早孕反应已经完全消失，做少量的饭菜是可以的。妊娠中后期，腹部逐渐膨隆，应注意不要让灶台压迫腹部。

洗衣。如果不能使用洗衣机，必须手洗的话，要避免连续洗的时间太长，应该干一会儿歇一会儿。在晾晒衣服时，可以用支衣架降低向上举臂伸腰的动作幅度，避免腹部用力，或者将晾衣竿的高度降低。

购物、买菜。应避免人流高峰时去购物或买菜。每次购买东西不宜过多，可以分几次购买，或者和家人一起购买。买菜，最好不要去太拥挤的菜市场。另外要指出的是，骑自行车出去购物时，也不能带太重的东西，因为腿部用力较大也容易引起流产。而且，在怀孕期间，动作的灵敏性降低了，神经反射也较平时迟钝，因此要特别注意安全。

准妈妈做劳动应控制好劳动量，只要身体许可，做一些简单的家务劳动也是颇有乐趣的。

好孕叮咛

准妈妈要在不疲劳的前提下做家务。对于一般的家务活，只要不感到疲劳都是可以的，以不累、不搬动重东西、震动较小、不压迫腹部为原则。

准妈妈参加社交活动有助好心情

准妈妈一个人要"驮"着两个人的身体行动，出行就是一个大问题。平时除了必须做的事，比如上下班，其他的外出活动能少则少。可是这样每天局限在家里，面对的只是几个家人，缺少了以前的社交活动，准妈妈难免会觉得生活乏味。准爸爸如果这时承担起"司机"或者"护花使者"的责任，就可以转变这种状况。

准爸爸可以时不时带上准妈妈去参加一些朋友的聚会，但不宜去太吵闹的聚会；也可以在家里举办一个小型的家庭聚会，请来三五知己在家里聊聊天；周末有空，带上准妈妈去拜访一些长辈，尤其是去有宝宝的亲戚或朋友家做客，实地感受一下家有"小天使"的氛围，会让准妈妈憧憬自己的宝贝早日到来。

准爸爸课堂

有些准爸爸在下班后还有很多应酬，还有些准爸爸习惯常和朋友聚聚、吃饭、打牌。现在妻子怀孕了，准爸爸的生活也应该相应做一些调整，尽可能地在下班后直接回家，陪妻子一起吃饭、散步、聊天，分享和了解一下她的感受。各种应酬如能不去就尽可能推掉，可以对别人实话实说，自己要回家陪孕妻，这样大家都会理解。而且，大家还会认为你是一个顾家并有责任心的好男人。

拍个幸福的大肚照

孕中期是准妈妈最美的时期，不少人都会选择这段时间拍摄一套"大肚照"。最好选择在孕7月左右，不要超过8个月，这个时候准妈妈的肚子刚刚显出来，行动还没有那么笨拙。准爸爸最好也加入到拍照的活动中，将来宝宝才知道当初爸爸妈妈因为自己的到来是多么辛苦，多么幸福。

不过，为了让拍照过程更顺利和愉快，去拍照之前要做好一些准备：

1.和照相馆预约好一个人少的日子。提前20天，可以在网上了解一些更详细的内容。

2.考虑到拍照时间比较长，照相馆旁边最好有卫生条件好的餐厅，或者自己带上食物和水，中途及时补充能量，并休息一下。

3.最好选择专门给准妈妈拍摄的影楼，不仅会有很多孕妇装可以选择，而且衣服都是经过消毒的。也可以带上自己的孕妇装。

4.带上自己的安全化妆品，跟化妆师沟通好自己想要的妆容。最好不要用影楼的化妆品。

拍摄时，千万别害羞，遮遮掩掩的，既然是拍

陈宝英孕产育儿全书

大肚照，至少要有一组露出肚子的照片。顺便还可以涂些亮亮的橄榄油，大胆地秀出自己的肚子。

准妈妈要和摄影师充分沟通，由他带你进入角色。孕妇照和婚纱照及个人写真是不一样的，表现的是快要做人母的姿态，应该拍出幸福感、美好感、母爱感。当然，有些个性的准妈妈拍些耍酷的或者性感的孕妇照也会别有韵味。

外出取景要戴上墨镜，既能做道具还能保护眼睛。

孕妇照只要20张左右就好，主要是留个纪念。多拍的话，准妈妈的体力难以支持。

准爸爸课堂

准爸爸也可以给准妈妈拍一些照片，从而为将来留下美好的记忆。给她凸起的圆形腹部拍一些漂亮照片，选取一大早或接近傍晚时的柔和光线，别用闪光灯。使用黑白胶卷，能更好地表现身体和曲线，不会显得太刻意。看到这些照片后，你们会很高兴，同时也无法相信准妈妈的肚子竟会这么大。给准妈妈的一张照片镶框，然后，用一条装饰带系起来，放在床头柜上。

不要介意自己在别人眼里的变化

无论是体态优美的女明星，还是宽肩厚背的农家妇，一旦怀孕后，形体都难免变得肥胖臃肿，出现妊娠斑和黑斑等色素沉着现象。准妈妈不必为此感到忧愁和烦恼，也无须介意这种"丑"会不会影响自己在他人心目中的形象。

一般来说，孕期所出现的这种"丑"的变化，在分娩之后会逐渐消失的。为此，不必过于担忧。

因为胎宝宝出生后，体内的内分泌水平会逐渐恢复正常，肌肤也会逐渐恢复原来的模样。

准妈妈千万不要为了维护自己的形象，就持侥幸心理靠化浓妆和烫染发来修饰自己。使用安全的天然型品牌化妆品也要适量，并注意化淡妆。孕期头发剪短些显得精神，可适当涂些营养发乳；因为孕期制造毛发的部分氨基酸被胎宝宝吸收，此时烫发除了对腹中的胎宝宝不好外，还会使头发的弹性减弱，发质变脆，影响日后美发。

准妈妈在这个时候建立起强大的自信才是最美的，坚信孕育是一种神圣不可亵渎的美，不必理会那些不懂得欣赏的眼光，更何况大多数的人还是认为孕育中的准妈妈是很美的。

好孕叮咛

对于孕期"丑"的生理变化可以因势利导，采取适当的美容措施。如平时应注意避免在阳光下长时间暴晒，夏季出门要采取一定的防晒措施，以免在紫外线的照射下加快黄褐斑、蝴蝶斑的形成和发展。

不必把胎梦看得太神秘

与平常的梦有点不一样，胎梦做完之后会记得很清楚，即使过了几年或几十年孩子都长大了，也好像刚做过梦似的那样清楚。

其实，胎梦就是准妈妈的心理释放之地，做到与胎宝宝有关的梦可以看作是睡眠状态下某种心理活动的延续，表示准妈妈想达到某种愿望，比如想要男孩或是女孩，希望孩子健康等等。不要把胎梦看得过于神秘，迷信胎梦反而会对准妈妈的心理产生不好的影响。

准妈妈可以根据梦中的意象，结合平时的生活，检视自己的所思所想，主动而客观地去与自己的梦沟通。

专家在线　好梦才能伴好"孕"。如果准妈妈出现梦多、做噩梦的情况，白天精神不佳，并且因为梦境而产生心理负担，会对准妈妈本人和胎宝宝产生不好的影响；而唯一有效的办法，就是放松身心，正确对待那些不必要的顾虑，消除不必要的精神负担。有什么思想疑虑和心理负担应找医生咨询或治疗，使身心处于健康状态，愉快地度过孕期。

明确告诉准爸爸自己的需要

怀孕是一个特殊的生命历程，准妈妈常常会经历一些新的体验。在此期间，准妈妈的身体会产生急剧的变化，是特别需要"心理护理"的阶段。但这个时候，很多准爸爸似乎还没有完全进入"角色"，他一时还无法体会"准爸爸"的感觉。没有人天生就会当爸爸，他也需要经过一定的"磨炼"。

当你感觉很不好，心情抑郁时，不妨自问：我真正的心理需求是什么？

准妈妈可以每天利用一点时间告诉准爸爸自己正在经历的身体变化与心理感受，对他说出自己真正需要的是什么。

有些准妈妈因身体或心理的变化，对准爸爸产生了一些新的或者不合理的期望，而当内心的需求没有被满足时，就会产生各种各样的负面情绪。处理负面情绪的最佳方法是及时沟通与合理宣

好孕叮咛

在讲述自己需要的时候，要先冷静思考、分析自己的内心，然后直接而准确地告诉准爸爸，以免发生误解。千万不要连自己都稀里糊涂的，就希望身边的人都来理解你，那是很难做到的事。

职场准妈妈 好"孕"方案

肚子逐渐隆起的你，一定会得到同事们更多的照顾，不要觉得不好意思，这是他们应该做的。除了别人，准妈妈要更好地照顾自己，在工作中不要太过于忘我。

不要为工作上的发展担心

很多职场准妈妈怀孕后总是担心自己一朝分娩后，原来的位子就会被别人顶去，为自己将来何去何

陈宝英孕产育儿全书

从暗暗担心。更让准妈妈不愿意接受的是，在很多情况下，重回职场的准妈妈都得回到一线从头再来。到时候是跳槽还是耐心等待，这成了一个堵在准妈妈心中让自己焦躁的难题。

历来在工作中表现出色的准妈妈，会因为怀孕而使自己在事业上的发展前功尽弃，很多本该得到的荣誉得不到，本该评上的职称评不上。更甚的是，领导很有可能考虑到你刚生产完，心思大都倾注到新生宝宝的身上，一般不会给你安排什么重要任务，准妈妈的才能在这个时候无法很好地发挥出来。

不管将来生产后会面临什么样的工作状况，准妈妈此时都不应该过于为事业上的发展担忧不止，这对你和胎宝宝是有害无利的。只要认真做好眼前的工作，即使大腹便便，也要表现出职场准妈妈不一样的坚持和风采，你良好的职业精神一定会给同事和老板留下良好的印象，也许等你完成"造人计划"回来，老板还是会对你委以重任。

好孕叮咛

预见到自己将要面临的工作变动，宽容一时的挫折，不为一时的得失过于失落，是准妈妈在职场上要学会的功课。不妨换一种角度来思考问题，视人事变动为正常现象，提醒自己适应生命历程中的变化，也有助于保持一份平和的心境去愉快工作。

吃工作餐怎么保证营养均衡

如何吃好工作餐也是准妈妈上班期间的烦恼之一。特别是孕中期准妈妈胃口大开，工作劳累了大半天后，那些千篇一律的工作餐怎么能保证准妈妈摄取均衡的营养呢？

工作餐是必须吃的，为了使孕期的工作和营养保健两不误，准妈妈可以剔除掉工作餐里不适合孕期食用的食物，自己另外补充一些"小菜"，一样可以将工作餐吃得安全又营养。

剔除油炸、味重食物。工作餐中的油炸类食物，在制作过程中使用的食用油难免不是已经用过若干次的回锅油。这种反复沸腾过的油中有很多有害物质，准妈妈最好不要食用工作餐里的油炸食物。太咸的食物会导致体内水钠潴留，引起血压上升或双足浮肿。其他辛辣、调味重的食物也不宜食用。

准妈妈每天上班可以自带一个洗干净的水果，在吃工作餐前30分钟先吃个水果，替代新鲜蔬菜的摄入，同样可以补充维生素。

挑选饮料。准妈妈别忘了慎重选择饮料。健康饮料包括矿泉水、牛奶和纯果汁，而含咖啡因或酒精的饮料则对孕期不利。

还可以自备些其他零食，比如面包、坚果等，饿的时候随时可以吃。

准爸爸课堂

准妈妈的营养应该讲究五谷杂粮、平衡膳食，如果是自己带饭，准爸爸就要严格要求自己，为准妈妈准备的饭菜一定要注意菜肴丰富、营养均衡。

如何保持好的工作情绪

怀孕期间，准妈妈的工作一定会受到影响，疲劳、心不在焉、烦躁，都在撕扯着准妈妈的神经。为了让自己在办公室能够保持良好的工作情绪，准妈妈要做到以下几点：

1.遇到主动关心你的情况，并给你提供帮助的女同事，如果她有过生育经验或者是对生育有所了解，可以趁机主动和她们交流一下自己的感受，一定会获得她们最好的鼓励和帮助。

2.不要太把自己当回事。怀孕时你的体态变化了，作为职场准妈妈，在公司里接触的人相对较多，难免会有同事就你怀孕的事随口谈论两句。不过你无须计较，因为这毕竟是你自己的事，别人谈论过后就会忘得一干二净。大家都有自己的手头工作，没有人会将你的一点变化时刻记在心上，并产生什么样的看法。

好孕叮咛

在个人的工作区，准妈妈可以尽情地感受做妈妈的感觉，轻轻抚摸自己日渐隆起的肚子，调整自己的工作情绪。但是在公共场合，特别是会议期间，应避免出现这样的行为。

给职场准妈妈的六条建议

❶ 在办公室放个靠垫，累的时候可以靠一下，放松一下腰背部紧张的肌肉，也让你在靠着椅背放松的时候不致压到肚子。

❷ 准备几个小袋子，上下班的途中可以防备突如其来的呕吐。

❸ 不要因为怕麻烦就少喝水，要合理安排喝水的节奏，有意识地促进体内代谢废物的排出。

❹ 合理休息，尤其是中午，可以到公司的小会议室找个躺椅稍稍休息一下，尽量及时消除过度的疲劳。

❺ 准备一些准妈妈可以食用的零食放在办公室的抽屉里，随时补充营养和能量。

❻ 少用电脑、复印机、电话机。

好孕叮咛

如果你感觉到工作实在太劳累，压力很大的话，提早请假回家休息才是最好的选择。

工作期间不时把脚垫高

胎宝宝体重到了孕中期会明显增加，使准妈妈体重负荷增加，对腿部的压力增大，很容易诱发浮肿的发生。职场准妈妈在孕中期工作期间，要采取适当的措施将脚部垫高，才可以降低腿部的负担，有效预防浮肿。

准妈妈可以买个小凳子放在座位的下面垫脚。如果对小凳子感觉不舒服，可以找个矮些的小箱子代替。每隔1小时左右，就将自己的脚放在小凳子或者小箱子上面一段时间，这样可以缓解脚部的疲劳。

每工作两小时后，活动一下自己的腿，比如去倒一杯水，或是整理一下自己散在桌面的文件。有时候做做小腿按摩，严格按照淋巴回流的方向，由下而上仔细按摩，这样也可以降低浮肿的发生率。

准妈妈工作期间的行动要平缓，禁止急行走动，以免制造出意想不到的麻烦。

好孕叮咛

准妈妈如果发现自己的脚浮肿发展得比较迅速，或是浮肿面积很大，已经蔓延到膝盖以上或脸部，那么就必须立即到医院进行专业检查，避免造成严重后果。

孕晚期（8～10月） 做好宝宝来临的准备

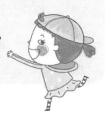

孕晚期知识 第一阅读

宝宝即将来到这个世界，准妈妈一定既高兴又担心，高兴是应该的，担心也是正常的。与其空自担心，倒不如把各项工作做细，迎接宝宝的到来。

孕晚期胎宝宝发育情况

第8个月

四肢：指甲的长度已接近手指末端，但是脚趾甲尚未完全长出。

头发：几乎完全覆盖头皮。

皮肤：逐渐变成粉红色。

肺部：这是全身的器官中唯一还没有成熟的器官，肺部细胞分泌大量的表面张力素，避免胎宝宝出生后，在外界呼吸时造成肺泡壁塌陷。

活动：胎宝宝逐渐感到子宫内空间不足，他的行动越发不便，因此，准妈妈感受到的胎动就减少了。

大小：身长42～48厘米，体重2 500～2 750克。

第9个月

四肢：手脚指甲快速长长。

皮肤：胎毛逐渐减少，皮下脂肪增厚，皮肤没有纹路，呈粉红色。

毛发：长出很多。

脏器：循环、呼吸、消化及性器官的功能均发展成熟。

听力：可接受外界声音，可从表情看出快乐或不快乐。

胎位：胎位固定并下降，超过36周胎位还不正的胎宝宝，要再转回去的机会就微乎其微了。

大小：身长约45厘米，体重约2 800克。

第10个月

皮肤：胎宝宝的皮肤变得柔软光滑，胎毛几乎完全脱落。

胎便：小肠中有一些消化道的分泌物，加上胎毛、色素及一些脱落的细胞，称之为胎便，正常情况下，在出生后24小时内排出。

肺脏：胎宝宝的肾上腺会在最后几周分泌大量的激素来帮助肺泡发育，为出生做准备。

胎动：这时的胎动已不明显，不过，仍可以感觉到他的大动作。

性器官：女孩的胸部组织出现，男孩的睾丸下降入阴囊中，但女孩的卵巢要等到出生后才会降落到它该在的位置。

大小：体长48～52厘米，体重3 000～3 600克。

解密宝宝的长相

在期待孩子出世的同时，准爸妈们已经不止一次地想象过小宝的模样。宝宝会长得像谁?

专家们把遗传因子形象地比喻为一张"人体设计图"。它通过准妈妈的卵子和准爸爸的精子遗传给宝宝，宝宝从而继承了准爸爸和准妈妈各种各样的特征，大多数情况下遗传的是显性特征，比如双眼皮、长睫毛会比单眼皮和浅睫毛更容易遗传给宝宝。当然，在准爸妈身上没有表现出来的或不明显的特征也可能在宝宝的身上表现出来。比如，B型血的准妈妈和A型血的准爸爸生出O型血的宝宝等等。另外，宝宝表现出准爸妈都没有的特征的现象，尽管非常罕见，但也是时有发生的。而在现实生活中，父母双方的相貌都很端正，而孩子却长得一般，或者父母都不漂亮而孩子却很好看的现象也会经常看到。

宝宝长得与父母中异性的一方更像这样的说法是错误的。而认为父母长相中的缺点更容易遗传给宝宝这样的结论，可能是因为人们更留意那些认为是缺点的地方，才越发觉得宝宝身上的缺点长得像自己罢了。

准爸爸课堂

不管是真的特别在意胎宝宝的性别，还是只是出于好奇，准爸爸都不应该经常和妻子谈论这方面的话题。如果准妈妈知道丈夫特别希望自己肚子里的宝宝是王子或者公主时，肯定是一个无形的压力。

有时，妻子主动试探丈夫："你希望咱们的宝宝是男孩还是女孩呀?""模范"准爸爸的回答应该是："只要是个健康的宝宝就好。"

牢记临产的三大征兆

准妈妈如果是自然分娩，要在预产期的前两周就注意观察自己的身体状况，牢记临产的三大征兆，及时行动:

1 是否见红

就是是否出现阴道流血、有带血丝的粉色或红色分泌物。一般见红在阵痛前的24小时出现，但也有在分娩几天前甚至1周前就反复出现见红。如果只是淡淡的血丝，量也不多，准妈妈可以留在家里观察，平时注意不要太操劳，避免剧烈运动就可以了。如果流出鲜血，超过生理期的出血量，或者伴有腹痛的感觉，就要马上入院就诊。自行入院就可以，不需要叫救护车。

2 是否出现有规律的子宫收缩

是否有阵痛，如果宫缩比较规律，而且间隔20～30分钟1次，肚子还会感到发硬发紧，就该去医院了。否则如果宫缩缩短到5～10分钟1次，宝宝随时都可能会生下来了。

3 是否破水

如果羊水破了要立即到医院，否则容易感染。而按照医学标准属于剖宫产范围的准妈妈，一旦出现宫缩、破水、见红、肚子疼痛等任何一个症状，都该立即到医院。

专家在线

在孕晚期38周左右，最好每两三天就看一次医生，有必要的做B超，观察胎盘、羊水、胎心，还要数胎动。如果羊水少或是胎动频繁或太少，都该立即到医院。过了40周仍无临产征兆的，也该尽快到医院。

陈宝英孕产育儿全书

注意区别真假宫缩

准妈妈临产最后的2~3周内，会经常感觉到有不规则的宫缩，其特点是强度较弱，每次不超过30秒，也无一定规律，时密时疏。这样的宫缩不是临产时刻的宫缩，不伴见红或流水，宫口也不会开大。临床称之为"假临产"，说明临产时刻未来到，不必去医院。

临产时的真宫缩开始时收缩也不太规则，30分钟1次或10分钟1次，随后逐渐规律，并具有如下特点：

1.宫缩对称：临产时宫缩起自两侧子宫角，向子宫底中部集中之后向下扩散。收缩力在子宫底部最强、最持久，向下逐步减弱。

2.有节律：临产时每阵宫缩持续30秒左右，间歇5~6分钟。随产程进展，宫缩持续时间延长，间歇时间缩短，宫缩强度也逐渐增加。最后，宫缩持续时间可达1分钟，间歇期则缩短至1~2分钟。

真宫缩出现后，每阵子宫收缩后，子宫肌纤维不能恢复原来的长度。这种缩复作用使宫腔容积越来越小。子宫下段被动扩张，迫使胎宝宝慢慢下降。

总之，临产时子宫收缩趋于规律、协调，能促使宫口开，逼迫胎宝宝离开子宫。准妈妈的主观感觉是宫缩一阵紧似一阵，腹疼由宫底向下腹部移动，腰酸也随之加重。这些情况都与以前不同，准妈妈可以确定自己要分娩了。

好孕叮咛

到了孕晚期，无效宫缩会经常出现，准妈妈不必为此恐慌。出现这种情况的时候要注意休息，不要刺激腹部，不必服用任何药物，注意卧床休息。如果有腰酸和腹痛就要及时去医院就诊。

正常准妈妈不宜提早入院待产

经产检判断情况正常的准妈妈不宜提早入院待产，因产科病房内的每一件事，都可能影响住院者的情绪，这种情绪往往对准妈妈不利。一般要在决定分娩方式后再做打算：阴道分娩者可回家待产一周；决定剖宫产的准妈妈可入院择期手术。

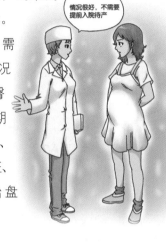

情况很好，不需要提前入院待产

一般情况下，需要提早入院的情况有：双胎妊娠、臀位足先露、妊娠期糖尿病、瘢痕子宫、妊娠高血压综合征、心脏病、前置胎盘等。

准爸爸课堂

对于预产期在冬天的准妈妈，准爸爸一定要考虑到，积雪冰冻，交通不便，对准妈妈出行尤为不利，应考虑和医生联系，提前入院待产。尽早把住院的生活必备品如衣物、相关证件等准备妥当，预备好车辆，密切关注胎宝宝的情况，一旦出现产兆应尽快入院，以防途中因路滑车缓而耽搁。

提高顺产概率的方法

越来越多的准妈妈选择了剖宫产，不是因为她们不想顺产，而是她们不具备顺产的条件。其实，如果在产前做足工夫，完全可以提高顺产的概率：

1.及时矫正胎位；

2.避免怀上"巨大儿";

3.做孕期体操;

4.按时做产检;

5.做足分娩前的准备。

如何预防早产的发生

早产是指在满28~37孕周之间（196～258天）的分娩,症状为准妈妈下腹部变硬、少量出血、早期破水后有阵痛。早产占分娩数的5%～15%。在此期间出生的早产儿体重为1 000～2 499克,身体各器官都未发育成熟。胎龄越小的早产儿死亡率越高。死亡原因主要是围生期窒息、颅内出血、畸形。早产儿即使存活,也多有神经智力发育缺陷。因此,防止早产是降低围生儿死亡率和提高新生儿素质的主要措施之一。

大概有30%的早产无明显原因。常见诱因有:

准妈妈方面

1.准妈妈生殖器官异常,如子宫肌瘤、双子宫、子宫颈内口松弛等。

2.准妈妈患急性传染病或慢性疾病,如严重贫血、心脏病、肾病、阑尾炎、原发性高血压、甲状腺机能亢进等。

3.并发妊娠高血压综合征。

4.吸烟、吸毒、酒精中毒、重度营养不良。

5.其他,如过度劳累;长途旅行、气候变化、居住高原地带、家庭迁移;情绪剧烈波动等精神负担;腹部直接撞击、创伤、性生活或手术操作刺激等。

6.准妈妈年龄过小或过大,如小于18岁或大于40岁;体重过轻,轻于45千克。

7.准妈妈曾有过流产、早产史。

胎宝宝方面

1.前置胎盘和胎盘早期剥离。

2.羊水过多或过少、多胎妊娠。

3.胎儿畸形、胎死宫内、胎位异常。

4.胎膜早破、绒毛膜羊膜炎。

预防早产的要点

1.不要碰腹部

不要跌倒:不要到人多的地方或上下班高峰时外出。被人碰一下,就有跌倒的危险,特别是上台阶时,一定要注意一步一步地走稳。

保护腹部:不要拿重东西或拿高处的东西,以免碰到腹部。

2.不要刺激腹部

严重的腹泻:严重的腹泻刺激子宫使其收缩加快,可引起早产。

夫妻生活:正常意义上的夫妻生活与早产没有关系,但只要有一点点早产征兆,也应禁止夫妻生活。

3.不要让腹部紧张

长时间持续站立或下蹲的姿势,会使腹压升高子宫受压,也可引起早产。

好孕叮咛

有时跌倒会引发阵痛,但不会流产或早产。如果经过2～3天没有什么异常,那就是一切平安无事,这是因为羊水起到了缓解应急、保护胎宝宝的作用,准妈妈不必为此惊慌。

顺产费用的预算

顺产的费用因各地物价不同而有所差异,以在北京生宝宝为例,一般顺产的妈妈费用在1 500～3 000元就够用了。

另外，还要考虑到如果采用无痛分娩或者非普通分娩方式（水中分娩等）的费用。如果选择贵宾病房或是特需病房，3天的费用以北京为例，可能会再增加1 500～2 000元。

如果选择在外资医院生孩子，费用则相对较高，但是分娩的环境以及享受的服务都会比在公立医院的好。

如果选择在私立高档医院生孩子，费用则高于三甲医院，但远低于外资医院，基本与公立三甲医院的特需病房费用持平。分娩环境以及享受的服务也都会比在公立医院的好，可预约知名专家。

好孕叮咛

顺产能为准妈妈省下更多的钱，但是各地各医院的服务水平却是有一定差别的，准妈妈除了考虑经济上的问题，还要去了解一下自己所选择的分娩消费层次的实际服务情况，以免到时候因为医生服务不到位搞得既要忍受疼痛，又影响分娩时的心情。

⊙♛ 大龄准妈妈临产时不可相信的传言

❌ 因为是大龄妈妈，所以要提早入院待产

大龄准妈妈的住院时机也是非常重要的。有的大龄准妈妈本身由于高龄，对孕产分娩信心不足，因为太早入院待产，无形中产生了不必要的心理压力，造成产程过长，进而会提出剖腹生产的要求。但是如果太晚入院，则会使医护人员手忙脚乱，在匆忙中增加准妈妈及胎宝宝的风险。几乎所有的医院都会提供一些分娩资料给临产的准妈妈，应该详细地看一看。多一分准备，就多一分安全感，减少不必要的焦虑及不安。

❌ 大龄准妈妈顺产时会更加痛苦

自然分娩的大龄准妈妈不一定都会很痛苦，有的大龄准妈妈由于孕期锻炼得当，生产过程是很顺利的，并且自然分娩恢复较快，产后可以很快下床。

❌ 大龄准妈妈选择剖宫产更安全

不管是大龄准妈妈或是年轻的准妈妈，剖宫产的危险率都比自然生产还要高，这是针对新妈妈容易产生的并发症，比如感染、伤口发炎等危险，所以，剖宫产的危险率还是比自然分娩高。从理论上来讲，大龄准妈妈如果没有不良疾患，应该还是采取自然分娩比较好。

❌ 无痛分娩会伤害大龄准妈妈腹中的胎宝宝

无痛分娩就是脊椎硬膜外的麻醉，让准妈妈们在子宫收缩时感觉不到产痛。这项技术对麻醉师的要求很高。实践表明，无痛分娩并不会对准妈妈增加危险性，这是因为无痛分娩并不会使产程延长，也不会减少子宫收缩的强度和频率。很多大龄准妈妈因为胎宝宝较大等原因，选择了无痛分娩。做了无痛分娩以后，心理松弛，子宫颈扩张的速度反而增加。对宝宝来说，无痛分娩会造成他暂时性的低血压，所以通常在做无痛分娩之前，会做一些预防措施，对宝宝并不会造成不好的影响。

准爸爸课堂

准爸爸要经常给妻子带来好消息，不要听信和传播别人说的某某生孩子时痛得死去活来，这些往往是在事后被夸大的。事实上，哪怕是经历同一件事，不同人的感受也是不一样的，而且每个准妈妈的忍受能力也影响着她当时的真实感受。

孕晚期 营养跟进

孕晚期是胎宝宝体重增长最快的时期，如果营养跟不上，可以想象，胎宝宝的成长一定会受到限制。另一方面，营养也不要过度。这都是孕晚期要注意的问题。

预防早产营养关照

为了更好地预防发生早产现象，准妈妈应科学合理地安排饮食。

平时要注意忌口

❶ 少吃杏、杏仁，杏味酸、性大热且有滑胎作用，是准妈妈的大忌；

❷ 少吃黑木耳，它具有活血化瘀之功效，不利于胚胎稳固和生长；

❸ 少吃茴香、花椒、胡椒、桂皮、辣椒、大蒜等辛热性调味料；

❹ 少食山楂，它可加速子宫收缩导致早产；

❺ 忌食滑腻之品，如薏米、马齿苋等。薏米对子宫肌有兴奋作用，促使子宫收缩因而易诱发早产；马齿苋性寒凉而滑腻，对子宫有明显兴奋作用，易造成早产；

❻ 不可摄取太多维生素A，这会导致早产和胎宝宝发育不健全。如猪肝含有极丰富的维生素A，忌过量进食。

要多吃鱼和保胎蔬菜

1.鱼。鱼是最佳的防早产食品。调查发现，准妈妈每周吃一次鱼，早产的可能性仅为1.9%，而从不吃鱼的准妈妈早产的可性为7.1%。这可能是因为富含不饱和脂肪酸的鱼可以延长妊娠期、防止早产，从而增加宝宝出生时的体重。

准妈妈怎样吃鱼才更健康呢？

◆ 多吃深海鱼类。

◆ 烹调时尽量采用水煮的方式，清淡饮食比较好。

◆ 对鱼类过敏的准妈妈，不妨改吃孕妇专用的营养配方食品，以减少宝宝出生后过敏体质的产生。千万不要勉强摄取鱼类，以免造成身体不适。

2.菠菜。菠菜是最佳的保胎蔬菜。但菠菜含草酸多，可干扰人体对铁、锌等微量元素的吸收。可将菠菜放入开水中焯一下，则大部分草酸可被破坏掉，准妈妈就可以放心食用了。

3.莲子。莲子对预防早产、流产准妈妈的腰酸症状最有效。

好孕叮咛

吃鱼时不要吃鱼油，因为鱼油会影响凝血机能，吃多了可能会增加准妈妈的出血概率。

控制热量摄入，避免生出巨大儿

我国新生儿标准体重在3～3.3千克之间，达到或超过4千克的胎宝宝都称为巨大儿。巨大儿的形成对准妈妈和胎宝宝来说都有伤害，首先会使

陈宝英孕产育儿全书

得准妈妈难产及增加产后出血的发生率，对于新生的宝宝而言，容易发生低血糖、红细胞增多等并发症，进入儿童期后容易发胖，到了成年期，糖尿病、高血压、高血脂等疾病的患病率也会增加。

巨大儿的发生与遗传因素有一定的联系，排除遗传因素后，与孕期营养过剩密切相关，太胖的准妈妈更容易孕育巨大儿。准妈妈在怀孕期间确实需要多摄取营养，但应避免营养过剩，并保持营养的均衡。

对此，有关专家指出，对于巨大儿的控制，关键在于准妈妈以及家人观念的改变。很多准妈妈怀孕后，家人都让准妈妈多吃"好的"。而准妈妈吃得太多、太好，运动又太少，造成摄入与消耗不均衡，导致自己和胎宝宝共同超重。

准妈妈应适度参加活动，不要整天坐着或躺着，同时适当补充营养，减少高热量、高脂肪、高糖分食品的摄入，保持自身体重和胎宝宝体重的匀速增长。

孕晚期，处于胎宝宝骨骼发育、皮下脂肪积贮、体重增加的阶段，准妈妈除了摄取适当的碳水化合物、蛋白质类食物外，还可适当增加脂肪性食物。准妈妈的膳食品种要多样化，尽可能食用天然的食品，少食高盐、高糖及刺激性食物，注意不要过多吃高糖的水果。此外，还需多食动物肝、骨头汤和海带、紫菜、虾皮及鱼等海产品，从中摄入一些钙、铁、磷等微量元素。每天最好喝600毫升的牛奶，补充优质蛋白质和钙，鸡蛋一天最好不超过两个。

准爸爸课堂

对于食欲过旺的准妈妈，准爸爸切不可让她吃得多多益善，可适当选择黄瓜和番茄满足准妈妈的食欲，既填饱肚子，又补充水分和维生素，还可帮助腹中胎宝宝减肥，保持正常的出生体重。

适当食用高蛋白食品，增加产后泌乳量

一般女性平均每天需蛋白质约60克。而一旦怀孕，为了满足胎宝宝生长的需要，母体的蛋白质需要量就会增加。通常，准妈妈的机体对蛋白质的需求是随着妊娠期的延长而不断增加的，在怀孕的早、中、晚期，每天应分别额外增加蛋白质5克、15克和20克。如果蛋白质摄入不足，会导致准妈妈体力下降，胎宝宝生长变慢，而且准妈妈产后身体也常出现恢复不良、乳汁稀少，对母子身体都不利。因此，准妈妈应根据孕晚期的需要，合理摄入蛋白质，注意贮备一定的量，以供产后的乳汁分泌。

专家在线

鱼、蛋、奶及豆类制品中的蛋白质属于优质蛋白，应该多食。相对而言，动物性蛋白质在人体内吸收利用率较植物性蛋白质吸收利用率高。

吃粗粮和补钙补铁要隔40分钟

准妈妈吃粗粮可以使自己少受便秘困扰，减少因便秘导致的早产，还能让胎宝宝获得全面的营养。不过，因为粗粮里含有比较丰富的纤维素，摄入过多纤维素，可能影响准妈妈对钙、铁等微量元素的吸收。

因此，准妈妈适量补充粗粮时，要注意不能和奶制品、补充铁或钙的食物或药物一起吃，最好间隔40分钟左右。

 好孕叮咛

燕麦片是常用来补充粗纤维的食品。

吃冬瓜可缓解孕晚期水肿

孕晚期约有40%以上的准妈妈会出现轻度下肢水肿，用手指按压足踝内侧或小腿胫骨前方会出现局部凹陷，一般在午后会比较明显。经常站立工作的准妈妈下肢肿胀的情况更为突出。

消除下肢水肿除了不要过于劳累，经常变换体位，抬高下肢，还可以多吃些冬瓜消肿。这是因为，冬瓜含维生素C较多，且钾盐含量高，钠盐含量较低，可以利尿。高血压、肾脏病、妊娠浮肿病等患者食之，可达到消肿而不伤正气的作用。

准爸爸课堂

准爸爸可以尝试着为准妈妈做这道菜：

材料：猪排骨250克，冬瓜150克，葱白1段，姜3片。

调料：料酒1大匙，盐、鸡精各适量。

做法：1.排骨洗净，剁成块，投入沸水中余一下，捞出来沥干水；冬瓜洗净，切成比较大的块。2.将排骨块放入沙锅，加适量清水，加入生姜、葱白、料酒，先用大火烧开，再用小火煲至排骨八成熟，倒入冬瓜块，煮熟。3.拣去生姜、葱白，加入适量盐搅匀即可。

合理安排零食时间

准妈妈吃零食选对时间很关键。午餐和晚餐之间是吃零食的最佳时间，因为这样既补充了营养，又没有耽误正常的午餐、晚餐。

孕晚期一天的零食该如何搭配呢？准妈妈可以参考以下安排：

8:30~9:30：麦片、奶茶。在选择饮品时，可考虑麦片、奶茶。但这类饮品中往往含有对心血管有害的反式脂肪酸，所以每天食用一包即可。在选择麦片时，要选择低糖的，并且在冲泡时适量加入一些牛奶，在保证营养的同时还改善了味道。

9:30~10:30：苏打饼干。饼干是被选择最多的零食，但饼干分为酥性饼干、苏打饼干，而苏打饼干因为含有的油脂相对少一些，所以食用起来更健康。

12:30~13:00：餐后半小时才能喝酸梅汤等解暑饮品，否则会引起胃酸。

14:00~14:30：新鲜水果。它是不可缺少的健康零食，因其含有丰富的维生素C、矿物质和膳食纤维，既能补充营养还可提高身体的免疫力。同时，还可增进食欲，有助消化，解决便秘等疾病。

15:00~16:00：蔬果干或坚果等。果干不但热量低，而且对身体健康非常有益。不过现在的果干也分油炸型和脱水型，所以购买时一定要仔细辨认，应选脱水型的蔬果干。而坚果，因为其含有微量元素及矿物质，是健康零食，同时研究也表明，坚果中含有不饱和脂肪酸，而且胆固醇低，可大大降低患心脏病的概率。

一日三餐不如少食多餐，吃零食每次只吃少量，一天中分多次吃，既能及时补充准妈妈的体能，又不会导致体重过快增长。

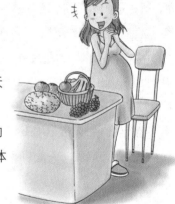

好孕叮咛

睡前的半小时内准妈妈不应该再吃零食，以免增加肠胃负担引发危及孕育的身体疾病。

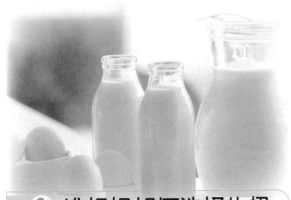

准妈妈如何选择牛奶

牛奶是准妈妈孕期最重要的营养物质之一。但牛奶制品种类繁多，不同乳制品在营养成分上也有较大差别，适合人群不同，准妈妈应该正确选择适合的奶制品。

纯牛奶。有好多准妈妈认为牛奶脂肪含量高，担心长期喝会长胖，对自己身材不利，因此尽可能地选择低脂奶甚至脱脂奶。其实牛奶中所含的脂肪比例并不高，每100克牛奶中含3～4克，而牛奶脱脂后，其中的脂溶性维生素及其他营养成分也大幅度减少，所以准妈妈还是应该多选择纯牛奶。

配方奶粉。很多准妈妈认为奶粉的营养价值不如鲜奶，其实这种想法是不正确的。因为现在市场上出现的孕妇配方奶粉是根据特定人群营养需求而加工的，蛋白质、矿物质和大部分维生素都能够保留。孕产妇的配方奶粉强化了多种维生素，如叶酸、维生素A、维生素D等，多种矿物质包括钙、铁、锌等，另外，还添加了促进胎宝宝大脑和视网膜发育的DHA，因此对于准妈妈来说，其营养价值是比较高的。

鲜奶。鲜奶因其新鲜，是脱离牛体24小时之内的奶，营养成分破坏很少，故营养价值较高，所以很多准妈妈首选鲜奶，但它的缺点是容易被污染和变质，所以买鲜奶时要尽量去大型超市，选择知名企业的产品。

酸奶。喝鲜牛奶会过敏的准妈妈若出现腹胀、腹泻的症状，可以改喝酸奶。酸奶是在鲜牛奶中加入乳酸杆菌发酵而成的，其中的矿物质钙、铁、锌等更容易被吸收，对于乳糖不耐受的准妈妈来说，酸奶是一个不错的选择。

好孕叮咛

由于孕晚期每日需要的钙摄入量要有所提高，所以准妈妈最好牛奶和酸奶交替喝。

含锌食物有助于自然分娩

锌是人体必需的微量元素，影响着人许多正常生理功能的完成。锌对分娩的主要影响是可增强子宫有关酶的活性，促进子宫肌收缩，把胎宝宝"驱逐出宫"。如果母体缺锌，子宫肌收缩力弱，无法自行驱出胎宝宝，就需要借助产钳、吸引等外力，才能娩出胎宝宝，严重缺锌则需剖宫产。因此，准妈妈缺锌，会增加分娩时的痛苦。此外，子宫肌收缩力弱，还有导致产后出血过多及并发其他妇科疾病的可能，影响准妈妈的健康。

在正常情况下，准妈妈对锌的需要量比一般人多，这是因为准妈妈除自身需要锌外，还得供给发育中的胎宝宝需要，如不注意补充，就极容易缺乏。所以准妈妈要多进食一些含锌丰富的食物，如：豆类食品中的黄豆、绿豆、蚕豆等，肉类中的猪肾、猪肝、瘦肉等，海产品中的紫菜、鱼、牡蛎、蛤蜊等，硬壳果类中的核桃、花生、栗子等，均可选择入食。特别是牡蛎，含锌量极其丰富，每百克含锌为100毫克，居诸品之冠，堪称锌元素宝库。

准妈妈平常吃饭时，应该将过于精致的米、面和粗粮交替食用，因为当小麦磨去了麦芽和麦麸，成为精面粉时，锌已大量损失，只剩下1/5了。

好孕叮咛

对大多数准妈妈来说，通过饮食途径补锌即可。通过药物补锌要经过科学的检查和诊断，确实需要补锌时才补，而且要在医生指导下进行。

临产前吃些高热量食物

初产妇从有规律性宫缩开始到宫口开全，大约需要12小时。对于初产的准妈妈来说，无高危妊娠因素，准备自然分娩，可准备易消化吸收、少渣、可口、味鲜的高热量食物，如面条鸡蛋汤、面条排骨汤、牛奶、酸奶、巧克力、糖等食物，一来可以吃饱吃好，二来为分娩准备足够的能量。否则吃不好睡不好，紧张焦虑，容易导致疲劳，将可能引起宫缩乏力、难产、产后出血等危险情况。

临产时，由于宫缩阵痛，有的准妈妈难以安静下来，而且又不吃东西，甚至连水也不喝，这是不利于顺利分娩的。临产相当于一次重体力劳动，准妈妈要保证自己的身体里拥有足够的能量，才能促使子宫保持良好的收缩力，宫颈口开全才有体力把胎宝宝产出。

准妈妈如不能尽量克服困难，好好进食、饮水，就会造成脱水引起全身循环血容量不足，当身体供给胎盘的血量减少，就会引起胎宝宝在宫内缺氧。尤其在炎热的夏天，临产时出汗多，再不好好进食、喝水，更容易引起脱水的情况发生，为了宝宝及自己的健康，准妈妈临产时注意进食、饮水是很必要的。

好孕叮咛

尽量选择自己喜欢的饭菜，如果实在因宫缩太紧，很不舒服不能进食时，也可通过静脉输入葡萄糖、维生素来补充能量。

孕晚期 起居护理

孕晚期的准妈妈身体略显笨重，大小行动都显得不是很方便。仅由此可见，孕晚期准妈妈的起居护理尤显重要。只有多小心，才能不出意外。

孕期最后一个月的护理

进入最后一个孕月，准妈妈随时都有可能发生破水、阵痛，为了保证准妈妈和胎宝宝的安全，建议准妈妈在生活中注意以下事项：

陈宝英孕产育儿全书

1.应该避免独自外出或长时间在外。

2.此时适当的运动仍不可缺少，但不可过度，以消耗太多的精力而妨碍分娩，营养、睡眠和休养也必须充足。

3.要做好个人卫生，在预产前几天要勤换内裤，每天用肥皂、温水洗外阴部、大腿内侧和下腹部。临产前再清洗一次，尽量保持外阴部位清洁。若发生破水或出血等分娩征兆，就不能再行入浴。

4.如果产前检查过程中发现贫血、心脏病、妊娠高血压综合征、胎位不正、骨盆狭小、双胎等情况时，应按医嘱提前待产，以免发生意外。

好孕叮咛

做好临产前的心理准备也是个人护理的一部分。准妈妈要对分娩过程有一定的认识，不应有过多的害怕和恐惧，因为分娩是正常的生理现象，分娩要经历一个过程，只要与医院、助产人员密切配合，这个过程并不是太难的。

采取左侧姿势睡眠

妊娠期，准妈妈睡觉姿势对胎宝宝的生长发育有着重要的影响。进入孕晚期（8～10个月），准妈妈的卧位尤为重要，关系到准妈妈自身以及胎宝宝的安危。准妈妈宜采取左侧卧位，此种卧位可纠正增大子宫的右旋，能减轻子宫对腹主动脉的压迫，改善血液循环，增加对胎宝宝的供血量，有利于胎宝宝的生长发育。

专家在线 孕晚期的准妈妈不宜采取仰卧位，否则巨大的子宫压迫下腔静脉会出现低血压，从而引发头晕、心慌、恶心、憋气等症状，且面色苍白、四肢无力、出冷汗等。如果出现上述症状，只需马上采取左侧卧位，即可恢复正常。

为母乳喂养做准备

如果下决心要用自己的乳汁喂养宝宝，那么从怀孕开始时就应该为将来的母乳喂养做好各方面的准备，否则宝宝出生后很可能会面临出乳缺乏的麻烦。

1.多吃含丰富蛋白质、维生素和矿物质类的食物。准妈妈营养不良会造成胎宝宝宫内发育不良，还可影响产后乳汁的分泌。孕期补充足够的营养，才能为产后泌乳做准备。

2.做好乳头、乳房的保养。清洁乳房后用羊脂油按摩乳头，增加乳头的柔韧性；由外向内轻轻按摩乳房，以便疏通乳腺管；使用宽带、棉质乳罩支撑乳房，可防止乳房下垂。扁平乳头、凹陷乳头的准妈妈，应在医生指导下，使用乳头纠正工具进行矫治。

3.定期进行产前检查，为母体健康和顺利分娩护航，是准妈妈产后能够分泌充足乳汁的重要前提。

4.积极学习有关母乳喂养的知识和技巧。

专家在线 母乳喂养的成败在于产后1～2周，所以准妈妈在孕晚期应未雨绸缪，将为母乳喂养做好相关准备当作一件重要的工作来做。应提前准备笔记工具，分娩后可随时记录宝宝吃奶的时间和次数、大小便次数等情况。还应提前准备喂奶用坐垫、喂奶用胸罩、喂奶服、喂奶衬垫等物品。此外，还应准备能够咨询关于喂奶问题的朋友或亲属的电话号码，以及出现问题时能够参考的书籍等。

产前做好家居清洁

为了迎接宝宝的降临,在准妈妈去医院分娩之前,准爸爸等家人应该给家里进行全面的卫生清理。刚出生的小宝宝对外界的抵抗能力弱,所以消毒清洁的工作一定要做好。除尘、擦拭、晾晒、清洗、消毒、灭虫,一样一样仔细做到位,做全面。

规整家居布置

布置好宝宝的床铺,准备好宝宝的衣柜空间,以及保证宝宝出生后家具摆放的安全;室内卫生主要是地面和家具的清洁,注意卫生死角,家具表面和柜子里边都要彻底清洁,地面的犄角旮旯都不要放过,高处、床下都要一一擦过。

收拾

屋子打扫干净了,就开始整理屋内的物品,把零碎的不需要的东西收进箱子,保证柜子和桌面的空间,因为孩子出生后所用的衣服、物品几乎会占据家中的绝大部分表面空间。宝宝需要的一般都是紧急的,婴儿物品一般都放在随手可以拿到的地方。如果不在分娩前收拾好,原本堆积的杂物再加上宝宝的物品,家中会特别乱,同时也会污染宝宝的用品。

全面清洗

窗帘、床单被套、沙发套、为宝宝准备的衣物

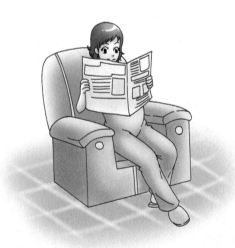

被毯等,洗涤之前最好先消毒,彻底清洗后要在太阳下暴晒。衣服晒干处理后要放置在干净封闭的地方,以免弄脏。

宝宝用品的消毒

包括宝宝的奶瓶、玩具、澡盆等,可用沸水消毒的物理方法,或依照用品说明书上的方法进行消毒,总之宝宝出生前一定要做好充分的清洁准备。

好孕叮咛

新生宝宝的皮肤很脆弱,必须保证衣物的柔软,所以在打扫卫生、洗宝宝衣服时,要先将衣领的商标和衣服内的标识剪掉,再放进洗衣机。这些工作应该大多由准爸爸或者家人来做,准妈妈避免做攀高或太低处的清洁,分清哪些是自己力所能及的,只需打打下手就行。

孕晚期准妈妈不宜出远门

旅行,尤其是长途旅行,对于一个普通人来说也是一件很辛劳、很遭罪的事。长时间的车船颠簸,准妈妈肯定难以入睡,缺少正常的休息,使得自己精神烦躁不安。再就是旅途环境所限,准妈妈在路途中只能站立和坐着,这势必在一定程度上影响静脉血回流而造成下肢浮肿。

此外,车船中由于人员过度集中,空气也不洁净,各种致病菌也较其他环境中多,准妈妈不可能随意清洗和讲究卫生,这恐怕会危及健康,并难免让自己情绪不佳。正是因为旅途环境对准妈妈和胎宝宝的不利刺激,往往造成车上分娩的紧急情况,所以报纸和电视上常有准妈妈在长途车上或火车上分娩的报道。

陈宝英 孕产育儿全书

据统计，在车船上分娩者，母子的健康都会受到影响，产后母子的患病率明显高于正常分娩的准妈妈和胎宝宝，导致严重后果者也屡见不鲜。

产妇分娩是关乎人命的大事，稍有不测，就会酿成大错。如果准妈妈在旅途中分娩，车上又没有医务人员，母子安危必将受到严重的威胁，因此，在孕晚期时，准妈妈尽量不要进行长途旅行。

专家在线

有的准妈妈考虑到医疗条件、接生条件等因素，不得不出远门时，应从以下几方面做好长途旅行的准备：

1.提前2个月以上动身，临近预产期最好另作适当的打算，以防路途不测造成早产。动身时，应随身带好临产前的物品，例如剪刀、纱布、酒精、止血药品等，以防万一。如有懂接生的医务人员护送将更为理想。

2.乘火车时，应购买卧铺票，以利途中的休息，而不致过分疲惫。

3.由于各地气温存在较大差异，要多穿戴一些衣物，严防着凉、受寒，防止感冒。

4.在旅途中还要注意饮食卫生和规律性饮食，不要饥一顿，饱一顿。

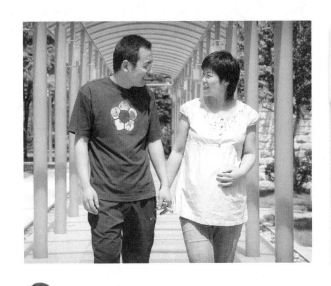

好孕叮咛

短时间的休闲出行活动是适合准妈妈的，可以到附近的公园或美术馆走走，以调节心情，但是感到腹胀时以休息为宜。

孕晚期出行时的注意事项

孕晚期是早产的多发期，因此除非紧急情况，或回父母身边去分娩，其他的出游活动都要停止。要旅游，等宝宝生出来以后也不迟。

如确实不得不长时间外出时，无法预料会出现什么情况，所以最好有人陪伴。另外，手提包里要携带母子健康手册和健康保险卡，以及破水时使用的卫生巾或孕妇用卫生巾。

孕晚期性生活注意事项

在妊娠后期3个月中，特别是在临产前的1个月内，要禁止过性生活，因为性生活可能会引起不良后果：由于子宫变大对刺激变得敏感，而性快感可使子宫收缩引起早产或产后大出血；愈临近孕晚期，子宫颈变得展平，在子宫口部位，胎宝宝只有一层薄薄的羊胎膜包裹着，性生活容易使羊胎膜破裂，即所谓早期破水。

有专家统计，在早期破水的病例中，24小时内因发生有性高潮的性生活的准妈妈占70%。此外，早期破水还可诱发早产和感染。孕晚期性生活时带入阴道的病菌可潜居在准妈妈体内，在分娩之后乘虚而入。此时子宫腔内有很大的创面，血又是细菌最好的培养基，细菌侵入后繁殖加快，可以引起子宫内膜炎及盆腔炎症，即所谓产褥热。此病曾是产妇死亡的主要原因之一。

国外的统计资料表明：在分娩前最后一个月内，每周有一次或多次性生活的准妈妈，其所生的宝宝罹患呼吸系统疾病、黄疸和窒息的比例为未过性生活的准妈妈的2倍。这些宝宝的疾病传染率也较高，死亡率高达11%，而分娩前一个月未进行性生活的准妈妈的新生儿，感染疾病后的死亡率仅为2.4%。所以，无论孕产科学在今天已经多么发达，准妈妈做好避免细菌侵入的工作仍然是十分重要的。

准爸爸课堂

除了在孕中期可以适当进行有节制的性生活，到了孕晚期，特别是妊娠最后两个月，为了宝宝着想，也为了准妈妈着想，准爸爸应要理智和克制自己，准妈妈更不应迁就。为避免双方入睡时身体接触产生性欲，采用分床、分被而睡，这也是值得准爸爸借鉴的做法。

到家政公司预约一个优秀月嫂

月嫂并不是保姆，月嫂是在新妈妈坐月子时为家庭提供照顾新生儿和新妈妈的从业人员。月嫂不仅掌握新生儿的喂养呵护、洗澡、换尿布等生活护理常识，还懂得给宝宝按摩、测体温、观察大小便、脐带护理及对臀红、尿布疹进行处理；协助新妈妈做乳房护理、乳房按摩，指导科学哺乳，协助新妈妈做保健操以恢复体形，为新妈妈做营养的饮食等。

很多月嫂在家庭的服务是28天左右，但是也有不少家庭请月嫂服务到新生儿3个月或6个月大。月嫂按级别的参考月工资视情况为2 000～8 000元不等。

聘请月嫂要注意以下几点：

❶ 如果聘请全日制月嫂，就要为其提供一日三餐及床铺等，并事先安排好月嫂的房间。

❷ 计时上门服务不住家的月嫂不大好找，准爸爸和准妈妈一定要提早行动，多方联系。

❸ 选择家政中心要验看其营业资格，并保证其人员的从业资格。签订合同要写清服务的具体内容，收费标准，违约或者事故责任等；付费时索要正式发票。

❹ 月嫂年龄在30～50岁，要经月嫂专业培训，有一定文化水平的最好，看日常语言交流是否能听得懂；查看培训证书、最近的体检证，或直接带她去医院做肝功能等必要的检查；看身份证，并要求提供复印件；打听一下她的口碑如何，最重要的是是否讲究个人卫生。

在选择月嫂时，除了考虑她所具备的"硬件"条件之外，新妈妈及家人还需考虑是否能接受月嫂工作。如有的月嫂特别温柔，但急性子的新妈妈或家人有时会嫌她干活不够麻利爽快；有的月嫂工作起来特别麻利爽快，追求细节细致的新妈妈或家人又可能觉得她应付了事。月嫂虽说主要是为了挣钱，但她们的工作确实是十分辛苦的，新妈妈或家人千万不要以为自己花了钱，就不注意对月嫂人格的尊重。

好孕叮咛

月嫂选择得好与不好，直接关系到宝宝和新妈妈的身心健康。要考虑到月嫂与准妈妈的性格是否相融，雇用月嫂之前，准妈妈应该把自己的要求尽量讲清楚。在日常生活中注意主动做好双方的感情互动，最后受益的还是宝宝和新妈妈。

孕晚期 不适与意外护理

问题总是出在关键的时期，孕晚期就是整个孕期的关键时期。只要认真对待每一天、每个细节，准妈妈都能平安度过。

孕晚期睡眠不好怎么办

孕晚期由于子宫压迫的原因，有些准妈妈经常会出现睡眠不好的症状。另外，临近分娩，有些准妈妈有这样那样的担心，可能有一些焦虑的情况出现，所以常常会出现睡眠不良现象。

要分清楚原因，如果焦虑不安最好让家人或者找医生开导。另外，如果是子宫压迫，中间伴有心急气短、呼吸困难憋醒的情况应及时到医院诊治，这有可能是心功能不好的表现。

如果身体状况正常，白天可以多去散步以分散注意力。如果准妈妈是一个妊娠高血压综合征的患者，保证充足睡眠至关重要，必要时可以口服一点镇静药物。患有产前抑郁症的准妈妈也会出现呼吸困难、失眠的症状。产前抑郁症尤其见于高龄或者文化程度比较高的知识女性，这种类型的准妈妈由于过分担心、考虑太多就会陷入焦虑当中不可自拔。除了必要时找医生治疗外，放松心情也很重要，等胎宝宝入了盆，情况自然会好转很多。睡不着觉就不妨多想想宝宝漂亮的眼睛、鼻子和可爱的模样，尽量不要让情绪变得恶劣。

准爸爸课堂

孕晚期出现呼吸困难是正常的，准妈妈应该放慢呼吸，不要心急，准爸爸要主动帮忙在背后摸摸背，顺顺气，可以让准妈妈得到缓解。

尿频的时候不能强忍

孕晚期的准妈妈常常会感到有尿解不尽，或者憋不住尿老想上厕所的感觉。这通常是因为胎宝宝已经下降到骨盆内，头部压迫准妈妈的膀胱引起的，属于正常的生理现象，无须特别治疗。准妈妈只要注意不憋尿，有了尿意立即去厕所排干净就行。如果觉得尿失禁让人受窘，可使用卫生巾或卫生护垫，并做骨盆放松练习，也有助于预防压力性尿失禁。即四肢着地呈爬行状，背部伸直，收缩臀部肌肉，将骨盆推向腹部；并弓起背，持续几秒钟后放松，但如有早产的风险，事前应征求医生的意见，注意避免过于剧烈的运动。如果发现小便浑浊，或出现尿痛的感觉，则可能是尿路受细菌感染，应及时就医。

专家在线

有些准妈妈为避免压力性尿失禁所带来的尴尬而少喝水，这是不科学的。中断了水分的摄取只会导致更大的麻烦——便秘。另外在怀孕期间，准妈妈体内的血流量增加了1倍，所以要摄取大量水分，每天至少喝6杯水，以供给血液循环和消化的需要，并保持肌肤健康。

尿失禁与破水不可混为一谈

孕晚期的尿失禁与破水有时候不容易区分，准妈妈很容易误将胎膜早破当成尿失禁而不加重视。

孕晚期尿失禁是由于盆底肌肉受到一些损害而引起的，属于孕期正常现象。而胎膜早破主要是因为病菌感染，对胎宝宝的影响特别大。破水之后，胎宝宝和阴道相通，一旦门户大开，阴道的病原菌就会逆行感染导致宫腔感染，胎宝宝就会感染败血症。

所以即便出现尿失禁，准妈妈也要首先排除胎膜早破的可能性，一旦出现类似尿失禁的情况，哪怕真的是尿失禁，也要及时到医院做破水实验以排除胎膜早破。

好孕叮咛

如果患了阴道炎，一定要配合医生在分娩之前把炎症治好。如果炎症比较严重的话，医生会建议采取剖宫产，所以准妈妈应及时去和医生"会面"，不可拖延。

孕晚期得了痔疮怎么治

准妈妈在怀孕期间，尤其是妊娠后期，容易发生痔疮。这是因为妊娠期间，盆腔内的血液供应增加，胎宝宝发育后，长大的子宫会压迫静脉，而造成血液的回流受阻，再加上妊娠期间盆腔组织松弛，都可以促使痔疮发生和加重。分娩以后，这些因素自然会逐渐消失，痔疮的症状也会得到改善，甚至消失。

妊娠期间得了痔疮的准妈妈应以饮食疗法为主，多吃含粗纤维的蔬菜和水果，如菠菜、韭菜、香蕉、梨等。对于习惯性便秘者，可经常食用一些润肠通便的食品，如蜂蜜、炒黄豆、瓜子等，这样才能保持大便通畅。另外，在上厕所时，应采取坐便式，而且排便时间不宜过长。

如果排便时痔疮脱出，应及时进行处理：排便后，先洗净肛门，然后躺在床上，垫高臀部，在柔软的卫生纸或纱布上放些食用油，手拿油纸，将痔疮轻轻地推入深处，然后塞进一颗刺激性小的肛门栓。这时，不要马上起床活动，最好同时做提肛运动5～10分钟。如果在走路、咳嗽时痔疮脱出，那么按上述方法处理后，在肛门处还要用多层纱布抵压住并固定。

另外，现在胎宝宝已经成形了，用些外用药一般没关系，可用1%～2%苏打水坐浴，每晚一次，保持外阴部位清洁。

好孕叮咛

如果在妊娠期间对脱出来的痔疮进行套扎、冷冻、激光等特殊治疗，或手术切除，准妈妈均要冒一定风险。因此，只要不是大量或经常出血，还是等到分娩以后再进行彻底治疗。万一痔疮脱出，不能托回肛内，应及时到医院进行诊治。

胎位不正对准妈妈和胎宝宝的影响

胎位不正的原因主要是因为准妈妈的身体因素，如子宫畸形、骨盆狭窄、盆腔肿瘤、前置胎盘都是造成胎位不正的原因。

胎位不正对准妈妈的影响

❶ 产程延长。

❷ 易导致胎膜早破。

陈宝英孕产育儿全书

③ 容易产生软产道损伤。

④ 增加出血及感染机会。

胎位不正对胎宝宝的影响

❶ 分娩时容易出现新生宝宝窒息。

❷ 容易出现胎宝宝宫内缺氧。

❸ 手术机会多，胎宝宝受损的机会增多。

膝胸卧位是常用的转位方法：

准妈妈排空膀胱、松解裤带，先在床上做下跪姿势，然后将胸部尽量贴在床的表面，大腿则与床平面保持垂直，每次跪15分钟，每日2次。这种姿势可使胎臀退出盆腔，借胎宝宝重心的改变，使胎头与胎背所形成的弧面顺着宫底弧面滑动以完成转位。此法如能持续应用7～10日，成功率可达70%～80%。

好孕叮咛

妊娠28周后原为臀位的胎宝宝多能自转成为头位，如仍取臀位时，经由膝胸卧位练习仍不能扭转，应咨询医生由其采取科学措施矫正为头位，准妈妈切不可胡乱使用一些民间偏方来自我治疗。

胎位不正怎么办

正常胎宝宝产出的正确顺序应是头部先出来，若是下半身先产出，甚至肩膀、手臂等部位先产出，即称为"胎位不正"。最常见的就是所谓的臀位，即胎宝宝屁股朝向子宫颈口及产道的方向，其他如斜位或横位（胎宝宝肩部或躯干部位朝向产道）者较少，但其危险性并不小。这只是最粗略的分类，事实上生产时，唯有后脑勺先娩者是最容易生产的方式，其他方式都容易造成生产过程中或多或少的危险性或产程的延长。

引起胎位不正的原因有：早产、胎宝宝畸形、羊水不正常、胎宝宝生长过慢、脐带太短、子宫畸形、胎盘不正常、骨盆狭窄、多胎等。所以发现胎宝宝胎位不正后必须详查胎宝宝与准妈妈的身体状况是否正常。

矫正的方法是采取人工外转胎位法，一般于妊娠32～34周施行，施行时医生会先替胎宝宝做超声波，施行前先打安胎药至少10～15分钟以松弛子宫，医生以外力从腹部外将胎宝宝转成头位。假如胎宝宝的臀、足已经伸入小骨盆，倒转困难，或者在倒转时胎心有变化，就不能勉强，那只好让这"固执"的宝宝立着生了——采取剖宫产的分娩方式。

所有胎位不正的处理原则，都以维护母体和胎宝宝的生命与健康为首要条件。只要准妈妈接受正规的产前检查，听从产科医生的指示并配合医嘱，不必太过于恐惧或因过度情绪性排斥而造成压力，产检过程必定顺利，也必能选择出最有利的生产方式，生下健康活泼的小宝贝，做个快乐而满足的妈妈。

专家在线

胎位不正是常事，而且完全能矫正。现代医学已经有较为先进的方法保障胎宝宝及准妈妈的安全，准妈妈不必焦虑愁闷，因为情绪不好是不利于转变胎位的。此时不宜久坐久卧，要增加诸如散步、揉腹、转腰等轻柔的活动。保持大便畅通，最好每日大便。忌寒凉性及胀气性食品，如西瓜、螺蛳、蛏子、山芋、豆类、奶类等。

胎宝宝脐带绕颈没那么可怕

胎宝宝脐带绕颈一周是常见的问题，只要脐带绕颈松弛，不影响脐带血循环，一般没什么危险，准妈妈不必过于担心。据资料统计，脐带绕颈的发生率为20%～25%，也就是说，每4～5个胎宝宝中就有1个生下来是脐带绕颈的。有很多绕了3圈甚至还有7圈的，但都很健康。

胎宝宝好端端的怎么会发生脐带绕颈呢？其实这都与脐带长度及胎动有关，如胎宝宝较多地自动回转或向外倒转，都可能导致脐带绕颈。由于胎宝宝一直是在动的，也有可能会通过胎动又绕开，准妈妈千万不能自己想当然地通过锻炼来帮助胎宝宝。

当然也有少数脐带绕颈过紧的情况，这样可使脐带血管受压，导致血循环受阻或胎宝宝颈静脉受压，使胎宝宝脑组织缺血、缺氧，造成宫内窘迫甚至死胎、死产或新生儿窒息。这种现象多发生于分娩期，如同时伴有脐带过短或相对过短，往往在产程中影响先露下降，导致产程延长，加重胎宝宝缺氧，危及胎宝宝。

好孕叮咛

胎宝宝有脐带绕颈，准妈妈要注意的就是减少震动，少坐车，保持睡眠左侧位，一天3次勤数胎动。如果突然发生剧烈的大量的胎动，应赶紧到医院检查。

胎膜早破怎么办

胎膜早破多发生在临产前，对胎宝宝及准妈妈有极其严重的影响。据统计，其发病率占分娩总数的10%左右。准妈妈应该高度警惕，正确的处理方法就是找医生。

胎膜早破必须住院，卧床休息，抬高床尾，以防脐带脱垂；严密观察羊水性状及胎心情况，防止胎宝宝窘迫的发生；破膜超过12小时的，医生会酌情给予抗生素预防感染。还应根据具体情况，进行相应处理。

1.胎膜早破接近预产期，胎宝宝已成熟，如果无胎位异常、骨盆狭窄、脐带脱垂，胎宝宝先露部较低者，多不影响产程进展，可自然经阴道分娩。

2.破膜24小时尚未临产者，如果无胎位不正及头盆不称，可行引产，如服用蓖麻油炒鸡蛋等。如果感染情况不能完全排除，胎位不正或有胎宝宝窘迫等情况存在，应立即施行剖宫产，手术后使用抗生素预防感染。

3.胎膜早破距预产期尚远，胎宝宝不成熟，准妈妈迫切要求保胎者，医生可在排除感染的情况下进行保胎治疗。

专家在线

胎膜早破是一种产科急症，应立即去医院诊治。准妈妈及家人应正确对待这一情况。在去医院时，还需注意尽可能平躺，不能直立，以防发生脐带脱垂，有条件的最好叫救护车送医院。

过期妊娠的处理策略

凡是到了第41个孕周还没有分娩迹象的准妈妈应该及时住院引产，结束妊娠。医学专家认为，既然无法预防过期妊娠的发生，就要极力避免过期妊娠带来的不良后果，按照"瓜熟蒂不落，适时应摘取"的原则来解决。因为妊娠41周的胎宝宝发

陈宝英孕产育儿全书

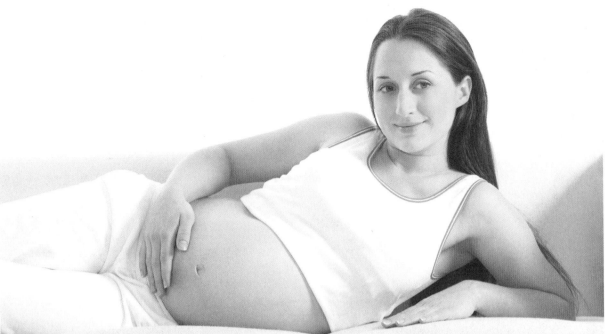

育已成熟，此时娩出的新生宝宝应是成熟宝宝。由于新生宝宝体重适中，颅骨不硬，因而分娩过程中，发生肩难产、颅内出血等产伤的可能性很小，较安全。

分娩方式的选择要根据胎盘功能、胎宝宝大小、宫颈成熟度等因素综合分析。如宫颈条件成熟，胎盘功能良好，胎宝宝正常大小，可在严密监测下经阴道分娩；如有胎盘功能减退、胎宝宝窘迫、头盆不称、巨大儿及存在妊娠合并症的，宜进行剖宫产尽快终止妊娠。

孕晚期 运动规划

在迎接胎宝宝的过程中，很多准妈妈都是安静地等待。其实，孕晚期也该适当地运动，而且运动一定要得法，这才是母婴平安的保障。

孕晚期运动要"缓"

随着妊娠月份的增加，肚子逐渐突出，身体的重心向前移，准妈妈的背部及腰部的肌肉常处在紧张的状态。此外，增大的子宫对腰部神经的压迫，也是造成腰背疼痛的原因。

这时候运动的目的是舒展和活动筋骨，适合的运动有舒展体操、孕期瑜伽、棋类等，以稍慢的体操为主。比如简单的伸展运动，坐在垫子上屈伸双腿，平躺下来，轻轻扭动骨盆等简单动作。这些运动能加强骨盆关节和腰部肌肉的柔软性，既能松弛骨盆和腰部关节，又可以使产道出口肌肉柔软，同时还能锻炼下腹部肌肉。每次做操时间在5～10分钟就可以了。另外，孕期瑜伽对于分娩时调整呼吸很有帮助，而一些棋类活动能够起到安定心神的作用。

好孕叮咛

临近预产期的准妈妈，体重增加，身体负担很重，运动时一定要以安全第一，千万不能过于疲劳。在运动时，控制运动强度很重要：脉搏不要超过140次/分，体温不要超过38℃，时间以30～40分钟为宜。不要久站久坐或长时间走路。

爬楼梯不适合孕晚期准妈妈

有的准妈妈一进入孕晚期，以为胎宝宝已经在腹中安下家，为分娩顺利，就每天爬10层楼梯，结果导致大出血而早产。其实孕晚期的准妈妈最好以平地散步来帮助胎宝宝下降入盆，为分娩做好准备。

爬楼梯锻炼时，因为楼梯一高一低，胎盘里的胎宝宝也会随着准妈妈的脚步颠簸，给胎宝宝造成压力，容易导致早产或发生大出血。平地散步的时间控制在20分钟为宜。

专家在线

能否顺产关键取决于准妈妈阴道的出口径大小，在怀孕32～34周时去医院测量骨盆，如果出口径大于7厘米，就有顺产的可能，此时可以通过一些锻炼来提高顺产的概率。如果出口径只有4厘米，怎么锻炼也难有顺产的可能。准妈妈在怀抱着顺产的美好愿望进行锻炼时，别忘了首先了解清楚自己的现实条件。

分娩促进运动之一：增强肩臂肌肉力量

步骤一： 以自我感觉舒适的姿势坐在地毯上，或盘腿也行，面向前方；两条手臂向上屈肘，两只手五指并拢，然后两手放在肩上。

步骤二： 两手的手指略弓，手腕用力，稍加用力按压肩部，两手肘稍稍向前向上抬起。心里默数到10，先深吸气再做呼气动作，两手恢复原状。

步骤三： 以自我感觉舒适的姿势坐在地毯上，或盘腿也行，面向前方。左手臂屈肘并且前臂着地，右手臂向上举起，上身向左侧弯曲，同时右手臂向右伸展。心里默数到10，先深吸气再做呼气动作，身体恢复原状。

步骤四： 以自我感觉舒适的姿势坐在地毯上，或盘腿也行，面向前方。右手臂屈肘并且前臂着地，左手臂向上举起，上身向右侧弯曲，同时左手臂向左伸展。心里默数到10，先深吸气再做呼气动作，身体恢复原状。

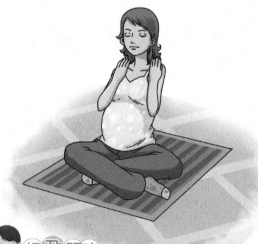

好孕叮咛

这一组运动中的每一个动作，可以重复做10次，注意动作要轻柔缓慢，变换体位要适度。

分娩促进运动之二：增强臀腿肌肉力量

步骤一：随意端坐地毯上，手臂自然地放在身体两侧，双掌着地，面部朝前，两腿向前平伸；然后稍稍屈膝弓腿，脚跟着地，脚趾向上用力翘起，保持放松，小腿、脚踝、脚趾用力。心里默数到10，先深吸气再做呼气动作。

步骤二：保持刚才的姿势，两腿向前平伸，脚跟着地，脚面向前，脚趾伸进。心里默数到10，先深吸气再做呼气动作，可以使整个腿部、脚部受力，然后身体恢复原状。

好孕叮咛

这一组运动中的每一个动作，可以重复做10次，要注意掌握节奏和疲劳程度。

分娩促进运动之三：增强腰背肌肉力量

步骤一：侧卧在地毯上，右手臂自然地放在身上，左手臂屈肘向头部弯曲，并且把小臂枕于头下，左腿向下伸直，右腿向上屈膝并放在一个枕头上。一边闭目养神，一边在心里默数到10，先深吸气再做呼气动作。按照这个姿势，上身再向相反方向侧卧，做同样动作。

步骤二：双腿放松跪在地毯上，向前弓腰，双臂下伸，两只手扶地，两手臂与大腿平行，两条小腿着地。心里默数到10，先深吸气再做呼气动作，使身体重心移向两手和两膝。

步骤三：保持刚才的姿势，准妈妈将头慢慢地低下，靠颈部用力地挺直。心里默数到10，先深吸气再做呼气动作，然后身体恢复原状，使背部受力。

好孕叮咛

这一组运动中的每一个动作，可以重复做5~6次，一定要注意动作轻柔缓慢，充分放松腹部。

分娩促进运动之四：增强骨盆肌肉力量

步骤一：侧卧在地毯上，上身抬起，右小臂着地并屈肘做支撑动作，右腿向内屈膝，左手臂自然地放在胸前，左腿抬起并向前伸直。心里默数到10，先深吸气再做呼气动作，身体恢复原状，增加大腿牵引力，使骨盆放松变得灵活。保持刚才的姿势，身体再转向相反方向侧卧，做同样的动作。

步骤二：以舒适姿势向右侧卧在地毯上，右手臂平放在地毯上并伸直，头枕在右臂上，右腿向前屈膝弓起，左手臂自然地放在胸前屈肘用手掌撑地，左腿抬起伸直，保持腿部肌肉的张力和弹性，并使骨盆得到活动。

步骤三：取舒适的姿势端坐地毯上，左腿屈膝盘起，右腿向前伸直，右手臂自然地放在身体旁边，左手臂自然地放在右腿旁边，弯腰，上身前倾，头低下。心里默数到10，先深吸气再做呼气动作，伸展脊柱，活动骨盆底肌肉和髋关节。

步骤四：与刚才的姿势相反，两条腿交换位置，右腿屈膝盘起，左腿向前伸直，做同样的动作后，身体恢复原状。

好孕叮咛

这些运动适用于孕中期至孕35周之前，对于身体有异常情况的准妈妈不宜进行训练，以防意外，其他准妈妈也最好在医生指导下练习。每天训练10分钟左右，在不感到身体疲劳的前提下练习，也可只练习其中一两个动作，训练时最好铺上地毯。练习中注意动作缓慢、轻柔，强度要适度，最好在优美的音乐伴奏下进行训练。训练开始前注意排空膀胱，不宜在餐后进行，禁止过度训练。运动完毕时要放松身体，稍微散散步，然后坐在椅子上安静地休息片刻。运动后数小时没有胎动，马上停止训练，立即去看医生。

拉梅兹分娩辅助动作

分娩能否顺利进行，很大程度上取决于准妈妈是否懂得用力、休息、呼吸这三方面的方法，孕晚期分娩前准妈妈应练习分娩时的呼吸法、按摩、压迫法及使力方法等分娩的辅助动作。

呼吸法

1.腹式深呼吸：平躺在床上，肩膀自然放平，脚也可以屈起来，把手轻轻地放在肚子上，不断地进行深呼吸，先是把气全部呼出，然后慢慢地吸气，使肚子膨胀起来；气吸足后，再屏住气，放松全身，最后慢慢地将所有的气全部呼出。适用于分娩开始，感到有子宫收缩及阵痛出现时进行，可以

减轻子宫收缩带来的疼痛。

2.胸式呼吸：吸气时鼓胸，胸骨也向上突出；气吸足后，胸部下缩，呼出气。同腹式呼吸有着同样的作用。

3.浅呼吸：像分娩时那样平躺在床上，嘴唇微张，进行吸气和呼气间隔相等的轻而浅的呼吸，此法用于解除腹部紧张。

4.短促呼吸：像分娩那样，双手握在一起，集中体力连续做几次短促呼吸，为的是集中腹部力量，使胎宝宝的头慢慢娩出。

分娩时的松弛法

肌肉松弛法：肘和膝关节用力弯曲，接着伸直放松，这是利用肌肉紧张感的差异进行放松肌肉的练习。

按摩

1.半圆状按摩：两手放在腹部中间，吸气时，两手向上做半圆状按摩；呼气时，两手向下做半圆状按摩。此法用在分娩第一阶段，当子宫收缩越来越频繁时，与腹式深呼吸同时进行。

2.下腹水平式按摩：吸气时，从下腹中央向左右两边进行按摩，呼气时再往回按摩。

腰部压迫法

身体仰卧，膝盖弯曲呈45°左右，两手向腰的上部及背部方向揉捏，两手握拳，手背向上，放在背后，用力压。可在分娩第一阶段腰痛开始时使用，可以减轻腰部疼痛。

好孕叮咛

分娩辅助动作，应当坚持每天用一点时间来练习。但是如果已经被医生认为有早产可能的准妈妈，就绝对不能练习分娩的辅助动作了。

陈宝英孕产育儿全书

孕晚期 胎教时间

这时的胎宝宝感官发育已经基本完毕，由此胎教就可以更进一步，很多方法都可以尝试。但最重要的一点，胎教时准爸妈们一定要充满爱心。

情绪胎教：信念与平静

妊娠9个月了，距预产期越来越近，准妈妈一方面会为宝宝即将出世感到兴奋和愉快，另一方面又对分娩怀有紧张的心理，实际上，分娩前的心理准备的确远远重要于学习各种知识及练习。

产痛是准妈妈分娩之前关注的核心问题。在进行长时间的分娩心理准备时，准妈妈要真正了解产痛的意义，才能消除负面心理对自己和胎宝宝的影响，并能在分娩过程中充分去体验这种痛，是非常有利于调整日后母子关系的。

当准妈妈在医生的帮助下确定分娩方式后，就可以安然地迎接那个神圣的时刻了。为了宝宝，一切的苦都是值得的，准妈妈要将这样一颗信念的种子埋进自己的心里，坚定顺利分娩的信心。

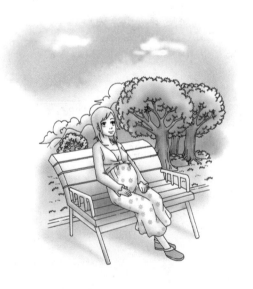

当然，无论如何，还是不能忽视压力的存在。准妈妈孕晚期解压的一个好办法就是，情绪不安时就安静地坐在窗口、家里的露天阳台或是公园的长椅上，仰望天空，欣赏飘过的云朵，随着云朵的变化万千展开丰富的想象，使喧嚣的心情渐渐平静下来。在宁静状态中的凝思，对开发宝宝右脑的思维是很有帮助的，宝宝出生以后也会更加容易控制自己的情绪。

准爸爸课堂

准妈妈保持平和、欢乐的心态直接关系到胎宝宝的健康成长，从胎教的角度来看，准爸爸此时一定要对准妈妈倍加关注，应在感情上关心、体贴妻子，在思想上宽慰妻子，认真做好准妈妈的心理保健，千万不能对准妈妈此时的焦虑不闻不问。

游戏胎教：踢肚子游戏

踢肚子游戏的具体步骤如下：

1.胎宝宝踢肚子时，准妈妈轻轻拍打被踢部位几下。

2.一两分钟后，胎宝宝会在拍打部位再踢。

3.改变部位，准妈妈再轻轻拍打腹部几下。

4.一两分钟后，胎宝宝会在改变后的部位再次踢。

这样的游戏每天进行2次，每次可玩几分钟至十几分钟。据研究测定，经过这种胎教游戏玩耍的胎宝宝生下来后，学站、学走路都会快些，手脚也比较灵敏，而且不爱哭。这是因为胎儿期经过胎教游戏有了锻炼。这种游戏对胎宝宝的身体发育、脑部发育都很有好处。

好孕叮咛

必须注意改变拍打的位置不要离胎宝宝一开始踢的部位太远，太远的话胎宝宝转动费力，游戏就做不下去了，胎宝宝知道你在捉弄他，可能会"生气"不搭理你。

学习"爱"，想象"爱"

教胎宝宝学习一个"爱"字，把准妈妈对胎宝宝所有的爱都表达出来，也让胎宝宝将来能够更加懂得爱。

❶ 读拼音，正确地读出"爱"；

❷ 一边读，一边用手指临摹字形；

❸ 将注意力集中在字的色彩上，加深脑海里的印象；

❹ 同时展开联想："爱"字像什么？从字形上看，可以想象出：把想过的景象一遍遍地在脑海中重复。

好孕叮咛

要做好这一识字胎教，准妈妈必须保持平静的心情，才能集中注意力。在学习前，将呼吸调整得均匀而平静，然后闭上眼睛，在脑海中反复描绘"爱"字的笔画。

怎么讲胎教故事

给胎宝宝讲故事是一项不可缺少的胎教内容。准妈妈应不失时机地抓紧与胎宝宝之间的交流，给他施以良性刺激，以丰富胎宝宝的精神世界。

讲故事时，准妈妈应把腹内的胎宝宝当成一个大孩子，娓娓动听地对他述说，准妈妈温柔亲切的语言将通过语言神经的振动传递给胎宝宝，使胎宝宝不断接受客观环境的影响，在不断变化的文化氛围中发育成长。

讲故事的方式有两种：准妈妈随意发挥，按照自己的想象来给胎宝宝现编一个故事；读故事书，最好是图文并茂的儿童读物，内容宜短，宜轻快和谐。

讲胎教故事时，准妈妈要放松身心，找一个自己感到舒适的姿势坐好，精力要集中，吐字要清楚，声音要和缓，声情并茂，应以极大的兴趣绘声绘色地讲述故事的内容，不能平淡乏味地读书。除此之外，还可给胎宝宝朗读一些轻快活泼的儿歌、诗歌、散文以及顺口溜等。

好孕叮咛

可以选择一些温暖的童话故事，如《夏洛的网》等，而较易引起恐惧、伤感以及使人感到压抑的故事不宜选用。

最适合孕晚期胎教的三首名曲

1.《G大调小步舞曲》

鉴赏：小步舞曲旋律优美，中速，节奏平稳，风格典雅、明快、轻巧，让听的人心中产生一种荡漾感。

陈宝英孕产育儿全书

如何听：此曲可用来伴舞，又颇具欣赏性，准妈妈听着这轻松愉悦的节奏，看着相关视频，让心情随之翩翩起舞，要暂时把自己忧虑的事情抛掉。

2.《渔舟唱晚》

鉴赏：乐曲开头以优美典雅的曲调、舒缓的节奏，描绘出一幅夕阳映照万顷碧波的画面。接着，音乐变得活泼而富有情趣。当它再次变化反复时，十分优美动听，确有"唱晚"之趣，表现出渔民悠然自得、白帆片片满载而归的情景。

如何听：既然名为"唱晚"，黄昏时听是最为合适的时机了。如果能够临湖而听，就更好了。

3.《牧歌》

鉴赏：你在听或者哼唱这首曲子时，就会想象出一望无际的草原绿得让人忍不住想多呼吸几口清新的空气。天空蓝蓝的，又高又远。白云朵朵，将影子清晰地投映在草原上。这首蒙古族长调民歌曲调开阔悠长，节奏自由，音调高亢，展现了辽阔、壮观的草原美景。

如何听：随时可以听。如果胎宝宝动得厉害，就把音量稍微调大一点；如果他在轻轻地蠕动或是静静地睡觉，只要开到准妈妈自己听得见的音量就行了。

好孕叮咛

孕晚期的准妈妈面临分娩，难免有些忧虑紧张的感觉。由于体重的增加，会感觉到身体的笨重和劳累。为此，这个时段播放的音乐，音色上要柔和一些、欢快一些，这样对准妈妈是一种安慰，可以增强战胜困难的信心，由衷地产生一种即将做母亲的幸福感和胜利感，并把这种愉快的感觉传给胎宝宝。音乐胎教中应该注意的是，音乐的音量不宜过大，也不宜将录音机、收音机直接放在肚子上，以免损坏胎宝宝的耳膜，造成失聪。

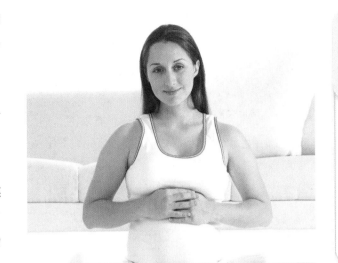

宝宝出生后巩固胎教成果

接受了良好的胎教后，胎宝宝就做好了吸收更多知识的准备，因此，在宝宝出生后，新妈妈别忘了在照顾宝宝的过程中，还要继续保持微笑的表情和温和的语调，向宝宝重复你胎教时做过的内容。孕期时所做的一切胎教都在宝宝的脑海中植下根了，出生后不能让他轻易忘掉。

❶ 保留好宝宝在胎儿时期"看"到过的物品，等他出生后，要让他再次看到实物。比如看过的图画、用过的闪光卡片、玩过的玩具等，要再次摆放在他面前，这样宝宝就会逐渐反馈出他在胎内学过的东西，很可能会做出令你惊讶的反应。

❷ 给他读曾经读过的故事。宝宝出生后，准妈妈一定要将胎教时讲过的故事重新讲给宝宝听，看看他会不会露出满意的表情。

准爸爸课堂

准爸爸也要记住自己曾经对胎宝宝讲过什么话，怎么样抚摸过他，对他做过什么等等，宝宝出生后，新爸爸的声音和抚摸一样会无形中唤起他在胎中的美好感受。

孕晚期准妈妈 心情课堂

这个时候准妈妈的心情是复杂的，有那么一点期待，又有那么一点担心，哪个多一点少一点是无关紧要的。要紧的是，准妈妈要保持一个好心情。

及早做好准备预防产后抑郁症

很多准妈妈生产后会被产后抑郁症困扰，如果在怀孕期间接受治疗会将这一风险大大降低。这里还有一些需要你做的事：

❶ 从现在开始，规划好健康的休息习惯，照顾好自己，因为精力不足时谁都会情绪低落。宝宝出生后，马上重新计划好合理的休息时间和方式。

❷ 和准爸爸商量宝宝出生后怎样分管家务事，怎样互相照顾，以及怎样养育宝宝。

❸ 从现在开始建立一个心情后援网络（由你的朋友、家人、准爸爸、保健医生或治疗专家组成），一旦情绪出现低落、焦虑，或者感到悲观时，可以随时找到帮手。

❹ 从现在开始安排好做饭、保洁的人选，或者计划请一位保姆，这样你就可以在宝宝出生后，挤出冲个澡、睡一小觉或是散散步的宝贵时间了。

好孕叮咛

产后抑郁症并不可怕，准妈妈无须对此太过担心，只要可以随时将心事倾诉出去，又能够及时放松，就能够很好地将恶劣的情绪排解掉。

孕晚期的七种心理压力

造成准妈妈的心理压力的，是孕晚期时来自自身的各种忧虑和焦躁情绪，主要有以下七种：

1.害怕分娩的疼痛，在选择剖宫产和自然分娩之间犹豫。

2.担心住院以后看到医护人员的恶劣态度及其他产妇的痛苦状况。

3.担心分娩时会有生命危险。

4.怕超过预产期而出现意外。

5.腹内胎宝宝日渐增大，可能出现胎动加强、白带增多、消化不良、下肢静脉曲张和水肿等现象，日常生活越来越不便，心里非常焦躁不安，急盼快些分娩，早早结束妊娠的日子。

6.在选择母乳喂养还是人工喂养的问题上举棋不定。

7.分娩的日子很快到来，担心自己无法胜任"妈妈"的角色而产生忧虑。

这些就是干扰准妈妈心理健康的因素。家人要积极地做好准妈妈的心理保健，准妈妈自己也要注重自我调适。

准爸爸课堂

在分娩前，作为妻子精神上的支持者，准爸爸一定要经常给予妻子积极的心理暗示，让她积极地面对这个自然的生理过程，而不要总是给她带来坏消息，让她未战先怯。

陈宝英孕产育儿全书

职场准妈妈 好"孕"方案

也许在这个时候，很多准妈妈就要离开自己工作的地方了。不必有什么顾虑，暂时的离开是为了更好地回来。一个成为母亲的女性，会更加懂得爱，同样，工作中也不能缺少它。

职场准妈妈该何时开始休产假

何时开始休产假，这一般取决于准妈妈自己的意愿，只要你愿意，可以工作到36～38周，也可以一直工作到临盆。不过，准妈妈在孕期休假的时间越长，就意味着产后照顾宝宝的休假时间越短。

好孕叮咛

要结合自己的身体情况和工作性质合理安排产假。

请产假前要做些什么准备

确定要请产假后，准妈妈要先和单位主管沟通，确定自己工作接手的人选。准妈妈也可以推荐适合的人选。属于自己负责部分的工作可先详细制定一份计划表，告知主管工作进程。

如果准妈妈从事的工作不可替代性很强，那么交接准备工作就会特别复杂，最好是在请产假前的一两个月就开始着手准备，应让接手的人有充分的时间了解工作的脉络和流程，并提前进入工作状态，以备出现早产等症状时能轻松地离开。

专家在线

在产假中，准妈妈要与接手自己工作的人通通电话，关心一下接手人的工作状态。要付出点时间和耐心，这对日后重返职场非常有帮助。

产假过后如何顺利返岗

生完宝宝，新妈妈紧接着便面临着如何重返职场的压力。此时，许多职场妈妈将重心都放在新生的宝宝身上，自然会造成与原来的工作产生脱节。重返职场后，仅15%的新妈妈在日后的职业发展中依然顺利。而大多数新妈妈在生育后，要面对工作的不适应或是求职碰壁的烦恼。

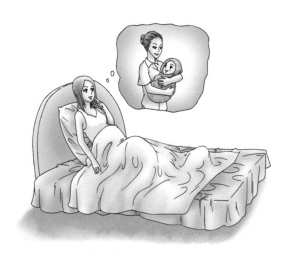

不管是重返岗位还是再择业，大部分新妈妈会出现情绪化、不能适应紧张的工作节奏、难以快速融入职场氛围等问题。这通过思维方式和工作节奏的调整都能够很快地度过，如何平衡事业与家庭是所有重返职场的新妈妈所要面临的最大问题。

给新妈妈支招

1.职场妈妈应在生育前做好规划，在产假期间应保持与同事之间的联系，并坚持通过各种渠道了解行业及社会的最新情况，避免脱离工作圈。

2.要权衡家庭与事业之间的比重，明确分配工作时间和家庭时间。要通过提高工作效率，把零散时间全部利用起来，腾出更多的时间照顾孩子。

3.尽量争取家庭其他成员的支持，将孩子交付给信任的人照顾，以解决"后顾"之忧。

4.新妈妈在重返职场后要调整心态，营造信心，从容面对新工作。

5.若是在重返职场过程中遇到困难，别忘了拿起法律之剑保护自己。《劳动法》在关于解除劳动合同的规定中，对女职工在"三期"（孕期、产期、哺乳期）内，给予了特别保护，即：对"三期"内的女职工，企业不得在女职工无主观过错的情况下，与其解除劳动合同。

全职妈妈再返岗该如何计划

关于生育后的生活选择，有的新妈妈在休完产假后便会重返职场，有的新妈妈会适当延长假期，等宝宝长大一些后再去工作，也有的新妈妈选择留在家里做全职妈妈。这部分留在家里的全职妈妈随着孩子的长大以及经济压力增大，为了抚养子女不得不希望开始重新就业。但是现实表明，长期脱离职场的新妈妈要找工作远比她们想象的要难。而且，希望重新做职业女性的新妈妈们一般都是性格比较要强的女性，她们在生孩子以前大多都有一份不错的工作，但她们重新出来工作后，一切都得重新来过，难免会产生巨大的心理落差。

全职妈妈再就业面临最大的问题是，工作经验的缺失。三年或更长时间的全职妈妈生活，让全职妈妈再找工作时，工作简历在时间上会出现空白，使得企业对雇佣再就业的全职妈妈产生顾虑。尽管也有过出色的工作经验，但是飞速变化的社会，让离开职场短短几年的新妈妈发现自己落伍了。

 好孕叮咛

在生育前应明确产后的职业定位，合理地安排生活与学习，可以考虑与家人共同制定一个生活及学习方面的计划，在身体及家庭状况允许的情况下，多了解和学习一些其他方面的知识，为更换职业提前做准备。

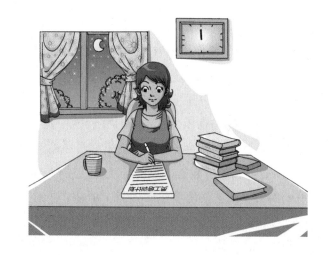

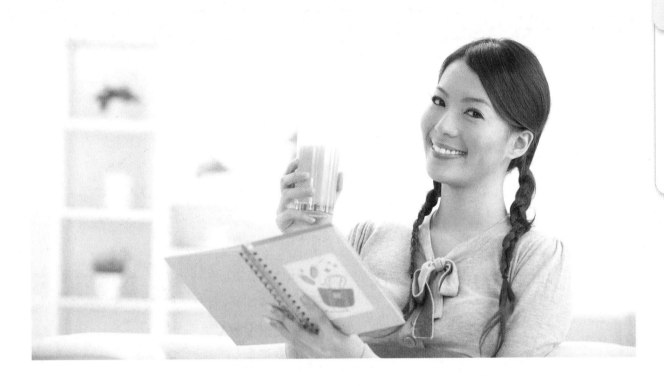

给全职妈妈支招

1.结合个人实际情况做好职业生涯规划。性格特点、能力、特长等都是职场新妈妈在进行一个详细的职业规划时必须考虑到的因素，明确职业方向，找出自己的不足，参加相关培训补充各种知识，提高工作竞争力。

2.提前看到自己将要面对的种种困难。在工作上，要用宽容的心态面对一切困难，不要过于追求完美，只要尽力做好就好了。同时，要寻找适合自己的调整和放松的方法，对实际产生的压力进行疏解，调整自己适应社会的能力。

3.工作家庭要平衡安排。在重新工作前，应与丈夫及孩子沟通好，取得他们的支持。同时要对家庭的事务有所准备，在家务和小孩的问题上，都要做好妥善的安排。

4.做好遇到挫折的准备。要面对现实，分清自己的问题，如果是技能不够，就去充电更新；如果是信息不够，则应该耐心等待。树立自信，积极地面对一切。

好孕叮咛

有再就业计划的全职妈妈要提前几年做好准备，如果实在不行，应在哺乳期过后尽快将个人充电计划提上生活日程。

分娩期 宝宝完美面世

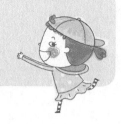

分娩期知识 第一阅读

有人把分娩说成是女性的一个关口，而现在的医疗技术使这已经很难成为一个问题，准妈妈需要的只是家人的关爱和医护人员的关心。

几种常见的分娩方式

总的来说，分娩方式有两种：经阴道分娩和剖宫产分娩。

阴道分娩分自然分娩和仪器助产分娩两种方式。一个健康的准妈妈，如果骨盆大小正常、胎位正常、胎宝宝大小适中，准妈妈也无各种不适宜分娩的合并症和并发症及无医疗上剖宫产的手术指征，医生就会鼓励准妈妈自然分娩。

剖宫产作为一种手术，尽管现在已是一种非常成熟的技术，但仍然像其他外科手术一样，会有一定的风险和并发症，如麻醉意外、伤口感染、手术后盆腹腔内各脏器可能发生粘连等。与其他外科手术不同的是，剖宫产术子宫上还有一手术切口，下一次分娩时，大多仍需要行重复剖宫产术及承受子宫切口破裂的风险，即使以后做人工流产手术并发症也会增加。所以，除非有医疗上的手术指征，医生不会建议准妈妈做剖宫产术。剖宫产手术的指征有：难产、胎位异常、胎宝宝宫内窘迫、巨大胎宝宝、前置胎盘、重度妊娠高血压综合征、一些妊娠合并症不允许准妈妈自然分娩。与阴道分娩相比，剖宫产具有以下一些不利：出血多、卧床时间长、住院时间长、增加住院费用、产妇恢复慢，以及上述的一些外科手术伴有的并发症。

好孕叮咛

准妈妈不要为选择哪种分娩方式而感到遗憾或者恐惧，根据每个人的实际情况，医生给出的都是最适合你的分娩方式。按照这个方式帮助胎宝宝来到这个美好的世界上，才是最能保证母子平安的途径。

影响自然分娩的四个因素

自然分娩能使胎宝宝在分娩过程中通过产道的挤压作用进一步刺激他们的脑和肺的发育，但自然分娩需要疼十几个小时，虽不像有的妈妈所说的那样会痛得死去活来，但也需要准妈妈们去忍受。因此，分娩的过程越顺利，准妈妈受的苦就越少。那么哪些因素可以影响准妈妈的自然分娩呢？

陈宝英孕产育儿全书

162

1 产力: 这种把胎宝宝逼出来的力量有它的特点: 产力有节律性、对称性、极性和缩复作用。既能保证把胎宝宝逼出来，又不会造成胎宝宝的损害，还能让子宫下段、子宫口和阴道慢慢地、被动地扩张开大，让胎宝宝平安娩出。

2 产道: 胎宝宝要想垂直下降通过产道来到人间是不可能的，他必须在通过每一个关卡时发生转动，用自己的头部来适应准妈妈固定产道的最大径线。很多胎宝宝就是因为各种原因被阻挡在产道的某一部位而造成难产。如果准妈妈的骨盆有异常(发育过小或受过外伤)，那么这个管道中的某些径线就会缩短，胎宝宝通过时就会受阻。有时准妈妈的骨盆径线是正常的，但胎宝宝在准妈妈肚子里贪吃贪睡变成个小胖子(巨大儿)，最终在分娩通过产道时，就可能会因为头太大、身体太胖而不能通过准妈妈固定的径线而被拦住。

3 胎宝宝的条件: 胎宝宝的大小及在准妈妈子宫里所躺的位置，这在自然分娩中是相当重要的因素。有些胎宝宝虽然很小，但在准妈妈子宫里躺的位置不对(正常位置的胎宝宝应该是头向下，双手紧紧抱在胸前，两腿紧紧贴于胸部)，如果有仰面朝天、屁股或腿朝下、头部不紧贴胸部等情况，就不能在产道里及时转动来适应产道的形态，可能会被卡住而影响娩出。

4 准妈妈的心态: 焦虑紧张不仅影响准妈妈的情绪，还消耗她们的体力，使其对疼痛的敏感性增加，使大脑皮质神经中枢指令的发放紊乱。这直接影响大脑皮质神经中枢命令的传送，使产力过强或过弱，从而影响胎宝宝的下降及转动，使产程进展缓慢。胎宝宝在子宫内待的时间过长，容易造成缺氧、窒息，甚至死亡，即使存活下来的宝宝也有可能出现智力障碍。同时，精神因素还可以导致产后大出血的发生。

好孕叮咛

分娩是人类繁衍后代的自然规律，一般来说，只要是身体健康的准妈妈，有正确的心态和足够的信心，都是可以平安自然分娩的，可以说，分娩时的平常心最重要。

🌸 分娩要经历的三个产程

第一产程(宫颈开口期): 从有规律的子宫收缩开始，到子宫颈口开全为主。初产准妈妈需要12~16小时，经产准妈妈需6~8小时。表现为子宫有规律地收缩(即阵发性腹痛)，随着子宫收缩加强，子宫颈口逐渐开全。另外，还出现破水、阴道流血(俗称见红)等情况。

第二产程(胎宝宝娩出期): 子宫颈口开全到胎宝宝娩出。初产准妈妈需1~2小时，经产准妈妈仅需30分钟左右。子宫颈口开全以后，胎膜破裂，胎头下降到阴道口，随着准妈妈用力向下屏气，腹部压力增高，胎头全部露出，接着胎体随之而下，宝宝离开母体。

第三产程(胎盘娩出期): 胎宝宝娩出后，一般在10~30分钟后，胎盘也随之娩出，分娩到此结束。胎盘娩出后要检查是否完整，否则容易造成产后出血。

专家在线 第一产程开始时，准妈妈要消除惧怕心理，保持镇静乐观；按时进食，吃好喝好，补充足够的营养；按时排尿，每2~4小时一次，使膀胱空虚，以免阻碍胎头下降；如果胎膜未破，经医生同意，可在待产室内行走活动；宫缩时也可做一些辅助性的减痛动作。

自然分娩的优缺点

优点：产后可立即进食；仅有会阴部位伤口；产后恢复快；并发症少。

缺点：产前要忍受阵痛，但可以采用无痛分娩的方法避免阵痛的困扰；阴道生产过程中会有突发状况；阴道会因此变松弛，但可以在产后通过运动恢复；会有骨盆腔子宫膀胱脱垂的后遗症。

阴道生产是人类繁衍最自然且安全的生产方式，但仍有其危险性：

❶ 自然分娩后会伤害会阴组织，甚至会造成感染或外阴部血肿等情形。

❷ 产后会因子宫收缩不好而出血，若产后出血无法控制，需紧急进行剖腹处理。严重者需切除子宫，甚至危及生命。

❸ 产后感染或产褥热发生；尤其是早期破水、产程延长者。

❹ 会发生急产（产程不到两小时）。尤其是经产妇及子宫颈松弛的患者。

❺ 胎宝宝难产或母体精力耗尽，需以产钳或真空吸引、协助生产时，会引起胎宝宝头部肿大。

❻ 胎宝宝过重，易造成肩难产，会导致新生儿锁骨骨折或臂神经丛损伤。

❼ 羊水中产生胎便，导致新生儿胎便吸入症候群。

❽ 胎宝宝在子宫内发生意外；如脐带绕颈、打结或脱垂等现象。

❾ 羊水栓塞，毫无预警地发生。

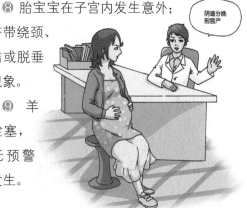

阴道分娩
剖宫产

专家在线

自然分娩的准妈妈可根据自己的需要来决定是否选择无痛分娩。不过在世界卫生组织倡导的爱母行动中，喊出的口号就是"减少干预，回归自然"，并明确规定"除有医学指征之外，对产妇不使用药物镇痛和手术"，这其中就包括注射药物的无痛分娩，因为它只是适合有异常状况的准妈妈的一种选择性、补救性手术。

剖宫产的优缺点

优点：阴道不易受到影响，没有会阴受伤、阴道松弛等问题；可避免自然生产过程中的突发状况。

缺点：出血量较多；产后恢复较慢；并发症较多，包括伤口感染、粘连及麻醉后遗症等。

是否真的需要实施剖宫生产，要从母体及胎宝宝两方面来考虑：

母体方面

1.35岁高龄初产准妈妈；

2.骨盆狭窄或骨盆腔肿瘤，阻碍产道；

3.产程迟滞；

4.生殖道受到感染；

5.产前出血，为前置胎盘或胎盘早期剥离；

6.分娩过程发生问题，如子宫破裂；

7.前胎剖宫产生产；

8.不良的产科病史。

胎宝宝方面

1.胎位不正；

2.多胞胎怀孕；

3.胎宝宝预估体重超过4千克或小于1.5千克；

4.胎宝宝窘迫，胎心音发生变化或胎宝宝缺氧，出现胎便；

陈宝英孕产育儿全书

5. 胎宝宝畸形；

6. 脐带脱垂。

专家
在线

如果准妈妈要求做剖宫产，医生会先与你沟通，因为剖宫产毕竟是一个手术，对准妈妈有一定程度的伤害。如果没有剖宫产指征的话，这样的损伤是不值得的。如果医生实在劝阻不了，就会满足你的要求，因为《中华人民共和国母婴保健法》上有一条就指明：孕妇有选择分娩方式的权利。

正确对待分娩的疼痛

由子宫收缩引起的疼痛，将会贯穿整个分娩过程。

宫缩痛主要在下腹部，有时也发生在两股内侧或脊柱上面。多数准妈妈感觉到的宫缩痛与月经期痛性痉挛相似，只是更强烈些。

在胎宝宝即将出世时，由于会阴和外阴部的扩展，准妈妈还会感到这些部位有烧灼感和强烈的疼痛。

寻找一个舒适的体位，在放松的状态下进行深呼吸，可以缓解分娩疼痛。

要对分娩的疼痛有充分的思想准备。分娩是自然的生理现象，分娩痛是生理性疼痛，一般人都可以忍受。生产时每个准妈妈都不可避免地要经历一段时间的疼痛，如果没有充分的思想准备，将痛苦想象得过于夸张，就会轻易被疼痛战胜。

好孕叮咛

分娩过程中大喊大叫会使产程延长，准妈妈适当忍受疼痛反而会促进顺利分娩。

无痛分娩真的无痛吗

目前，世界上还没有一种灵丹妙药能使准妈妈在分娩时丝毫感觉不到疼痛，但也有不少减轻疼痛或镇痛的措施，使分娩的疼痛大为减轻，让分娩不再是让准妈妈恐惧的难关。

分娩镇痛目前有几种方法：

1. 硬膜外麻醉；

2. 笑气吸入的镇痛；

3. 镇痛床；

4. 非药物性镇痛法，比如："导乐"陪伴减轻分娩的疼痛，其实是心理的安慰和疏导。

这些方法都能在一定程度上减轻分娩时的疼痛。有些准妈妈担心麻醉剂的使用会对胎宝宝有影响，这种担心是没有必要的。因为手术中麻醉药的用药剂量非常小，一般不会对胎宝宝造成影响。

好孕叮咛

随着生活水平的提高，准妈妈们对减轻分娩疼痛的需求增加了，但是，分娩的疼痛是一阵一阵的，每次持续的时间在40秒到1分钟左右，而且是间隔的，最短间隔2～3分钟。宫口开全到娩出宝宝时，已不会感觉疼痛，而是一种不自主地向下用力排便的感觉，所以每个准妈妈对这种疼痛的耐受是不一样的。准妈妈应该相信自己，努力去尝试不需麻醉的全自然分娩。

减轻分娩疼痛的方法

改变姿势是有效缓解阵痛的一种方法，准妈妈不妨积极地尝试以下方式，找到自己感觉最舒服的姿势。

来回踱步

在阵痛还没有那么强烈时，适当活动一下身体会比一直躺在床上舒服，下床在医院内走走能很好地调节紧张的情绪。

把身体的压力压到墙上

双臂伸直压着墙壁，把所有的体重压在墙壁上，由于此姿势是站立的方式，因此有助于胎宝宝的下降。

跪卧在床上

两手臂贴床面，脸侧贴床面，双膝弯曲跪着与大腿垂直，注意臀部应抬高，胸部与肩部尽量贴于床垫，双腿分开与肩同宽，以避免腹壁肌肉受到压力。此种姿势可促进骨盆腔的血液循环。

跨坐在椅子上将两脚张开

将身体略微前倾，把体重负荷集中在椅背上，注意不要用有轮的椅子，也不要过度前倾，以免摔倒。跨坐在椅子上有利于产道的扩张，同时还能减轻腰部的负担。

此外，克服疼痛还必须注意七个要点：

1.充足的水分：持续应用克服阵痛的呼吸法时，喉咙必定很干渴，最好确定医院附近可以买到饮品或自行携带；此外，使用可弯曲的吸管也较方便饮用。

2.填饱肚子：从阵痛开始到子宫颈口全开，第一胎的准妈妈一般要历经10～12小时的备战过程，所以最好在阵痛轻微时就先填饱肚子。

3.采取轻便装扮：因为会常常改变姿势，采取轻松的穿着、固定发型或扎起头发较为方便。

4.将自己放松：彻底放轻松，不让精神紧绷可以省掉许多体力消耗，可以携带一些能转移注意力的物品，如杂志、音乐播放器等。

5.缓和腰部疼痛：生产前的腰酸与阵痛都令人感觉难耐，此时可以使用按摩器或让准爸爸帮助按摩来舒缓。

6.口内保持清凉感：强烈阵痛时可咀嚼清凉的口香糖来改变心情，口中感觉清凉，心情也较为舒适。

7.精神集中于生产上：想着腹中的胎宝宝，集中精神应用呼吸法也颇有帮助。

准爸爸课堂

准爸爸的陪伴也有利于准妈妈生产时的情绪稳定，此时准爸爸可以在准妈妈腰部附近施以某种程度的强力，上下左右地进行按摩或用力压迫肛门。在指压背部及腰部时可使用拇指强力按压，而准妈妈可以配合准爸爸的按摩放松时吸气、指压时吐气。

了解会阴侧切术

会阴是位于阴唇和肛门之间的部位，通常只有2～3厘米长，但生产时可以拉伸至约10厘米长。这是为了宝宝的顺利诞生，激素将会阴拉伸来帮助生产的结果。初次分娩时，拉伸会阴是相对较困难的。

会阴侧切术只是顺产时一个极小的手术，即在会阴部做一斜形切口，其实会阴切开术不仅包括侧切，还可以中切，人们习惯统称为侧切。进行会阴侧切是为了使宝宝尽快降生，避免胎宝宝心跳减弱、回旋不能顺利进行等可能出现的情况，是保护胎宝宝的手段；也能防止准妈妈会阴撕裂、保护盆底肌肉，且外科切开术容易修补和愈合得更好。

医生在看到胎头快露出阴道口时，就会在第一时间判断宝宝的大小，是否会造成会阴严重撕裂，然后再决定要不要施行会阴切开术；如医生判断产程很顺利，即使不剪会阴，撕裂的伤口也不大时，可避免手术。

会阴侧切并不需要花时间慢慢切开，而是用医疗剪刀迅速地瞬间切开，切开的长度也仅仅是2~5厘米，有的准妈妈甚至都不知道已经切开了。医生会在准妈妈阵痛的高峰时切开会阴，此外，由于局部麻醉的作用，对于切开时疼痛的担心是完全没有必要的。胎宝宝生出后，即可进行修补手术，大概需要20分钟左右。因侧切时的局部麻醉效力还存在影响，缝合时的疼痛感比较弱。

好孕叮咛

值班的医生很可能同时要面对好几个准妈妈，因此，她不大可能有耐心地给你讲解你为什么要接受侧切。所以有70%左右的准妈妈在侧切时并没有得到医生的通知，而是在不知情的情况下被侧切了。为了让自己不至于糊里糊涂地被切上一刀，事先和医生的沟通就很有必要。

分娩遇上难产怎么办

难产是指困难的生产或是产程进展缓慢得不正常。因为生产就是胎宝宝通过产道的过程，若胎宝宝本身跟产道配合得不协调，就可能会造成难产。大多数准妈妈可顺利分娩，但也有少量的准妈妈可发生不同程度的难产。

分娩的难易取决于产道、产力和胎宝宝三个因素，如果这三个因素都很正常且互相协调，就可顺利分娩。

产道可以通过孕期骨盆测量和阴道检查或X光骨盆测量，做出较为准确的判断。

胎宝宝的大小与胎位是否正常到孕晚期也可大致做出判断。

只有产力这个因素，在临产之前还是个未知数，要到临产后才能表现出来。

一般要到临产后的一定时间才能看出分娩的势头，判断其会不会难产。

生产本身有许多事是难以事前知道的，尽管医疗再怎么进步，难产还是天天在发生，而且有一部分的难产是难以避免的，因为没有一种检查可以确切地指出准妈妈是否一定可以顺利地产下胎宝宝。

准妈妈在看过上述的叙述之后，大概会想：我会不会难产呢？那我又应该怎么办？其实只要尽量把上述可控制的因素做好，把其他的事交给妇产科医生，难产只是妇产科医生处理的众多急症的一种，靠妥善的产前检查与及时的处理，难产并不是那么可怕的。

准爸爸课堂

准爸爸要调整好自己即将当爸爸的心态，更要坚强、勇敢，对于妻子生产过程中所承受的疼痛不能逃避。唯有先坚定自己，在陪产时才不会退缩、怯弱、彷徨、不知所措。

准妈妈在家中发生急产怎么办

急产不可预知，通常是指产痛后三个小时内即完成分娩。假如急产发生了，来不及到医院，准爸爸不要惊慌，镇定一些，按照以下步骤一步一步慢慢来：

1.如果来不及上医院就发现宝宝已经快生出来了，为了避免在路上生产，最好直接留在家中生产。

167

2.拨打"120"，请派最近的医生到家里协助生产。

3.临产妈妈应先躺在床上，不要急于用力，在臀下垫上毯子或毛巾被，避免宝宝太快出生，头撞到地。然后大口喘气，不要屏气用力。

4.如医生还未到，打开手掌轻轻压住阴道与肛门间，帮助胎头娩出。当胎头娩出后轻轻下压胎头，帮助前肩娩出，再轻轻上抬胎头，帮助后肩娩出。

5.因为有羊水和胎脂的关系，宝宝会很滑，应小心用干净的毛巾包裹并擦拭。胎宝宝容易失温，要注意保暖。

6.宝宝产出后，不要急着自己拿剪刀把脐带剪断，最好等急救医生的到来。万一剪刀没有消毒干净的话，很容易因为细菌感染导致破伤风，可以等医生过来处理。也可将剪刀自行消毒后剪掉。剪时注意脐带用橡皮筋或绳子在中间绑紧，留下的脐带至少距离宝宝腹部5厘米以上。

7.一般在宝宝娩出后15分钟内，胎盘会伴随一阵子宫收缩娩出。假如没有，不用急着拉出来，等到了医院再处理。

8.处理完毕之后，宝宝需要做身体检查，新妈妈也要进行后期卫生处理，以防感染，所以应送母子去医院。

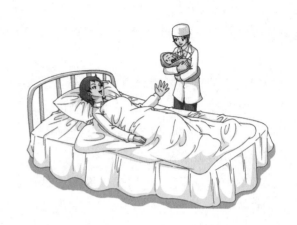

分娩24小时后新妈妈的状况

在刚分娩后的24小时，新妈妈的体温会略有升高，一般不超过38℃。在这之后，新妈妈的体温大多会恢复到正常范围内。由于子宫胎盘循环的停止和卧床休息，新妈妈脉搏略为缓慢，每分钟60~70次；呼吸每分钟14~16次；血压平稳，变化不大，如果是妊娠高血压综合征患者血压明显下降。

分娩第一天，子宫底在平脐或脐下一指左右（子宫大约在产后10天降入骨盆腔内）。分娩刚结束时会因为宫缩而引起下腹部阵发性疼痛，即产后宫缩痛，一般在2~3天后会自然消失。

不少新妈妈分娩之后看到自己的宝宝都会心花怒放，感到非常满足，紧接着由于分娩的疲倦，不知不觉地睡意便会袭来，这时，可闭目养神或打个盹儿，不要睡着了，因为还要给宝宝喂第一次奶；医护人员还要做产后处理，顺产的新妈妈还要吃点东西补充一下体力。

产后24小时内阴道出血量达到或超过500毫升，称为产后出血，要注意预防。其原因与子宫收缩乏力，胎盘滞留或残留、产道损伤等有关。产后24小时内若感到会阴部或肛门有下坠不适感、疼痛感，应请医生诊治，以防感染和血肿发生。

专家在线

急产的表现：孕28周以上的准妈妈，突然感到腰腹坠痛，很短的时间内就会有排便感（甚至有准妈妈如厕用力排便，而将胎宝宝娩出的）；短时间内就出现有规律的下腹疼痛，间隔时间极短；破水、出血、出现排便感；甚至阴道口可看见胎头露出。

自然分娩的新妈妈，在分娩后4小时即可排尿。少数新妈妈排尿困难，发生尿潴留，其原因可能与膀胱长期受压及会阴部疼痛反射有关，新妈妈应尽量起床解小便，也可请医生针刺或药物治疗，如仍不能排尿，应进行导尿。注意会阴部卫生，每天两次用药液清洗，会阴垫应使用无菌卫生巾并及时更换。

好孕叮咛

分娩后马上就可以让宝宝吸吮乳头，这样可尽早建立催乳和排乳反射，促进乳汁分泌。同时，还有利于子宫收缩。哺乳时间以5~10分钟为宜。产后第一天可以每1~3小时哺乳一次，哺乳的时间和频率与宝宝的需求以及新妈妈感到奶胀的情况有关。产后第一天，新妈妈身体虚弱、伤口疼痛，可选用侧卧位喂奶。每次哺乳后应将宝宝抱起轻拍几下，以防吐奶。

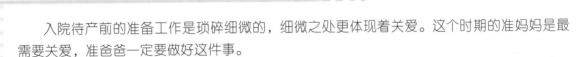

入院待产前的准备

入院待产前的准备工作是琐碎细微的，细微之处更体现着关爱。这个时期的准妈妈是最需要关爱，准爸爸一定要做好这件事。

做好上医院的路线勘探

除了物质上的准备以外，准妈妈一家要做好路线勘探工作：

1.家离医院有多远；

2.乘什么交通工具去医院；

3.在上下班时间交通拥挤时，从家大约需多长时间到达医院；

4.最好寻找一条备用的路线，以便当第一条路线堵塞时能有另外一条路线供选择，尽快到达医院。

准爸爸课堂

分娩的医院一般都是产前检查的那一家医院，但在紧急情况下，如果原先的医院离家较远，则要选择就近的医院。有备才能无患，准爸爸要做到心中有数，万一出现紧急情况，即可按原先准备的方案执行。

提前准备好入院待产包

给临产妈妈准备的用品

❶ 一次性内裤1包（产后恶露多，原来的内裤暂时不能穿），哺乳衣2件（不用带哺乳胸罩），厚袜子2双，带跟布鞋1双，出院时穿的衣服，靠垫（坐着喂奶用）。

❷ 吸奶器1个（帮助下奶用），一次性防溢乳垫1盒（不一定用得上，有的新妈妈到出院都还没下奶），乳头保护霜1支（用不用两可，如果能忍住疼最好不用）。

❸ 卫生纸2卷，超长夜用卫生巾4包（医院也可能提供），看护垫1包（医院也可能提供），一次性马桶垫（根据个人卫生习惯以及医院卫生间具体设施而定）。

❹ 餐巾纸、湿纸巾各1包，餐具1套（饭盒、筷

子、勺、喝水杯、可弯曲吸管）、红糖1包，简单的零食（如饼干或巧克力之类的，偶尔饿了可补充能量）。

⑤ 塑料盆1个（剖宫产用得上，家人能帮忙擦擦脸），毛巾2条，梳子、镜子、牙具、洗浴用品、护肤品、唇膏。

⑥ 产后束腹带1个（如果是自然分娩，产后第二天就可以使用）。

⑦ 手机及充电器、多备1 000元现金、小记事本、笔，随身听或者MP3（帮助缓解紧张情绪，放松心情，不过基本用不上，注意力都在宝宝身上呢）。

给新生宝宝准备的用品

① 包单至少2条（医院提供），和尚领内衣至少4套（医院提供），帽子1顶（基本上不用戴，如果开空调可以用得上），包被1条（根据季节选择薄厚，出院时包裹宝宝用）。

② 浴巾2条（洗浴用品都可以用医院的，除非自己很在乎，否则可能会用不上），婴儿护臀膏1支，婴儿专用洗发露、沐浴露各1瓶，婴儿润肤露1瓶（浴后和抚触使用），爽身粉1盒。

③ 婴儿柔湿巾至少2包（便后清洁用），纸尿裤（出生婴儿装）至少2包，婴儿手巾1包（清洁宝宝的小手，妈妈哺乳前也可以用来清洁乳头），婴儿毛巾4条。

④ 奶粉（新妈妈越早下奶，吃的机会越少）。

各种必须随身携带的证件：就诊卡，挂号证，围产手册或病历，各项化验单，特殊检查报告单等孕期资料及宝宝的准生证、身份证、户口本（如果有献血证要带好，以防万一）、医保卡。如果分娩前一个月签定过脐带血保存协议的，一定不要忘记带上脐带血收集带和脐带血库的联系电话。

好孕叮咛

一般医院都会给新妈妈和新生宝宝准备一些物品，不过各医院的具体情况会有所不同，最好提前打听清楚哪些物品是需要准备的，医院能提供的物品就不必带到医院去了。至于产后用品，可等到分娩后再让家人送来。

准爸爸 陪产指南

准妈妈辛苦怀胎10月，终于宝宝要出生了，此时陪在准妈妈身边一起奋战的准爸爸，也要做好"产前准备"工作了。

准爸爸陪产流程

1.准爸妈到待产室。

2.产房护士帮准妈妈做胎心音监测及产道内

诊检查。

3.确定要生产，办理入院许可。

4.征询准爸爸是否要陪产。

5.准爸爸阅读待产室与产房简介。

6.做陪产技巧准备和了解注意事项说明。

7.学习拉梅兹呼吸法的技巧指导。

8.入产房前更换隔离衣、戴手术帽与口罩。

9.准爸爸在产房内的位置安排及注意事项说明。

10.准爸爸学习鼓励准妈妈呼吸及用力的技巧。

11.准妈妈产后恢复观察30分钟，稳定后送回病房。

准爸爸课堂

由于陪产需要一定的条件，如单独的产房、消毒隔离设施，所以目前大部分医院都不具备陪产条件。如果准爸爸想选择陪产，事先一定要询问好医院是否有此项服务。准爸爸陪产时需要穿隔离消毒服，可能需要缴纳一定的费用。

准爸爸陪产要做好"产前准备"

准爸爸做好"产前准备"的工作，能帮助准妈妈更安心地度过这个特殊时期。准爸爸要做的工作，主要有以下几点：

1 做好充分的心理准备

在产前，如果准爸爸想要陪产，就必须先做好充分的心理准备。不是所有的准爸爸都有进产房的勇气。很多准爸爸在分娩现场，由于心理准备不足，吓得汗珠直冒，浑身发抖，有的甚至不敢睁开眼睛。如果准爸爸惊慌失措或者是过于惊恐的话，就很容易影响准妈妈的分娩状态。

2 帮助准妈妈放松心情

待产时，准爸爸应该尽可能多地留在医院陪陪

准妈妈。如有需要，也可以在医院过夜。同时要注意准备好一些要用的东西，包括洗漱用品、干净的衣服鞋子、填饱肚子的点心等等。陪伴准妈妈的时候，要多和她聊聊天，让她放松心情，乐观地对待分娩。

3 包容准妈妈，为准妈妈缓解疼痛

由于疼痛的干扰，准妈妈情绪容易产生波动，甚至会无理指责准爸爸，对准爸爸发火。有些准妈妈可能会因为宫缩的疼痛，将准爸爸的手臂抓得伤痕累累。在这个时候，准爸爸一定要以宽大的胸襟去包容她，并且冷静地根据自己的知识储备，指导她做一些可以减轻疼痛的动作。此外，也可以去问医生和护士，得到一些帮助。

准爸爸课堂

分娩过程中，准妈妈的生理、心理都较为虚弱，很需要协助与鼓励。如果准爸爸实在没有勇气陪产也绝不能硬撑，不去陪产才是最佳的选择，以免给准妈妈造成不良的情绪影响。

准爸爸在各个分娩时期的陪产行动

整个分娩的过程中，准妈妈感受的产痛强度是有所变化的。在每个产程阶段，准爸爸只要用对方法，就可以有效地协助准妈妈舒缓疼痛并给予重要的心理支持。

开口期

此时准妈妈大部分都还处于待产的状态，准爸爸要做的是：

1.随时询问准妈妈是否需要补充水分，最好在水杯中附上一支吸管，让准妈妈可以轻松地摄取水分。

2.观察床边的胎音以及阵痛监测器，来了解母体与胎宝宝的状况。

3.此阶段准妈妈的阵痛感尚未达到高峰，准爸爸可以准备三餐帮助准妈妈储存足够的体力面对生产。

4.陪同准妈妈如厕，减轻准妈妈的困难。

5.协助并随时提醒护理人员更换产垫。

6.轻按腰部减痛：握拳，以手指背面轻压准妈妈的背部。

● 娩出期

准爸爸在身边可以分散准妈妈的注意力，协助她正确用力：

1.站在准妈妈的左侧方，给予支持、鼓励。

2.用棉花棒蘸上开水，擦拭准妈妈的双唇，以补充流失的水分。

3.协助用力，紧握准妈妈的手，让她更容易使力。还可以随时告诉准妈妈目前的娩出情况。

4.照相或录像留念。

● 后产期

后产期胎盘一旦顺利娩出，生产也就结束，等医生处理好会阴的伤口后，准妈妈就会被送进恢复室观察与休养。此时的阵痛感变得较为缓和，准妈妈可稍作休息。准爸爸需要继续努力：

1.观察新妈妈产后的状况约30分钟，以防产后大出血或其他的意外状况。

2.医护人员会让自然产的新妈妈在产后亲自照看宝宝，新爸爸可以在旁协助新妈妈哺喂母乳。

准爸爸课堂

准爸爸在陪产的时候，不仅要表现得十分镇静，而且注意力都要集中在准妈妈的感受上，及时在感情上支持她，这样准妈妈的分娩过程才会更加成功，并且显得温馨、愉快。

新爸爸要贴心照护产后新妈妈

宝宝出生后，沉浸在小宝宝带来欢乐的同时，新爸爸千万不要忽视了身边的妻子。看着身心疲惫的新妈妈，应该为她和宝宝做些什么呢？

1.帮助新妈妈做好产后恢复

正常分娩后6个小时，剖宫产24小时后，新妈妈即可扶着栏杆轻微活动。新妈妈初次下床，可能会有些头晕眼花的感觉，新爸爸应注意搀扶。新爸爸可向护理人员学习子宫按摩的技巧，帮助新妈妈按摩子宫，增加子宫的收缩使恶露排出。产后的会阴伤口照护与清洁也是重点之一，新爸爸可以在会阴冲洗瓶中装入温开水，让产后的新妈妈方便清洁。

新爸爸每天要协助新妈妈做好以下几件事：洗脸、梳头、刷牙；新妈妈排汗量大，应该协助她勤换衣裤；提醒新妈妈经常变换休息姿势，不要久卧，应适当下床活动。

2.为新妈妈准备合理的饮食

产后的新妈妈依然要吃宝宝和自己两个人的饭，所以食品一定要新鲜、卫生、可口，最重要的是营养丰富。除了医院的饮食外，新爸爸可以多准备些水分和维生素都非常丰富的蔬菜、水果，如番茄、西瓜、橙子、葡萄等，不宜吃直接从冰箱取出的水果。每天适当为新妈妈加餐，增加2~3次小点心、汤类、水果等。

3.分担新妈妈的哺乳压力

新爸爸虽然在喂养宝宝这一方面比新妈妈所起到的作用要小很多，但依然可以协助新妈妈做一些事情：帮宝宝换尿布、哄宝宝入睡等，甚至解开自己的衬衫纽扣，让宝宝紧贴着自己的胸膛小睡一会儿，也不失为一个与宝宝肌肤相亲的好办法。常花时间与宝宝单独相处，锻炼育儿技巧，即使新妈妈不在场也能独自和宝宝相处好。

准爸爸课堂

如果新妈妈住院期间来探访的亲友较多，新爸爸就要和亲朋好友沟通，建议大家等新妈妈出院后再来探访，以保证新妈妈有平稳的情绪和充分的休息。一次来访的客人不宜过多，2~3人即可，探访时间尽量要短，以10~20分钟为宜。

与产科医生 完美配合

分娩是每一位女性做母亲的必经之路，在分娩过程中，听从医生的指导，积极配合医生的工作才是最佳选择。

第一产程的轻松分娩方法

在第一产程中，准妈妈基本是待在产房内，没有医生的陪同。有的医院甚至不允许亲人陪伴，在这样的情况下，准妈妈就必须一个人忍受生理变化的痛苦，极易出现担心、恐惧、忧虑的情绪。

但是，即使如此，准妈妈依然能够做到轻松分娩，具体做法如下：

1.抓紧时间尽量休息。准妈妈已进入医院，医生会随时照顾准妈妈和处理一切事情，在第一产程胎宝宝还不会出生，所以要休息好，以保证有足够的精力，等待产程自然发展。

2.寻求平静的心态。胎膜未破时应尽量下床活动，看看电视或小说、听听音乐，与别的准妈妈交谈交谈，来转移宫缩引起的疼痛感，平复心情。

3.吃饱肚子。适当地进食一些如巧克力、酸奶等高热量容易消化的食物，充分饮水。

4.勤排尿。虽然行动不便，但有尿意要赶紧上厕所，因为尿液储存会妨碍胎宝宝下降，影响分娩顺利进行。

5.还不能用力。随着宫缩加强，用力会使准妈妈感觉舒服，但这时子宫口尚未开大到足以让胎宝宝通过的程度，所以用力对分娩的进程毫无帮助，反而会阻碍子宫口的开大和胎宝宝下降。

6.宫缩时可采用腹式深呼吸减痛的方法或按摩腹部、腰部减痛：

◆**腹式深呼吸：**与宫缩的出现和暂停同步，没有宫缩时好好休息片刻，准备在下次子宫收缩时继续做腹式深呼吸。如此反复深呼吸，将大量新鲜空气吸入体内，增加血液的氧气，使胎宝宝的血液循环中氧气充足，还会加速产程进展。

◆**腹部按摩：**深吸气时，自己用两手轻轻从两侧下腹部向腹中央按摩，呼气时从腹中央向两侧按摩。

◆**腰部按摩：**在腹式深呼吸时，在腰部上、下、左、右做按摩，最好由准爸爸来做。

◆**压迫减痛法：**当宫缩时，用手或拳头压迫感觉不舒服的地方，如腰部、骶部、下腹耻骨联合处。将拳头放在腰下或将手放在腹部两侧或将手压迫在髂骨上。

好孕叮咛

第一产程来临时，准妈妈为了应对阵痛发出呻吟本身没有什么不好的，但是如果持续地高声喊叫，就会打乱缓解阵痛的呼吸节奏，低声呻吟即可。

第二产程的轻松分娩方法

当初产准妈妈的宫口开全后，医生已做好接生准备，准妈妈进入产房，准备开始第二产程的战斗。如果第一产程进行顺利，准妈妈便会感觉信心十足。

准备接产时，准妈妈应仰卧于产床上，两腿屈曲分开，露出外阴部，医生在准妈妈的臀下放一塑料布，然后用消毒棉球蘸肥皂水擦洗会阴部，用温开水冲掉肥皂水，消毒后在准妈妈臀下铺以消毒巾，准备接产。

此时医生会指导准妈妈配合宫缩用力，当子宫口全开，子宫收缩会使胎宝宝逐渐下降。使分娩轻松的正确用力方法是：

❶ 准妈妈双脚蹬在产床脚踏台上，膝盖弯曲，尽量张开双腿，后脚跟尽量靠向臀部，两手分别握住产床上的把手。当出现宫缩时，先行深吸气，而后暂停屏气，然后像解大便一样向下用力，直至坚持不住时再呼气。用力得当，会阴肛门周围肌肉向

外隆起，此时要紧闭嘴唇，从吸气到吐气需要约25秒。

❷ 宫缩间歇时，全身肌肉放松，可趁机做两三次腹式深呼吸，为下次收缩时用力做准备。

❸ 宫缩一次约需连续用力三次。

❹ 用力时一定要保持手、身体、脚原位不动，否则将达不到效果。

❺ 用力时一定要遵循医生的指导，配合好宫缩用力，才能达到最佳的效果。

当胎宝宝头部最大的部分出来时，这时不必再用力，只需要子宫本身的收缩就足够了。如用力会引起会阴部撕裂。为了防止这种情况发生，医生会指导准妈妈做短促呼吸。短促呼吸的正确方法是：

第一，当听到医生指示时，立即把手交叉放在胸前不再用力。

第二，立即张大嘴快速哈——哈——哈地吐气，当吐到一定程度时，反射性吸一口气，再吐气，反复做。

第三，短促呼吸时，下半身不要移动，以免造成医生工作不便。

只要准妈妈按医生的嘱咐，配合宫缩有效地用力和在胎宝宝快娩出时做好短促呼吸，将很快顺利轻松地度过第二产程。

专家在线　第二产程随着宫缩的加强，胎头逐渐下降，压缩骨盆底，准妈妈会有排便感，实际上这并非是真正排便。一般分娩前已做灌肠处理，肠道中已无大便，所以准妈妈尽可按医生的要求做，大胆用力。当胎宝宝娩出的瞬间，宫缩减弱，准妈妈会感觉到一阵异常的舒适。

分娩时身体各部位使力重点

产程进入第二阶段时，子宫颈口已经全开，准妈妈可以配合阵痛的频率，跟随护理人员的指导，使力生产。正确使力时，要注意身体各部位的用力方式：

脸部

收缩下巴，尽量放松脸部的肌肉，阵痛开始时，应睁开眼睛看着肚脐，收缩下巴将嘴紧闭。由于脸部用力无法有效帮助胎宝宝娩出，因此要尽量避免咬紧牙根或皱眉头。

脚部

双脚应尽量张开，加上脚跟的力量，脚底应紧贴着脚踏台，脚跟用力踩，就能顺利使出力量。两脚尽量张开，对于胎宝宝娩出有很大的帮助。

背部

背部与腰部要紧靠着产床，使力时，手要紧握着把手或握杆，手臂和肩膀尽量放松，将力量传到下半身。

专家在线　准妈妈分娩时要注意避免出现错误的动作：

1.只是腹部鼓起，肛门处未得力。问题在于吸满气后，未屏气就开始用力。

2.只是面颊鼓起。这也是吸气后未屏气。

3.身体向上滑动。有的准妈妈用力时，用手拉动自己向上移动，手用力过度，向下用力不够。

4.身体向下滑。手用力后推造成。

5.背脊隆起。由下腹部用力过度引起。

6.臀部浮起。由重心部分放在双脚引起。

第三产程的轻松分娩法

第三产程中，从胎宝宝娩出到胎盘娩出，需5～15分钟，不应超过30分钟。

胎宝宝娩出后，新妈妈感到轻松，子宫底下降至平脐，宫缩会暂停几分钟，又重新开始，胎盘因子宫收缩会从子宫壁剥落移向子宫口，新妈妈再次用力，胎盘就会顺利脱出。

第三产程轻松分娩具体做法：

1.保持第二产程的姿势，协助胎盘的娩出，减少胎盘剥离不全和产后出血。

2.两腿尽量分开，以方便医生工作。

3.不可用手碰触下腹部，以免刺激子宫而造成子宫收缩，阻碍胎盘的娩出。

4.如果因分娩造成会阴部撕裂，必须缝合。要继续忍耐，与医生配合，使缝合顺利进行。

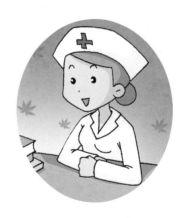

好孕叮咛

第二产程结束后，新妈妈往往因体力消耗过大，倍感疲劳。此时应注意休息，保持镇静，避免情绪波动，不应急于了解新生宝宝的情况，如体重、身长、性别及有无外观异常或缺陷等，努力配合胎盘的娩出，如果自己有什么不适，应主动告知接产医生。

储存脐带血，为宝宝健康做备份

脐带血是宝宝出生时，脐带被结扎后所流出的血。研究成果显示，脐带血中含有大量未成熟的干细胞，是人体制造血液和免疫系统的主要来源。在人类罹患癌症等疾病的概率越来越高的情况下，将脐带血储存起来，等于是替宝宝以后的生命之路预留了保障。同时，因为遗传基因相近，且免疫投合概率高，在家人有需要时也能受惠。

目前，脐带血干细胞可治疗的疾病包括：急性骨髓性白血病、乳腺癌、急性淋巴性白血病、脑瘤、地中海贫血、帕金森病、糖尿病、早老性痴呆症、心脏病和器官移植等。

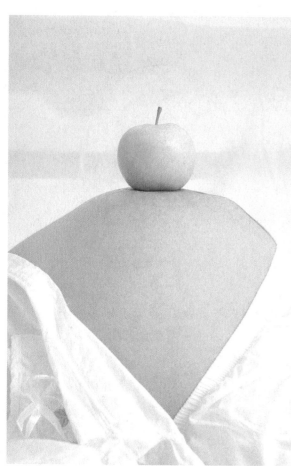

与骨髓干细胞移植相比，脐带血移植属自体移植，它的优点如下：

❶ 容易采取，不需动手术，不需麻醉，不需住院。

❷ 不会对新妈妈和新生宝宝造成伤害或痛苦。

❸ 较少有感染性的危险。

❹ 较少有移植后的组织抗原反应和排斥现象。

此外，脐带血移植作为恶性肿瘤治疗的辅助疗法，能明显减轻化疗、放疗所引发的不良反应。

在决定了要为宝宝存储脐带血后，首先应该与脐血干细胞自体储存库签一份协议，在宝宝将出生时，打电话通知脐血库工作人员，他们会赶到出生医院亲自采血。

采集的脐带血要经过严格的筛选之后才能入库保存。首先要看新妈妈和宝宝有没有遗传病，然后要看每份脐带血的体积是否达到60毫升以上，接下来还要进行病毒、微生物的检测，检测合格了，就可进库保存。从理论上讲，这份脐带血能保存终生。

保存脐带血的费用以北京为例，取一份脐带血要一次性缴纳5 100元，其中包括采血、化验、检测、筛选等一系列费用。如检测不合格，这笔费用将退还本人。入库后，一年的储存费用为580元。

 好孕叮咛 •••••••••

如果考虑到经济上的负担，不能存储脐带血，新妈妈可以决定将它捐献出去，还能帮助许多白血病人重新获得健康。

• • • • • • • • • • • • • • • •

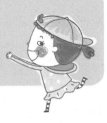

产后期 守护健康呵护宝宝

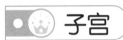

产后期知识 第一阅读

产后新妈妈身体恢复有一个过程，了解这个过程才能更好地照顾自己。

子宫

从孕育了10个月的胎宝宝自母体娩出的那一刻起，小宝宝就开始了自己的生活，可是妈妈体内的那个小房子——子宫，可不会一下子就恢复到原来的状态。如今，子宫神圣的使命已经完成，此时它更需要关心和照顾，这样才能早日恢复健康。

分娩以后，随着胎盘的排出，子宫的大小与重量也会逐渐变回到原来的状态。当子宫恢复时，其内部不需要的东西会排出，这些排泄物称为恶露。但是，这个过程大约需要6周的时间。要想子宫很好地恢复，新妈妈要注意做好以下几方面：

1 产后应及时排尿。产后要及时排尿，这样才能不使膀胱过胀或经常处于膨胀状态。

2 产褥期应避免长期卧位。产后6～8小时，新妈妈在疲劳消除后可以坐起来，第二天可以下床活动，这样有利于身体生理功能和体力的恢复，帮助子宫复原和恶露排出。卧床休息时尽量采取左卧或右卧的姿势，避免仰卧，以防子宫后倾；如果子宫已经向后倾屈，应做膝胸卧位来纠正。

3 产后应该哺乳。母乳喂养不仅非常有利于宝宝的生长发育，而且宝宝的吮吸刺激会反射性地引起子宫收缩，从而促进子宫复原。

4 注意阴部卫生。产后要注意阴部卫生，以免引起生殖道炎症，进一步影响子宫的恢复。

妈妈锦囊

一般的恶露不会有恶臭。如果发现凝块很大，持续性地流失或极端地流失，或产生恶臭，就必须把这种情况告诉助产士或医生。这意味着子宫内部受到了感染，应该接受治疗。

阴道

产后阴道的变化非常大。胎宝宝在通过妈妈的阴道分娩出来的过程中，会将阴道壁撑开，致使阴道壁肿胀并出现许多细小的伤口，分娩后1～2天排尿时感到刺痛，1周后恢复。扩大了的阴道产后1天就能缩紧。

其次，分娩时，为使胎宝宝的头部容易出来，医生会施行会阴切开等手术。这些伤口会在头12天出现痉挛现象，这是正常的反应，不必担心。缝合的伤口，在4～5天内拆线。此外骨盆底部的肌肉紧张，也会在4～8周得到恢复。

新妈妈分娩后，阴道扩大，阴道壁肌肉张力

减弱，变得松弛。产褥期内，阴道肌壁张力逐渐恢复，但还不能完全达到孕前水平。阴道黏膜皱壁因为分娩时过度伸张而暂时消失，大约在产后三周才开始重新出现。

妈妈锦囊

在阴道里的伤口愈合以后，新妈妈要勤加锻炼，通过阴道紧致练习尽快恢复阴道弹性。

乳房

新妈妈在怀孕期间，在多种激素的作用下，乳房变大且质地较韧，乳头增大、变黑、易勃起，乳晕也变黑，乳晕外围的皮脂腺肥大形成散在的结节状小隆起，即蒙氏结节，月子期间的乳房变化是孕期的继续。产后2～3天乳房增大，皮肤紧张，表面静脉扩张充血，局部温度增高。

生产后，雌性激素和孕激素水平骤降，泌乳素增加，开始分泌乳腺。乳头被触动、宝宝的啼哭声以及其他哺乳活动，是刺激泌乳的主要因素。尤其是产后1～8周内，泌乳是靠宝宝的吮吸刺激使脑垂体泌乳素抑制因子分泌减少，导致人工催乳素的反应增加。然而，虽然乳房在孕期和哺乳期会持续增大，但是停止哺乳后，就会出现下垂的情况。

新妈妈要想不因为分娩的缘故而使乳房变得软软的，不再挺立，其关键是要细心照料自己。经过有规律的锻炼和按摩乳房，就可以改善。

有些人认为，是母乳喂养让自己的乳房变得松弛下垂，事实恰好相反。实践证明，母乳喂养更能促进乳房的恢复。但需要说明的是，母乳喂养的姿势一定要正确。

❶ 不要让新生宝宝太过于贴近胸部，当他位于正确的位置，而开始吸吮时，会发现他的太阳

穴与耳朵微微地颤动。如果新生宝宝的位置很正确，就不会觉得乳头肿痛。

❷ 在自己胸部下方，用一只手平贴在肋骨上，支撑自己的胸部。要避免压迫到胸部顶端，因为这样很可能会使乳头的方向改变，从而使乳腺阻塞。

❸ 每到下一次哺乳，都要换不同的乳房来哺乳。在不同的时间哺乳新生宝宝时，给它吸吮不同的乳房，有助于避免一边的胸部受到太大的压力。

❹ 哺乳以前，在胸部洒一些温水，有助于乳汁的分泌。如此新生宝宝就不需要费力地从坚硬而疼痛的乳头吸吮乳汁。

❺ 假如乳房变硬，可以用手把奶挤出，以方便新生宝宝吸吮。

❻ 哺乳后，用冰冷的毛巾擦拭乳房，可以收缩血管，降低乳房肿胀的程度。

❼ 轻轻地挤压肿胀的乳头，这是个简单的好方法。

❽ 戴合适的胸罩可以使胸部感到舒服。

妈妈锦囊

哺乳期间使用带有乳托的胸衣，在一定程度上能够起到防止乳房过度下垂的作用。但是，真正恢复乳房的形状还是需要锻炼和按摩。

恶露

通常情况下，新妈妈在分娩后，产道会流出如月经一般的血状分泌物，这种由胎盘着床位置的出血，混着残留在子宫的蜕膜、组织碎片及黏液等分泌物，称为恶露。恶露一般在产后4～6周消失。但有时少量褐色的恶露会持续到产后第一次月经来潮。

随着时间的推移，恶露的颜色和量都会改变。

陈宝英孕产育儿全书

产后2~3天	含有很多血（红色恶露），是恶露量最多的时期
产后4~8天	出血量开始减少，颜色也开始变淡，为褐色恶露
产后10天左右	几乎不含有血，量也开始变少，为黄色恶露
产后3周以上	不含有血液，变成乳白色的白色恶露。量也非常少，和平常的白带一样。有时会含有褐色的白带，但是量少的话，就不是什么问题

应对恶露的方法

分娩后第一时间，要垫上产妇专用卫生巾。每次去厕所时，用消毒型清洁棉由前至后擦一擦。考虑到卫生方面的问题，处理之前先洗手，而且消毒型清洁棉也要使用一次更换一次。恶露量如果变得和月经后期的量差不多一样的话，可以使用一般清洁棉处理。

产妇专用卫生巾根据个人身体差异，一般准备L号2包，M号2包，S号3包备用；至少准备L号1包，M号2包，S号1包。有些新妈妈恶露量大，需要准备L号3包，M号3包，S号4包备用。

妈妈锦囊

产后恶露排出期间要特别注意清洁卫生，还要勤换卫生巾，以免细菌滋生。

膀胱

产褥期开始的几天，新妈妈往往需要经常排尿。某些新妈妈在生产以后，有排尿的困难，这很可能是因为尿道扩张与瘀血之故。有时候，需要用导尿管，直到膀胱恢复正常为止。如果生产时产生

硬膜，产后数小时可能需要装置导尿管。

产后常见的问题之一，就是压抑性失禁。这是一种不由自主的排尿现象，通常发生在咳嗽、大笑或打喷嚏时，这是因为腹腔内的压力增加所造成的。此时，做骨盆腔收缩运动有较大的益处。

如果在进行骨盆腔收缩运动数周以后，仍然无法很好地控制膀胱，则须与妇科医生商量，请他给予更多的指导。如果由于阴道力量的不足，导致子宫、膀胱或直肠掉入不正常的位置，则很可能需要借助手术来修复。

此外，还有其他类型的排尿不适状况，并不能通过骨盆运动来获得改善，需要接受正确的诊断与治疗。

好孕叮咛

在认为需要的时候，一定要寻求协助，不要以为生下新生宝宝以后，新妈妈就可以忍受身体不适或其他的情况。

血液

由于怀孕，准妈妈妊娠期内的血容量会持续增加，分娩后一般经过3～6周才能完全恢复至孕前水平，但产后2～3天内，大量血液从子宫进入体内循环，以及妊娠期间过多的组织间血液的重吸收，故血容量上升。

妈妈锦囊

在产后24小时内，心脏负担加重，对于患有心脏病的新妈妈，产后一定要加强护理，以防不测。

🌸 腹部肌肉

很多新妈妈分娩后身体会发生很大的变化，尤其是腹部。在产后最初几天，你可能会对自己的腹部变得如此伸张与松弛感到惊讶，可当意识到在怀孕期间你的腰围曾大约增加了50厘米，就不会感到那么惊讶了。必须要花一些时间，才能使新妈妈的腹部肌肉恢复原先的状态与力量。

新妈妈可以通过一些较为有效的运动，让肌肉恢复原来的形状与力量。在开始做这些运动以前，要先做一些简单的检查，看肌肉是否已恢复至正常状态。检查的方法是，检测需要用力运动的这些肌肉是什么感觉：仰躺，屈膝，脚底贴于地面或床上，用力拉你的腹部肌肉，并将头与肩膀抬离地面。同时，伸出一只手，朝脚掌方向平伸。另一只手的手指置于肚脐下方，感觉到2条有力的腹直肌正在用力，这才表明肌肉已经恢复。

好孕叮咛

出院后注意系腹带。腹带是妊娠期使用的，分娩后一般不需要再系腹带。但是如果腹部过于松弛，那么产后最好再系腹带2个星期左右，这样可以支撑下垂的肚皮，同时也会使心情放松。

🏐 骨盆肌肉

在怀孕期间，骨盆会支撑胎宝宝、胎盘以及扩大的子宫内一些额外液体的重量。分娩过后，这些肌肉会极度扩张而脆弱，因此，要使它们恢复强健的状态，就要尽可能地运动这些肌肉。

好孕叮咛

有些新妈妈在裂伤或会阴切开术后，担心紧缩骨盆肌肉会导致疼痛的发生。其实这种担心完全是没有必要的，当用力紧缩并放松这些肌肉的时候，可增强此处的血液循环，并促进愈合过程。当运动时，对这些伤口并不会造成任何伤害，因此最好尽快地展开运动。

👐 消化、呼吸

产后呼吸、消化系统的变化为：由于分娩后腹腔压力降低，会使横膈恢复原来状态，孕期主要为胸式呼吸，这时又转变为腹—胸式呼吸。在产褥期内，胃、小肠以及大肠恢复正常位置和功能，胆囊容易向十二指肠排出胆汁，消化系统逐渐正常。

专家在线

当消化系统恢复正常的时候，由于腹压功能降低，新妈妈常会有便秘现象，可通过饮食和运动调理。早点下床活动，多吃纤维多、水分多、能够促进肠蠕动、富含有机酸或者脂肪酸的食物，如山芋、粗粮、芹菜等各种绿叶蔬菜，雪梨等富含水分的水果，以及酸奶、花生米、松子仁、黑芝麻、瓜子仁等。

🎀 体温

多数新妈妈产后体温在正常范围内，如果产程较长、进食饮水较少，或过度疲劳者，常在产后24小时内体温略有升高，但一般不超过38℃。后随着乳房过度充盈得到改善，体温恢复到正常。因此，应该提倡母婴

陈宝英孕产育儿全书

同室、早开奶、按需哺乳、避免乳房过度充盈及乳汁淤积。如果乳头平坦或内陷，可以请教医生，采取正确的哺乳方法或辅以奶罩哺乳。

妈妈锦囊

如果新妈妈产后体温超过38℃很可能是炎症感染，应尽快就医。

❀ 内分泌

分娩后，新妈妈的内分泌系统会有相应的变化，体内的雌激素和孕激素迅速下降，至第7天可低于正常月经期水平。一般情况下，不哺乳的新妈妈产后平均10周左右就可以恢复排卵，哺乳期的新妈妈可在4～6个月恢复排卵。恢复月经较晚的新妈妈，在首次月经前多有排卵。

 好孕叮咛

内分泌系统的变化是很微妙的，直接受精神因素的影响，所以每个新妈妈都应该精神愉快地度过产后的每一天，才能在产褥期使内分泌系统能够尽快地"正常运转"。

⚾ 日常姿势

新妈妈在分娩后，平时的日常姿势会发生较大的变化：怀孕期间，身体的重心会由于体形的改变而改变，减弱肌肉的力量，增加体重，使韧带变得柔弱。在生产以后，这些改变会逐渐恢复，也要重新调整自己的身体状况。也许，要花费一段时间，才能恢复身体原先的状况，而很可能还是适应

原先怀着胎宝宝时的状态。由于腹部肌肉变弱，骨盆可能会向前倾，而引发背痛，以及肩胛骨与背部下方肌肉的疼痛。

姿势主要是受反射神经控制的，但是也会受到疲劳、肌肉的衰弱与心情的影响。重要的是要意识到自己的姿态，以及在怀孕期间所造成的错误姿态，那么就可以确定哪一些是必要的调适。良好的姿势意味着身体各部分的平衡，以及肌肉维持某姿势时，所需要耗费的力量。如果没有掌握正确的方向，将会发现自己常被肌肉酸痛所困扰。如果长期受到肌肉酸痛与紧张的困扰，将会导致关节磨损与撕裂。

专家在线 平时站立的时候，体重均匀地分配在双脚上，维持膝盖的柔软度，使它们不会因站直而僵硬。收缩腹部，并将臀部向内与向下收缩，有助于矫正骨盆的姿势。将肩膀往下并向后压，同时伸长颈部，收缩下巴。

😊 头发

产后脱发现象在医学上叫做分娩性脱发。有35%～40%的妇女，在坐月子中会有不同程度的脱发现象，这是因为头发也像人体其他组织一样，需要进行新陈代谢，不必忧虑。

产后脱发是一种暂时的生理现象，旧发脱落之后，新发就会长出，脱发也就不治自愈，不必有思想负担。如果为此忧心忡忡，反而会加重脱发的程度。为预防和减少脱发，怀孕期和哺乳期应当心情舒畅，保持乐观情绪，注意合理饮食，多吃富含蛋白质的食物，多吃新鲜蔬菜、水果及海产品、豆

类、蛋类。还可以经常用木梳梳头，或有节奏地按摩；经常洗头，以刺激头皮，促进头部的血液循环。

好孕叮咛

　　一旦发生产后脱发，可在医生指导下适当服一些补血的药物，如何首乌、覆盆子，以及谷维素、B族维生素、钙剂、养血生发胶囊等药物。

新生宝宝的 护理

　　新生宝宝面临着一个全新的世界，新手父母也面临着一种全新的生活。照顾好这个小宝贝，给宝宝的关爱是永无止境的。

怎么护理新生宝宝的脐带

　　新生宝宝一出生脐带就会被夹住并立刻剪断，最后只留下1厘米的根部。几天后，脐带就会自行干枯、脱落。

　　建议新妈妈每天用消毒酒精和消毒棉球轻擦脐带部位，不要在肚脐上包裹纱布，更不要用厚塑料布盖上，再用胶布粘上，这样很容易滋生细菌，造成脐炎乃至脐茸。

　　如果新妈妈发现有发红、液体流出或者其他感染的症状，说明可能已发生脐炎，应及时去医院就诊。

　　有的新生宝宝患有脐疝，但一般一两年内就会痊愈。如果你的宝宝患了脐疝，而且还不断扩大或者总不见痊愈，一定要去找医生。

妈妈锦囊

　　不必等到脐带痊愈之后才给新生宝宝洗澡，只要洗澡后把它彻底擦干即可。

新生宝宝五官的护理

　　给新生宝宝清洗眼部时，要用柔软、卫生的棉球，先在温水里蘸湿，再挤干水分，擦每一只闭上的眼睛时都要换一个新的棉球，从内眼角向外眼角擦。

　　给宝宝护理鼻子和耳朵时要注意，鼻子和耳朵是具有自净功能的器官，所以新妈妈不要试图以任何方式去清理它们。往鼻孔里或者耳朵里伸入清理小工具很可能会把原来就在那儿的东西推到更深的位置去。应该让里面的东西自然掉出来，这才是最好的办法。

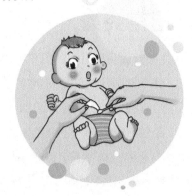

除非有医生的指导，否则绝不要往新生宝宝的耳朵或者鼻子里点药。即使你看到了，也不要试图从新生宝宝的耳朵里往外掏耳垢。耳垢是外耳道里皮肤的天然分泌物。这种东西是抗菌的，它还能防止灰尘和细小的沙石靠近耳鼓。有的新生宝宝耳垢比别的新生宝宝多，但是掏出来只会使耳朵分泌出更多的耳垢来。

妈妈锦囊

掏耳垢会使宝宝的耳朵发炎，所以不要管它，让它自生自灭。如果你对此感到有些担心，可以向医生咨询一下。

🌸 新生宝宝的皮肤护理

肥皂是一种脱脂剂，而宝宝的皮肤很娇嫩，不能用肥皂。新生宝宝需要保留所有的天然油脂，所以在宝宝降生后的6个星期内，新妈妈只能用水来给宝宝清洗。

6个星期后，可以选择适合婴幼儿使用的洗浴用品。有一种特别的液体肥皂，只需加到洗澡水里就行，无需冲洗。使用肥皂给宝宝洗澡时，一定要用手指蘸取肥皂，仔细擦洗所有的褶皱，然后再冲洗干净。将宝宝的皮肤彻底揩干，否则潮湿的褶皱部分非常容易导致发炎。

家中最好准备两种尿布：棉尿布和纸尿裤。白天居家时，给宝宝用棉质尿布；夜间或外出时，使用一次性尿布，如纸尿裤。宝宝大小便后及时更换尿布，尤其在大便后，最好洗一洗臀部，然后让臀部透透风。夜间更换尿布时用湿毛巾轻轻擦一擦宝宝臀部，不要用橡皮布、塑料布直接接触宝宝的皮肤，避免发生尿布疹。如果宝宝已经患了尿布疹，可以选用安全有效的婴儿护臀霜涂抹，或者在

损伤局部涂上紫草油或鞣酸软膏；如果皮疹明显并脱屑或者情况更严重时，最好去医院诊治。

专家在线

尽量少给宝宝使用爽身粉，特别是有尿布疹的宝宝，因为一旦爽身粉与尿液、粪屑混合在一块，容易产生新的化合物及一些微粒，堵塞毛孔、汗孔，不仅妨碍皮肤透气，还会诱发或加重宝宝的皮炎。

正确进行母乳喂养

母乳喂养是哺育宝宝的最好方法，因为母乳中含有完整的成长"金三角"，包括与宝宝学习发展有关的DHA+AA，易消化吸收的优质α-蛋白，及维护健康的天然类胡萝卜素，对宝宝的成长发育很重要。母乳的优点是任何乳类不能比拟的，因此吃母乳的宝宝不爱患病。但是，新手妈妈如果不懂得正确哺乳，母乳喂养的效果就会大打折扣。

要懂得判断宝宝是否吃饱了

可以根据宝宝大小便的情况进行判断。在母乳充足的情况下，宝宝在出生10天内生理体重下降相对要少，小便每天6次以上，大便每天3~4次，如果过少或者几乎没有小便就说明母乳分泌不足。新妈妈喂奶时，如果有足够的乳汁，喂奶时可听到宝宝的吞咽声，而且自己也有泌乳的感觉，乳房喂奶前饱满，喂奶后较柔软。两次喂奶之间宝宝非常满足、安宁，眼睛明亮，反应灵敏，并且体重每周增加125克。另外，要想母乳充足，每日喂奶最少要9次，夜间催乳素的分泌为白天的10倍，千万别停止夜间哺乳。

●要让宝宝容易吸到奶水

如果宝宝只是吸到妈妈的乳头，很可能就吸不到奶水。因为奶都在乳晕底下的乳窦里面，宝宝必须能够压迫到乳晕的地方才能把奶挤出来。因此，冬天喂奶不要给宝宝穿太多的衣服，穿得舒服一些，这样新妈妈容易抱，宝宝也容易吃到奶。

●按需哺乳才是最合理的

宝宝什么时候想吃了就什么时候喂，不要限制母乳喂养的频率和时间，宝宝饿时或需要时即可多次喂奶。那么，什么时候给宝宝哺乳呢？比如，宝宝小嘴来回觅食，睡觉时眼球快速运动或小嘴有吸吮动作；哭闹也是饿的表现，这时应该进行哺乳。如果宝宝睡觉超过3小时也应叫醒喂奶，还有妈妈乳房充盈、发胀也可以喂奶等等。要做到按需哺乳，必须实行与宝宝同室，24小时在一起，便于妈妈精心呵护，随时喂乳，从而增强母婴感情，对母婴身心健康都是有好处的。

妈妈锦囊

宝宝哭泣要先找原因，不一定是宝宝饿了，要了解宝宝的暗示和肢体语言。首先要排除宝宝不舒服或是疾病原因，必要时应寻求专业人员的指导。

正确进行人工喂养

人工喂养宝宝需要注意的事项很多，因为如果一不小心，让宝宝的食物或是身体受到感染，产生的后果将不堪设想。所以在喂养时一定要注意以下这些方面：

1.奶具要彻底消毒

许多妈妈不明白为什么喝奶粉的宝宝爱闹肚子，其中，奶具消毒是关键。宝宝用的奶瓶、奶嘴必须每天消毒，首先应分别洗净残留在上面的奶渍，之后高温蒸煮10分钟左右即可；配奶前必须先洗手，即便洗过手，在配奶过程中也要注意不要用手接触奶瓶内部和奶嘴，以免污染。奶具消毒至少应坚持到宝宝满1周岁。

2.宝宝"吃饭"的姿势要正确

喂奶时，一定要让宝宝保持一个好体位，采用斜抱位、半卧位或坐位都可以，千万不可图省事而将宝宝平放于床上喂奶，小心喂出中耳炎。因为宝宝肠胃发育不完善，加上进食难免吞进一些空气，故在喂奶过程中或喂奶后不久，常常会反胃，致使食道或胃里的食物返流到咽喉部、口腔或鼻腔中。宝宝的耳咽管比成人的要平、短、直、粗一些，这些被污染的返流物很容易通过这条管道侵入耳内，引起耳内黏膜发炎，出现发热、耳痛、听力下降、耳道流脓等症状。

3.适量补充水

常常会有吃牛奶的宝宝出现便秘的情况，老人会说这是吃牛奶的宝宝"火"大，得多喂水，这是有道理的。母乳中水分充足，因此母乳喂养的宝宝在6个月以前一般不需要喂水，而人工喂养的宝宝则必须在两顿奶之间补充适量的水。这一方面有利于宝宝对高脂蛋白的消化吸收，另一方面可保持宝宝大便的通畅，防止消化功能紊乱。

妈妈锦囊

人工喂养的宝宝需要更多的水，有时候他的啼哭不是因为饿，而是因为渴，尤其是在炎热的夏天。

人工喂养宝宝的程序

工具与材料：奶粉、奶瓶、奶嘴、温开水、消毒锅、奶瓶刷。

配奶前的准备及奶粉配制

1.清洁双手，取出已经消好毒的奶瓶。

2.参考奶粉包装上的用量说明，按宝宝的体重，将适量的温水加入奶瓶中。

3.用专用的计量勺取适量奶粉（用刀刮平，不要压实勺内奶粉）放入奶瓶中摇匀。

4.将配好的奶滴几滴到手腕内侧，感觉不烫或不太凉便可以给宝宝食用。

喂奶的方法

给新生儿喂奶，以坐姿为宜，肌肉放松，让新生宝宝头部靠着妈妈的肘弯处，背部靠着前手臂处，呈半坐姿态。

喂奶时，先用奶嘴轻触新生宝宝的嘴唇，刺激宝宝吸吮反射，然后将奶嘴小心放入宝宝口中，注意让奶瓶保持一定倾斜度，奶瓶里的奶始终充满奶嘴，防止宝宝吸入空气。

中断喂奶的时候，新妈妈只要轻轻地将小指滑入其嘴角，即可拔出奶嘴，中断宝宝吸奶的动作。

喂奶后的操作指导

喂完奶后，马上将瓶中剩余牛奶倒出，将奶瓶、奶嘴分开清洁干净，放入水中煮沸25分钟左右（或选用消毒锅消毒奶瓶），取出备用。

妈妈锦囊

要避免配方奶温度过热烫伤宝宝，或因奶嘴滴速过快，宝宝来不及咽下而发生呛奶。要严格按照奶粉外包装上建议的比例用量冲调奶粉。

🌸 如何给宝宝选择奶粉

市场上奶粉琳琅满目，很多新手爸妈不知道从哪里下手挑选，其实，选购奶粉时只要注意下面5个小点，就能选到适合宝宝的奶粉了：

1.闻气味：打开包装，真奶粉有牛奶特有的乳香味；假奶粉乳香甚微，甚至没有乳香味。

2.试手感：用手指捏住奶粉包装袋来回摩擦，真奶粉质地细腻，会发出"吱吱"声；而假奶粉由于掺有绵白糖、葡萄糖等成分，颗粒较粗，会发出"沙沙"的流动声。

3.辨颜色：真奶粉呈天然乳黄色；假奶粉颜色较白，细看有结晶和光泽，或呈漂白色，或有其他不自然的颜色。

4.尝味道：把少许奶粉放进嘴里品尝，真奶粉细腻发黏，易粘在牙齿、舌头和上腭部，溶解较快，且无糖的甜味（加糖奶粉除外）；假奶粉放入口中很快溶解，不粘牙，甜味浓。

5.看溶解速度：把奶粉放入杯中，用冷开水冲，真奶粉需经搅拌才能溶解成乳白色浑浊液；假奶粉不经搅拌即能自动溶解或发生沉淀。用热开水冲时，真奶粉形成悬漂物上浮，搅拌之初会粘住调羹匙；掺假奶粉溶解迅速，没有天然乳汁的香味和颜色。其实，所谓"速溶"奶粉，都是掺有辅助剂的，真正的速溶纯奶粉是没有的。

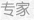

专家在线 选购奶粉主要是掌握假品特征：有些假奶粉是用少量奶粉掺入白糖、菊花精和炒面混合而成的，其最明显的特殊性征是有结晶，无光泽，呈白色或其他不自然颜色，粉粒粗，溶解快，即使在凉水中不经搅拌也能很快溶解或沉淀。

储存的母乳不能用微波炉加热

新妈妈挤出来的母乳在冷藏之后，只需要放在室温下退凉就可以给宝宝饮用，也可以放在奶瓶中隔水加热（水温不要超过60℃）。冷冻后的母乳，可以放在冷藏室中逐渐解冻，或是在流动的温水中解冻，但千万不能用微波炉解冻或加温，否则会破坏母乳中的活性营养成分。

在冷藏室解冻但未加热的母乳，放在室温下4个小时内就可以饮用，而放在冷藏室24小时内仍可以喂宝宝，但不能再放回冷冻室冰冻。

如果是在冰箱外以温水解冻过的母乳，在喂食的那一餐过程中，可以放在室温中，没用完的部分可以放回冷藏室，在4小时内仍可使用，但不能再放回冷冻室。

正确进行混合喂养

母乳不足或因故不能按时喂奶，需要补充喂养部分牛奶或奶粉等乳品，称为混合喂养。在混合喂养中应当注意以下四点：

❶ 每次哺乳时，先喂母乳，再添加其他乳品以补充不足的部分，这样可以在一定程度上维持母乳分泌，让宝宝吃到尽可能多的母乳。

❷ 严格按照奶粉包装上的说明为宝宝调制奶液，不要随意增减量浓度。

❸ 1个月内的宝宝添加代乳品时，应尽量选择母乳化奶粉，如果喂鲜牛奶的话，应根据浓度加适量水稀释，以大便正常、无奶瓣为正常。

❹ 混合喂养的宝宝，应该在两餐之间适当地补充水。

混合喂养因有部分母乳，比人工喂养要好。

混合喂养有两种方法：一是先吸完母乳后再添加其他乳品；二是在两次母乳之间加一次其他乳品。前一种方法由于新妈妈有依靠牛奶的思想，宝宝也觉得吸牛奶容易，往往使母乳越来越少，最后不得不完全人工喂养。后一种方法，由于新妈妈下决心这次用自己的奶喂饱孩子，就会耐心地去喂。即使宝宝还有点吃不饱，也不要紧，反正2～3个小时后有牛奶补充。后一种方法，每天喂母乳的次数不应少于3次，否则会影响母乳的分泌。每天按3次母乳4次牛奶安排时，最好夜间和早晨喂母乳，减少夜间喂牛奶的麻烦，也便于新爸妈的休息。

妈妈锦囊

若母乳越来越少，一天只能喂一次时，可留在深夜喂。

正确进行水分补充

不论喝母乳还是喝配方奶，很多新妈妈都会疑惑要不要另外给刚出生的宝宝喝开水。究竟该如何给宝宝补充水呢？

3个月前不需额外补水

通常给新生宝宝单独喝水的目的是清洁口腔。3个月以前的宝宝一般不需要再给他额外喝水，因为不论喝母乳还是配方奶，其中80%都是水分，如果宝宝按时间喝奶，在营养和水分的供应上已经足够。

另外，由于新生宝宝的吞咽功能尚不健全，单纯的白开水对他来说太稀，容易呛到，所以也不适合单独补充。

不宜喂养蜂蜜糖水或葡萄糖水

千万不要以为这样可以去胎火，因为这样宝宝不但没有补充到营养，害处还很多：

❶ 糖分过高会导致胀气，宝宝一旦胀气，不但不喝奶，还容易哭闹不止。

❷ 甜味容易满足食欲，反而使宝宝不愿意吃正餐的奶水，甚至提早进入厌奶期，而且葡萄糖水的营养成分还不及正常的奶水。

❸ 糖水在口腔内若停留过久，容易与细菌发酵产生酸化唾液，让宝宝脆弱的乳齿遭到破坏（出现龋齿）。

❹ 如果在蜂蜜来源无法确认的情况下给宝宝喝蜂蜜水，万一有肉毒杆菌则后果不堪设想。

● 3个月后开始给人工喂养的宝宝补水

新生宝宝的活动不多，水分消耗少，可以不喝水。但是，宝宝长到3个月大以后，活力、新陈代谢都再增加，母乳喂养的宝宝在6个月以前一般不需要喂水，而人工喂养的宝宝则在3个月后，必须在两顿奶之间补充适量的水。

至于喝水的最佳时机，建议在宝宝喝完奶后的两餐中间。如果是已经长牙的宝宝，还可以在喝水时清洁口腔中的奶渣。夏天，虽然宝宝待在空调房里，但一样容易流汗、流失水分，更应该多补充水分。

妈妈锦囊

不要随便给宝宝补充电解质水，在不需要的情况下，给宝宝补充过多的电解质反而会造成肾脏负担。

如何防止宝宝吐奶

喂奶时要平静缓慢。在喂奶中要避免突然中断，有声响或亮光的刺激，或存在其他容易分神的事物。喂奶后要让新生宝宝采取直立姿势。

喂奶后不要和新生宝宝剧烈玩耍。在新生宝宝很饿之前就喂奶，要注意别让新生宝宝哭得很厉害。

睡觉时整个小床头部要垫高，让新生宝宝的头比肚子高或右侧睡。

专家在线

如果新生宝宝所吐的奶是豆腐渣状，属于奶与胃酸起作用的结果，为正常现象。假如新生宝宝呕吐频繁，且吐出呈黄绿色、咖啡色液体，或伴有发热、腹泻等症状，属于病态，应该去医院及时就诊。

学会布置新生宝宝的房间

刚刚离开母体的新生宝宝，就像刚出土的幼苗一样，非常娇嫩，对外界环境要有一个适应过程，尤其是在出生后的7天内更为重要。因此，给新生宝宝安排一个适宜的生活环境是首先要解决的重要问题。

位置

新生宝宝应当和新妈妈住在一起，要做到母婴同室，这样便于自己能随时看到他、照顾他，为按需哺乳提供有利条件。

环境

宝宝居室的温度最好控制在24℃～25℃，湿度在50%～60%。在房间选择上，向阳、通风、清洁、安静的房间为佳，不能让宝宝住刚装修、粉刷或油漆过的房间，以免中毒。白天不要经常拉着窗帘，把房间弄得和夜间一样黑，这不利于宝宝眼睛的发育。

装饰

在房间四周的墙壁上，张贴一些色彩鲜艳的图画，最好是一些活泼可爱的儿童人物画和小动

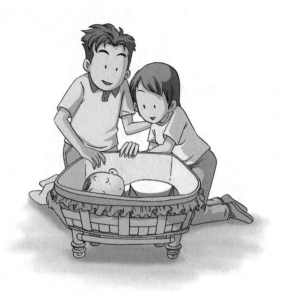

新生宝宝的卧室要特别注意环境卫生，经常整理打扫，在打扫时应用湿法打扫。如用湿布擦拭家具，地面用半湿半干的拖把清扫，也可先将地面洒水后再清扫，床铺的清洁卫生最好是将床单拿下来在阳台或卫生间中轻轻抖动，以清除干净，避免床铺上的尘埃碎屑飘浮在空气中，刺激新生宝宝的口、鼻咽部黏膜及皮肤，引起不适。

妈妈锦囊

宝宝的房间尽量少住人，也应避免人来人往，以免发生交叉感染。每日最好能通风两次，每次半小时。冬天通风时可将宝宝先转移到别的房间去，天气暖和时，只要新妈妈和宝宝吹不到穿堂风就可以。夏天空调使用不宜将室温降得太低或长时间开，电风扇不要直接对着宝宝吹。

物画，可给新生宝宝一个良好的视觉刺激。房间内可经常播放一些柔和、悦耳的音乐，以促进新生宝宝的听觉发育。在新生宝宝的床上方15～20厘米的高度处，悬挂一些色彩鲜艳并可发出声响的玩具，在宝宝清醒的状态下，轻轻摇动玩具，他会不由自主地随玩具的摇动而转动眼睛去看，这样既训练了视觉又训练了听觉，对宝宝大脑的潜能开发具有一定的积极作用。但勿将居室搞得杂乱无章。居室最好不要铺地毯，地毯易藏污垢、致病菌和过敏源，也不利于宝宝将来练习行走。

床

新生宝宝的床应比成人的床小一些，满足至少头三年使用；围栏的栏杆最好是圆柱形的，小床的各个角也应是圆钝形的；两根栏杆之间的宽窄要适当，以防新生宝宝的头、手、脚卡在栏杆中间发生意外。新生宝宝的床要经常更换位置，可避免宝宝眼睛固定向一个方向看，久之有发生斜视的可能，但不能靠近火炉或暖气片。床的高度最好是宝宝躺在床上时能很方便地看到妈妈的脸，而妈妈也能很容易看到宝宝的活动情况，以增强母婴之间的目光交流，妈妈可经常拍拍宝宝，增加母婴之间的皮肤接触。

学会包裹新生宝宝的方法

除了保暖之外，新生宝宝需要被包裹的理由有：

❶ 新生宝宝出生后神经系统发育不完善，尤其是神经髓鞘尚未形成，受到外来声音、摇动等刺激很容易发生全身反应，好似受到"惊吓"，从而影响睡眠。

❷ 新生宝宝一个人睡觉，会像成人那样即使盖上被子也有感觉冷的时候，将宝宝包裹起来，可以使他在一个暖和的环境中沉睡。

❸ 新生宝宝身体柔软，不能抬头，不宜将他抱起来，尤其是在喂奶时，非常不方便，将宝宝包起来就能很轻易地解决这个问题。

可见，给宝宝"打包"很是重要，那么，新妈妈爸爸如何正确使用包裹宝宝的包被呢？

传统的打"蜡烛包"方法有害无益，它只是将新生宝宝用布、毯子、夹被、小棉被严严实实地包裹起来。有时，为怕孩子手脚乱动打散了包裹，还要用带子或绳子捆绑起来。这种包裹方式最终把新生儿裹成一个长长的小包裹，造成很多弊端，比如限制了宝宝身体的成长、引起皮肤发炎等。

正确包裹新生宝宝的方法是：给新生宝宝穿上纯棉制品的小和尚领内衣；裹上尿布，注意不要遮盖脐部，以免尿湿污染；外面裹上薄棉毯；上边再盖一层被。关键是裹薄棉毯时，要将孩子放在毯子对角线上，先将一侧毯子角提起向对侧包住宝宝，折转放在宝宝身下，再将另一侧按相反方向折转后放于宝宝身下，足部多余的毯子角折回放于臀下。这样包裹后，孩子既能保持安静的睡眠，又可避免包裹过严引起的弊端。

还可在市场上购买较宽松柔软的睡袋，薄厚可调节，还可经常洗涤，既保暖又清洁，制作简单，完全可以家庭自制。睡袋下端多设有拉锁，便于打开换尿布，也比较宽松，便于活动。在白天可以给新生宝宝穿上内衣、薄棉袄或毛线衣，再盖上棉被就可以放进睡袋里了。

妈妈锦囊

对那些特别容易惊醒的新生宝宝，新爸妈千万不可包得过紧，宽松才能使新生宝宝在温暖、舒适的环境中成长。

🎀 新生宝宝使用什么质地的衣物和尿布较好

新生宝宝的皮肤呈玫瑰色，毛细血管丰富，角质层薄，表皮细嫩，汗腺发育不良，排尿次数多，

生长发育快，因此新生宝宝的衣物应以质地柔软、通透性能好、吸水性强的软棉织布料为最佳。衣服宜宽松、舒适、柔软，设计简单，没有领子、扣子，只用软布系住，穿脱方便。最好选用无领无扣的和尚领衣，用带子在胸前打结，避免皮肤受压、摩擦。颜色以浅色为宜，要将缝口朝外。

尿布最好选用白色、浅色的旧纯棉布被单，或旧纯棉衫裤改制而成，既柔软、吸水性强，又无刺激性。可准备20～30块长方形和正方形两种尿布。前者长60厘米、宽12～15厘米，后者90厘米见方，用时将正方形折成三角形。

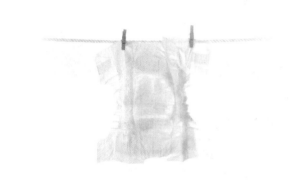

妈妈锦囊

市面上销售的成品有一次性无纺尿布，长50厘米，宽12厘米，优点是卫生无毒，质地柔软，使用方便，吸水性强，底层有防渗薄膜，不会污染衣被。一次性带警尿布，在无纺尿布的基础上加有"湿警器"，新生宝宝大小便后会立即发出警报，提醒大人更换。这两种尿布的缺点是价格比较贵，不太经济，但适当准备一些，在外出或阴雨天时用，也未尝不可。尤其是已患"红臀"或尿布疹的新生宝宝，有了尿布湿警器的帮忙，可防止宝宝被浸淹的痛苦，有利于皮肤患处的痊愈。

学会给新生宝宝洗澡

给新生宝宝洗澡要注意：

◆水温

水温要适宜（最好使用冷温的开水），一般在36℃～37℃，大人先用手试一试，不能有烫手的感觉。

◆毛巾

用质地柔软的小毛巾或纱布洗屁股，每次洗后搓洗干净，放在阳光下晾晒。也可使用医用纱布洗屁股。

◆盆

宝宝要有专用的洗屁股的盆，特别是女宝宝。

基本手法：

1.洗时要从上向下洗，就是先洗尿道处，再洗肛门周围，以防止肛门部位的细菌污染尿道口。这对女宝宝尤为重要，因为尿道口离肛门近，更容易感染。

2.每次洗完屁股后，注意检查尿道口、会阴部和肛门周围，如发现有发红、发炎等情况，要及时进行处理，必要时到医院做进一步处理。

3.清洗完后要轻轻擦干水，注意不要用太大力，宝宝的皮肤很娇嫩，擦干后涂抹一些护肤用品。

洗宝宝屁股的姿势：

1.床边洗。适合在冬季。宝宝常常被包裹得很严实，更换尿布洗屁股时要注意保暖。上身用小被子盖好，妈妈的动作要轻、快，左手提起宝宝的两条腿，水盆置于宝宝屁股下，右手用小毛巾从上往下洗净，再擦干。

2."把尿式"洗。适合四五个月后的宝宝。最好有两个大人配合进行，一人将宝宝抱成"把尿式"姿势，另一人蹲在宝宝的对面，从上往下洗。

清洗宝宝性器官的手法：

1.男宝宝：清洁时注意大腿内侧及阴囊下面，清洗时不要将包皮翻下，以免造成人为感染。在清洁肛门时，举起宝宝的双腿洗，清洗完后再拿去屁股下的尿布，并洗净自己的双手。清洗后晾一会儿，保持干燥、清爽。

2.女宝宝：举起宝宝双腿，清洁外阴。遵循从上往下、从里往外、由前向后的清洗原则，不要反复擦拭，防止肛门内的细菌进入阴道。

专家在线 由于宝宝专用洗护用品选择的是不含香料、酒精的洗护用品，和宝宝经常接触的新妈妈，最好与宝宝使用同样的婴儿润肤品，而且不要随意更换品牌，以免过敏。

正确背、抱新生宝宝

抱新生宝宝，是父母和看护者日常护理新生宝宝工作中最常见的护理方式。拥抱是妈妈释放母爱的一个不可替代的载体，也是宝宝感受美妙世界、沐浴妈妈的爱、获得心智成长的需要。此外，国外的一项研究结果显示，拥抱还能促进人体的免疫系统，降低血压、心率，缓解人的紧张情绪，无论是对妈妈还是宝宝，拥抱的积极作用都是显而易见的。然而，怎样拥抱才科学合理呢？出生不久的宝宝骨骼较软，特别是脊柱，还没有像成人那样形成固定的弯曲，需要在以后的生长中逐渐完善，所以，此时抱宝宝颇有讲究。

抱新生宝宝的方法大都采用手托和腕抱两种。手托指用左手托住宝宝的背、脖子、头，用右手托住他的小屁股和腰。腕抱是指将宝宝的头放在左臂弯里，肘部护着宝宝的头，左腕和左手护着背和腰部，右小臂护着宝宝的腿部，右手护着宝宝的屁股和腰部。

稍微大一些的宝宝可采用这几种抱法：

1.单手抱。将宝宝的头放在左臂弯里，肘部护着宝宝的头，这种抱法可以让你单用左手抱宝宝，腾出右手来做别的事。不过，单用左手抱宝宝时一定要注意，左手要握住宝宝的大腿，以防失手将宝宝滑出。

2.横抱。一边抱一边轻轻地摇晃，这是很能让新生宝宝觉得舒服的姿势，特别适用于手脚粗大的爸爸们。

无论哪种抱法，妈妈和爸爸或其他看护者，应该利用宝宝的视力特点和宝宝进行充分的眼神和语言交流。这种充满爱心的拥抱和抚慰对于新生宝宝的生长及心理发育等都是很有好处的。

妈妈锦囊

日常生活中，要注意不要夹着宝宝的腋窝抱起来，这个姿势让宝宝会觉得很不舒服。而且新生宝宝的头颈还很软，无法支撑起自己的头部，采用这种姿势有可能会让宝宝的颈部受伤。

如何护理早产儿

早产儿是指胎龄未满37周出生的新生宝宝。大多数早产儿体重都小于2 500克，因而各器官系统发育不成熟，功能不全，生活能力低下，抵抗力差，因此要加强对早产儿的护理，尤其出院后更需要细心护理。在家中护理，应注意以下事项：

◆防止感染。由于早产儿免疫力低下，容易发生感染，因此要积极预防感染。采取专人护理（如妈妈或奶奶等），尽量避免外人进入宝宝的房间或抱着宝宝给亲戚朋友看，少到公共场所及人多的地方。同时接触宝宝前注意用肥皂水洗净双手，避免患有感冒、腹泻、皮肤病的人接近宝宝。

◆注意保暖。早产儿居住的室温一般应维持在24℃～28℃，湿度保持在55%～65%，如发现宝宝四肢凉，可加盖棉被或用热水袋（水温应50℃～60℃），放置在小被外或抱他贴紧妈妈的怀抱使其保暖。体温应维持在36℃～37℃。

◆精心喂养。一般认为早产儿对热量的要求高于成熟儿，每日每千克体重需热量110～150千卡。因早产儿基础代谢率比成熟儿大，但吸收能力低于成熟儿，所以热能的供给还是以稍低开始为宜，视情况逐步增加。早产儿喂养需要细心、耐心、精心，注意防止呕吐。首选食品为母乳，无法母乳喂养者以早产配方奶为宜，并应尽早补充维生素以及铁和钙。喂奶时选择侧卧位，喂奶后注意抱起宝宝，轻拍背部，以防溢奶引起窒息。

◆加强皮肤护理。注意保持宝宝皮肤清洁干燥。每天给宝宝洗一次澡，尤其注意皮肤皱褶处，如颈、腋下、腹股沟。同时加强脐部的护理，使用75%的酒精消毒，预防脐炎，直至脐残端脱落为止。每次大便后用温开水清洗臀部，防止臀红。

◆定期到儿科保健中心随诊，检查宝宝的生长发育情况。

妈妈锦囊

在护理早产儿时，千万不要急躁，要精心，多观察宝宝的变化，但不要过分紧张，要科学调理，要有信心，宝宝一定会健康成长的。实践证明，两岁前是弥补先天不足的宝贵时间，只要科学地喂养，在两周岁以前早产儿的体质赶上正常宝宝是完全可能的。这样的早产儿，体力、智力都不会比正常出生的宝宝差。

常常抚摸新生宝宝

新爸妈的抚摸会给新生宝宝带来触觉上的刺激，在新生宝宝大脑中形成一种反射。这时宝宝的眼睛、手脚跟着活动起来，当这种脑细胞之间的联系和活动较多时，就促进了新生宝宝智力的发育。抚摸还有一个好处是，新生宝宝可以减少哭闹，可以更好地睡眠。而腹部的按摩，可以使新生宝宝的消化吸收功能增强。

专家
在线
抚摸新生宝宝时发现有下列情况，应及时与医生联系：

1.体温下降到35℃以下，或上升到38℃以上，采取相应的升温或降温措施后，仍没有效果者；

2.咳嗽、吐白沫、呼吸急促；

3.吃奶骤减，脸色蜡黄，哭声很弱；

4.突然发生腹胀；

5.发生痉挛、抽搐。

保证新生宝宝的充足睡眠

刚出生7天内的新生宝宝大部分时间是在睡觉，良好的睡眠有利于新生宝宝的生长发育。至于新生宝宝应该睡多长时间，这是妈妈们最关心的问题。一般来说，新生宝宝睡觉时间大约在每天20个小时左右，但也有个体差异，大部分新生宝宝在吃饱之后，在一个舒适的环境中，大部分时间是在睡觉，而也有一些新生宝宝睡觉较少，只要他没有其他毛病，就可以不用担心。新生宝宝睡觉多少和新生宝宝的气质也有一定关系，温和型气质的新生宝宝睡觉较多且有一定的规律，并很容易入睡，醒来也很少吵闹。

让新生宝宝采取什么样的姿势睡觉最好呢？在正常情况下，大部分新生宝宝是采取仰卧睡觉姿势，但是仰卧睡觉时，因舌根部放松并向后下坠而堵塞咽喉部，会影响呼吸道通畅，如再给新生宝宝枕上一个较高的枕头，就会更加加重呼吸困难，此时应密切观察新生宝宝的睡眠情况。又由于新生宝宝的胃呈水平位，胃的入口贲门肌肉松弛，而出口幽门肌肉较紧张，在新生宝宝吃奶后容易溢奶，严重的可以将溢出的奶汁吸入气管中而发生窒息。因此，对这些新生宝宝，在喂奶后，可让新生宝宝右侧卧，在0.5～1小时后，即可平卧。

新生宝宝睡觉的环境应该昼夜有别，不可通宵开灯，以适应新生宝宝体内的自发的内源性昼夜变化节律，保证新生宝宝有充足的睡眠，有利于新生宝宝的生长发育。要让宝宝独立地睡在自己的小床上，一来大人和孩子都能得到很好的休息，二来可避免危险：在同一被窝中睡觉温度较高，新生宝宝的体温也会随之上升，致使大量出汗，很容易因发生脱水和缺氧而窒息。

千万不能让宝宝含着妈妈的乳头睡觉，胖大的乳房会将新生宝宝的口鼻堵起来，也会造成窒息。有个别的妈妈疲劳之后将胳膊或身体搭在新生宝宝的脸上，而使新生宝宝发生窒息甚至死亡，尤其在冬季这种意外时有发生。

妈妈锦囊

如果宝宝睡眠不安，哭闹不止，就要看看是不是生病了，是不是宝宝觉得冷了或者热了，是不是该换尿布了。如果实在查找不到原因，采取一定的措施后仍无济于事，这可能与新生宝宝的气质有关，那就需要妈妈仔细观察，如何顺应他的生活规律，使他安静下来。不妨常常抱抱他，与他"说说话"，抚摸一下他的头部、身体等，使他产生一种安全感，可能会好一些，这样妈妈就要辛苦一点了。

护理新生宝宝容易犯的错误

❌ 让新生宝宝整夜睡觉

如果你的新生宝宝乖乖地睡上一整夜，不哭也不闹的话，可不是件值得庆幸的事。因为两周内的新生宝宝是不能整夜睡觉的，新爸妈必须每隔4个小时给宝宝喂食一次。新生的宝宝如果长时间得不到进食，会发生脱水。况且，假如新生宝宝一觉能睡8小时以上，很有可能是患了严重的黄疸病，由于过于困倦，以至于他无法唤醒自己用啼哭来要求进食。给新生宝宝4小时喂一次食的习惯至少应该持续两周以上，直到宝宝的体重有了明显的增加后，才可以让其安睡一整夜。

❌ 2.忽略新生宝宝的进食要求

千万不要严格地按照时间表来安排新生宝宝的进食。无论是母乳喂养的还是奶粉喂养的新生宝宝，他们都知道自己什么时候饿了什么时候饱了。新爸妈只要掌握每隔4小时进食的原则即可，早点儿晚点儿完全可以根据新生宝宝自身的需要。

❌ 3.将新生宝宝带入人群中

有些新爸妈喜欢带着新生宝宝去逛商场，或是为宝宝办满月酒时抱着宝宝在亲朋好友中幸福穿梭。这种做法是相当错误的，将稚嫩的新生宝宝暴露在充满细菌的环境中，易引起新生宝宝发热。宝宝发热是非常麻烦的事，不论程度如何，都必须送到医院让医生诊断，更为麻烦的是，新生宝宝在这个时期接触的细菌可能会引起致命的感染。

❌ 4.将新生宝宝与外界隔绝

将新生宝宝带入拥挤的场所不是个好主意，但整整六周都将新生宝宝禁锢在家中也是错误的。整天在家中面对不会说话只会啼哭的宝宝，新妈妈容易患上产后抑郁，这对母婴的健康都极为不利。因此可常带着新生宝宝去不太拥挤、环境较好的地方散步，这样不仅能使妈妈精神愉悦，还能增加宝宝的免疫力。

❌ 5.任由新生宝宝按照自己喜欢的姿势睡觉

尽量让新生宝宝仰卧入睡，而不是侧卧或是俯卧，以减少新生宝宝猝死综合征。

妈妈锦囊

新妈妈一定要相信自己的直觉。有时候虽然没有明显的症状，但宝宝太乖太安静，就要及时咨询医生。

逗笑新生宝宝也有学问

即便是仅仅几个月的小宝宝，实际上也有想"乐"的心理。有时候宝宝长时间地号哭，原因不是饥饿或尿布湿了，而是他想玩、想乐，或是想换换环境，或希望爸妈可以亲近一下。要是你一直不予理睬，他定然会哭闹得更凶。

新手爸妈学会跟新生宝宝"乐"是很重要的，其中的主要方式包括：

1.让小宝宝尽早和水接触。尽管此时的宝宝还不可能"戏水"，但和水接触时，宝宝大多会产生快乐感。健康的宝宝出生后即能进行半身温水浴。等脐带脱落后，可换作全身温水浴。宝宝一个月大时，每隔2天就洗浴一次。浸浴时，要求室温控制在20℃～21℃，水温35℃，浸浴时间不超过5分钟。

2.让宝宝以不同姿势躺在摇篮里，如有时仰卧，有时俯卧或侧卧。要知道，睡姿的频繁改变会满足宝宝追求新奇的心理，其效果与游戏大同小异。

3.在宝宝眼前握着一个玩具慢慢移动，让他的目光追随着物体移动，尽管此时他还不会发出"呀呀"的叫声来表达自己心里的新奇感。

4.抱住宝宝小心地做"下坠"动作。2个月大的宝宝大多面部已会发出"会心"的微笑。

5.在宝宝仰卧时小心地抓住他的双脚做跑步运动，或抓住他的双手做轻柔的伸展体操。

6.用一个发声或发光的玩具吸引宝宝的注意。不过得注意，不要选择那些声音恐怖或光线刺眼的玩具，以免宝宝受到惊吓。

7.逗笑宝宝不宜过度，在宝宝吃奶和睡觉时不宜逗笑。

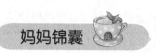

妈妈锦囊

多多地主动冲着宝宝微笑，并鼓励他模仿你微笑。妈妈在给宝宝喂奶时，要微笑并专注地看着他，这样会让宝宝感到非常快乐。2个月大的宝宝尽管离用语言表达自己的快乐尚远，但大部分的宝宝已经知道以微笑的方式把快乐写在脸上。如果你对他的这种微笑做出积极反应，回报他同样的微笑，宝宝会更加快乐。

月子里的营养

产后的新妈妈一方面补偿自己在孕产期的营养素消耗，同时还要分泌乳汁、哺育宝宝。看似等闲的月子，其实很重要。而新妈妈的营养无疑是这一切的保障。

月子中摄取营养要点

熬过10月怀胎的漫长孕期，新妈妈分娩后也并非一身轻松。荣升为名副其实的妈妈后，为了心爱的宝宝依然还需艰辛地付出。月子里的饮食既要防止营养缺乏，还要防止营养过剩以及摄取不均衡。如果操作得不合理，新妈妈的身体就不能很好地恢复，可能在日后落下许多病根，还影响乳汁的分泌。所以，新妈妈在月子里的营养摄取应该把握住5大要点：

主食种类多样化

粗粮和细粮都要吃，比如小米、玉米粉、糙米、标准粉，它们所含的维生素B族要比精米精面高出好几倍。

多吃应季的新鲜蔬菜和水果

应季的新鲜蔬菜和水果既可提供丰富的维生素、矿物质，又可提供足量的膳食纤维素，以防产后发生便秘。

人们误以为水果和蔬菜较生冷，对产后的新妈妈不好，会影响胃肠。但蔬果富含维生素和矿物质，夏季能帮助新妈妈消除疲劳、增进食欲，还可增强身体抗感染能力。尤其是黄瓜、番茄、柿子椒、油菜、小白菜、苦瓜、茄子等，富含维生素C，经常食用对防止产道感染极为有益。新妈妈若要得到全面大量的营养，蔬菜水果可不能少。

当然，不是每一种水果都可以吃，如梨等性味属寒的食物，应少吃，以免引起腹泻等症状。冰过的水果新妈妈也最好不要吃。

● 饮食要富含蛋白质

应比平时多吃蛋白质，尤其是动物蛋白，比如鸡、鱼、瘦肉、动物肝、血。豆类也是必不可少的佳品，但不可过量，那样会加重肝肾负担，反而对身体不利，每天摄入95克即可。

● 多进各种汤饮

汤类味道鲜美，且易消化吸收，还可以促进乳汁分泌，如红糖水、鲫鱼汤、猪蹄汤、排骨汤等，但须汤肉同吃。红糖水的饮用时间不能超过10天，因为时间过长反而使恶露中的血量增加，使新妈妈处于一个慢性失血过程而发生缺血性贫血。但是，汤饮的进量要适度，以防引起新妈妈奶胀。

● 不吃酸辣食物及少吃甜食

酸辣食物会刺激新妈妈虚弱的胃肠而引起诸多不适；过多吃甜食不仅会影响食欲，还可能使热量过剩而转化为脂肪，引起身体肥胖。

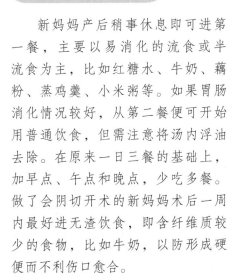

妈妈锦囊

新妈妈产后稍事休息即可进第一餐，主要以易消化的流食或半流食为主，比如红糖水、牛奶、藕粉、蒸鸡羹、小米粥等。如果胃肠消化情况较好，从第二餐便可开始用普通饮食，但需注意将汤内浮油去除。在原来一日三餐的基础上，加早点、午点和晚点，少吃多餐。做了会阴切开术的新妈妈术后一周内最好进无渣饮食，即含纤维质较少的食物，比如牛奶，以防形成硬便而不利伤口愈合。

🎀 产后怎样补充营养

当新妈妈开始喂奶时，除了每天会比平常多消耗500~1 000千卡的热量外，蛋白质、维生素、矿物质的需求量也会增加。更重要的是，新妈妈所摄取的食物对乳汁的分泌量与品质有着密切的影响，所以此时新妈妈要更注意碳水化合物、脂肪、蛋白质、维生素、矿物质这五大营养素的均衡摄取。产后主要的营养食物有：

小米	小米含有丰富的维生素B_1、维生素B_2，能够帮助新妈妈恢复体力，刺激肠蠕动，增进食欲
鸡蛋	鸡蛋蛋白质含量高，而且还含有卵磷脂、卵黄素及多种维生素和矿物质，容易消化。新妈妈产后每天食用不应超过4~6个鸡蛋，吃得过多身体无法吸收，甚至还影响正常的消化功能
海带	海带中含碘和铁较多，能帮助新妈妈增加乳汁中的含量。新生宝宝吃了这种乳汁，有利于身体的生长发育，防止呆小症
黄豆芽	黄豆芽中含有大量蛋白质、维生素C、纤维素等，能修复分娩时损伤的组织，增加血管壁的弹性和韧性，防止产生出血和发生便秘
汤	鸡汤、鱼汤、排骨汤含有易于人体吸收的蛋白质、维生素、矿物质，而且味道鲜美，可刺激胃液分泌，提高食欲，还可促进泌乳。新妈妈出汗多再加上乳汁分泌，需水量高于一般人，因此要多喝汤
莲藕	莲藕中含有大量的淀粉、维生素和矿物质，是祛瘀生新的最佳蔬菜，有助于新妈妈清除腹内积存的瘀血，增进食欲，帮助消化，促使乳汁分泌
红糖	由于红糖所含的葡萄糖比白糖多，所以饮服红糖水后会使新妈妈全身温暖。红糖中铁含量高，可补血；富含多种微量元素和矿物质，能够利尿、防治产后尿失禁，促进恶露排出；红糖还有生乳、止痛的效果。但是也不要食用过多，一般连续饮用不能超过10天，时间过长会增加血性恶露，并且在夏天会使新妈妈出汗更多而使体内缺盐
黄花菜	黄花菜含有蛋白质及磷、铁、维生素A、维生素C等，尤其适合做汤用，它有补血、解热、止痛、消肿、利尿、健脑的作用。多吃黄花菜可消除产褥期容易发生的腹部疼痛、小便不利、面色苍白、睡眠不安等症状

除了通过饮食补充五大营养素之外，水分的补充也不可缺。新妈妈会感觉到哺乳时比不哺乳时容易口渴，这是正常现象，只要在哺乳期间补充适量水分即可。

另外需注意的是，和怀孕时一样，尽量不要喝咖啡及酒，吸烟更要避免。

专家在线

哺乳时应选择营养均衡的饮食，如果在某些情况下无法由正常饮食获取所必需的营养素时，营养补充品就是一项很好的选择。孕妇奶粉是为怀孕及哺乳妇女特别设计的营养补充品，除了正常三餐之外，新妈妈也可以另外搭配孕妇奶粉来补充所摄取不到的营养，便可得到最适当的营养，让宝宝喝到高品质的乳汁。

🌸 产后饮食要注意什么

1 产后营养要补得恰到好处

产后营养同产前一样，十分重要。然而"产后要大补"的观点却是危险的。每个新妈妈的体质不同，对营养的需求也不完全相同，不适当或过量的补充反而有害身体。大补特补既浪费又有损健康。因为滋补过量容易导致肥胖，肥胖会使体内糖和脂肪代谢失调，引发各种疾病。此外营养太丰富必然使奶水中的脂肪含量增多，如宝宝胃肠能够吸收也易造成宝宝肥胖，甚至还会使宝宝易患上扁平足一类的疾病。如果宝宝消化能力较差，不能充分吸收，就会出现脂肪泻，而长期慢性腹泻还会造成宝宝营养不良。

2 不宜过早为恢复身材控制饮食

有些新妈妈为了恢复体形，在分娩后不久就开始控制饮食，这样的做法也是不可取的。哺乳期的新妈妈千万不可以节食，因为产后新妈妈所增加的体重主要是脂肪和水分，而在哺乳期这些脂肪根本就不够。因此不但不要盲目节食，还要多吃钙质丰富的食物。

3 产后喝汤有讲究

猪蹄汤、瘦肉汤、鲜鱼汤、鸡汤等肉汤中含有丰富的水溶性营养，对于新妈妈来说，可谓最佳营养品。但产后喝肉汤也是很有讲究的：如果产后乳汁迟迟不下或下得很少，就应该早些喝点肉汤，以促使下乳；反之就应迟些喝肉汤，以免乳汁分泌过多，造成乳汁淤滞。不但如此，产后喝高脂肪的浓汤最易影响新妈妈的食欲和体形，而且高脂肪也会增加乳汁中的脂肪含量，新生宝宝会因为不能吸收而腹泻。因此，建议新妈妈喝些有营养的荤汤和素汤，如鱼汤、蔬菜汤、面汤等，以满足母婴对各种营养素的需要。

4 不宜多吃辛辣温燥食物

新妈妈要尽量少吃辛辣以及温燥的食物。因为这些食物助内热，使新妈妈容易上火，出现口舌生疮、大便秘结或痔疮等情况。而且通过乳汁还会使宝宝内热加重。因此提倡新妈妈的饮食宜清淡，尤其在产后5～7天之内，应以软饭、蛋汤等为主，不要吃过于油腻的食物，特别应忌食酒、辣椒、胡椒、大蒜等辛辣温燥食物。

妈妈锦囊

夏季因为高温，新妈妈的口味大都不是很好，吃的食物应该富含营养而不油腻，如粥、面、汤之类。三餐的饮食营养要搭配得当，才能保证乳汁的正常分泌。

剖宫产新妈妈饮食注意事项

剖宫产的新妈妈饮食要注意什么呢？

1.剖宫产术后6小时内禁食。剖宫手术，由于肠管受刺激而使肠道功能受影响，肠蠕动减慢，肠腔内有积气，易造成术后的腹胀感。

2.6小时后宜服用一些排气类食物（如萝卜汤等），以增强肠蠕动，促进排气，减少腹胀，并使大小便通畅。

3.当新妈妈排气后，饮食可由流质改为半流质，食物宜富有营养且易消化，如蛋汤、烂粥、面条等，然后依新妈妈体质，饮食再逐渐恢复到正常。

术后不久的新妈妈，还应禁止过早食鸡汤、鲫鱼汤等油腻肉类汤和催乳食物，可在术后7～10天再食用。

妈妈锦囊

易发酵产气多的食物，如糖类、黄豆、豆浆、淀粉等，新妈妈也要少吃或不吃，以防腹胀。

月子里禁忌吃哪些食物

新妈妈在月子里千万不能吃以下食品，否则对身体及处于哺乳中的婴儿，均会造成不利影响。

1 忌食过硬不易消化食物

新妈妈身体虚弱，运动量小，如吃硬食或油炸食物，容易造成消化不良。油炸食物较难消化，新妈妈的消化能力又很弱，并且油炸食物的营养在油炸过程中已经损失很多，比一般的面食及其他食物要差，所以新妈妈要少吃油炸食物，最好不吃为宜。

2 忌食过咸食物

过咸食物如腌制品含盐较多，过多食用会引起新妈妈体内钠潴留，易造成水肿，并易诱发高血压病。

3 忌食寒凉食品

如李子、田螺、螃蟹，以及冰淇淋、雪糕等，这些食品，有些可加重新妈妈的寒虚之症，有些对牙齿不利，给消化带来麻烦。

4 忌食酸涩收敛食物

如南瓜、乌梅等，会阻滞血行，不利恶露的排出。

5 忌饮茶

新妈妈在喂乳期不要喝茶，因为茶内含有咖啡因，咖啡因通过哺乳进入婴儿体内，婴儿容易发生肠痉挛和突然无缘无故啼哭的现象，甚至使婴儿精神过于兴奋，不能很好睡眠，使其过于劳累，引起并发症。

6 忌吸烟、饮酒

烟、酒是刺激性的物质，对哺乳母亲没有好处。吸烟可以使乳汁减少，烟中还含有有毒的尼古丁，虽然进入到乳汁中的尼古丁不多，但对婴儿终归有害，而且吸烟时呼出的气体直接危害婴儿的健康，这对刚刚出生的婴儿是一种严重的吸毒现象。酒中含有酒精，可进入乳汁中。少量饮酒虽对婴儿无影响，但大量饮酒可引起婴儿沉睡、深呼吸、触觉迟钝、多汗等症。因此，哺乳母亲为了宝宝的健康，不要吸烟和饮酒。

妈妈锦囊

产后消肿首选南瓜

南瓜中含有利尿成分，广泛用于产后消肿。可以去子后放入蜂蜜中煎熬，也可以切块熬粥，还可以放入各种对身体有益的中药材煎熬，总之南瓜的食用方法很多。

产后浮肿不是因为肾脏功能衰弱产生的，而是由于体内水分堆积造成的。此时吃南瓜反而会增加处于生理机能恢复时期的肾脏的负担，最好还是不吃。但1个月后，继续有浮肿症状或腿部肿气未消，则可食用南瓜。

产后吃鸡蛋要科学

鸡蛋的蛋白质是我们身体最需要的完全蛋白质，其中的脂肪、铁、钙，也容易被身体吸收利用，富含的维生素D对于新生宝宝更是必不可少。可以说，鸡蛋是新妈妈产后饮食中既经济又必不可少的食品。

分娩后，新妈妈坐月子期间常以鸡蛋为主食，但吃鸡蛋并非愈多愈好。分娩后数小时内最好不要吃鸡蛋。因为在分娩过程中，体力消耗大，出汗多，体内体液不足，消化能力也随之下降，若产后立即吃鸡蛋，就难以消化吸收，增加胃肠负担，这时应以吃半流质或流质食物为宜。有些新妈妈为了加强营养，一天吃多个鸡蛋，其实这对身体并无好处，新妈妈每天吃4~6个鸡蛋就够了。

在烹制方法上，煮鸡蛋比蒸、炒、煎、炸的营养价值都高，而且容易消化。不可吃生鸡蛋，因为它会在新妈妈的消化道中发酵产生一种抗生物素的物质，对身体有害，特别是肾功能不好的新妈妈更不能吃生鸡蛋。

专家在线　有蛋白过敏的新妈妈吃了鸡蛋后会胃痛，这是对鸡蛋过敏引起的。鸡蛋的蛋白质具有抗原性，与胃肠黏膜表面带有抗体的致敏肥大细胞作用即可引起过敏反应。肥大细胞颗粒释放组胺等化学物质，使胃肠黏膜充血、水肿、胃肠痉挛，引起胃痛或腹痛、腹泻等过敏症状。因此，这类新妈妈产后最好不要吃鸡蛋以及含鸡蛋成分的食物。

产后喝红糖水应适量

红糖具有益气补中、健脾暖胃、化食解痛之功，又有活血化瘀之效。产后适量喝红糖水，对新妈妈和宝宝都有好处。因新妈妈分娩时，精力和体力消耗非常大，加之又失血，产后还要给宝宝哺乳，需要碳水化合物和大量的铁质。红糖不仅能补血，而且能提供热量，是我国传统的产后滋补佳品。但红糖水也不是喝得越多越好，久喝红糖水对子宫复原不利。在产后10天，恶露逐渐减少，子宫收缩也恢复正常，这个时候如果还继续喝红糖水，会使恶露血量增多，造成新妈妈继续失血，甚至引起贫血。

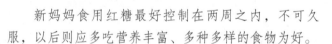

妈妈锦囊

新妈妈食用红糖最好控制在两周之内，不可久服，以后则应多吃营养丰富、多种多样的食物为好。

产后过早喝母鸡汤不利哺乳

让产后的新妈妈尽早喝上母鸡汤以达到催奶的目的，是我国民间一个流传已久的传统做法，但是研究证明，我国新妈妈产后过早地吃炖母鸡汤，是造成奶少或无奶的重要原因之一。

新妈妈分娩后，血中雌激素与孕激素浓度大大下降，这时泌乳素发挥作用，促进乳汁分泌，而母鸡的卵巢、蛋衣中含有一定的雌激素。因此，产后过早炖食母鸡，就会增强新妈妈血中的雌激素作用，使泌乳素的作用减弱，甚至消失，从而导致乳汁不足或无奶。

然而，产后若能吃一只清炖大公鸡，则可使新妈妈乳汁增加。因为雄鸡睾丸中含有少量的雄性激素，具有对抗雌激素的作用。另外，雄鸡脂肪少，有助于新妈妈恢复较好的体形，宝宝也不会因乳汁脂肪含量太高而引起腹泻。

当然，如果新妈妈在产后前半个月，乳汁比较充足的话，是可以吃母鸡的。若乳房胀痛，乳汁不通，则不宜吃公鸡发奶，而应先设法疏通乳房，以免引起乳腺发炎。

选购鸡的时候，如果鸡的体内发现有肿物，说明鸡的体内有病变。在禽体肿物中肿瘤占的比例相当高，如果发现肿物仅限于内脏，则将内脏肿物全部剔除干净，鸡体经过高温处理之后仍可食用。如果发现鸡体肿物较大、较多又有黄疸存在，而且体内有转移病灶的鸡体，则应弃之，千万不能食用。

妈妈锦囊

炖过的鸡汤中，鸡肉、鸡汤二者都有营养，而且鸡肉的营养价值还要高一些。在煨煮过程中，母鸡肉中只有谷氨酸等一些氨基酸溶在汤里，而其他成分仍在鸡肉中。所以既吃肉又吃汤，才有利于全面吸收鸡肉的营养成分。当然，对于消化能力差的新妈妈，应适当少吃鸡肉，多喝汤。

小米虽好不能当主食

小米中维生素B族以及铁的含量都很丰富，营养价值非常高。这些营养成分对新妈妈来说都是十分重要的，因此产后的新妈妈适量食用小米是有益的。

但需要指出的是，小米的蛋白质营养价值并不比粳米更好。因为小米蛋白质的氨基酸组成并不理想，赖氨酸过低，而亮氨酸又过高，蛋白质的利用率较差。

妈妈锦囊

产后吃小米鸡蛋红糖粥可健脾益气、补血活络，对产后虚弱以及促进产后恶露排尽有一定作用。

产后新妈妈吃味精，宝宝易缺锌

新妈妈在分娩后3个月内应禁食或少食味精，否则新生宝宝容易出现缺锌症。一般而言，成人吃味精是有益无害的，而新生宝宝，特别是12周内的新生宝宝，如果乳母在摄入高蛋白饮食的同时，又食用过量味精，则不利。因为味精内的谷氨酸钠会通过乳汁进入新生宝宝体内，与新生宝宝血液中的锌发生特异性的结合，生成不能被机体吸收的谷氨酸，而锌却随尿排出，从而导致新生宝宝锌的缺乏。这样，新生宝宝不仅出现味觉差、厌食，而且还可造成智力减退、生长发育迟缓等不良后果。

科学食用味精，在烹调时还应该做到以下几点：

1.食用味精时应掌握好用量，如投放量过多，会使菜中产生苦涩的怪味，造成相反的效果。

2.对用高汤烹制的菜肴，不必使用味精。因为高汤本身已具有鲜、香、清的特点，使用味精，会将本味掩盖，菜肴口味不伦不类。

3.做菜使用味精，应在起锅时加入。因为在高温下，味精会分解为焦谷氨酸钠，即脱水谷氨酸钠，不但没有鲜味，而且还会产生毒素，危害人体。

4.在含碱性原料的菜肴（海带、鱿鱼等）中不宜使用味精，因为味精遇碱会变成谷氨酸二钠，产生氨水臭味。

5.对酸性强的菜肴，如糖醋、醋熘菜肴等，不宜使用味精。因为味精在酸性环境中不易溶解，酸性越大溶解度越低，鲜味的效果越差。

专家在线 近年来市场上出现的鸡精并不是从鸡身上提取的，它是在味精基础上加入助鲜的核苷酸制成的。由于核苷酸带有鸡肉的鲜味，故称鸡精。从卫生角度讲，鸡精对人体也是无毒无害的，但是在新妈妈的饮食中要注意不要过多食用。

产后 起居护理

新妈妈经过分娩之后，身体发生了巨大的改变，身体的恢复不仅需要时间，也需要注意产后的起居护理。

坐月子的基本原则

1.小心着凉

随着气候与居住环境的温、湿度变化，新妈妈穿着的服装与室内使用的电器设备，应做好适当的调整，室内温度25℃左右，湿度50%～60%，穿着长裤、长袖、袜子，避免着凉、感冒，或者使关节受到风、寒、湿的入侵。

2.劳逸结合

适度的劳动与休息，对于恶露的排出、筋骨及身材的恢复很有帮助。产后初始，新妈妈觉得虚弱、头晕、乏力时，必须多卧床休息，起床的时间不要超过半小时，等体力逐渐恢复就可以将时间稍稍拉长些。起床的时间还是以1～2小时为限，以避免长时间站立或坐姿，导致腰酸、背痛、腿酸及膝踝关节疼痛。

3.注意个人卫生

过去由于环境简陋，生活条件差，又没有电器设备，因此规定较严，有一个月不能洗头、洗澡的限制。现代的新妈妈不必如此辛苦，头发、身体要经常清洗，以保持清洁，避免遭受细菌感染而发炎。

4.饮食要有针对性

人和人的体质有差异，所以在饮食方面，每个新妈妈的情况应该有所不同；再者，产后排恶露、哺乳也许有不顺的情形，或者有感冒、头痛、口破、皮肤痒、胃痛等疾病发生，饮食与药物就必须随之调整。但坐月子的饮食还是以温补为主，最好请医生根据个人体质进行调配比较妥善。

妈妈锦囊

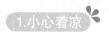

月子期间的忧郁情绪也是需要新妈妈注意排解的，这就需要新妈妈通过倾吐来调整了，和家人多沟通，很多困扰你的事情就能够迎刃而解。

"月子病"有哪些症状

新妈妈分娩后，会经历为期六周的产褥期，也叫"坐月子"。这是新妈妈产后恢复的重要时期。如果护理得不好，就容易得"月子病"。

"月子病"是指新妈妈在生育后一个月内感受了外邪、风寒后，出现一系列的症状。其中以关节疼痛者居多，不少新妈妈常会出现手腕、手指关节和足跟部麻木或疼痛等。此病的成因在于分娩后的新妈妈内分泌发生了变化，全身肌肉、肌腱的弹性和力量下降，关节囊和关节四周的韧带张力减弱，使关节变得松弛。在此状态下，假如新妈妈过早过多地从事家务劳动或过多地抱宝宝，会加重关节、肌腱和韧带的负担，很容易使手腕、手指关节等部位发生劳损性疼痛。

由于新妈妈在此期间一般卧床休息多，下地活动少，足跟底部脂肪垫变薄、退化、弹性下降，

陈宝英孕产育儿全书

所以易导致足跟脂肪垫出现水肿、充血等炎症，引起疼痛。

专家在线

随意用冷水浸泡或受对流风直吹等冷刺激均可诱发神经炎，导致手足麻木和疼痛，或发生肩关节酸痛等症状，因此新妈妈在用冷水坐浴治疗会阴伤口的时候要注意不要让手、足浸到冷水。

会阴侧切术后该如何护理伤口

会阴侧切术是产科常见的小手术之一，是在宫颈口开全、胎宝宝即将娩出时所采取的助产手段。分娩后因局部的解剖结构，决定了会阴部难以保证无菌的条件，因大便、小便以及阴道恶露的排出，会阴部随时都可能感染，所以术后的护理十分重要。

很多新妈妈认为，侧切还可以忍受，但手术后的1～2个星期是最难熬的。当然吃止痛片是最直接的止痛办法，不过也可以采取一些物理疗法让伤口尽快地恢复：

1.保持会阴卫生：自分娩第二天起，用10％的洁尔阴洗液冲洗或擦洗外阴，每天两次，直到拆线。便后要冲洗外阴和肛门，如同用卫生纸擦拭一般，要由前往后冲洗，才能避免细菌感染。勤换卫生垫，勤换内衣。

2.保持伤口干燥：如厕、洗完澡后，用面巾纸轻拍会阴部，保持伤口的干燥与清洁。

3.不要用力：上厕所排便时要用力适度，以避免缝合的伤口再裂开。

4.不能提重物：产后1个月内，不要提举重物，也不要做任何耗费体力的家务事和运动。

5.避免性行为：产后6周内，应该避免性行为的发生。

6.平时睡眠或卧床时，最好侧卧：于无会阴伤口的一侧，以减少恶露流入会阴伤口的机会。

7.肿痛可用优碘：裂伤较严重且伤口肿痛的新妈妈，可以在温水中加入有灭菌功效的优碘坐浴。

妈妈锦囊

会阴侧切术使新妈妈在产后短时间内会有不适感，但是过一段时间后不适感会消失。如生殖器官肿胀、疼痛，应及时就医。

会阴刀口愈后有疼痛、疤痕怎么办

有的新妈妈生完宝宝已经好几个月了，可刀口处却是隆起的，按压一下还挺疼，这可能是形成了疤痕疙瘩。

一般来讲，刀口的疤痕组织主要成分是胶原纤维。经过一段时间胶原纤维会被分解、吸收，从而使疤痕组织变软、变小，疼痛感减轻或消失。但有少数新妈妈天生属于疤痕体质，即伤口在愈合阶段胶原纤维合成过多，致使疤痕肥大，形成高出皮肤并在按压时有疼痛感的不规则硬块，也就是疤痕疙瘩。

这个时候应尽快请医生仔细观察一下，确定刀口是否形成了疤痕疙瘩。如果的确是疤痕疙瘩形成，可在局部外敷"康瑞保"药膏，以减轻疤痕疙瘩及不适症状。不过，最好在医生指导下使用药物。

妈妈锦囊

如果疤痕特别严重，可去医院做手术把疤痕切掉，再用特殊材料重新缝合刀口。

新妈妈最好使用产妇专用卫生巾

对于新妈妈来说，生产后发生的生理变化要比经期更加复杂：胎宝宝娩出的2～4周内，新妈妈需要应对大量恶露；产后会阴部会感觉疼痛和肿胀，如果在分娩时采取了会阴侧切术，伤口更会感觉疼痛。

新妈妈需用专用卫生巾的两大理由：

1.健康的需要：有效避免新妈妈感染

普通卫生巾使用化纤制成，含黏合剂、荧光增白剂等化学成分，非常不适合新妈妈高度敏感的皮肤，易产生刺激，引起感染；普通卫生巾吸水性一般，易侧漏、回流，无法应对产后大量恶露；使用过程中，卫生巾表面潮湿、闷热，不仅使新妈妈产生湿湿黏黏不舒服的感觉，排出的恶露还含有适宜细菌迅速滋生的营养物质，对于伤口的愈合极为不利。很多卫生巾为提高防水性能，加大制品的压层厚度，但是防水性能过高，透气、透湿性则差，很容易导致对皮肤的刺激，会引起痱子、红痒等问题，非常不适合产后新妈妈使用。特别值得注意的是，很多品牌的卫生巾并没有专门消毒，无法达到完全无菌状态的卫生标准。对于处于敏感时期的新妈妈来说，显然存在安全隐患。

2.舒适的需要：最大限度减少新妈妈疼痛

生产后，新妈妈外阴部位通常留有伤口，普通卫生巾是为普通女性设计的，使用一般的合成纤维制成，由于含化学成分，杂质多，易起绒毛，摩擦系数大，易脱落，易产生静电，极易对新妈妈敏感的伤口产生刺激，加重疼痛。产后很多新妈妈容易产生忧郁症，引起新妈妈忧郁的一个重要原因是产后伤口太痛。这一时期，新妈妈除了要应对持续2～4周的恶露，还要肩负起照料宝宝的责任，而体内激素的变化、分娩时所承受的恐慌都使新妈妈的生理、心理处于不稳定状态，使用高品质专用卫生巾可最大限度地减少新妈妈的疼痛，给予脆弱的产后新妈妈最切身的舒适感受。

因此，产后的新妈妈在选择使用卫生巾时，千万不能掉以轻心。

妈妈锦囊

产妇专用卫生巾一般在医院才能买到，准备两大包就够用了。新妈妈如果要到外面购买，一定要选择正规渠道经过严格消毒的合格产品。顺产会使阴部有伤口，最好选择棉质的卫生巾，刺激性比较小。

产后第一天的行动

从产房出来的那一刻起，新妈妈就开始坐"月子"了，这个月子过得好不好，直接关系到新妈妈以后是否会留下后遗症。所以新妈妈们必须学会产后如何保养，尤其是产后第一天该做些什么。

观察出血量

新妈妈在分娩后两小时内最容易发生产后出血，产后2小时出血400毫升，24小时内出血500毫升都可诊断为产后出血。产后出血很危险，因此，新妈妈在上厕所时应注意把卫生护垫等收集起来，不要丢弃，以便判断出血量。如出血量较多，或阴道排出组织都应及时告知医生。

多多喝水

如果是顺产新妈妈，那么下了产床后可要多多地喝水，并尽快排产后第一次小便。

定时量体温

新妈妈在刚生过宝宝的24小时内，由于过度疲劳，可能会发热到38℃，但这以后，体温应该恢复正常。如果发现体温持续超过38℃就要当心。

陈宝英孕产育儿全书

吃各种有益的食物

产后第一天应该吃些稀软且丰富营养的食物，如肉、蛋、鱼和豆腐之类。有汤水的东西，像鸡汤、排骨汤，对下奶是有效的。而富含膳食纤维的新鲜蔬菜和水果，不仅增加维生素的摄入，而且对防止便秘也有帮助。总之要荤素搭配，开胃口，多样化。贫血的新妈妈要多吃些猪肝、鸭血和菠菜。抽筋和关节痛的新妈妈更要继续服用钙片。为了保证泌乳的需要，晚上可以再加一次半流质或点心一类的夜宵。

坐一坐，走一走

顺产新妈妈可以在产后6～8小时坐起来；剖宫产的新妈妈在术后24小时可以坐起。要多坐少睡，不能总躺在床上。

关注初乳

一般来说，当宝宝脐带处理好后，新妈妈就可以尝试给宝宝喂奶了。初乳含有大量的抗体，从而会保护宝宝免受细菌的侵害，减少新生宝宝疾病的发生。

争取休息时间

很多医院都是实行分娩后母婴同室，宝宝与妈妈在一起，一般每隔3～4小时就要哺乳，又要给宝宝换尿布，孩子一哭闹，新妈妈就更没时间睡觉了，所以新妈妈应争取时间休息。

妈妈锦囊

产后出汗量多，睡眠和初醒时更多，有时可浸湿内衣，这是正常生理现象，应勤换内衣内裤和床单，居室要通风。

剖宫产新妈妈术后如何活动

剖宫产虽不是一个很大的手术，但对于新妈妈来说还是会对身体造成一定的影响，加上妊娠期身体血液处于高凝状态，因此若是术后活动量不够，则很容易造成血栓形成，尤其是下肢静脉血栓形成，严重者还会出现肺栓塞。另一方面，早期起床活动有利于宫腔内的积血顺利排出体外，也有利于子宫的恢复，以促进血液循环，减少血栓形成的风险。

新妈妈可在术后24小时之内在床上翻身，或做肢体伸屈活动。24小时之后应积极下床活动。

妈妈锦囊

产后2周以后可以进行胸膝卧位以预防或纠正子宫后倾。所做运动可以依据自己的体力不同而有所变化，开始可以每天做3次，每次15分钟，之后逐渐加大运动量。

剖宫产新妈妈的生活起居问题

1 产后一周可淋浴

一般剖宫产术后，若是采用横切口，伤口多数5天会愈合，竖切口7天会愈合，所以剖宫产后一周即可淋浴。但淋浴时应注意浴室温度要在25℃以上，浴后要用毛巾擦干全身，尤其是头发要注意擦干。伤口周围可以用干毛巾吸干水分，不要用力擦拭，以免伤口裂开。最好是在头发完全干透后再出浴室。

2 可用温水刷牙

3 居住环境定时通风

尤其是在炎热的夏季和寒冷的冬天更应如此。

4 采取避孕措施

无论是剖宫产还是阴道分娩，在产后42天以后均应采取必要的避孕措施。

5 产后体格检查

别忘了产后42天应到医院进行体格检查，以了解身体的恢复情况。

6 产后恶露应对

产后恶露一般分为三个阶段：初期血性恶露、中期浆性恶露和后期白恶露，产后要特别注意卫生清洁，使用产妇专用卫生巾可有效防止产后感染，最大限度地减轻产后疼痛。

专家在线

刚刚生产完的新妈妈多数会有出汗较多的现象发生，以夜间睡眠或初醒时最为明显，医学上称为"褥汗"，这与妊娠期皮肤汗腺功能增强有关。因此，剖宫产一周内不便洗澡的新妈妈也需要注意皮肤卫生，可以在温暖环境中用热毛巾擦身体，及时清除皮肤的排泄物。

如何解决产后"方便"问题

分娩过后，新妈妈会出现排便或排尿困难的现象，之所以出现如厕困难，一部分是生理因素（生产时膀胱神经受损或会阴疼痛等），另一部分原因则是新妈妈因害怕疼痛而不敢"方便"所致，不过一般在一个星期内就可恢复。

新妈妈可以通过以下六种方法来克服产后如厕的困难：

主动上厕所。自然分娩的新妈妈应在产后2~3小时解小便，剖宫产的新妈妈在产后1~2天会用导尿管协助排尿，但在拿掉导尿管后约2小时就会开始有尿意，此时就要自行练习上厕所。

膀胱训练。先将导尿管的尿管夹住2个小时，让膀胱里的尿无法排出，体会胀尿的感觉，之后再放开导尿管让尿排出，重复此动作可帮助熟悉胀尿的感觉。如果怕解尿不顺畅，可以在仍使用导尿管的情况下先休息1~2天，之后再做膀胱训练。

温水坐浴止痛。可以在小便时用温水冲洗会阴部来减轻疼痛。或是产后24小时进行常见的产后阴部护理方式——温水坐浴，对于减轻解大小便的不适有不错的效果。

冷水坐浴止肿。用大一点的脸盆，先放一些室温的冷水，待坐进水中之后再慢慢加入冰块，这样就能慢慢适应水的温度。由于产后身体较虚弱，所以泡冷水浴时要注意身体其他部位的保暖。如果一开始阴部肿胀得非常厉害，可以先局部用冰敷或是冷水坐浴，以减轻肿胀的症状。因为泡冷水可以刺激血管收缩，所以肿胀的情形也会消得比较快，不会再产生血肿，在止肿上比温水坐浴来得有效。

药物治疗。如果发现有产后尿道感染的现象，例如，发热、小便疼痛加剧，则需要医生给予抗生素治疗。若是有便秘的情形，医生也会视情况给予软便剂。

提肛运动。自然分娩需要在产后2个星期以后才可以做，剖宫产则要1个月以后才能练习。只要做法正确且持之以恒，成功率为70%左右。

妈妈锦囊

为了排便更容易，新妈妈在坐月子期间对于纤维质及水分的摄取要重视，要增加肠胃蠕动，才能缓解排便的困难。但无论如何一定要试着排便，这样才能有效避免痔疮的出现。

产后涨奶怎么办

方法一：热敷

胀奶时，新妈妈可自行热敷乳房，使阻塞在乳腺中的乳块变得通畅，乳房循环也会变得快一些。热敷时，注意避开乳晕和乳头部位。因为这两处的皮肤较嫩，容易烫伤。

方法二：按摩

当热敷过乳房，使血液流通后，即可按摩乳房。乳房按摩的方式有很多种，一般以双手托住单边乳房，并从乳房底部交替按摩至乳头，再将乳汁挤出在容器中的方式为主。待乳房变得较为柔软了，宝宝才容易含住奶头。

方法三：借助吸奶器

新妈妈若感到奶胀且疼得厉害时，可使用手动或电动吸奶器来辅助挤奶，效果也是不错的。

方法四：冲热水澡

当乳房又胀又疼时，新妈妈不妨先冲个热水澡，将全身洗得热乎乎的，感觉会舒服些。

妈妈锦囊

如果奶胀疼痛的情形非常严重的话，不妨以冷敷的方式止痛。一定要记住先将奶汁挤出后再进行冷敷。

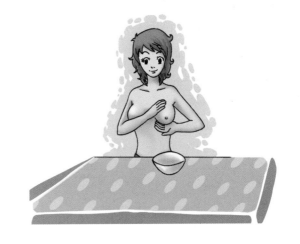

产后乳汁不足怎么办

产后如果乳汁分泌不足的话，新妈妈会感到有子宫或下腹坠感，此种情况可以通过食疗来改善。可用鸡肉或猪肉加中药材进行食疗，并注意一些饮食禁忌：

韭菜：凉性食物，有退奶的作用。

人参：不仅有退奶的作用，还容易造成子宫收缩和出血。

麦芽饮品：炒熟的麦芽有退奶的作用。

酒精：适量饮用有助于乳汁分泌，但是过量就会降低喷乳反射。

牛奶：有过敏家族史者要避免。

刺激性食物：咖啡、茶、巧克力、可乐等饮料，会间接刺激到宝宝，造成宝宝半夜哭闹。

但也有很多新妈妈自我感觉乳汁不足只是一个假象，原因在于对于母乳喂养信心不足。

宝宝出生以后，新妈妈经常会想："我的奶究竟够不够？怎样才知道孩子吃饱了？"看到宝宝每次吃奶都要花上一个多小时，睡着后没多久就醒了，又要吃奶，就误认为一定是奶水不足，于是只好给宝宝加奶粉，开始了混合喂养。

这都是多虑惹的祸，宝宝刚出生，胃只有玻璃弹球那么大，新妈妈的初乳是足够的。新妈妈总是担心宝宝吃不饱，这正是造成"奶水不足"的主要原因。

大多数新妈妈本来就不存在什么奶水不足的问题，关键是要采取正确的喂养方式。要对母乳喂养有信心，这种信心必须建立在具备相关的哺育知识的基础上。没有基础，只要宝宝有一声哭闹，新妈妈的信心就会彻底坍塌。一旦新妈妈受到"奶水不足"的假象的影响，过早地给宝宝添加奶粉，那么这种假象就会变成事实，因为乳汁的分泌有一个显著特点，就是宝宝吸吮得越多就分泌得越多。

新妈妈应该将随时按需给宝宝喂奶的习惯保持到出院以后，即使一时觉得奶水不足，也不要急于用奶粉将宝宝灌饱。经过最初几天坚持不懈地哺乳，很快，新妈妈就会发现自己的乳汁越来越充足，宝宝吃奶的时间和量也会慢慢形成规律。

妈妈锦囊 • • • • • • • • • •

如果新妈妈乳汁不足是由于乳管不畅通，体虚气血不足或产后抑郁所致，则需找有经验的专科医生，用特定手法催乳及食疗补身以促进乳汁分泌。

产后手腕痛怎么办

有的新妈妈在月子里就开始给宝宝换尿布、洗衣服，还闲不住地做其他家务。慢慢地，就开始觉得手指和手腕经常又酸又痛，尤其是在写字、拿筷子、举杯子、拿奶瓶时更厉害，有时还会在睡眠中疼醒。到底出了什么问题？

这是因为新妈妈在分娩时，皮肤的毛孔和关节被打开，加之产后气血两虚，一旦受凉，风寒就会滞留于关节肌肉中，引起"月子病"。加之给宝宝换尿布、喂奶及做其他家务，会造成肌肉关节的损伤加重，致使手指和腕部的肌腱和神经损伤，引起伸腕肌腱炎和腕管综合征，出现手指和手腕疼痛。

止痛对策

❶ 产后注意身体保暖，不要过早使用凉水做家务。平时，洗手、洗脚、洗脸注意使用热水，避免接触凉水。

❷ 照料宝宝不要过于劳累，当手腕和手指出现疼痛时一定要注意休息，照料宝宝的事最好请他人暂时代劳。

❸ 月子里少吃酸辣等刺激性食物，少吃香蕉，少饮啤酒。

❹ 在手腕和手指剧痛之后，每天坚持做伸屈锻炼。但不要随意用力按摩疼痛处。必要时采用超短波或红外线进行理疗。

妈妈锦囊 • • • • • • • • • •

在刚感到疼痛时就应及时去看医生，并在医生指导下用药，首选养血祛风、散寒除湿的中药。

产后四肢痛怎么办

产后出现的四肢痛与妊娠、分娩和哺乳有关。

❶ 怀孕使内分泌发生变化，导致关节韧带松弛，弹性下降，加之胎宝宝需钙量增加使准妈妈骨密度降低。

❷ 分娩又造成气血两虚，受凉后容易引起肌肉和关节炎症；产后为宝宝哺乳，需钙量继续增加使腰和四肢的骨密度继续下降。

❸ 产后休息不当，过早站、端坐，或长时间抱宝宝，或以某一固定姿势喂奶造成肌肉疲劳等，都容易使新妈妈在产后出现四肢疼痛。

止痛对策

❶ 为了避免产后发生疼痛，妊娠期及哺乳期要坚持补钙。

❷ 产后多休息，不要过早站立或做过多家务。

❸ 每天坚持做保健操，注意身体保暖，但也不宜捂得太严实。

❹ 为减轻疼痛不适，每天注意摄入富钙食物，如牛奶、豆制品及海产品等，并服用钙剂。

妈妈锦囊

疼痛明显时局部进行热敷或理疗，也可采用针灸、中药熏蒸等方法，或到医院做超短波等物理治疗。

产后足跟痛怎么办

产后足跟痛会让新妈妈感到难以忍受，特别是遇凉时，那种痛苦更是难以言说。这是因为新妈妈在月子里时正值气血两虚，很容易受凉寒之气。特别是足部，包括足后跟，一旦受凉，在以后的日子里就会出现疼痛。

止痛对策

① 产后一定要注意足部保暖，穿袜子，穿护脚趾、足后跟的鞋子。

② 对疼痛部位热敷，或进行其他物理治疗。

妈妈锦囊

特别是剖官产的新妈妈，在住院期间按医生要求下床活动时，千万不能因为难以忍受穿鞋时引发的伤口疼痛而将就着穿露趾露脚跟的拖鞋，可让丈夫帮忙穿上保暖的鞋。

产后发热莫大意

新妈妈在刚生过孩子的一昼夜之内，体温可能略为升高。产后三四天因乳房充盈，乳汁流通不畅，体温也可升高，但一般不超过38℃，很快就会恢复正常。除此之外的发热，都应视为异常。

主要原因为感冒、产褥感染、乳腺炎和泌尿系统感染等。

受寒。新妈妈在生产时，毛孔开得很大，生产后不少新妈妈会出汗，汗腺口（汗毛眼）一直张开

着。如果受风、着凉容易伤风感冒，引起发热、头痛、全身不适等症状。由于产后体虚，感冒后很易并发支气管炎或肺炎等病。

受感染。新妈妈在产后三五天忽然怕冷、发抖，接着发高烧、头痛、小肚子痛、恶露有臭味，就可能得了产褥感染。如果治疗不及时，还会导致慢性盆腔炎，长期不愈，还可能引起危险的腹膜炎或败血症，以至危及生命。得产褥感染的原因主要是新妈妈刚生下宝宝，子宫口松弛或产道损伤，加之阴道又不断流血，为细菌的侵入和繁殖创造了条件。细菌的侵入可由产前、产后不注意卫生，接近预产期时有性生活，或产时接生者不严格遵守无菌操作，或产后用草纸、破布、烂棉花垫下身所引起，也可因新妈妈本身患有其他部位的炎症，产后扩散到了生殖器官。

发炎。新妈妈乳汁过多，宝宝吃不了或乳汁过浓流出不畅，在乳腺管内郁积成块；或因宝宝吸吮时损伤了乳头，以致病菌侵入，在乳腺部位生长繁殖，引起急性乳腺炎。得了乳腺炎的新妈妈可发热到39℃以上，患侧乳房疼痛，发炎部位红肿变硬并有触痛，以后形成脓肿，时间愈久则乳腺小叶的损坏就愈多。未经及时治疗的乳房脓肿，最后穿破皮肤而流脓，有时也流乳汁，因此创口经久不愈，会给新妈妈带来很大痛苦，也不利于对新生宝宝的哺育。

排尿受阻。分娩期产程延长，因胎先露的压迫，膀胱黏膜充血、水肿，如牵涉到三角区，可使排尿困难。尿潴留易引起泌尿系统感染，除有尿频、尿急、尿痛等膀胱刺激症状外，也常有高烧、寒战、头痛等表现。

妈妈锦囊

新妈妈发热一定要认真对待，应随时测量体温，及时求医，千万不可疏忽麻痹。

产后服药的学问

哺乳期的妈妈服药要注意：

① 禁止服用氨基糖甙类抗生素、喹诺酮类抗生素、镇静类药物。如硫酸庆大霉素、硫酸阿托品等可以造成听神经损害，严重时会导致宝宝耳聋；喹诺酮类抗生素会影响宝宝骨骼的生长；苯巴比妥、阿米妥等镇静类药物可以使宝宝嗜睡，造成代谢缓慢，发育不良。

② 慎用磺胺类药物，这些药物可导致新生儿溶血、新生儿黄疸；另外，新妈妈使用抗真菌的药物时，局部用药方式较安全些。

③ 不要轻易服用维生素B₆、雌激素、阿托品类和利尿类等西药，还有炒麦芽和芒硝等中药，这些药物会减少乳汁分泌。

为了防止宝宝发生药物不良反应，新妈妈用药时应遵循以下原则：

① 可用可不用的药不要用，必须用的药，应严格按医嘱的规定剂量和疗程服用。

② 同类药物，选用对母婴危害较小的，如抗生素尽可能选用青霉素类和其他毒性较小的。

③ 尽量减少联合用药和辅助用药。

④ 必须使用禁服药物时，应暂时停止哺乳。

专家在线 哺乳妈妈患病后需要用药治疗的，无论是口服还是外用，都需要在医生指导下使用，并严密观察宝宝的情况，绝对不可自行购药及用药，以免影响宝宝的健康生长。

关注月子里的清洁问题

产褥热主要是产前及产时不卫生、不消毒及产后恶露不干净，从而因细菌感染所致。新妈妈产后汗腺很活跃，容易大量出汗，乳房胀还要淌奶水，下身又有恶露，全身发黏，几种气味混在一起，就应比平时更讲究卫生。

● 要洗澡

按科学规律，产后完全可以照常洗澡、洗脚。及时地洗澡可使全身血液循环增加，加快新陈代谢，保持汗腺孔通畅，有利于体内代谢产物通过汗液排出。还可调节自主神经，恢复体力，解除肌肉和神经疲劳。一般产后一周可以淋浴。洗澡时室温要保持在34℃～36℃，水温在45℃左右。浴后要迅速擦干，衣服要穿好，防止受凉。

● 要梳头

有的新妈妈在产后一段时间内不梳头，怕出现头痛、脱发等。其实产后梳头有益无害。梳头不仅是美容的需要，而且通过木梳刺激头皮，还可促进局部皮肤血液循环，以满足头发生长所需的营养物质，防止脱发、早白、发丝断裂、分叉等。

● 要刷牙

新妈妈在月子里不刷牙危害非常大。月子里为了补充营养，促进体力恢复，新妈妈多以高糖、高蛋白、高脂肪饮食为主，每天多达6～7餐，大量的食物残渣留在口腔内、牙缝里，在细菌的作用下，发酵变成酸性物质，腐蚀牙齿，使龋齿、牙周炎、口腔炎等发病率大大增加，甚至因链球菌感染诱发风湿热、肾炎、心脏病等。

妈妈锦囊

新妈妈在月子期间不宜在澡盆内洗盆浴，以免脏水灌入生殖道而引起感染。

产后如何洗头

传统民俗认为在坐月子期间洗头洗澡,"摄"了"风",头风入脑,一世头痛,"风"入骨,老来全身骨痛,无法医治。其实所谓"风",简单来说,等于"着凉"。以前不那么容易有热水,故洗头洗澡皆取井水或山水,新妈妈产后虚弱,一洗这些冷水,就容易"着凉",伤了身体。

一般产后一周可以洗澡、洗头。传统方法里,用晒干了的姜皮煲水洗澡洗头,可去头风,中医也认为姜本来就有驱风之效,值得使用。不过要用此法,起码要在产前三个月开始准备,将每次做菜时削出来的姜皮储下,晒干,以备月子里洗头之用。

月子里只要健康情况允许就可以洗头、梳头,但需要注意以下几点:

❶ 梳理头发最好用木梳,避免产生静电刺激头皮。

❷ 一般来讲产后头发油性较大,也容易掉头发,不要使用太刺激的洗发用品。

❸ 洗头时的水温要适宜,不要过凉,最好保持在37℃左右。

❹ 洗头时可用指腹按摩头皮,洗完后立即擦干,避免受冷气吹袭。

❺ 洗完头后及时把头发擦干,再用干毛巾包一下,避免湿头发挥发时带走大量的热量,使头皮血管在受到冷刺激后骤然收缩,引起头痛。

❻ 洗完头后,在头发未干时不要结辫,也不可马上睡觉,避免湿邪侵入体内,引起头痛和脖子痛。

妈妈锦囊

建议新妈妈这段时间不要去美容院洗头,那里往往冷气较强,而且洗头卫生状况也不适合此时的新妈妈。

产后皮肤护理

刚生下宝宝,新妈妈体内的激素会发生改变,从而出现角质层过厚、T区多油、痘痘、腿部粗糙浮肿、妊娠纹、脱发等"产后肌肤综合征"。不过只要新妈妈懂得保养,掌握方法加勤劳操作,肌肤很快就能得到恢复。

补水保湿去角质,调整肌肤状态

在妊娠后期以及分娩后,由于受到内分泌的影响,暴露的面部皮肤水分蒸发加快,皮肤角质层水分缺乏,开始出现肌肤衰老的迹象。新妈妈的皮肤不再像往日那般柔滑细致,脸上肤色开始不均匀,肌肤对护肤品的吸收也不好。所以进行美丽新生的第一步,就是彻底去角质。去角质的目的就是为了增加皮肤血液循环,加速粗硬老化角质如期脱落,加速新陈代谢功能正常。每10天去一次角质。

手 法

❶ 一边洗脸一边按摩进行去角质;

❷ 鼻周、额头、下巴部位的油垢角质最多,可以使用适量的天然角质乳或角质霜,轻轻揉擦脸部的粗糙角质。

去除痘痘

生过宝宝以后,很多新妈妈脸上都会冒出比较大的痘痘,有时还会出现在嘴边,又肿又痛。这是由于产后内分泌发生了变化,导致情绪压力及睡眠受到影响,于是就易生痘痘。而且新妈妈在坐月子时往往会恶补营养,这对于身体比较燥热的新妈妈来说,就容易上"火",所以痘痘问题就经常是产后的肌肤特征。

手 法

❶ 尽快恢复正常的护肤程序,特别是要勤洗脸,同时要选择性质温和的洗面奶;

❷ 选择补水又不含油分的面霜;

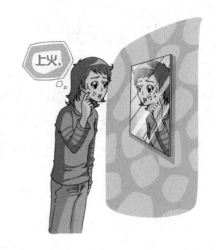

后倾后屈、盆腔炎、附件炎等症状的发生，与长时间使用腹带也有一定关系。

专家在线

对于竖切口的剖宫产新妈妈来说，可以在下床活动时打上腹带以促进伤口的愈合，卧床后则应立即解下。不过，出于美观的需要，如今很多新妈妈都是横切口，这种情况下再使用腹带的话，腹带的挤压就会影响伤口的愈合，因此不建议横切口的新妈妈使用腹带。

❸ 多喝水、多吃含有维生素C的水果蔬菜，注意肠胃排泄正常。

妈妈锦囊

去角质时要依皮肤生长方向脱，不可太用力，也不要一下子脱得太多，以防过度刺激，引起皮肤脱皮、敏感。

腹带使用不当危害大

腹带对新妈妈来说并不是必需的，那种认为腹带能够改变腹部松弛现象的说法很不科学。因为腹肌的恢复、子宫的恢复与新妈妈的年龄、是否初次分娩都有一定关系，一般新妈妈在分娩后一段时间内都能自动恢复正常，因此完全没有必要长时间使用腹带。

使用腹带虽然不会对新妈妈的子宫造成什么恶劣影响，但厚厚的腹带捂着不透气对产后新妈妈的复原却是不利的。同时，人体的大静脉都集中在腹后壁，使用腹带后静脉长期受到压迫，反而容易引起下肢静脉曲张和痔疮。或者由于长时间使用腹带压迫脊椎周围肌肉，使动脉血管的供血能力受到限制而引发腰肌劳损。此外，子宫脱垂、子宫

让乳房更加圆润坚挺

乳房是女性美丽的标志之一，然而，随着宝宝的降临，新妈妈要想拥有分娩前那样坚挺骄傲的乳房显然不太可能了，但是，如果注意呵护，它依然会魅力不减从前。

出现在新妈妈身上的乳房问题是：哺乳期由于乳房部位的皮肤难以承受分泌乳汁的腺体组织的急剧增长，在腺体组织团块过大的部位，皮肤结缔组织会发生断裂，以后断裂处会形成疤痕，留下一道道以乳头为中心向四周散射的白色痕迹，即所谓的妊娠纹。当停止哺乳后，乳房腺体组织变化的速度比乳房皮肤要快得多，结果导致乳房塌陷。

那么，产后如何使乳房挺起来呢？

1.以坐姿哺乳。要防止乳房塌陷，哺乳宝宝时要以坐姿为好，不可侧卧着身子让宝宝吸吮，有的新妈妈喜欢躺着让宝宝含着乳头一直睡到天亮，这样在宝宝吮吸的拉力作用下，乳房不仅会松弛，还会出现下垂。

2.注意按摩。 哺乳完毕之后，最好进行自我按摩，但要注意轻柔，不能用力过大。在沐浴、水浴、日光浴之前，要在乳房上敷上一层起软化作用、含有维生素的滋补性化妆油膏和润肤乳液，然后做滑动性按摩。

3.加强锻炼。 胸部发育欠佳的新妈妈预防产后乳房松弛的最好办法是加强胸廓、背部和全身负荷的体育锻炼，如游泳、划船等。

需要注意的是

❶ 不要因为生育后感到乳房过度增大不美观，就使用乳罩束缚起来，这样做的效果只会适得其反，一旦解除"压迫"，乳房依然还会立刻一蹶不振地耷拉下来。

❷ 不要考虑采用填充材料来丰乳，硅胶之类的填充物在体内时间长了，容易诱发乳腺癌。

妈妈锦囊

新妈妈不能够为了不使乳房因哺乳松弛而拒绝人乳喂养，除非奶水少或无乳（几乎不存在），否则不顾宝宝的生长发育而维持乳房的坚挺，等于丢了西瓜捡芝麻，得不偿失。

产后多久能恢复性生活

通常情况下，新妈妈应在产后六周，经医生检查，子宫及内生殖道基本恢复正常后，才可以恢复夫妻生活。原因有三：

❶ 生完宝宝后，新妈妈的子宫要恢复以前的状态，至少需要6周时间，这段时间称为"产褥期"。无论自然分娩还是剖宫产，子宫及产道都需要从妊娠期和分娩期的极度扩张的状态逐渐收缩。子宫以每天1～2厘米的速度逐渐下降至盆腔，直到产后10天左右宫颈口才开始关闭，而胎盘附着处的子宫内膜在正常情况下需要6～8周才能完全长好、愈合。因此，在"产褥期"内应严格禁止夫妻同房。

❷ 产后一段时间内，阴道壁黏膜脆弱，过早进行性生活容易造成损伤。如果存在会阴裂伤、阴道裂伤及宫颈撕裂等，性生活时会发生疼痛、不规则出血等问题，从而影响伤口愈合。

❸ 新妈妈在分娩时体力消耗大，产后身体较为虚弱、抵抗力下降，如果过早进行性生活，容易将细菌带入，影响子宫内膜创面的愈合，引起阴道炎、子宫内膜炎、盆腔炎等妇科疾病，严重的甚至会危及生命。

如果检查结果没有问题，新爸妈就可以恢复性生活了。产后首次同房，由于多数新妈妈仍在哺乳，女性激素的分泌尚不能恢复到妊娠前水平，阴道较为干燥，阴道黏膜也较为脆弱，新爸爸需要多体贴、配合，动作宜轻柔、适度，准备时间要充分。如果新爸爸只顾满足个人欲望，不体贴和关心妻子，很容易引起新妈妈的不快、反感，甚至有可能导致她的性冷淡。产后同房可能会引起阴道裂伤，导致出血。一旦出血，应及时就诊，以免引起出血过多。治疗后，一般都能愈合。

妈妈锦囊

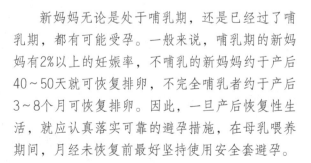

新妈妈无论是处于哺乳期，还是已经过了哺乳期，都有可能受孕。一般来说，哺乳期的新妈妈有2%以上的妊娠率，不哺乳的新妈妈约于产后40～50天就可恢复排卵，不完全哺乳者约于产后3～8个月可恢复排卵。因此，一旦产后恢复性生活，就应认真落实可靠的避孕措施，在母乳喂养期间，月经未恢复前最好坚持使用安全套避孕。

产后 运动规划

因为怀孕，腹部肌肉被拉到极限，骨盆底部肌肉也被拉开，而产后运动就是使这些部位恢复到原来的状态的最好方法。

提肛运动

凯格尔提肛运动多用来训练骨盆腔底的肌肉群，可以治疗尿失禁、阴道松弛、子宫脱垂、大便失禁、性生活障碍及运动性膀胱症候群等，包括尿频、急尿、下腹疼痛、尿流量小、急迫性尿失禁。

运动步骤

❶ 新妈妈仰躺在床上，双腿膝盖弯曲，类似在妇产科看病时做内诊的姿势。

❷ 初学者可将食指及中指放在阴道里，来感受肌肉收缩的力量及做法是否正确。

❸ 收缩骨盆底肌肉，此动作就像平常解小便中途忽然憋住的动作。

❹ 如果动作正确，则放在阴道中的手指会有压迫的感觉。

❺ 除了提肛肌肉群，腹部、大腿、臀部均不需用力。

❻ 持续收缩约10秒，再放松10秒，如此重复15次，每天1次。

一旦学会之后，无论是坐着、躺着或是站着，皆可轻松按照步骤❸、❹、❺、❻练习凯格尔运动，这绝对是个轻松又有效的运动。

妈妈锦囊

自然生产需要在产后2个星期以后才可以练习，剖宫产则要1个月以后才能练习。只要方法正确且能够做到持之以恒，改善症状的成功率为70%左右。

产褥期保健操

产后6个星期左右，医学上称为产褥期，俗称"月子"。在产褥期适当做些运动好处很多，既能促使新妈妈机体的恢复，又可以预防子宫后倾、尿失禁、阴道前后壁膨出等。正常分娩的新妈妈可在产后第2天就开始做保健操。

保健操的活动量不可强求一致，原则上要循序渐进，活动量逐渐增大，切不可操之过急。运动方法如下：

第一节：呼吸运动

取平仰卧位。双臂伸直置于身体两侧。吸气时扩胸收腹，两臂缓慢高举至床头；呼气时两臂和胸腹肌复原。重复做6~8次。

第二节：抬头运动

取平仰卧位。双手托头部。利用腹肌收缩力前屈颈部，使颏部尽可能贴近胸部。重复做6~8次。

第三节：屈腿运动

取平仰卧位。双臂置于身体两侧。双腿屈起，使大腿尽量靠近腹部，然后复原。重复做6~8次。

第四节：起坐运动

取平仰卧位。两上肢平伸。抬起上半身，要求双腿不离床。持续片刻后再躺平。重复做6~8次。

第五节: 抬臀运动

取平仰卧位。两上肢伸直置于身体两侧, 膝及腿部均稍屈, 双脚底平放在床面上, 尽量抬高臀部, 背部也需离开床面。重复做8～10次。

第六节: 缩肛运动

先仰卧屈膝, 有节奏地抬高臀部, 用力做收缩肛门动作。继之取平仰卧位, 双膝分开后用力合拢。助手用两手放在其膝内侧阻止其内合。助手使用的力量要与产妇双膝合力相当。在双膝拢起过程中, 产妇应同时用力做收缩肛门动作。两项运动分别重复做8～10次。

第七节: 屈膝运动

取俯卧位, 双臂弯曲, 将双手置于头下, 双腿向上弯曲、放平。重复做6～8次。

第八节: 胸膝卧位

面朝床面, 两上肢屈曲, 肘部置于床上, 尽量使胸部靠近床面。两下肢屈曲, 膝部置于床上, 呈胸膝卧位姿势。每次持续10分钟。胸膝卧位动作不应过早进行, 适宜在产后10天左右开始。

妈妈锦囊

保健操的各节动作可按自己的实际情况选择并编排, 也可以请产科医生协助设计指导。分娩后, 每天做些轻松的运动, 只需三个月你的身材就可能恢复到正常, 但是在运动中如果感到疼痛或疲劳, 就应停下来, 最好是每次运动量不要太大, 但应每天坚持。

🌸 产后六周内的运动健美

自然生产没有产后大出血情况的新妈妈, 在生产后2～3天就可以下床走动, 3～5天后就可以做一些收缩骨盆的运动, 而在产后两个星期, 就可以做柔软体操。做柔软体操运动, 可助伸展四肢, 加强关节韧力, 因而减低扭伤、拉伤肌肉的机会。

下面是一个5分钟的柔软体操:

1️⃣ 仰卧, 把双手放在脑后, 保持双腿垂直向上屈曲。提起下颌, 深呼吸。抬头时呼气, 尽量令肩膀提离地面。切忌用力抽起, 否则容易使颈部酸痛。重复动作12次, 休息半分钟, 再重复做15次。

2️⃣ 仰卧, 并垂直向上屈起双腿, 双手伸直并提高于头上。

3️⃣ 保持双臂提高伸直, 慢慢放下双臂把身体拉起。肩膀离地, 保持此姿势5秒, 然后放松。重复动作15次左右。

4️⃣ 仰卧, 双手放于脑后, 双腿向着天花板, 交叉双腿。

5️⃣ 屈起身体, 肩膀离地, 保持趾尖伸直向着天花板, 然后放松全身。重复动作15次。

6️⃣ 仰卧, 屈起右腿并把左腿放于右膝盖上。双手放在脑后。屈起身体, 以右手掌接触膝盖, 重复此运动15次左右。然后转换左右, 重复动作15次。

妈妈锦囊

剖宫产的妈妈, 则要看伤口愈合的情况, 一般来说, 产后一个月可以开始做伸展运动, 而产后6～8周才适合做锻炼腹肌的运动。

⚾ 产后的瘦身运动应在六周后

产后减重不适合太早开始, 大多数医生都建议, 如果要限制饮食或是做有氧运动消耗热量, 应在产后6周, 身体状况大致恢复以后再开始进行, 而剧烈运动应该安排在产后3个月。

有氧运动，如健走、慢跑、游泳、有氧舞蹈、骑自行车等，是消耗热量、减去脂肪最好的方法。不仅如此，持续进行有氧运动可以增加身体的肌肉、提高基础代谢率，比起只靠节食减肥更快、更有效果，而且不易复胖。

健走运动最适合力气不足的新妈妈，具体做法是：以每小时步行5公里的速度健走，30分钟大约可以消耗125千卡热量。每天走30分钟，加上减少摄取400千卡热量，一个月至少可以减掉2千克。

妈妈锦囊

做任何有氧运动的练习，应该慢慢地开始，使身体逐渐适应。时间控制在大约10～15分钟。但是，在刚开始的时候，也许只能维持2分钟或3分钟。你并不需要在10分钟的运动过程中，运动得十分激烈。此后，你可根据自己的感受渐渐地增加做有氧运动的时间。

产后运动怎样做

无论是自然生产或剖宫产，产后恢复有氧运动，订立减肥、美体计划，最好是在产褥期以后进行。

不论使用运动、饮食还是各种瘦身疗法，都必须先确定自己的健康没有问题，器官的功能也完全恢复后，再考虑减肥瘦身才好。

经过特别设计的产后运动，能帮助恢复身材，对因怀孕而涨大的子宫所长期压迫到的周围的器官，如胃肠、膀胱及血液循环系统都有复原的作用。

在做产后运动时，务必依照循序渐进、量力而为原则，若产后伤口较大或剖宫产，最好先请教医生的意见。

脚踝运动： 平躺在床上，后脚跟贴床面，伸长脚尖，两脚底对碰，弯起两脚底。

呼吸运动： 平躺，全身放松，膝盖弯曲，用腹肌力量从鼻子深呼吸，以口缓缓吐气。

腹直肌分离矫正： 同呼吸运动，吐气时把头抬高，但不要抬肩，同时用交握的双手将腹直肌向中线推挤，吸气时回复原姿势，并松弛腹部，不要把肩抬高。

骨盆摇摆： 平躺在床上，稍稍弓起背部，使骨盆腔向上悬起并左右摇摆。可矫正脊柱前弯及下背痛。

颈部运动： 平躺，四肢伸直，头向前屈，使下额贴近胸部，再慢慢放下头。

胸部运动： 仰卧床上，身体和腿伸直，慢吸气，扩大胸部，收缩腹肌，背部紧压床面，保持一会儿后放松，重复5～10次。能帮助胸部肌肉收缩，预防乳房下垂。

乳房运动： 两臂左右平伸，然上举至两掌相遇，保持手臂伸直数秒后，再回到左右平伸，重新开始，每天做10次。能帮助乳部肌肉收缩及富有弹性，防止乳房下垂。

腿部运动： 平躺在床上，轮流抬高双腿与身体成直角，待产后体力稍有恢复时，可同时抬起双腿，重复5～10次。帮助腿部及会阴部肌肉收缩。

臀部运动1： 平躺在床上，右膝屈起，使足部尽量贴近臀部，然后再伸直放回原位，左右两腿交替动作。帮助臀部肌肉的收缩，产后第15天开始做，每天做10次即可。

臀部运动2： 平躺在床上，双腿屈起，慢慢地把臀部向上抬起离地，以脚跟及肩部支持片刻，然后慢慢地放下还原，重复数次。产后第10～15天开始做，每天做10次。

腹部运动： 平躺在床上，两手交叉于胸前，慢慢坐起，同时保持双腿并拢，待体力完全恢复后，

陈宝英孕产育儿全书

双手可放置在头后再坐起，似仰卧起坐的动作。重复数次，每天2次。帮助腹部肌肉收缩，产后半个月后开始做。

凯格尔运动：开始练习时，仰卧在床上，身体放松，专注于提肛收缩的动作。特别要注意双腿、双臀、腹肌不能用力；体会骨盆底肌的收缩动作后，把收缩的动作专注在阴道和尿道上，持续重复一缩一放的频率。每天做骨盆底肌运动1～2次，每次10分钟，产后一周开始做。练习持续6～8周后，不但阴道肌肉会呈现较为紧绷的状态，对于阴道的敏感度也会有所增进。等到熟练之后，做此运动可以随时随地进行，坐、站或躺着都可以。

产后恢复有氧运动：产前有运动习惯者，在产褥期结束休养后，可以继续自己喜欢的运动，如果平常没有运动习惯者，可以先从较静态的柔软操或散步类较温和的运动开始进行。如果从事有氧舞蹈一类较为激烈的运动，每次的运动量不宜过大，以免身体一时负荷不了，产生不良反应。喜爱游泳的新妈妈，也要事先请教医生，检查阴道生产的伤口是否完全痊愈，以免下水后感染。

产后适时、适度运动，不仅是为了迅速恢复体力和精力，还有助于恢复妙曼的身材，对因怀孕而受影响的器官，如胃肠、膀胱及血液循环系统都有复原的作用。

产后减腹健美操

腹部肌肉属支持性肌肉，在日常生活中很少活动，不能做紧张性收缩，而腹腔、腹壁又易于堆积脂肪，所以容易显得大腹便便。要想使腹部健美，必须使腹肌发达，保持一定的紧张度，消除腹部多余的脂肪，避免形成悬垂腹和腹部赘肉的状态。

常用的减腹运动，除做仰卧起坐以外还有：

仰卧床上，两膝关节屈曲，两脚掌平放在床上，两手放在腹部，进行深呼吸运动，腹部一鼓一收。

仰卧床上，两手抱住后脑勺，胸腹稍抬起，两腿伸直上下交替打动，由幅度小到幅度大，由慢到快，连做50次左右。

仰卧床上，两手握床栏，两腿一齐向上翘，膝关节不要弯曲，脚尖绷直，两腿和身体的角度最好达到90度，两腿停一会再落下来，反复进行，直到腹部发酸为止。

两手放在身体的两侧，用手支撑住床，两膝关节屈曲，两脚掌蹬住床，臀部尽量向上抬，抬起后停4秒钟落下，休息一会信再抬。

手放在身体两侧，两腿尽量向上翘，翘起来后像蹬自行车一样两脚轮流蹬，直到两腿酸沉为止。

站立在床边，两手扶住床，两脚向后撤，身体成一条直线，两前臂屈曲，身体向下压，停两三秒钟后，两前臂伸直，身体向上起，反复进行5～15次。

一条腿站立支撑整个身体的重量，另一条腿弯曲抬起，用支撑身体的那条腿连续蹦跳，每次20～30下，双腿交替进行，直到腿酸为止。

跪在床上，两手扶床，胸部尽量向下压，腹部尽量收缩，同时深呼吸。然后挺起胸来，用力鼓腹部同时深呼气，每天起床后和睡觉前各练5～10次。

脱去外衣，仰卧床上，两手搓热以后，趁热在腹部按摩，直到局部发红、发热为止，每天早晚各一次。

产后塑型美腿操

第一组：

平躺在床上，先做深呼吸，放松心情与身体，开始缓缓地抬起头，看着自己向前伸展的脚尖，再放下；把双腿举到45度的高度，在空中略停几秒后放下，再重复；把腿再抬到约90度，再慢慢地向内弯曲腿，然后伸直腿后，缓缓放下。

第二组：

平卧在床上，运用腹部的力量，同时把头部及腿部向上抬起，双手往前伸展；轮换抬起左右腿，配合着韵律节奏；举起双腿在空中做踩自行车的动作。

整个流程约需20分钟一个循环。

另外，每天睡前抬高腿，与墙壁贴合，保持10～15分钟，即可放下，也是简单有效的腿部塑形运动。

产后怎样再造平坦小腹

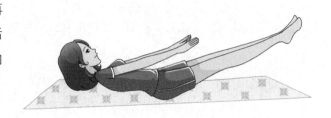

再造平坦的小腹，运动量要大一些，一定要等到体力恢复之后再做，至少，要在出月子以后再考虑。

变形仰卧起坐运动法：躺在床尾，臀部以下留在床外，然后弯起膝盖使大腿到腹部上方。双手伸直于身体两侧，手掌朝下放在臀部的下方。接下来腹部用力，以慢慢数到10的速度，把腿往前伸直，脚尖务必朝上，使身体成一直线，然后再以数到5的速度弯曲膝盖，大腿回到原来的位置。注意背部、肩膀和手臂都要放松，感觉到仅仅腹部在用力。

坐椅腹部练习操：坐在靠背椅边上，双手反抱椅背，感觉人体好像要从椅子上滑下来，放松地弓背踏腰，腰部要尽量贴上椅面。这组操方便、轻松、收效快，适合天天做或隔天练。

第一组：

双脚轮流做踩自行车的动作，腿部肌肉要放松，要求一只脚向下伸到越低越好，但不能触地，另一只脚弯曲向上，越高越好，反复练习，每天坚持做20下。

第二组：

同前面姿势，双腿同时向上弯曲，再同时向下伸展，注意腰部不能上顶，尽量使腹部与胃部收缩，然后再尽量接近，达到腹部亦紧亦舒，每天坚持做20下。

腹部按摩：

是一种最常用的腹部减肥法，利用揉捏的动作加上按摩霜，改善脂肪结构。按摩可以提高皮肤的温度，大量消耗能量，促进肠蠕动，减少肠道对营养的吸收，促进血液循环，让多余水分排出体外。

做法：以肚脐为中心，在腹部打一个问号，沿问号按摩，先右侧，后左侧，各按摩30~50下，每天按摩1次。

缩腹走路：

先学习呼吸，吸气时，肚皮涨起；呼气时，肚皮缩紧。对练瑜伽或练发声的人来说，这是一种基础训练。有助于刺激肠胃蠕动，促进体内废物的排出，顺畅气流，增加肺活量。

做法：平常走路和站立时，要用力缩小腹，配合腹式呼吸，让小腹肌肉变得紧实。刚开始做的头一两天会不习惯，只要随时提醒自己"缩腹才能减肥"，几周下来，不但小腹趋于平坦，走路的姿势也会更优雅。

游泳减肥：

游泳30分钟，可以消耗175千卡的热量。即使人已不在水中，代谢速度依然非常快，能比平时更快地消耗脂肪。这种方法是最科学、最无可否认的。

游泳不仅能收腹，还能全面塑造体形。

新妈妈 心情课堂

人们可能会以为，看到宝宝平安降生后，此时的新妈妈心情一定是最好的。其实问题并不这么简单，此时的新妈妈面临的仍是一个全新的世界，调整好自己的心态很重要。

新妈妈产后的压力源自六个方面

当了妈妈之后，好像每天都有忙不完的事情，一会儿宝宝哭闹，一会儿老公喊，才忙完一件事，又得赶着忙另一件事。如果不试着让自己放轻松，减少一些压力，很容易会累出毛病。新妈妈的压力来源有哪些呢？

1.宝宝是否健康？

2.宝宝生病了，怎么办？

3.担心身材变形，老公不爱。

4.发觉结了婚，浪漫只是妄想。

5.家庭和工作。

6.经济重担。

这些问题是造成新妈妈精神压力过大的常见原因，不过不同个性的新妈妈反应也会有所不同。那些任劳任怨、坚忍不拔的妈妈，可能不会有太大的反应，而抗压能力不强的妈妈反应就会非常大，易出现情绪波动、焦虑、忧郁、病痛多的症状。

妈妈锦囊

新妈妈应该接受现实状况，及时制止自己做无谓的思考，可以通过有氧运动、饮食、出游、休息、和好友交谈、和新爸爸做好沟通等方式来缓解压力，将精力集中到让自己开心的事物上。

别让产后抑郁症缠上你

产后抑郁症一般在分娩后的几周内发生，一般持续一周或更短的时间。这可能与产后泌乳素增多，而"快乐激素"又消失有关。此外，身体疲惫，睡眠不足，过度紧张，身体不适，以及对自己的现状不满，缺少他人关怀和支持，对作为母亲这个新角色既新鲜又恐惧等心理问题也是导致产后抑郁的重要原因。

大多数患此病的新妈妈都具有一定的责任心和能力，但是产后抑郁症使她们感到无能为力，而且对自己有不切实际的要求。多数产后抑郁症症状并不十分明显，不容易被觉察，也不会严重影响到新妈妈照顾宝宝或做家务。如果产后抑郁症状非常明显，并足以能引起周围人对新妈妈的不适的话，那么问题可能就比较严重了。

对于大部分患了产后抑郁症的新妈妈来说，症状经过一段时间将会自然消失，一切恢复正常。产后感到焦虑、抑郁的新妈妈可以按照以下做法来平稳度过产后沮丧时期。

1.不要给自己提过高的要求，降低对自己的期望值。

2.接受别人的帮助，或主动寻求他人帮助。

3.在宝宝睡觉时，妈妈不要去洗洗涮涮，而要抓紧时间睡睡，哪怕是闭目养神也要休息一下。这时候千万要记住关掉手机，不要让它惊扰了妈妈和宝宝的好觉。

4.学会在宝宝睡觉时让自己放松——读书，洗澡，看影碟，或找点其他让自己感兴趣的事情做。

5.和新爸爸一起出去吃晚餐或看电影，使身心尽量得到放松。和好朋友一起吃饭，聊天。

6.把自己的感觉和感受向新爸爸、家人以及朋友倾诉。

7.与其他新妈妈聊天，谈各自感受。

8.锻炼身体，不要用传统的方式束缚自己：不能下地，不能出门，不能干活，连电视也不能看，等

等，这些都会使得你越发地感觉到生活的乏味单调，加剧抑郁情绪。

妈妈锦囊
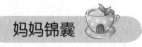

抵御产后抑郁症最有效、最重要的法宝就是新妈妈的自我心理调适。新妈妈的价值观要有所改变，对自己、对新爸爸、对宝宝的期望值应该更接近实际，甚至对生活的看法也要变得更加实际才对，坦然接受这一切有益于帮助新妈妈摆脱消极情绪。

🌸 自测产后抑郁指数

产后抑郁指数测量表　　　　　　　　● 请针对下列问题，勾选你在过去七天内的感受

1.我能看到事物有趣的一面，并笑得开心	和以前一样	没有以前那么多	肯定比以前少	完全不能
2.我欣然期待未来的一切	和以前一样	没有以前那么多	肯定比以前少	完全不能
3.当事情出错时，我会不必要地责备自己	大部分时候这样	有时候这样	不经常这样	没有这样
4.我无缘无故感到焦虑和担心	一点也没有	极少有	有时候这样	经常这样
5.我无缘无故感到害怕和惊慌	很多时间这样	有时候这样	不经常这样	一点也没有
6.很多事情冲着我来，使我透不过气	大多数时候我都不能应付	有时候我不能像平时那样应付得好	大部分时候我都能像平时那样应付得好	我一直都能应付得好
7.我很不开心，以致失眠	大部分时候这样	有时候这样	不经常这样	一点也没有
8.我感到难过和悲伤	大部分时候这样	有时候这样	不经常这样	一点也没有
9.我不开心到哭	大部分时候这样	有时候这样	只是偶尔这样	没有这样
10.我想过要伤害自己	很多时候这样	有时候这样	很少这样	没有这样

计分方式：第1、2、4题若回答（1）选项的，得分为0分，回答（2）选项得分为1分，回答（3）选项的得分为2分，回答（4）选项的得分为3分。

其余题目（第3、5、6、7、8、9、10题）若回答（1）选项的得分为3分，回答（2）选项得分为2分，回答（3）选项的得分为1分，回答（4）选项的得分为0分。

总分若超过12分以上，可能有产后抑郁的倾向。

陈宝英孕产育儿全书

新妈妈 重入职场

职场青睐的是强者，新妈妈刚经历一场孕育，而这个过程会让女性更坚强。把对宝宝的爱辐射到你的周围，富有爱心的女性能在职场中做得更出色。

保证出色的工作效率

一旦正式上班，新妈妈在重新面对工作岗位时，要想到将自己的生活结构化，因为生活中多了一个宝宝，就多了很多事情需要新妈妈去处理，没有一个合理的安排，往往会导致手忙脚乱，最后什么都做不好。要善于利用日历、记事本提醒自己，以确保每天该做的事情都能完成。

如果遇到宝宝有突发情况需要你马上回到他身边时，一定要向公司请假，并遵守公司的规定。但是不要因为宝宝的问题常常请假，那样你会很容易陷入被动的状态。

虽然宝宝还小，但是身为职场妈妈，无论你怎么牵肠挂肚，都必须稳下心来把工作做好，以出色的表现让领导放心。上班专心工作，下班时全心全意地做好妈妈，同样能够尽情享受生活。

妈妈锦囊

新妈妈要想方设法使自己集中精力，因为工作不会允许你以任何理由分心。上班时间可以定时打个电话回家询问家人宝宝的情况，或者把宝宝的相片放到办公桌上，以满足工作时对宝宝的想念。

降低对自己的期望

休完产假，新妈妈重返职场担任起社会的角色，生活中将增加更多的挑战。面对充满压力的职场环境，新妈妈此时往往会感到力不从心，很难再回到孕前的工作状态。虽然休息了不短时间，可能还是会比同事做事慢一些，甚至一切要从头开始，也可能被安排到自己从不熟悉的部门。特别是看到昔日的下属成了自己的顶头上司，身边的同事仿佛都把自己当成了一个新人，新妈妈心里更是焦急和不是滋味。

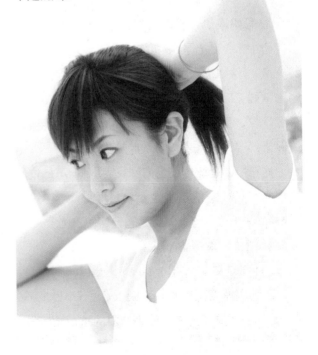

为了不让自己对工作产生灰心、沮丧的感觉，新妈妈要懂得降低自己的期望值，承认自己目前在工作和生活上正处于心有余而力不足的境况中，把期望值降到自己的时间、精力和能力所能达到的水平。而且要知道，这一次比刚入社会时要从容得多，不仅有工作经验，还获得了不是每个女人都有的生活阅历，有了丰厚的心灵积淀。不妨换一个角度来思考问题，将这一切的变动看成为正常现象，放下架子，把自己看作一个新人，这样更有利于顺利度过这个特殊的时期，尽快适应新环境。

妈妈锦囊

及时向新爸爸倾诉你工作上的失意和困惑，得到他的理解和肯定也是很重要的。当然，及时充电也很重要，才能免遭淘汰。

平衡事业和家庭之间的关系

身为职场妈妈，每天朝九晚五的生活方式比起全职妈妈来说，有诸多的辛苦。晚上陪宝宝睡觉，夜里给宝宝把尿、喂奶，早晨还得早早起床匆匆离家。面对工作，可能一整天都感到精疲力竭，昏昏欲睡。下班回家，真正的工作才刚刚开始，陪宝宝玩耍、喂奶，抱他出去散步，有的妈妈甚至还得做饭、洗衣服、洗尿布，简直就要崩溃了。

这一切都是职场妈妈们的真实写照，可是依然有很多职场妈妈能够将这一切处理好，始终保持着乐观、积极的心态，从不让自己深陷身心交瘁的境地中。她们的做法值得大家参考和借鉴。

有效的时间管理

职场妈妈要同时担任好母亲、妻子、员工、子女、媳妇等多重角色是一件不容易的事，因为时间和经历都是有限的，而职场妈妈所担任的每一个角色都会赋予你很多义务和责任。如何才能有效地安排这一切？职场妈妈应该秉承以下原则来管理工作和生活：

❶ 按照事情的轻重缓急来处理事情，不重要的事情要降低关注。

❷ 做力所能及的事，不要求尽善尽美，这样可以节省出精力处理更多需要你去处理的事情。

❸ 每天睡前几分钟在脑海里对第二天的工作做出一个大致的计划。

把家务分担出去

如果能够做到这一点，职场妈妈就会轻松一大半，下班回家的时候可以尽情地照顾宝宝，甚至在周末时还可以抽出时间和朋友们聊天、逛街，在精神上放松自己。那么，谁能够替你分担家务呢？

❶ 父母或公婆，他们是最好的人选。

❷ 保姆，最好生育过或有过带孩子的经验。

❸ 新爸爸，和他商量，共同分担家务。

平时要多与家人沟通，照顾宝宝不是妈妈一个人的事情，而是夫妻双方乃至全家的事。妈妈没有必要把压力都留给自己。

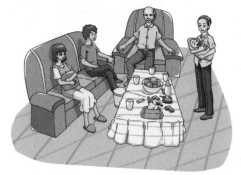

妈妈锦囊

平时一定要懂得忙里偷闲，适时放松自己。工作间隙动动腰腿，伸展疲劳的身体；在家的时候用推车带着宝宝出去走走，或者和宝宝一起听听音乐，在宝宝面前做做瑜伽。

Part 2

育儿篇

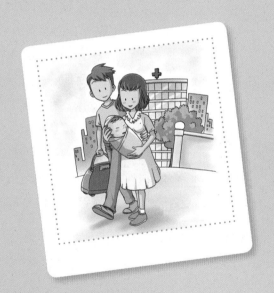

1～2个月

3～4个月

5～6个月

7～8个月

9～10个月

11～12个月

13～15个月

16～18个月

19～21个月

22～24个月

2岁～2岁半

2岁半～3岁

　　刚刚来到这个世界的宝宝是特别的，也需要爸爸妈妈特别的爱，在吃饭睡觉等方面对宝宝的照顾都要无微不至。此外，新生儿最喜欢看妈妈的脸，妈妈要多注视宝宝，这时，宝宝眼睛会变得明亮，有时甚至会手舞足蹈。

1~2个月的宝宝

生长发育 月月跟踪

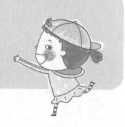

出生第一天的宝宝

足月出生的宝宝如果出生体重超过2 500克，就可以认为度过了人生的第一关。

健康宝宝的标志是：肌肤红润，富有弹性；哭声响亮，手脚活动自如。

出生时体格标准		
项目	**男宝宝**	**女宝宝**
体重（千克）	正常范围：2.94~3.84	正常范围：2.93~3.63
身长（厘米）	正常范围：48.8~52.8	正常范围：48.0~51.6
头围（厘米）	正常范围：31.7~37.3	正常范围：32.0~34.8

另外，健康宝宝一般会在24小时内排尿，但也有在48小时后排尿的，妈妈可以在适当的时间咨询医生。用白色尿布时，看见砖红色尿液，妈妈可能会大吃一惊，这是由于尿中有尿酸盐的缘故，可不必担心。新生宝宝一般在出生后12小时开始排胎便。胎便呈深绿色或黑色黏稠状（属正常现象），3~4天即可排尽。如果宝宝出生后24小时还没有排便，妈妈就要立即请医生检查，看是否存在肛门等器官畸形。

育儿叮咛

记住，不管妈妈生完宝宝的这一天是否已经精疲力竭，都应努力抱抱宝宝，让宝宝伏在妈妈胸口睡上一小觉。分娩后的搂抱对母子关系的建立和日后安抚宝宝都有事半功倍的效果，宝宝的表情也会因此显得安恬和放松。

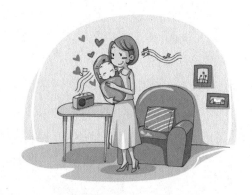

🎀 满月时的宝宝

满月时体格标准		
项目	男宝宝	女宝宝
体重（千克）	正常范围：3.72～4.72	正常范围：3.72～4.20
身长（厘米）	正常范围：52.2～56.6	正常范围：51.5～56.1
头围（厘米）	正常范围：35.7～37.9	正常范围：34.9～37.3

运动能力

第一二周内，宝宝会有些痉挛的样子，下巴会颤抖，手也会抖动，快满月时逐渐消失，取而代之的是更顺畅的上下肢运动，看起来像在骑自行车。腹部朝下时，他的下肢会做爬行运动，而且像是要撑起来的样子。在第一个月内，宝宝的手大部分时间紧握成拳，手指运动非常有限，但他可以屈伸手臂，将手放到眼睛看得见的范围或口中。

🌸 2个月的宝宝

体格标准		
项目	男宝宝	女宝宝
体重（千克）	正常范围：4.84～6.24	正常范围：4.68～5.65
身长（厘米）	正常范围：55.7～60.1	正常范围：55.4～59.8
头围（厘米）	正常范围：38.1～40.3	正常范围：36.9～39.3

运动能力

在这个月，宝宝已经可以挣扎着抬起头并向四周张望，尽管他的头只能抬起1～2秒钟，但至少可以使他以稍微不同的视野看这个世界。宝宝的腿也逐渐变得更加强劲而主动，他的腿会从刚出生时的屈曲状态开始伸直。虽然他时而的踢腿仍然以反射性为主，但力量将增加很快。

视觉能力

第一个月内，宝宝的视力将发生许多变化，出生时只能看见身旁，逐渐他喜欢观看在他前方20～30厘米处的物体。他将学会跟踪运动的物体，并且喜欢黑白或者高对比度的图案，喜欢看人的面孔甚于其他图案。

新生儿最喜欢看妈妈的脸。当妈妈注视宝宝时，宝宝会专注地看着妈妈的脸，眼睛变得明亮，显得异常兴奋，有时甚至会手舞足蹈。

听觉能力

在第一个月内，宝宝的听力发育完全成熟，他会密切注意人类的声音，也会对噪音敏感。在这个年龄，宝宝不仅听力较好，而且也能记住他听到的一些声音，他会将头转向熟悉的声音和语言。

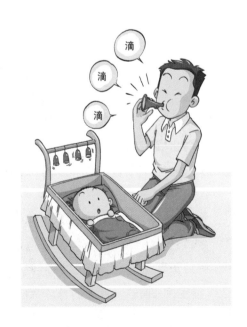

宝宝能看见活动的物体和大人的脸，将物体靠近他眼前，他会眨眼，这叫做"眨眼反射"。这种反射一般出现在一个半月到2个月。有些斜视的宝宝在8周前可自行矫正，双眼能一致活动。

宝宝经过一个月的哺育，对妈妈说话的声音很熟悉了，如果听到陌生的声音他会吃惊，如果声音很大他会感到害怕而哭起来。因此，要给宝宝听一些轻柔的音乐和歌曲，对宝宝说话、唱歌的声音都要悦耳。宝宝玩具的声响不要超过70分贝，生活环境的噪声不要超过100分贝。宝宝很喜欢周围的人和他说话，没人理他的时候会因感到寂寞而哭闹。

饮食营养 同步指导

做妈妈的基本功 ——学会喂奶

哺乳前，妈妈要先做好准备，洗干净手，用温开水清洗乳头。

哺乳时，妈妈最好坐在椅子上，把宝宝抱在怀里。宝宝的头如果依偎在妈妈左侧臂膀，则先喂左侧乳房，吸空之后再换另一侧，使两侧乳房都有被宝宝吸吮排空的机会，以利于下一次分泌更多的乳汁。

哺乳完毕后，用软布擦洗乳头并盖上。然后把宝宝抱直，让头靠着妈妈的肩膀，用手轻轻拍打宝宝的背部，直到宝宝连打几个嗝，排出胃腔内的空气，以防止溢奶（即宝宝吐奶现象），然后把宝宝放在床上，向右侧卧，头部稍垫高一点儿。

正确哺乳应当做到的要领：

体位舒适。哺乳时可采取不同姿势，重要的是新妈妈应当心情愉快，体位舒适，全身肌肉松弛，有益于乳汁排出。母子必须紧密相贴，无论怎么样抱宝宝，哺乳时宝宝的身体都应与妈妈身体相贴。宝宝的头与双肩朝向乳房，嘴巴处于乳头相同水平的位置。

防止宝宝鼻子受压。哺乳全过程中，应当保持宝宝的头和颈略微伸张，以免鼻部压入乳房而影响呼吸，同时还要防止宝宝头部与颈部过度伸展造成吞咽困难。

手的正确姿势。要把拇指放在乳房上方或下方，托起整个乳房喂哺。除非奶流量过急，宝宝呛奶时，要以剪刀式手势托夹乳房。这种手势会反向推动乳腺组织，阻碍宝宝把大部分乳晕含进小嘴里，不利于充分挤压乳窦内的乳汁排出。

为方便妈妈哺乳和宝宝吸吮的需要，最常见的有三种哺乳姿势：

摇篮式抱法：把手肘当作宝宝的头枕，手前臂支撑宝宝的身体，让宝宝的肚子紧贴着妈妈的胸腹，使宝宝的身体与妈妈的乳房平行。无论在床上或椅子上，都可采用这个姿势，让妈妈随时随地喂奶。如果坐在椅子上，可在双脚下放一个小凳子踏着，以减轻背部压力。

橄榄球式抱法：妈妈托住宝宝的头部，并用手臂夹住宝宝的身体，使宝宝呈现头在妈妈胸前、脚在妈妈背后的姿势。采取这个姿势时，可以在宝宝身体下方垫枕头或是较厚的棉被，使宝宝的头部接近乳房，并协助支撑宝宝的身体，妈妈不必花力气抱起宝宝，可以减少肩膀酸痛的情况。

卧姿哺喂法： 妈妈侧躺在床上，背部与头部可以垫上枕头，同一侧的手可放在头下，另一只手抱着宝宝头部及背部，使宝宝贴近乳房。如果要换喂另一侧的乳房，可先调整身体使另一侧乳房靠近宝宝，或与宝宝一同翻身后再喂。新妈妈坐月子期间，或是半夜里宝宝肚子饿时，最适合采用这个喂姿。

育儿叮咛

要注意掌握正确的哺乳姿势。让宝宝把乳头上乳晕部分含在小嘴里，宝宝吸吮得当，会吃得很香甜，妈妈也会因为宝宝吸吮尽乳汁而感到轻松。宝宝的吃奶姿势正确，可以达到防止妈妈乳头皲裂和不适当供乳的情况发生。

让宝宝吮吸到初乳

初乳一般是指新妈妈生产后2～3天所分泌的乳汁。初乳成分浓稠，量较少，呈淡黄色。

很多新妈妈觉得初乳脏而将初乳挤掉不给宝宝喂食，其实这是不对的。初乳中含有丰富的免疫球蛋白、乳铁蛋白、溶菌酶和其他免疫活性物质，有助于胎便的排出，防止新生儿发生严重的下痢，并且可以增强新生儿抗感染能力。

初乳中还含有丰富的蛋白质及微量元素，可以促进宝宝的生长发育，对新生儿来说是非常珍贵的，因此，新妈妈一定要珍惜自己的初乳，把这当作你送给宝宝的第一份礼物。

宝宝出生后30分钟内，新妈妈就要立即给宝宝喂奶。一般宝宝出生10～15分钟后就会自发地吸吮乳头。宝宝会凭借先天的本能找到乳头并开始吸吮，这时宝宝吸吮的就是妈妈的初乳。

几天后，初乳会渐渐变稀，最后成为普通的乳汁。

父母须知

妈妈要尽早给宝宝开奶（开奶即妈妈第一次给宝宝喂奶）。产后应该尽早让宝宝吮吸妈妈的乳头，宝宝强有力的吸吮是对乳房最好的刺激，喂奶越早、越勤，妈妈乳汁分泌得就越多。一般在产后半小时内就可开奶，最晚也不要超过6小时。

开奶前不要给宝宝喂奶粉

有的妈妈出奶时间长，家人怕宝宝饿着，就用糖水、牛奶等母乳替代品喂养宝宝，其实这完全没有必要。因为新生儿在出生前，体内已贮存了足够的营养和水分，可以维持到妈妈来奶，而且只要尽早给新生儿哺乳，少量的初乳就能满足刚出生的正常新生儿的需要。

所以，妈妈不要因为宝宝不吃奶而给宝宝喂糖水或奶粉，在开奶前给宝宝喂奶粉的话，等宝宝吃饱以后，就不愿再吸吮妈妈的乳头，也就得不到具有抗感染作用的初乳。过早地用牛奶喂养也容易发生新生儿对牛奶的过敏等。如果开奶前用母乳替代品喂宝宝，还会使宝宝产生"乳头错觉"（奶瓶的奶头比妈妈的奶头易吸吮），另一方面，因为奶粉的口感与母乳的口感不同，这些都会造成新生儿不爱吃妈妈的奶，于是妈妈就干脆放弃母乳喂养。而人工喂养较母乳喂养对宝宝没那么有营养，且极易受细菌或病毒污染而容易引起新生儿腹泻。

一般情况下，在宝宝出生1～2周后妈妈才会真正下奶，奶量充足。但在宝宝出生的第一周必须让他多吸吮、多刺激妈妈的乳房，使之产生"泌乳反射"，才能使妈妈尽快下奶，直至足够宝宝享用。

好孕叮咛

对妈妈来说，推迟开奶时间也相应地使自己来奶的时间推迟，妈妈以后也更容易发生奶胀或乳腺炎。

喂奶的次数与时间

新生宝宝喂奶的时间间隔和次数应根据宝宝的饥饿情况来定。一般来说，每次喂奶15～20分钟即可，最多不超过30分钟。

喂奶时，妈妈应将奶头和乳晕全部塞进宝宝嘴里，宝宝的嘴唇、齿龈和舌的吸吮运动，能使奶液从乳晕内的乳腺管中流出。一半以上的奶液在开始喂奶的5分钟就吸到了，8～10分钟吸空一侧乳房，这时再换吸另一侧乳房。让两个乳房每次喂奶时先后交替，这样可刺激产生更多的奶水。喂哺新生儿时，因妈妈奶液还少，且母婴均处于学习阶段，喂的次数可多些，时间可以相应缩短一些。

给宝宝喂奶时要注意：若不到时间宝宝还不饿，不要强行喂奶，宝宝消化不了，容易造成腹泻；也不能长时间不喂，以免宝宝一下子吃得过饱，消化不良。一般白天每3～4小时喂一次，夜间可6～7小时喂一次，一天喂5～7次。

好孕叮咛

如果宝宝在夜间熟睡不醒，就要尽量少地惊动他，把喂奶的间隔时间延长一下。一般说来，新生儿期的宝宝，一夜喂两次奶就可以了。

如何知道宝宝吃饱了

妈妈对宝宝是否吃饱了很是关心，由于宝宝无法直接用言语和妈妈沟通，妈妈就要通过观察来判断宝宝是否已经吃饱了。如果宝宝吃完奶后，有以下表现中的任何一条，就表明宝宝已经吃饱了，妈妈无须担心。实在不放心的话可以用手指点宝宝的下巴，如果他很快将手指含住吸吮则说明没吃饱，应稍加奶量。

1.喂奶前乳房丰满，喂奶后乳房较柔软。

2.喂奶时可听见吞咽声（连续几次到十几次）。

3.妈妈有下乳的感觉。

4.尿布24小时湿6次及6次以上。

5.宝宝大便软，呈金黄色、糊状，每天2～4次。

6.在两次喂奶之间，宝宝很满足、安静。

7.宝宝体重平均每天增长10～30克。

一般宝宝在出生后的头两天只吸几分钟到十几分钟的乳汁就会饱，3～4天后可慢慢增加到20分钟左右，每侧乳房约吸10分钟。

好孕叮咛

妈妈要注意尽量让一侧乳房吸空再换另一侧，这会有利于增加泌乳，因为老不吸空，乳汁会慢慢减少。

怎样从宝宝口中抽出乳头

很多妈妈会遇到这样一个问题：一般宝宝吃饱后会主动松开乳头，但有时候宝宝即使吃饱了也还是咬住乳头不放，这时妈妈又不能硬拉，该怎么办呢？下面教妈妈几个巧妙拉出乳头的办法。

当宝宝吸饱乳汁后，妈妈可用手指轻轻压一下宝宝的下巴或下嘴唇，这样做会使宝宝松开乳头。

当宝宝吸饱乳汁后，妈妈可将食指伸进宝宝的嘴角，慢慢地让他把嘴松开，这样再抽出乳头就比较容易了。

父母须知

刚出生10多天的宝宝在吃奶的前五六分钟时间内就已经吃饱，剩下的时间只是含着乳头玩了，有的干脆则睡着了。为了能让宝宝把一侧乳房的乳汁吸空，可用手轻轻捻宝宝的耳下垂，让他醒来再吸一些，如果宝宝实在不愿再多吸，就要及时把乳头抽出。

防止宝宝吐奶的方法

妈妈第一次看到宝宝吐奶可能会很担心，不知所措。其实只要注意掌握好喂奶的时间间隔、喂奶的姿式、喂奶的方式等，就可以防止宝宝吐奶。

防治宝宝吐奶的方法

1.要掌握好喂奶的时间间隔。一般每隔3~4小时喂1次奶比较合适，不要频繁喂奶，以免宝宝因胃部饱胀而吐奶。

2.在喂奶时，要让宝宝的嘴裹住整个奶头，不要留有空隙，以防空气乘虚而入。用奶瓶喂宝宝时，应让奶汁完全充满奶头，不要怕奶太冲而只到奶头的一半，这样就容易吸进空气。

3.喂奶姿式要正确。让宝宝的身体保持一定的倾斜度（45°），可以减少吐奶的机会。

4.喂完奶后不要急于放下宝宝，让宝宝趴在妈妈肩头，再用两手轻拍宝宝的背部，让他打嗝，排出腹内的空气。

5.先侧卧再仰卧。放宝宝躺下时，应先让宝宝右侧卧一段时间，无吐奶现象再让他仰卧。

注意事项

1.若宝宝平躺时发生呕吐，应迅速将宝宝的脸侧向一边，以免呕吐物流入咽喉及气管；还可用手帕、毛巾卷在手指上伸入口腔内甚至咽喉处，将吐、溢出的奶水快速清理出来，以保护呼吸道的顺畅。

2.如果发现宝宝憋气不呼吸或脸色变暗时，表示呕吐物可能已经进入气管了，应马上让宝宝俯卧在妈妈膝上或硬床上，用力拍打宝宝的背部4~5次，使其能将奶咳出。随后，妈妈应尽快将宝宝送往医院检查，让医生再做进一步处理或检查。

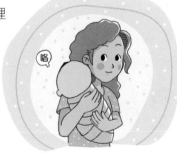

好孕叮咛

宝宝睡觉的时候会蹬腿，一般蹬腿后容易吐，所以尽量多注意在他蹬腿时按着点腿，然后从胸到肚子轻轻摸摸，这样就能安抚宝宝了。

怎样判断母乳是否充足

掌握和判断母乳充足与否很重要，这不仅可以帮助妈妈正确安排宝宝的哺乳时间和吸吮量，还可以根据乳汁分泌的多少，从膳食方面给妈妈做适当的调理。一般判断奶量是否充足可以从以下几个方面观察：

1.从宝宝下咽奶的声音来判断。宝宝平均每吸吮2～3次可以听到咽奶的声音，如此连续约15分钟，宝宝基本上就吃饱了；如果每次喂奶时听不到咽奶声，说明乳汁稀薄，即奶量不足。

2.从宝宝吃奶后的满足感来判断。如喂饱后宝宝对你笑，或者不哭了，或马上安静入眠，说明宝宝吃饱了；如果吃奶后还哭，或者咬着奶头不放，或者睡不到2小时就醒，都说明奶量不足。

3.从宝宝大小便的次数来判断。如果宝宝每天尿8～9次，大便4～5次，呈金黄色稠便，就可以说明奶量够了；如果宝宝尿量不多，大便少，且呈绿色稀便，可能是奶量不足，妈妈就要增加喂奶的次数了。

4.从宝宝的身长情况来判断。足月新生儿头1个月每天增长25克体重，头1个月增加不少于720～750克，第2个月增加超过600克。如果体重减轻了，要么是生病了，要么是奶量不足。喂奶不足或奶水太稀导致营养不足是体重减轻的因素之一。

育儿叮咛

有的妈妈觉得自己的奶水不足，奶不胀，所以就给宝宝加一顿奶粉，希望把奶攒多了下一顿再喂宝宝。这种做法是极其错误的。宝宝吸的次数多了，奶水的分泌量会适应宝宝的饭量而增长；吮吸的频率少了，或者一次吮吸的时间短了，奶水的分泌量也会随之减少。

晚上应该这样喂奶

由于新生宝宝还没有形成一定的生活规律，在夜间还需要妈妈来喂奶，这样会影响妈妈的正常休息。夜晚是睡觉的时间，妈妈在半梦半醒之间给宝宝喂奶很容易发生意外，所以妈妈晚上给宝宝喂奶时要注意以下几点：

1.保持坐姿喂奶

建议妈妈应该像白天一样坐起来喂奶。喂奶时，光线不要太暗，要能够清晰看到宝宝皮肤颜色；喂奶后仍要竖立抱，并轻轻拍背，待打嗝后再放下。观察一会儿，如安稳入睡，保留暗一些的光线，以便宝宝溢乳时能及时发现。

2.不要让宝宝叨着奶头睡觉

有些妈妈为了避免宝宝哭闹影响自己休息，就让宝宝叨着奶头睡觉，或者一听见宝宝哭就立即把奶头塞到宝宝的嘴里。这样会影响宝宝的睡眠，也不能让宝宝养成良好的吃奶习惯，而且还有可能在妈妈睡熟后，乳房压住宝宝的鼻孔，造成宝宝窒息死亡。

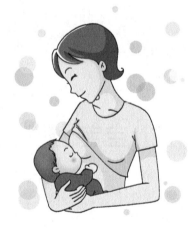

父母须知

在夜间给宝宝喂奶时应注意，要让宝宝安静地吃奶，避免宝宝夜晚受惊吓，也不要在宝宝吃奶时与之戏闹，以防止呛咳。

人工喂养宝宝的方法

人工喂养是指由于各种原因造成不能进行母乳喂养，而只好采用其他乳品和代乳品进行喂哺宝宝的一种方法。人工喂养相对母乳喂养来说会略显复杂，但只要细心，同样会收到较满意的喂养效果。

奶粉的调配步骤

① 冲奶之前先用清水及肥皂洗手。

② 拿一个已经消毒的奶瓶，加入正确数量平匙的奶粉（用专门的奶粉勺），奶粉需松松的，不可紧压，再用筷子或刀子刮平，对准奶瓶将奶粉倒入奶瓶。

③ 泡奶时，温开水保持在40℃～50℃最为适宜。不要用滚烫的开水冲泡奶粉，否则易结成凝块，可能造成宝宝消化不良。

④ 冲好水后套上奶嘴，轻轻摇匀即可。

新生儿期奶量（指配方奶）

新生宝宝一般每天要喂7～8次，每次间隔时间为3～3.5个小时。奶量随月龄增长，每次60～70毫升（5～7天的宝宝），15天到满月的宝宝可达100毫升以上。

给宝宝喂奶时奶的温度要适宜

妈妈可滴一滴冲好的奶于手臂内侧，感觉稍有点儿热最为合适，一般在40℃左右，也可以用温度计测量一下。千万不能由成年人先吮几口再去喂宝宝，成年人口腔里常常有一些细菌，宝宝抵抗力差，吃进去容易生病。

用奶瓶喂奶的姿势

喂奶时，不要把奶嘴直接放入宝宝口里，而是放在嘴边，让宝宝自己找寻，主动含入嘴里；奶瓶不要倾斜过度，奶嘴内应全部充满奶液以防吸入空气而引起溢乳。喂奶前抱抱、摇摇、亲亲宝宝，会使宝宝很愉悦；还可以用妈妈的衣服裹着宝宝，让宝宝闻到妈妈的气味，以减少对奶瓶的陌生感。

父母须知

配方奶粉应严格按照奶粉说明调配，过浓、过稀都达不到营养效果。第一次喂食注意观察宝宝的皮肤和大便，在两次奶之间一定要补充水，人工喂养的宝宝要多喝水才行，否则容易上火。

混合喂养宝宝的方法

对于宝宝来说，原则上应用母乳喂养，采用混合喂养的，只限于母乳确实不足，或妈妈有工作而中间又实在无法哺乳的时候。

混合喂养的2种方式

每次哺乳时，先喂5分钟或10分钟母乳，然后再用配方奶来补充不足部分。

根据乳汁的分泌情况，每天用母乳喂3次，其余3次或4次用配方奶来喂。

混合喂养时，如果想长期用母乳来喂养，最好采取第一种方法。因为每天用母乳喂，不足部分用配方奶补充的方法可相对保证母乳的长期分泌。如果妈妈因为母乳不足，就减少喂母乳的次数，就会使母乳量越来越少。

第一种方法比较适用于母乳不足而有哺乳时间的妈妈。

第二种方法适用于无哺乳时间的妈妈。

混合喂养的具体方法

母乳是否不足，最好根据宝宝体重增长情况分析。如果一周体重增长低于200克，可能是母乳量不足了，可添加1次配方奶，一般在下午四五点钟吃1次配方奶，加多少可根据宝宝的需要。妈妈可以先准备100毫升配方奶粉，如果宝宝一次都喝光，好像还不饱，下次就冲120毫升，如果宝宝不再半夜哭，或者不再闹人了，体重每天增长30克以上，或一周增加200克以上了，就表明配方奶粉的添加量合适。如果宝宝仍然哭闹，夜里醒来的次数增加，体重增长不理想，可以一天加2~3次，但不要过量，过量添加奶粉，会影响母乳摄入，也会使宝宝消化不良。

育儿叮咛

夜间最好采取母乳喂养。因为夜间妈妈休息时，乳汁分泌量相对较多，而宝宝的需要量又是相对减少的，因此，母乳就能满足宝宝的需要。但如果母乳量太少，宝宝吃不饱，反而会缩短吃奶的间隔时间，影响母子休息，这时还是以配方奶为主比较好。

选择合适的奶瓶和奶嘴

奶瓶和奶嘴的选择是否合适关系到人工喂养的宝宝吃奶的情况。有些人工喂养的宝宝会对牛奶产生排斥，其很大一部分原因就是奶嘴不合适引起的。

选择合适奶瓶的方法

① 奶瓶最好用玻璃瓶，这种奶瓶内壁光滑，容易清洗和煮沸消毒，宝宝吃奶时容易观察液面，可避免宝宝进食时奶头部未充满乳汁导致吸入过多的空气而引起溢奶。

② 奶瓶最好带帽，可避免消毒过后的奶瓶再次污染。应多准备几个奶瓶，用过的奶瓶一定要洗净，煮沸消毒20分钟以上才可以用。

选择合适的奶嘴的方法

① 选择奶嘴的时候，橡皮奶头不宜过硬和过软。过硬，宝宝吸不动；过软，奶头会因吸吮时的负压而粘在一起，吸不出奶。

② 市售的奶嘴有两种开口方式，小洞洞和十字叉。奶嘴上留有一个洞口，给细菌的侵入开了方便之门。而十字叉的开口不用时处于封闭状态，挡住了细菌的入侵。宝宝吮吸时，十字叉能依宝宝的吸吮力量大小而开合，起到调节进食流量的作用。

③ 奶嘴的形状和大小要适合宝宝的嘴，尤其是奶孔的大小要合适，将奶瓶倒立，每秒钟可流出1~2滴奶的奶孔大小是最合适的。喝水的奶嘴孔一般小于喂奶的奶嘴孔，应用时应区分清楚。

④ 尽量选用与妈妈乳头相似的奶嘴，对不喜欢橡胶味道的宝宝，可以换成异戊二烯胶或硅胶做成的奶嘴。

育儿叮咛

妈妈给宝宝喂完奶后要倒出剩余的牛奶，然后反复刷洗奶嘴、奶瓶，口朝下放好，准备消毒。消毒的方法有很多种，比较常用的是煮沸消毒：将奶瓶放入消毒锅内，加入清水将奶瓶全部浸泡，水煮沸10~15分钟后，将奶嘴放入沸水中煮1~2分钟，消毒完成，再晾干即可。

记得给宝宝补充鱼肝油

妈妈可在宝宝2周后开始给宝宝喂鱼肝油，但是要在规定的剂量范围内服用，同时适当补充一些钙粉。

给宝宝喂鱼肝油的方法：妈妈用滴管吸出一

定剂量的鱼肝油滴剂，放进宝宝嘴角内或者舌下，便于宝宝慢慢舔入。不宜将鱼肝油滴入奶瓶内服用。

另外需要注意的是，钙剂不宜与奶混合吃。因为钙粉与奶混合后，奶会结成小块，影响吸收。钙粉与鱼肝油宜在喂完奶半小时以后吃。

鱼肝油一次喂食量：当前市场出售的浓缩鱼肝油每小瓶共10克。每克含维生素A和D分别为5万单位和9 000单位，那么每瓶总量是50万单位的维生素A、9万单位的维生素D。现在公认的宝宝预防佝偻病服维生素D的剂量为每日400～500国际单位，也就是说，一瓶浓缩鱼肝油要吃上2～4个月，至于说每天吃几滴，那要看滴管的粗细，一般的滴管是1～2滴。

父母须知

如果人工喂养的宝宝，牛奶喝得较多，也可以不补充钙粉，只补充鱼肝油。

妈妈乳头皲裂如何喂养宝宝

连续哺乳几天之后，妈妈的乳头常常会发生皲裂。乳头变得粗糙僵硬，并且出现细微裂纹，严重时会出血，任何触碰甚至凉风吹过都会引起钻心的刺痛。这种情况下，妈妈应该怎样喂养宝宝呢？

1.每次喂奶前用温热毛巾敷乳房和乳头3～5分钟，同时按摩乳房以刺激泌乳。先挤出少量乳汁使乳晕变软再开始哺乳。

2.每次喂奶前后，都要用温开水洗净乳头、乳晕，保持干燥清洁，防止再发生裂口。

3.哺乳时应先从疼痛较轻的一侧乳房开始，以减轻对另一侧乳房的吸吮力，并让乳头和一部分乳晕含吮在婴儿口内，以防乳头皮肤皲裂加剧。

4.如果只是较轻的小裂口，可以涂些小儿鱼肝油，喂奶时注意先将药物洗净；也可外涂一些红枣香油蜂蜜膏，即取1份香油，1份蜂蜜，再把红枣洗净去核，加适量水煮1个小时，过滤去渣留汁，将枣汁熬浓后放入香油、蜂蜜，以微火熬煮一会儿，除去泡沫后冷却成膏，每次喂奶后涂于裂口处，效果很好。

5.勤哺乳，以利于乳汁排空，乳晕变软，利于宝宝吸吮。

6.如果乳头疼痛剧烈或乳房肿胀，宝宝不能很好地吸吮乳头，可暂时停止哺乳24小时，但应将乳汁挤出，用小杯或小匙喂养宝宝。

育儿叮咛

新妈妈要学会预防乳头皲裂。哺乳时应尽量让宝宝吸吮住大部分乳晕；每次喂奶时间以不超过20分钟为好；喂奶完毕，一定要等宝宝口腔放松乳头后，才能将乳头轻轻拉出，不能硬拉，或是使用前文"怎样从宝宝口中抽出奶头？"中的方法使宝宝松开乳头。

不宜母乳喂养的特殊情况

对妈妈来说，不少疾病都会导致妈妈不宜母乳喂养宝宝。而对宝宝来说，虽然母乳是宝宝最佳的天然食品，然而并不是所有宝宝都能接受母乳喂养。

妈妈不宜进行母乳喂养的特殊情况

❶ 患急性乳腺炎、传播性疾病如乙型肝炎等期间不宜哺乳；

❷ 妈妈患严重心脏病、慢性肾炎不宜哺乳；

❸ 妈妈患尚未稳定的糖尿病不宜哺乳；

❹ 妈妈患有癫痫不宜哺乳；

❺ 妈妈患癌症不宜哺乳；

❻ 妈妈感冒、高热时不宜喂奶；

❼ 妈妈使用特殊药物时不宜哺乳，如化疗药等。

宝宝不宜进行母乳喂养的特殊情况

❶ 宝宝如有代谢性病症，如半乳糖血症（症状：喂奶后出现严重呕吐、腹泻、黄疸、肝脾大等）不宜母乳喂养。明确诊断后确定为先天性半乳糖症缺陷，应立即停止母乳及奶制品喂养，应给予特殊不含乳糖的代乳品喂养。

❷ 患严重唇腭裂而吮吸困难的宝宝不宜母乳喂养。

育儿叮咛

除以上情况外，还有一些喂奶时的禁忌，妈妈要引起注意，如不宜穿工作服喂奶，特别是从事医护、实验室工作的妈妈应注意；不宜生气时喂奶；不宜在喂奶时跟宝宝逗笑；不宜化浓妆喂奶；不宜穿化纤内衣喂奶；不宜在喂奶期间常吃素食、吃大量味精、麦乳精及喝啤酒、咖啡，吸烟等。

早产宝宝的喂养方法

早产宝宝的生理机能发育不完善，要尽可能

地用母乳（特别是初乳）来喂养。万不得已的情况下再考虑用优质母乳化奶粉，它的成分较接近母乳。

早产宝宝的吸吮能力和胃容量均有限，摄入量足够与否需根据宝宝的体重给予适当的喂养量。可采用少量多餐的方法喂养早产宝宝。若母乳不够或无母乳，可采用配方奶，一般体重1 500～2 000克的早产宝宝一天喂奶12次，每2小时喂一次；体重2 000～2 500克的宝宝一天喂8次，每3小时喂一次，不过不同宝宝每日的喂奶量差别较大。

此外，要注意喂奶后让宝宝侧卧，防止宝宝呛奶。无力吸奶的宝宝应在医生指导下用滴管将奶慢慢滴入其口中。先开始喂5毫升，以后根据吸吮吞咽情况逐渐增多。一般每2～3小时喂一次奶。天热时，可在两次喂奶期间再喂一次水，水量不多于总量的一半。

父母须知

早产儿体内各种维生素储量少，可特别添加些营养物质。宝宝出生后每日可给3毫克维生素K和100毫克维生素C，共2～3天。出生后3天，可给50毫克复合维生素半片和维生素C，每日两次。10天后可喂浓缩鱼肝油滴剂，由每日一滴增加到每日3～4滴。出生后1月，可给铁剂。

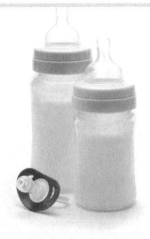

陈宝英孕产育儿全书

日常护理 重点关注

新生宝宝特殊的生理现象

新生宝宝由于刚来到这个陌生的世界，生理与心理都不适应，因此会出现一系列特殊的生理现象。妈妈在照料宝宝的时候，最好能了解宝宝的这些特殊生理特征，并将这些生理特征和其他的疾病征兆区别开来，以便更好地照料宝宝。

1 体重减轻

新生宝宝出生后2～3天，由于皮肤上胎脂的吸收、排尿、体内胎粪的排出及皮肤失水，再加上刚出生的宝宝吸吮能力弱、吃奶少，体重非但不会增加，反而会出现暂时性下降。到出生后7～11天才会恢复到出生时的体重，这是生理性体重下降，妈妈无需担心。但如果宝宝的体重下降超过出生体重的10%～15%以上，或在出生后第13～15天仍未恢复到出生时的体重，这是不正常的现象，说明可能有某些疾病，如新生宝宝肺炎、新生宝宝败血症及腹泻或母乳不足等，应做进一步检查。

2 肤色变化频繁

新生宝宝的血管伸缩功能和末梢循环尚不健全，因此肤色的变化非常频繁。天冷时手脚会稍稍发紫，而哭泣时则会满脸通红，有时甚至会因为睡眠姿势的关系，身体两侧或上下半身会出现不同的肤色变化，这些都属正常现象。若宝宝出生后2～3天皮肤变黄，但过7～10天后黄色逐渐消退，则为生理性黄疸，妈妈可不用太过担心。如果宝宝出生后24小时内出现皮肤发黄，且体重迅速下降，则可能是病理性黄疸，需要送医院就诊。

3 头部血肿

新生宝宝经产道娩出时头受到挤压，容易导致位于骨膜下的血管受损伤出血而形成头颅血肿，多于出生时或出生后数小时出现，数日后更明显。其表现为血肿发生在骨膜下，不超过骨缝，局部肤色正常，有波动感，消退时间至少需2～4周。此症多无明显不良后果，如果头颅血肿过大，可引起新生宝宝贫血或高胆红素血症，即出现黄疸，此时应做相应处理。

4 乳房肿胀

女性怀孕时体内激素与催乳素等含量逐渐增多，到分娩前达到最高峰。这些激素的功能在于促进母体乳腺发育和乳汁分泌，而胎宝宝在母体内也受到这些激素的影响。因此，不论男宝宝还是女宝宝，出生时乳房都会稍稍突起，有些甚至会分泌乳汁，与初乳相似，乳量少至数滴，多可达20毫升。这些都属于正常现象，不需要任何治疗，慢慢会恢复正常，准妈妈千万不要挤压乳房，以免损伤、感染，引起乳腺炎。

5 脱皮

几乎所有的新生宝宝都会出现脱皮的现象，这是一种正常的生理现象。由于胎宝宝一直生活在羊水里，当接触外界环境后，皮肤就开始干燥，表皮逐渐脱落，1～2周后一般就可自然落净，呈现出粉红色、柔软光滑的皮肤。

由于新生宝宝的皮肤角质层比较薄，皮肤下的毛细血管丰富，脱皮时，妈妈千万不要硬往下揭，这样会损伤皮肤，引发感染。如果脱皮时伴有红肿或水泡等其他症状，则可能为病征，需到医院就诊。

育儿叮咛 •••••••••

　　新生宝宝难免会出现或多或少的特殊生理情况，以上只是一些比较常见的，还有一些不是特别常见的，如新生宝宝会偶尔打喷嚏但不是感冒引起的，妈妈千万不要随便给宝宝服用感冒药等。总之，遇到特殊情况，妈妈不要慌张，最好咨询医生或有经验的妈妈解决。

•••••••••

怎样给宝宝穿脱衣服

　　宝宝的身体很柔软，四肢还大多是曲屈状，所以妈妈给宝宝穿衣服时可能会遇到一些困难，不过掌握要点后，给宝宝穿脱衣服其实并不难。

● 给宝宝穿衣服的方法 •••••••••○

　　❶ 在给宝宝穿脱衣服时，可先给宝宝一些预先的信号，先抚摸他的皮肤，和他轻轻地说话，如告诉他："宝宝，我们来穿上衣服，好不好！"使他心情愉快，身体放松。

　　❷ 把宝宝放在一个平面上，确信尿布是干净的，如有必要，应更换尿布。

　　❸ 穿汗衫时先把衣服弄成一圈并用两拇指在衣服的颈部拉撑一下。把它套过宝宝的头，同时要把宝宝的头稍微抬起。把右衣袖口弄宽并轻轻地将宝宝的手臂穿过去；另一侧也这样做。

　　❹ 穿纽扣连衣裤，先把连衣裤纽扣解开，平放备穿用。抱起宝宝放在连衣裤上面，把右袖弄成圈形，通过宝宝的拳头，把他的手臂带出来。当妈妈这样做的时候，把袖子提直；另一侧做法相同。

　　❺ 把宝宝的右腿放进连衣裤底部；另一腿做法相同。

● 给宝宝脱衣服的方法 •••••••••○

　　❶ 把宝宝放在一个平面上，从正面解开连衣裤套装。

　　❷ 因为妈妈可能要换尿布，先轻轻地把双腿拉出来。

　　❸ 将宝宝的双腿提起，把连衣裤往上推向背部到他的双肩。

　　❹ 轻轻地把宝宝的右手拉出来；另一侧做法相同。

　　❺ 如果宝宝穿着汗衫，把它向着头部卷起，握着宝宝的肘部，把袖口弄成圈形，然后轻轻地把手臂拉出来。将汗衫的领口张开，小心地通过宝宝的头，以免擦伤他的脸。

好孕叮咛

　　不管是穿还是脱，妈妈的手法都要轻柔。平时要勤剪指甲，及时磨平，避免在照顾宝宝时，划伤宝宝。

宝宝总是哭个不停怎么办

　　哭对宝宝来说，是最正常不过了，在宝宝会讲话以前，这是他唯一的表达各种情绪和需求的方法。对于新手妈妈来说，宝宝的哭声似乎都是一样的，但是只要妈妈细心地观察，就会发现宝宝的哭声其实不一样，每种哭声都在表达着不一样的情绪与需求。

　　1 饥饿。当宝宝饥饿时，他会以宏亮的哭声来告诉妈妈他饿了，哭的时候，头还会来回活动，嘴不停地寻找，并做着吸吮的动作。只要一喂奶，哭声马上

陈宝英孕产育儿全书

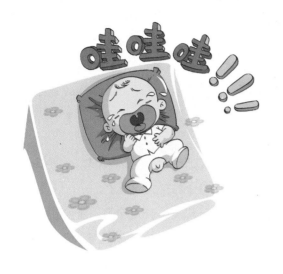

就停止，而且吃饱后会安静入睡，或满足地四处张望。

2 感觉冷。当宝宝感到冷时，他的哭声会减弱，并且面色苍白、手脚冰凉、身体紧缩。这时把宝宝抱在温暖的怀中或加盖衣被，宝宝觉得暖和了，就不再哭了。

3 感觉热。当宝宝感觉热时，宝宝也会大声哭，并哭得满脸通红、满头是汗，一摸身上也是湿湿的。这个时候，妈妈不妨看看是不是被窝很热或宝宝的衣服太厚，使得宝宝因为热而难受得大哭。如果是，妈妈就应减少铺盖或减衣服，宝宝就会慢慢停止啼哭。

4 便便了。有时宝宝睡得好好的，突然大哭起来，好像很委屈，妈妈就要赶快打开包被，很有可能是宝宝大便或者小便把尿布弄脏了，这时候换块干的尿布，宝宝就安静了。

5 不安。宝宝哭得很紧张，你不理他，他的哭声会越来越大，打开尿布一看，咦，尿布没湿，这是怎么回事呢？可能是宝宝做梦了，或者是宝宝对一种睡姿感到厌烦了，想换换姿势可又无能为力，只好哭了。这时，就拍拍宝宝告诉他"妈妈在这，别怕"，或者给宝宝换个体位，他就会接着睡了。

6 就是想哭。一些宝宝常常在每天的同一个时间"发作"，或者不是因为什么原因，而是宝宝就是想哭。这个时候，要学会安抚宝宝，带宝宝出去散步、给他唱歌、帮助他打嗝等都能有效地让宝宝停止哭泣。如果宝宝哭的时间较长，可以和家人一起照料，累的时候好替换。

7 生病。还有的时候，宝宝不停地哭闹，用什么办法也没用。有时哭声尖而直，并伴有发热、面色发青、呕吐，或是哭声微弱、精神委靡、不吃奶，这就表明宝宝生病了，要尽快请医生诊治。

❀ 怎样为宝宝选购洗护用品

婴幼儿洗护品的主要功能是清洁皮肤和保护皮肤，其种类远不及成人用品繁多，主要类别有婴儿香波、婴儿润肤油、婴儿沐浴精、婴儿沐浴乳、酵素、婴儿皂、湿纸巾和尿布清洗剂等，主要的功能是清洁；其他的还有婴儿油，婴儿膏、霜、露、乳液、婴儿爽身粉等。那么，怎样为宝宝选购洗护用品呢？

1.要与宝宝的皮肤状况相适宜。虽然婴儿洗护品都很温和、自然，但不同的婴儿洗护品所强调的配方不同，妈妈不能依自己的喜好选择，如刚出生的宝宝由于活动量少，稍稍清洗即可，无需购买清洁力很强的沐浴品。

2.不可用功能相同的成人用品替代。虽然它的功能是宝宝需要的，但配方和标准不是专为宝宝皮肤设计的，有可能不适合宝宝皮肤的生理特点而造成刺激。选购时，一定要认明"专为婴儿设计"的字样，因为，这类产品已针对宝宝皮肤做过测试。

3.要注重洗护品的内在品质。衡量内在品质优秀的标准，即是否正规厂家生产及来源于正规渠道，是否经卫生管理部门批准和检测，外包装上应有批准文号、生产厂家、成分、有效期等正规标识。一般而言，选择老牌子、口碑佳的产品较有安全保证。

4.包装要完整安全。包装与色彩的感觉是否高贵不是主要的。首先，包装材质要无毒，且要造型易于抓握，不怕摔咬，有安全包装设计，能防止宝宝误食；包装无破损，容器密封完好，其中的成分未和空气结合而发生变质。

5.如果宝宝是过敏性皮肤，妈妈要根据医生的推荐，选用专门设计的沐浴用品以确保安全。

父母须知

在宝宝出生后的三四个月，洗澡时不需另备洗发香波，只需用沐浴精或沐浴乳液就可以达到清洁的目的。待宝宝逐渐长大后，当妈妈感到用沐浴精或乳液给宝宝洗头洗得不干净或是脏得很快时，就需为宝宝选购一瓶婴儿专用洗发用品。

1～2个月宝宝的四季护理

对1～2个月的宝宝来说，不同的季节不仅仅意味着不同的气候，更意味着不同的生长难题。对父母们来说，季节的变化则意味着护理重点的转换。

春季的护理要点

春天是一年中气候变化最无常的季节，也是微生物开始繁殖，病毒、细菌感染机会增多的季节。宝宝在春季很容易受到风寒，还容易出现呼吸道感染，父母一定要当心。

护理对策

❶ 初春少带宝宝到户外活动，以免被冷风吹袭而着凉。

❷ 晚春带宝宝到户外活动应选择在天气晴朗时，注意不要让宝宝迎风。

❸ 保持室内湿度，并适当给宝宝补充白开水。

❹ 将宝宝与患病的人进行隔离，避免宝宝被感染。

❺ 大人感到热时也应给宝宝减衣服。只要做到宝宝比大人多穿一层单衣就可以。给宝宝穿得太多，只会热坏宝宝。

夏季的护理要点

夏季天气炎热，宝宝出汗比较多，护理重点应当放在补水和预防皮肤问题上。

预防皮肤糜烂。1～2个月的宝宝皮肤薄嫩，如果出的汗多，又好动，皮肤的皱褶处互相摩擦，很快就会出现糜烂。所以，父母应勤给宝宝洗澡，勤擦洗宝宝的皮肤皱褶处，预防那里的皮肤发生糜烂。

注意补水。夏季水分丢失比较多，父母要注意为宝宝补充水分。如果是母乳喂养，母亲要多喝水，通过乳汁来为宝宝补充水分。如果是人工喂养，则每天至少给宝宝喂四次水。还可以适当给宝宝喂一些鲜榨果汁，为宝宝补充维生素和矿物质。

预防受凉。宝宝在夏季受凉主要是空调、电扇使用不当和衣着不合适造成的。即使天气再热，父母也应注意不要让空调和电扇直接对着宝宝吹，这样非常容易使宝宝着凉。

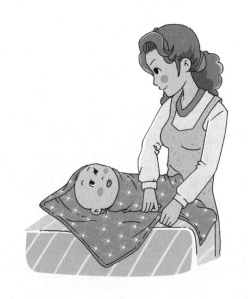

陈宝英孕产育儿全书

夏天宝宝一般穿得少，可以给宝宝穿一件小肚兜，但不要让宝宝光屁股，这样会使宝宝肚脐着凉而腹泻。如果宝宝睡着了，可以在宝宝身上搭一条薄布单，盖住宝宝的胸腹。

● 秋季的护理要点

秋季的气候特点是先燥热后寒凉，空气干燥，宝宝容易受热、受寒或出现皮肤问题，父母需要十分当心。

不要急于添衣服。 初秋季节的天气还十分燥热，如果过早地给宝宝添衣服，不但容易使宝宝热着，还会使宝宝失去锻炼自身抵抗寒冷的机会，难以适应冬季的严寒。

但是，秋天的早晨和夜间凉意是很浓的，应注意为宝宝保暖，以免宝宝受凉而感冒、腹泻。

做好皮肤护理。 干燥缺水的秋季气候很容易使宝宝皮肤干燥，嘴唇干裂、出血。除了让宝宝多喝水外，父母还可以给宝宝涂一些婴儿专用的润肤霜，帮宝宝滋润皮肤。如果宝宝嘴唇干裂，父母可先用湿热的小毛巾敷在宝宝嘴唇上，让嘴唇充分吸收水分，再给宝宝涂抹润唇油。

预防秋季腹泻、手足口病。 秋季是轮状病毒、柯萨奇病毒A16型等病毒肆虐的季节，宝宝很容易被感染而患上秋季腹泻和手足口病。这两种疾病都有很强的传染性，主要通过接触传播。在疾病流行期间，父母应少带宝宝到人群聚集的公共场所，并注意做好宝宝与患病者的隔离。平时在家中，父母也应做好清洁卫生工作，照顾宝宝前要洗净双手，处理宝宝大小便后要及时洗手，宝宝的用具、玩具、奶具应定期消毒，还要勤帮宝宝洗手、洗脸，尽可能阻断疾病的传播途径，预防疾病的发生。

● 冬季的护理要点

冬季气候寒冷、干燥，是呼吸道感染的高发季节，父母应注意帮宝宝做好防寒保暖工作，并严防肺炎的发生。

如何保暖。 除了使用空调、暖气调节室内温度，父母还应为宝宝准备棉衣棉裤，以备宝宝出门时穿用。但是，保暖也不能过度。如果父母总是为宝宝穿得过多，就会使宝宝因为发热出汗而出现脱水。所以，为宝宝保暖应当适度，以宝宝面色正常、四肢温暖、不出汗为宜。如果宝宝行为出现异常，或脸上、额头出汗，体温在37.5℃以上，就说明穿或盖得太多，应减少衣被，以防过热。

注意空气流通。 为了保暖，大部分家庭在冬天都会紧闭门窗。这样的做法会使室内的空气变得污浊，使宝宝的呼吸道黏膜抵抗力下降，从而更容易发生呼吸道感染。为避免这种情况，即使室外很冷，父母也应每天打开窗户进行几分钟的通风透气，确保室内空气新鲜。通风时将宝宝转移到其他房间，通风结束后再把宝宝抱回来就可以了。

"满月头" 要不要剃

民间剃"满月头"的习俗流传得很广，据说是为了使宝宝的头发长得又浓又黑。其实，这种做法是没有科学依据的。宝宝头发生长的快与慢、细与粗、多与少与宝宝的遗传基因、营养状况及生长发育有关，剃不剃胎毛并没有多大影响。只要宝宝的基因不属于头发稀少的类型，营养状况良好，生长发育正常，头发自然会日渐浓密黑亮起来。如果宝宝天生属于头发稀少的类型，或营养没跟上，无论剃不剃"满月头"，头发都会稀少，不会凭空长浓、变黑的。

剃"满月头"还有一个弊端，就是容易刮伤宝宝的皮肤。如果剃头时消毒不够严格，外界的细菌、病毒就会顺着刀口侵入宝宝的皮肤，引起头皮感染，甚至导致脱发。如果细菌侵入宝宝的血液，还会引起致命的败血症，就更得不偿失了。

所以，宝宝的"满月头"还是不剃为好。

🌸 1~2个月宝宝的户外活动

满月后，父母应尝试带宝宝到户外活动。这样做的好处是可以使宝宝接触到更多的阳光和新鲜空气，提高宝宝对外界的适应能力和对疾病的抵抗力。在户外活动时，宝宝可以接触到各种人和事，增加感官所受到的外界刺激，促进宝宝视觉、听觉的发展。

● 户外活动的次数和时间

带宝宝到户外活动应当循序渐进。起初，父母可以打开窗户，抱着宝宝到窗口站一会儿，让宝宝接触一下与室内不同的气温和空气，让宝宝适应一下环境的变化。如果宝宝没有不适反应，就可以带宝宝到户外去了。

开始时，父母每天可带宝宝到户外活动1次，待上3~5分钟就回来。随后，户外活动的次数可增加到每天2~3次，时间可以逐渐增加到1~2小时。

夏天父母可选择在上午10点前、下午4点半后带宝宝到荫凉处睡觉、玩耍；冬天可在上午10点至下午3点之间带宝宝到阳光充足、背风的地方活动。

● 夏日外出的注意事项

夏天天气炎热、阳光强烈，带宝宝外出一定要注意防暑和预防晒伤。

带齐"装备"。为避免宝宝被晒伤，外出时应给宝宝戴上有沿的帽子，帮宝宝遮挡阳光，必要时可带遮阳伞。

在树荫下停留。为避免烈日晒伤，父母夏季带宝宝晒太阳应选择在上午8~10点或下午4点半以后，阳光不太强烈的时候进行。到达户外后要到树荫下停留，借助树叶中透过来的余光为宝宝进行日光浴。

注意晒伤补救。一旦晒伤，父母可用新鲜的芦荟汁为宝宝涂抹伤处，或用冰水、冰块冷敷。还可用冰牛奶为宝宝冷敷晒伤的地方，每次敷20分钟，每隔2~3小时敷一次，直至红肿消退。

⚾ 怎样帮宝宝睡出漂亮的头型

宝宝的头型漂亮与否，与宝宝的睡姿有关。侧卧既不会造成颅骨扁平，也不会使前额与枕骨（后脑勺）受到挤压，还可限制下颌骨的过度发育，防止两腮过大，是最适合用来保持宝宝头型的睡姿。具体实施的时候要注意：一定要两边侧卧交替进行，不要单单左侧或右侧，以防使宝宝一边脸大一边脸小。让宝宝侧卧时还应注意不要使宝宝的耳廓折叠，以防宝宝的外耳受压而变形。

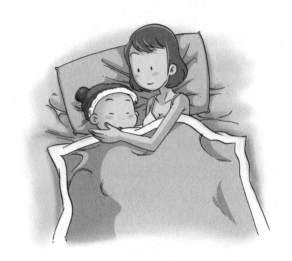

🐾 给宝宝换尿布的方法

宝宝的皮肤非常娇嫩，对尿液和汗液都非常敏感，可谓"屁股虽小，问题不少"。妈妈在与宝宝的小屁屁"做斗争"的日子里，需要掌握相关的技

陈宝英孕产育儿全书

巧，总结经验，使宝宝的小屁屁平安地度过敏感的尿布期。

● 选择尿布

　　纸尿裤和传统的棉布尿布都有各自的优越性，妈妈可以结合两种尿布的优点，交叉使用。白天宝宝不睡觉时，可以使用棉布尿布，一旦尿湿了就应及时更换，小宝宝的皮肤娇嫩、敏感，选用棉布尿布吸水性强、透气性好，而且无刺激，既保护了宝宝娇嫩的皮肤，又省钱；晚上给宝宝使用纸尿裤，因为纸尿裤持续时间长，在宝宝睡觉时，不会打扰他的睡眠，而且不容易浸透和漏出大小便，能保证宝宝充足的睡眠。

● 换尿布的方法

　　❶ 在给宝宝换尿布前，先要在宝宝下身铺一块大的换尿布垫，以防止在换尿布时宝宝突然撒尿或拉屎，把床单弄脏。

　　❷ 一手将宝宝屁股轻轻托起，一手撤出尿湿的尿布。如果是男孩，则要把尿布多叠几层放在阴茎前面，如果是女孩，则可以在屁股下面多叠几层尿布，以增加特殊部位的吸湿性。

　　❸ 给宝宝换完尿布后，要认真检查大腿根部尿布是否露出，松紧是否合适，然后进行合理的调整，就可以了。

● 换尿布的注意事项

　　❶ 换尿布要事先做好准备，快速更换。天气较冷时，妈妈应该先将尿布放在暖气上焐热，或用手搓暖和后再给宝宝换上。

　　❷ 不要把尿布包得太紧，以容得下两三根手指的宽度为宜，这样可以使宝宝的大腿活动自如。但也不要太松，以免尿布很容易松脱。

　　❸ 尿布不要盖住肚脐。尿布的后方要到宝宝的腰部，前方位于肚脐下两三厘米处，这样可以减少肌肤沾染尿便的机会，也可保持肚脐清洁。

　　❹ 不能用爽身粉涂抹宝宝的屁股，因为宝宝尿湿后，擦在屁股上的爽身粉容易阻塞汗腺，使宝宝的屁股出现湿疹。

育儿叮咛 · · · · · · · · · · · · · ·

　　建议妈妈尽量少给宝宝用纸尿裤，即使要用，也要选择知名品牌，还要选择透气性好、符合宝宝身材大小的纸尿裤。使用时，要及时更换，以防宝宝出现尿布疹。

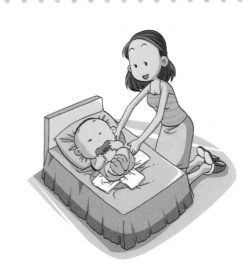

宝宝脐带的护理方法

　　照顾新生宝宝，回家后头几天最需要注意的就是脐带护理。宝宝出生后7～10天，脐带会自动脱落，在脐带脱落前，为了避免脐带感染，一天至少要帮宝宝做3次脐带的护理。那么，具体做法是什么样的呢？

　　用品准备：棉签、浓度为75%的医用酒精、医用纱布、胶带。

　　护理方法：

　　❶ 将双手洗净，轻轻拉起宝宝的脐带，用酒精将棉签蘸湿，从脐带根部开始消毒，然后从脐带根部由内往外进行消毒。

　　❷ 消毒完毕后，保持局部干燥。

❸ 脐带脱落后，仍要继续护理肚脐，每次先消毒肚脐中央，再消毒肚脐外围，直到确定脐带基部完全干燥才算完成。

❹ 如果脐带根部发红，或脐带脱落后不愈合，脐窝出现湿润、流水、有脓性分泌物等现象，要立即将宝宝送往医院治疗。

❺ 妈妈还要注意，干瘪而未脱落的脐带很可能会让幼嫩的宝宝有磨痛感，因此妈妈在给宝宝穿衣、喂奶时，注意不要碰到它。如果这个时期的宝宝突然大哭，又找不到其他原因，那可能就是脐带磨疼他了。

父母须知

消毒后可以用脐带布遮盖脐部。脐带布可用一块长形的布条，两端缝上2根带子，这样的脐带布使用方便，应准备数根，便于经常换洗。有些医院会准备专用的脐带贴，可以减少很多护理工作，只需遵医嘱定时更换就可以了。

给宝宝清洁小屁屁的方法

宝宝生殖器的组织结构尚未发育完全，抗病能力也较弱，因此预防各种微生物的感染很有必要。此外，宝宝的生理特点有男女之别，所以在给宝宝清洁小屁屁时也要用不同的方法。

给男宝宝清洁生殖器的方法

❶ 给宝宝松开尿布（松开后应停留一会儿，因为"顽皮"的宝宝常常会在妈妈给他松开尿布后撒尿），再解开尿布。

❷ 妈妈用湿布将尿擦干，从大腿褶皱向前清洗，不要将包皮往后拉，不用刻意清洗包皮或翻开包皮清洗龟头。因为宝宝的包皮和龟头还长在

一起，过早地翻动柔嫩的包皮会弄伤宝宝的生殖器。

❸ 用一只手握住宝宝的双脚踝，提起双腿，清洗臀部，然后彻底擦干。如果宝宝之前大便过，应使用棉球蘸上洗剂或油擦拭臀部，每次用新的棉球擦拭，擦后洗手。

另外，给男宝宝清洗生殖器时要注意以下几个问题：

❶ 男宝宝的生殖器布满筋络和纤维组织，又暴露在外，十分脆弱。妈妈在给男宝宝清洗生殖器时，千万不要用力挤压或者捏到宝宝的生殖器。

❷ 给宝宝穿纸尿裤或围尿布的时候，要注意把阴茎向下压，使之伏贴在阴囊上。这样做，是为了不让宝宝尿尿的时候冲上尿，弄湿衣服。另外，也可以帮助宝宝的阴茎保持自然下垂的状态。

❸ 不要在男宝宝的生殖器上及周围擦花露水或痱子粉等。花露水和痱子粉有一定的刺激性，对宝宝的生殖器的发育不利。

给女宝宝清洁生殖器的方法

打开尿布，擦干尿汁或粪便。在擦拭粪便时应注意由前往后，不要污染外阴。擦洗大腿根部时，要注意从上而下，从内而外，千万不要把阴唇拨开清洁里面；握住宝宝的双腿提起来，清洁臀部，从阴道后部向直肠方向擦拭，以防细菌传染。同样，可用棉球蘸上洗剂或油擦拭臀部，每次用新的棉球擦拭，从大腿和臀部向内侧方向擦，擦后洗手。

好孕叮咛

刚出生的女宝宝的外阴，可能因在胎中受母亲内分泌的影响，偶尔有白色或带有血丝的分泌物出现在阴道口处，此时可以用浸透清水的棉签轻轻擦拭。这些分泌物对于宝宝脆弱的黏膜其实可以起到一定的保护作用，过度清洗反而有害无益。

陈宝英孕产育儿全书

学会观察宝宝的粪便

妈妈应该学会观察宝宝的粪便，从而鉴别宝宝的健康状况。按宝宝粪便的颜色、形状、质感，可分为以下几种情况：

1.新生儿出生不久，会出现黑、绿色的焦油状物，这是胎粪。这种情况仅见于宝宝出生的头2~3天。这是正常现象。

2.宝宝出生后1周内，会出现棕绿色或绿色半流体状大便，充满凝乳状物。这说明宝宝的大便已经开始变化，消化系统正在适应所喂食物。

3.橙黄色似芥末样的大便，且多水，有些奶凝块，量常常很多，这是母乳喂养宝宝的粪便。

4.浅棕色、有形、呈固体状、有臭味的东西，是人工喂养宝宝的粪便。

5.出现绿色或间有绿色条状物的粪便，这也是正常现象。但是，少量绿色粪便持续几天以上，可能是喂得不够。

6.有时候宝宝放屁带出点儿大便污染了肛门周围，偶尔也有大便中夹杂少量奶瓣，颜色发绿，这些都是偶然现象，妈妈不要紧张，关键是要注意宝宝的精神状态和食欲情况。只要精神佳，吃奶香，一般没什么问题。

父母须知

如果宝宝继续出现异常大便，如水样便、蛋花样便、脓血便、柏油便等，则表示宝宝生病了，应及时去咨询医生并进行治疗。

训练宝宝的排便习惯

作为妈妈，在宝宝最初的成长过程中，每天最主要的照料内容除了吃就是拉。宝宝无规律的大小便常常令新手妈妈手忙脚乱，所以，从宝宝2个月开始，妈妈就有必要有意识地训练宝宝定时大小便了，以培养宝宝良好的排便习惯。

训练宝宝小便的规律

开始时，可在宝宝睡前、醒后，吃奶前，以及外出前和回来后立即把大小便。在宝宝醒着时，可观察宝宝排小便前的表情或反应，如有哼哼声、左右摆动、发抖、皱眉、哭闹、烦躁不安、不专心吃奶等，应及时把尿。

细心的妈妈一般会掌握宝宝小便的规律，白天把尿的次数可多些，夜间次数少些。但不能过于频繁地把尿，这样会降低膀胱的充盈程度，使宝宝有一点大小便就要排出来，这会为以后带来麻烦。另外还要注意，在给宝宝把尿时，如果宝宝没有尿意，就过一会儿再试，不要为了节省一块尿布，使宝宝长时间处于把尿的姿势，这样会使宝宝产生排斥和厌倦的情绪。

训练宝宝大便的规律

大便习惯的培养较小便要容易一些，尤其在宝宝4个月时添加辅食后，大便次数会明显减少，一般每天1~2次。开始培养大便习惯时，可在吃奶前后把大便一次，或在睡前、醒后把大便一次。这样，逐渐摸清宝宝大小便的规律和时间，就可以在固定的时间把大小便了。

好孕叮咛

把尿时，妈妈可发出"嘘……嘘……"的声音，或用吹口哨来示意小便，久而久之宝宝就会建立起小便的条件反射了。

把大便时，妈妈可发出"嗯……嗯……"似乎是用力的声音，以形成排大便的条件反射。

如何区别生理性黄疸与病理性黄疸

黄疸是新生宝宝的一种特殊生理现象，80%的正常新生宝宝都会出现黄疸。黄疸可分为生理性黄疸与病理性黄疸，可是有很多妈妈都不知道该怎样区分生理性黄疸和病理性黄疸，这会给宝宝的护理带来不便。下面的一些区分方法可供妈妈参考：

1 根据黄疸出现的时间来区分

如果宝宝在出生后2~3天出现黄疸，皮肤呈浅黄色，巩膜微带黄色，尿稍黄，无不适表现，第4~6天黄疸最明显，那么应为生理性黄疸。

如果宝宝在出生后12~24小时就出现黄疸，或黄疸消退后又重复出现，则一般为病理性黄疸。病理性黄疸持续时间长过生理性黄疸的时间。

2 根据黄疸程度的轻重来区分

如果宝宝面部、颈部皮肤呈浅黄色或柠檬色，巩膜微黄，尿黄不染尿布，为生理性黄疸。

如果宝宝皮肤呈金黄色，四肢、皮肤及手心、脚心都黄，尿染黄尿布，为病理性黄疸。

3 根据黄疸消退的时间来区分

生理性黄疸一般不超过2周就消退了，足月宝宝大多在7~10天消退；早产宝宝可能延至第3~4周消退。此属生理现象，一般无须处理，鼓励宝宝多吮吸母乳，促进利尿，排出胆红素即可。

若超过2周，或消退后又再次出现黄疸，则有可能是病理性黄疸。

4 根据宝宝的精神状态来区分

生理性黄疸，不影响宝宝的精神状态，宝宝精神好，吃奶香，吮吸有力，哭声响亮。

病理性黄疸，表现为精神差，吃奶不香，吮吸时无力，甚至抽风。

陈宝英孕产育儿全书

父母须知

现在有一种用来测量宝宝皮肤上的黄色色调的手持装置，称为胆红素液体色层分析。这种检验的准确度达95%，而且只需几分钟便可测出结果。

怎样照顾黄疸宝宝

由于只要超过生理性黄疸的范围就是病理性黄疸，因此出院后对宝宝的观察非常重要。首先妈妈出院前，一定要先了解宝宝的皮肤黄到身体哪个部位，回家后再观察有无任何变化。如果越来越黄，黄的部位越来越多，就一定有问题；如果黄的部位慢慢消退，则就不必过于担心了。

以下是黄疸儿居家照顾须知：

1.仔细观察黄疸变化

黄疸从头开始黄，从脚开始退，而眼睛是最早黄、最晚退的，所以可以先从眼睛来观察。如果不知如何看，专家建议可以按压身体的任意部位，只要按压皮肤处呈现白色就没有关系，是黄色则就要注意了。

2.观察宝宝的日常生活

只要觉得宝宝看起来愈来愈黄，精神及胃口都不好，或者出现体温不稳、嗜睡，容易尖声哭闹等状况，就要去医院检查。

3.注意宝宝大便的颜色

要注意宝宝大便的颜色，如果是肝脏、胆道发生问题，大便会变白，但不是突然变白，而是愈来愈淡。如果再加上身体突然又黄起来，就必须带大便给医生看。

4.家里不要太暗

宝宝出院回家后，尽量不要让家里太暗，窗帘不要拉得太严实。白天宝宝接近窗户旁边的自然光，电灯开不开都没关系，不会有什么影响。但不要让宝宝直接晒到太阳，否则会被晒伤。

● 5.勤喂母乳

如果医生诊断是因为喂食不足所产生的黄疸，妈妈必须要勤喂食物，因为乳汁分泌是正常的生理反应，勤吸才会刺激分泌乳激素增加，分泌的乳汁也会愈多。千万不要以为宝宝吃不够或因持续黄疸，就用水或糖水补充。

父母须知

新生儿刚开始时体重原本就会有生理性的下降，正常情况下，7~10天后就会恢复到出生时的体重。如果妈妈发现宝宝体重持续下降，身体又有愈来愈黄的趋势，就应送医院观察。

易患疾病的 预防与护理

新生宝宝健康测评

在宝宝出生后5分钟之内，妈妈就可以对宝宝做出生检查并试着打分。评分的主要项目如下，妈妈可以对照分值看看自己的宝宝是否健康活泼（每一项的分值为0分、1分和2分，最高分是2分）。

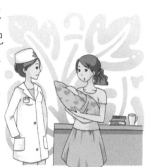

测评项	测评结果	测评分值（分）
心率（次/分钟）	无法听到宝宝心跳	0
	心率<100	1
	心率>100	2
宝宝的呼吸情况	呼吸微弱	0
	呼吸缓慢而且没有任何规律	1
	呼吸良好	2
宝宝的肌肉伸展能力	四肢软弱无力	0
	四肢不能全部弯曲，较少运动	1
	活泼好动	2
宝宝对外界事物刺激后所做出的反应	对刺激毫无反应	0
	对刺激，只是表情有所改变	1
	受到刺激后，大声哭闹	2
宝宝的皮肤颜色	脸色苍白或是青紫色	0
	只有四肢为青紫色，身躯还是粉红色	1
	全身肤色粉红	2
总分		

测评结果：分数越高，宝宝越健康！

父母须知

新生宝宝一出生，就要在医院进行一次详细的全面身体检查，包括身体异常检查、健康状况检查、口腔内检查、头部检查等。这看起来有些麻烦，但对宝宝今后的健康成长是很有必要的。在检查中若发现异常情况可以及时做出处理，避免以后因为治疗不及时而留下遗憾。

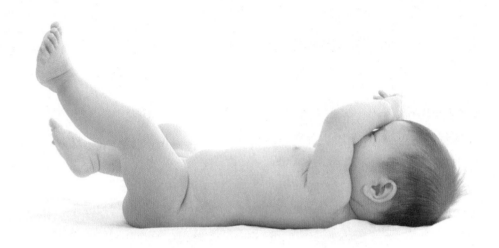

宝宝的疾病信号灯

新手妈妈由于从来没养育过宝宝，对宝宝的各种生理反应都有些陌生。有时候，宝宝已经有明显的患病症状，妈妈却全然不知，于是就延误了病情，加重了治疗的难度与危险性。下面是宝宝患病的常见信号，妈妈要多加留意。

❶ 大便干：正常宝宝的大便呈软条便，每天定时排出。若大便干燥难以排出，呈小球状，或2～3天1次干大便者，多是肠内有热，可多给宝宝服用菜泥、鲜梨汁、白萝卜水、鲜藕汁，以清热通便。若内热过久，宝宝易患感冒发热。

❷ 鼻侧发青：中医认为，宝宝过食生冷寒凉的食物后，可损伤"脾胃的阳气"，导致消化功能紊乱，寒湿内生，腹胀腹痛。宝宝见于鼻梁两侧发青。

❸ 舌苔白又厚：正常时宝宝舌苔薄白清透，呈淡红色。若舌苔白而厚，呼出的气有酸腐味，一般是腹内有湿浊内停，胃有宿食不化，此时应服消食化滞的药物。

❹ 手足心热：正常宝宝手心脚心温和柔润，不凉不热。若宝宝手心脚心干热，往往是要发生疾病的征兆，应注意宝宝的精神和饮食调整。

❺ 口鼻干又红：若宝宝口鼻干燥发热，口唇鼻孔干红，鼻中有黄涕，都可表明宝宝肺、胃中有燥热。注意多饮水，避风寒，以免发生高热、咳嗽。

新生儿期宝宝需要接种的疫苗

宝宝出生以后，随着一天天的长大，原来体内由母体传给的免疫力（即抵抗疾病的能力）就逐渐减弱或消失。因此，必须适时地给宝宝进行预防接种，以增强宝宝的防病能力，维护宝宝健康成长。

新生儿期需要注射卡介苗和乙肝疫苗。

卡介苗接种介绍

接种卡介苗可以增强宝宝对于结核病的抵抗力，预防结核病和结核性脑膜炎的发生。目前我国采用的是减毒活疫苗，安全有效。宝宝在出生后，就要及时接种卡介苗。

1.注射卡介苗的注意事项：接种后在接种部位有红色结节，伴有痛痒感，结节会变成脓疱或溃烂。此类现象属接种疫苗的正常反应，一般2～3个月自行愈合。

2.注射卡介苗的禁忌：当新生儿患有高烧、严重急性症状、免疫不全、出生时伴有严重先天性疾病、低体重、严重湿疹以及可疑的结核病时，不应接种卡介苗。

陈宝英孕产育儿全书

如果宝宝出生时没有接种，可在2个月内到当地结核病防治所卡介苗门诊或者疾病预防控制中心的计划免疫门诊补种。

◉ 乙肝疫苗接种介绍

接种乙肝疫苗的目的是预防乙型肝炎。乙肝疫苗必须接种三次才可保证有效。一般时间为：第1次为24小时内；第2次为1个足月；第3次为6个足月。

1.注射乙肝疫苗的注意事项：接种后宝宝一般反应轻微，少数会有不超过38℃的低热，伴有恶心及全身不适。约10%的接种者在注射部位有局部发红、肿胀和硬结。一般不用处理，1~2天可自行消失。

2.注射乙肝疫苗的禁忌：肝炎、发热、慢性严重疾病、过敏体质的宝宝禁用。如果是早产儿，则要在出生1个月后方可注射。

父母须知

在宝宝接种前，新妈妈应准备好"儿童预防接种证"，这是宝宝接种疫苗的身份证明。以后妈妈为宝宝办理入托、入学时都需要查验。

不能接种疫苗的宝宝

在宝宝接种疫苗时，一定要将宝宝当时的身体情况详细反映给医生，最好携带相关病史资料，其中有些妈妈自己难以判断是否适合接种的情况，一定要告诉医生，由医生决定。

一般来说，宝宝在以下情况下是不宜接种疫苗的：

❶ 患有皮炎、化脓性皮肤病、严重湿疹的宝宝不宜接种，等待病愈后方可进行接种。

❷ 体温超过37.5℃，有腋下或淋巴结肿大的宝宝不宜接种，应查明病因治愈后再接种。

❸ 患有严重心、肝、肾疾病和活动型结核病的宝宝不宜接种。

❹ 神经系统（包括脑）发育不正常，有脑炎后遗症、癫痫病的宝宝不宜接种。

❺ 严重营养不良、严重佝偻病、先天性免疫缺陷的宝宝不宜接种。

❻ 有哮喘、荨麻疹等过敏体质的宝宝不宜接种。

❼ 当宝宝腹泻时，尤其是每天大便次数超过4次的患儿，须待恢复两周后，才可服用脊髓灰质炎疫苗。

❽ 最近注射过多价免疫球蛋白的宝宝，6周内不应该接种麻疹疫苗。

❾ 感冒、轻度低热等一般性疾病视情况可暂缓接种。

❿ 空腹饥饿时不宜预防接种。

父母须知

宝宝在打防疫针前，妈妈要给宝宝洗一次澡，换件干净的衣裳（因为接种后一天内最好不要给宝宝洗澡），向医生说明宝宝健康状况，经医生检查认为没有接种"禁忌证"方可接受接种疫苗。

宝宝接种疫苗后的护理

近年来由于新闻或报刊杂志偶有因接种疫苗后产生猝死或严重并发症的例子，所以不管是接种传统免费或是新型自费的疫苗，妈妈担心的就是接种疫苗后，会不会还没受到保护就已产生了不良反应。以下为接种疫苗后的反应处理，但多见于大一些的婴儿。

接种疫苗后的反应与护理	
接种疫苗后的反应	接种疫苗后的照护方式
注射部位局部红肿、疼痛、硬块	注射后6～8小时发生肿痛，反应激烈者，会形成硬块。接种部位24小时内，可用冷敷减轻疼痛；24小时后，可用温敷消肿帮助吸收
轻度发热	一般不需给退热药。至于对退热药的选择，要避免阿司匹林与水杨酸制剂，因为有可能引起雷氏症候群
烦躁不安、哭闹	大多在注射后12小时内发作，可以持续1小时。安抚观察即可
长疹子	一般只要观察即可，偶尔才需使用抗过敏药物
高烧超过40.5℃	48小时以内发作。一般只要给退热药即可。有些幼儿可能因为发热而引起热痉挛，这与个人体质有关，多数都是良性的
超过3小时以上的持续性哭闹	48小时以内发作，发生率1%。要特别注意食欲、活动力是否也跟着降低。若极度昏睡、全身虚脱或尿量减少，则必须请医生处理
神经学病症	严重反应如痉挛、神经疾病及脑部疾病等极少发生
过敏性休克	发生率极低，通常为速发型过敏反应，可能危及生命

育儿叮咛

如果宝宝接种疫苗后出现了某种症状，妈妈要判断是否与疫苗有关，首先必须考虑这种反应是不是注射此种疫苗后常出现的正常反应。其次，妈妈必须考虑到从疫苗的注射到不良反应发生的时间关联性。若是太晚出现或是持续超过三天以上的症状，就必须仔细检查其他可能的原因了。

防止宝宝患败血症

新生宝宝的皮肤、黏膜薄嫩，容易破损。未愈合的脐部是细菌入侵的门户。更主要的是，新生宝宝免疫力低下，感染容易扩散。当细菌从皮肤、黏膜进入血液循环后，极易向全身扩散而导致败血症。

宝宝败血症的基本症状：

宝宝败血症的早期症状并不明显，所以很容易被忽略。一般表现为精神萎靡、反应低下，吃奶量少，哭声减弱，体温不正常，体重不增或降低，随着病情的进展和加重，很快会出现"三不"（即不哭、不吃、不动），嗜睡，黄疸加重或退后复现，严重者可有皮肤出血点、面色发灰甚至昏迷和抽风，而且常有脐部炎症等原发病灶。

宝宝的感染发展很快，也许在短短几个小时内，原本活泼健康的宝宝，就陷入休克状的败血症中。所以，妈妈一旦发现宝宝有不适症状，需马上送宝宝去医院。

新生儿败血症的防治措施：

❶ 应注意宝宝的脐部护理，保护宝宝皮肤黏膜不受损伤，防止感染，一旦发现有皮肤黏膜发炎现象，应迅速治疗。

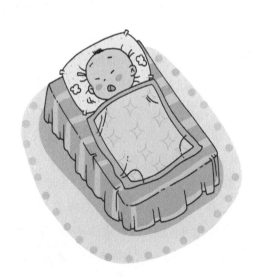

❷ 严禁病人与新生宝宝接触，母亲发热时也须与宝宝隔离。

❸ 新生宝宝的衣服、被褥、尿布要保持干燥清洁，最好能暴晒或烫洗消毒。

❹ 注意室内空气新鲜、流通，经常打开门窗通风换气，或用食醋每日熏蒸2次。

❺ 不要给太小的宝宝剃光头，这样容易导致细菌感染。

好孕叮咛

　　如发生可疑败血症症状时，应及时就医诊治。新生儿败血症如果不能及时、彻底地治疗，可能导致核黄疸及化脓性脑膜炎的发生，也会影响宝宝智力发育。

🌸 防止宝宝患肺炎

　　新生儿肺炎是新生儿期常见的一种疾病，由于没有成人肺炎的明显症状，所以不易察觉。肺炎的危害相当严重，妈妈需要对其有一定的了解，以预防和及时发现病情并及时治疗。

● **宝宝肺炎的基本症状：** ● ● ● ● ● ● ● ● ● ○

　　宝宝患肺炎可以无明显的呼吸道疾病，仅表现为一般状况较差、反应低下、哭声无力、拒奶、呛奶及口吐白沫等。发病慢的多不发热，甚至有体温偏低（36℃以下）、全身发凉的现象。有些患儿出现鼻根及鼻尖部发白、鼻翼翕动、呼吸浅快、不规则，病情变化快，易发生呼吸衰竭、心力衰竭而危及生命。所以新生儿虽然不发热，只要看情况不好，就应想到患肺炎的可能，应立即带宝宝去医院救治，否则会有生命危险。

● **新生儿肺炎的防治措施：** ● ● ● ● ● ● ● ● ● ○

　　❶ 提倡母乳喂养。母乳，尤其是初乳中含有大

量的分泌型免疫球蛋白A，这种物质可以起到保护呼吸道黏膜免遭病原体的侵袭，达到防病的目的。喂奶时以少量多次喂奶为宜，如大量喂乳会妨碍膈肌运动，加重缺氧。

　　❷ 防止胎内感染。如妈妈有感染以及难产娩出的新生儿有可能患肺炎时，可考虑选用抗生素预防。

　　❸ 环境卫生。家中卧室要经常开窗通风换气，平时要保持室内温度及湿度。

　　❹ 隔绝感染源。尽量减少亲戚朋友的探视，尤其是患感冒等感染性疾病的人员不宜接触宝宝，家庭人员接触宝宝前应认真洗手，以防将病原体传给宝宝而使其患病。

　　❺ 注意宝宝卫生。最好天天给宝宝洗澡，避免皮肤、黏膜破损，保持脐部清洁干燥，避免污染，以达到预防宝宝肺炎的目的。

好孕叮咛

　　建议少让外人抱、亲吻新生宝宝，以免他人身上的细菌侵害到新生宝宝。

🎾 防止宝宝患鹅口疮

　　一般认为鹅口疮是由于宝宝免疫功能低下、营养不良、腹泻或因感染而长期服用各种抗生素或激素造成的，也有2%～5%的正常新生儿是由于使用被污染的哺乳器具，或出生时吸入或咽下产道中白色念珠菌而发病。

鹅口疮的基本症状

　　❶ 鹅口疮是一种由霉菌（白色念珠菌）引起的口腔黏膜感染性疾病，患儿口腔舌上或两颊内侧出现白屑，渐次蔓延于牙龈、口唇、软硬腭等处，白

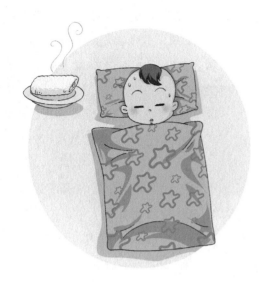

屑周围绕有微赤色的红晕，互相粘连，状如凝固的乳块，随擦去随时生起，不易清除。

❷ 轻者除口腔舌上出现白屑外，并无其他症状表现；重者白屑可蔓延至鼻道、咽喉、食道，甚至白屑叠叠，壅塞气道，妨碍哺乳，以致宝宝啼哭不止。如见患儿脸色苍白、呼吸急促、啼声不出者，为危重症候。

鹅口疮的预防措施

❶ 奶瓶，宝宝用过的其他物品要经常清洗并消毒。

❷ 喂乳前后用温水将乳头冲洗干净，喂乳后再给宝宝喂服少量温开水。

父母须知

发现宝宝患鹅口疮，要及时到医院请有经验的医生治疗，门诊时可能常遇到将本病误诊为其他口腔感染的情况，如有的患儿表现为黏膜充血比较明显，可能会被误诊为细菌或病毒感染性口炎，由于用药不当或自行使用抗生素，反而造成病情加重。

防止宝宝患小儿麻痹症

脊髓灰质炎俗称小儿麻痹症，是由脊髓灰质炎病毒引起的传染病。宝宝满2个月后，应服小儿麻痹糖丸1粒，预防小儿麻痹症。

小儿麻痹的基本症状：

宝宝可有轻微症状，如发热、头痛、喉痛、呕吐、腹泻或便秘。部分宝宝会出现肌肉疼痛，四肢及面部的肌肉无力，进而呼吸和进食功能可能受到影响，因而威胁到宝宝生命。

小儿麻痹症的防疫措施：

1.打疫苗针。脊髓灰质炎疫苗针总共要打5针，分别为：2个足月时，3个足月时，4个足月时，1岁半时，4周岁时。

注意：接种前一周有腹泻的宝宝，或一天腹泻超过4次者，发热、患急性病的宝宝，应该暂缓接种。有免疫缺陷症的宝宝，正在使用免疫抑制剂（如激素）的宝宝禁用。对牛奶过敏的宝宝可服液体疫苗。

2.服用脊髓灰质炎疫苗。现在我国使用Ⅰ、Ⅱ、Ⅲ型混合糖丸疫苗（是由减毒的脊髓灰质炎病毒制成的），出生2个月后开始服用，连服3次，每次间隔不少于28天，1岁以内服完，4岁时再服用1次（迄今为止，我国儿童服用的都是"糖丸"疫苗，而国际通用剂型是液体疫苗）。

注意：给宝宝服糖丸时先将糖丸放于小勺内加少许冷开水浸泡片刻，再用一干净小勺轻轻一按，即将糖丸碾碎，然后直接用小勺喂服。不要用母乳喂服，服后1小时内禁喂热开水。

好孕叮咛

对于已发病的患儿，从发病日起隔离不少于40天。同时，患儿的排泄物、分泌物及被污染用具要及时消毒。

情感 交流站

多和宝宝接触

有很多经济状况不错的家庭，在宝宝诞生之初就请了24小时月嫂及育儿保姆。这一做法带来的好处是，让妈妈有更多的时间休息，从而更容易恢复体力，但坏处可能是使宝宝与妈妈的身体接触大大减少。不少妈妈除了喂奶时抱宝宝外，帮新生儿洗澡、换尿布、做抚触操等，都交由月嫂和保姆去做，这样的话，妈妈与宝宝的情感建立就会变得很慢。

妈妈不妨将一些育儿工作从保姆手中接过来自己做，尤其是既有身体接触，又有眼神、言语乃至哼唱交流的工作，如替宝宝洗澡、做抚触操、与宝宝一起玩气球和铃铛等，这些无声及有声的沟通会使母子亲情快速成长。尤其当宝宝在妈妈的怀里吃饱之后，他会满足地看着妈妈的双眼，似乎在感谢妈妈的爱。这时，妈妈也要以同样的方式给予宝宝回应，深情地看着宝宝，对宝宝微笑。

育儿叮咛

写宝宝日记及收集与新生儿相关的纪念品，如宝宝成长的手模、脚模、胎毛笔，都会加深妈妈和宝宝的感情，使妈妈对宝宝的到来充满感恩和欣喜，从而更利于母子之间的情感交流。

和宝宝说说话

刚出生的宝宝，还不懂大人的语言。因此，很多妈妈认为：既然宝宝不懂大人的语言，就不用和他说话了，即使和他讲话也没有什么意义。其实，不对宝宝说话是完全错误的育儿方式。因为即使宝宝不会说话，不懂大人的语言，但是，妈妈所说的话也会不断灌输到宝宝的头脑里，虽然表面上看不出来，但其刺激会对宝宝的脑细胞产生惊人的影响。

在宝宝睡醒后，妈妈可以用和蔼亲切的语音对他讲话，进行听觉训练。可以给宝宝唱一些歌，也可以给宝宝听一些柔和悦耳的音乐，但声音要小，以免过强的声音刺激宝宝，使宝宝受到惊吓。妈妈面对面的呼唤，妈妈唱的儿歌和亲切的话语，都会给宝宝丰富的声音刺激。这样，宝宝能渐渐熟悉妈妈的语音，并注意到妈妈嘴的动作和声音的联系，也会学习着嘴的动作。

另外，妈妈每次给宝宝喂奶、换尿布、洗澡时，都要利用这些时机与宝宝谈话，如"宝宝吃奶了""宝宝乖，马上就洗得干干净净了"等，以此传递妈妈的声音，增进母子间的交流。

父母须知

在与宝宝的交流中，千万不要忽视爸爸的作用。爸爸和宝宝的交流风格常常不同于妈妈，爸爸的拥抱能使宝宝感受到爸爸有力的臂膀是他安全的港湾。

❀ 温柔地抚摸宝宝

妈妈经常抚摸宝宝能提高宝宝的智商，增进宝宝的睡眠，而且有利于提升母子感情。宝宝出生后接触最多的人是妈妈，所以妈妈是宝宝最理想的抚触者。

开始抚摸宝宝时，妈妈要排除一切不良情绪，保持心情愉快。先将手中的饰品取下，清洁手部后，帮宝宝脱衣服，再将按摩油倒入手中，用手心搓热，然后将毛巾围成圈圈，仿造子宫内的形状。将宝宝轻放在圈圈中，可让宝宝更有安全感，这时和宝宝说说话，告诉宝宝：妈妈要开始抚摸你喽！

抚摸宝宝可以按照这样的顺序：双脚→背部→手部→前胸→腹部→头部。注意，手法一定要轻柔，时间不要过长，如果宝宝有不耐烦或者抵触情绪，要及时停止。

育儿叮咛

妈妈在抚摸宝宝的时候，还要注意察看宝宝的健康状况。新生儿的皮肤应该是温和、柔软的，表皮上没有疙疙瘩瘩，而且还有良好的弹性。另外，注意洗澡后一定要爱抚宝宝，这样会使他觉得很温暖。

早教培育 聪明宝贝

♔ 让宝宝学着欣赏音乐

要多给宝宝听音乐，妈妈不要以为宝宝不懂就放弃，其实宝宝对音乐的感受能力比大人强。音乐能够作用于人脑中的生物节律，从而自然地对人的整个机体产生影响。

多听音乐还能促进宝宝的听觉发育，妈妈可以给宝宝哼唱一些歌曲，也可以用各种声响玩具逗宝宝。声音要柔和、欢快，不要离宝宝太近，也不要太响，以免刺激宝宝，使宝宝害怕。

最好选择轻柔、明快的音乐，如中外古典音乐、现代轻音乐和描写儿童生活的音乐，都是训练宝宝听觉能力的好素材。最好每天固定一个时间来播放一首音乐，每次以5～10分钟为宜。播放时先将音量调到最小，然后逐渐加大音量，直到比正常说话时的音量稍大一点即可。听音乐不仅能训练宝宝的听力，还能让妈妈在哺乳期间更加放松。

父母须知

体弱的宝宝，特别是未足月出生的宝宝往往存在神经系统、呼吸系统及肠胃系统发育障碍的问题，而利用音乐可使其功能逐渐趋于正常。注意绝不能给宝宝戴耳机，以免损伤其娇嫩的听觉器官。

✿ 用有声音的玩具刺激宝宝的听觉

刚出生的宝宝会对声音做出反应，但他的发音器官还不完善，只能发出细小的喉音，而且两星期左右才能分辨出人的声音与其他的声音。妈妈要

陈宝英孕产育儿全书

抓住这个大好时机,多和宝宝说话,多给宝宝听一些玩具的声音,以激发宝宝的语言潜能。

妈妈可以用有声音的玩具对宝宝进行听觉能力的训练,这样的玩具品种很多,如各种音乐盒、摇铃、拨浪鼓、各种形状的吹塑捏响玩具,以及能拉响的手风琴等。在宝宝醒着的时候,妈妈可在宝宝耳边轻轻摇动玩具,使其发出响声,引导宝宝转头寻找声源。

宝宝啼哭之后,妈妈可以模仿宝宝的哭声。这时宝宝会试着再发声,几次回声对答,宝宝就会喜欢上这种游戏似的对声,渐渐地,宝宝学会了叫而不是哭。这时妈妈可以把口张大一点,用"啊"来代替哭声诱导宝宝对答。

好孕叮咛

在进行听觉训练时,需要注意声音要柔和、动听,不要持续很长时间,否则宝宝会失去兴趣而不和爸爸妈妈配合。

训练宝宝的注视能力

随着宝宝年龄的增加,到了6~8周大时,妈妈就发现宝宝好像开始会看东西了!宝宝的视线似乎会跟着东西移动,这是因为宝宝此时的视觉能力已经发育到能够"固视"的阶段。这时,妈妈可以利用几种方法训练宝宝的视觉能力。

1 对视法

在宝宝醒着的时候,妈妈可以在宝宝耳边10厘米左右处,轻轻地呼唤宝宝,当他听到妈妈的声音后,慢慢移动头的位置来注视妈妈的脸时,妈妈要设法吸引宝宝的视线并促使其追随妈妈移动。

2 看红光

准备一个手电筒,外面包一块红布,在距离宝宝20厘米左右处给他看红光。妈妈要上下左右慢慢移动手电筒,速度以每秒移动3厘米左右为宜,大约每分钟摇动12次,每次距离为30~40厘米,让宝宝的目光追随红光,从而训练宝宝的目光固定及眼球的协调能力。这种训练每天1次,每次进行1分钟。

3 看图片

黑白格子图对新生宝宝最有刺激性,宝宝最喜欢的就是模拟妈妈脸的黑白挂图,也喜欢看条

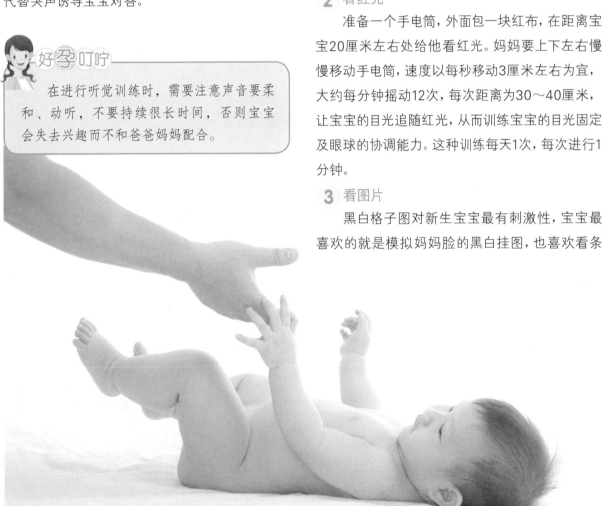

纹、波纹、棋盘等图形。挂图可放在床栏杆左右侧距宝宝眼睛20厘米处，每隔3～4天应换一幅图。妈妈可观察宝宝注视新画的时间，一般宝宝对新奇的东西注视的时间比较长，对熟悉的图画注视的时间比较短。

4 看玩具

在宝宝的房间悬挂一些能发出悦耳声音的彩色旋转玩具，让宝宝看和听。悬挂的玩具品种可多样化，还应经常更换玩具的位置，悬挂高度以30厘米左右为宜。当宝宝醒来时，妈妈可将宝宝竖着抱起，让宝宝看着悬挂的玩具，同时告诉宝宝这些玩具都叫什么。当宝宝看到这些玩具，听到妈妈的声音时，就会很高兴。

好孕叮咛

对于新生宝宝，妈妈应给宝宝玩一些色彩鲜艳夺目的玩具，以吸引宝宝的注意力，引发宝宝伸手去触摸这些玩具，促进宝宝肌肉的伸展。可以考虑购买能挂在床边的、带音乐的娃娃或小动物造型的玩具。要注意，玩具要经常换位置。

进行简单的动作能力训练

抬头、侧翻训练能提高宝宝的身体协调性及主动性。妈妈可根据宝宝的发育规律进行训练。

● 1.训练抬头

俯卧抬头：使宝宝俯卧，两臂屈肘于胸前，妈妈在宝宝头上侧引逗他抬头。开始训练每次30秒钟，以后可根据宝宝的训练情况逐渐延长至3分钟左右。

坐位竖头：将宝宝抱坐在妈妈一只前臂上，宝

宝的头背部贴在妈妈的前胸，妈妈一只手抱住宝宝的胸部，使宝宝面前呈现广阔的空间，注意到周围更多新奇的东西。这样，可激发宝宝的兴趣，使宝宝主动练习竖头。也可让宝宝的胸部贴在妈妈的胸前和肩部，使宝宝的头位于妈妈肩部以上，用另一只手托住宝宝的头、颈、背，以防止宝宝的头后仰。

● 2.训练侧翻

转侧练习：用宝宝感兴趣的发声玩具，在宝宝的头部左右侧逗引，使宝宝的头侧转注意玩具。每次训练2～3分钟，每日数次。可促进颈肌的灵活性和协调性，为侧翻身做准备。

侧翻练习：宝宝满月后，可开始训练侧翻身。让宝宝仰卧，先用一个发声玩具，吸引宝宝转头注视。然后，妈妈的一只手握住宝宝的一只手，另一只手将宝宝同侧腿搭在另一条腿上，辅助宝宝向外侧侧翻注视，左右轮流侧翻练习。每日2次，每次侧翻2～3次。

父母须知

妈妈要注意，所有练习都要引发宝宝的兴趣，不要强迫宝宝练习，更不能让宝宝感到不舒服，甚至训练过度伤害到宝宝。

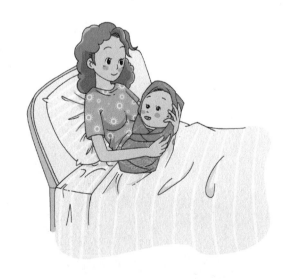

陈宝英孕产育儿全书

3～4个月的宝宝

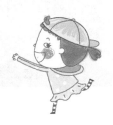

月月跟踪

 3个月的宝宝

体格标准		
项目	男宝宝	女宝宝
体重（千克）	正常范围：5.95～7.35	正常范围：5.62～6.62
身长（厘米）	正常范围：59.4～63.8	正常范围：57.9～61.9
头围（厘米）	正常范围：40.1～42.3	正常范围：38.2～40.6

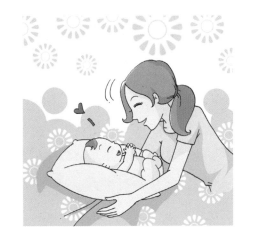

运动能力

把头抬得很高：当宝宝俯卧位时，不但会把头抬起，而且会抬得很高，可以离开床面成45°以上。

靠上身和上肢的力量翻身：往往是仅把头和上身翻过去，而臀部以下还是仰卧位的姿势。这时如果妈妈在宝宝的臀部稍稍给些推力，或移动宝宝的一侧大腿，宝宝会很容易把全身翻过去。

视觉能力

这时宝宝的眼睛更加协调，两只眼睛可以同时运动并聚焦。这么大的宝宝就已经认识奶瓶了，一看到妈妈拿着它就知道给自己吃饭或喝水，会非常安静地等待着。

听觉能力

随着月龄的增长，宝宝的听觉能力也在逐步提高。3个月时，宝宝的听力有了明显的发展，在听到声音后，头能转向声音发出的方向，并表现出极大的兴趣；当成人与他说话时，他会发出声音来表示应答。

🎀 4个月的宝宝

体格标准		
项目	男宝宝	女宝宝
体重（千克）	正常范围：6.54~8.32	正常范围：6.27~7.55
身长（厘米）	正常范围：62.7~67.0	正常范围：60.6~64.6
头围（厘米）	正常范围：41.2~43.2	正常范围：39.6~42.0

运动能力

4个月的宝宝做动作的姿势较以前熟练了，而且能够呈对称性。将宝宝抱在怀里时，他的头能稳稳地竖起来。俯卧时，能把头抬起和肩胛成90°。拿东西时，拇指较以前灵活多了。手的活动范围也扩大了，宝宝的两手能在胸前握在一起，经常把手放在眼前，这只手玩那只手，那只手玩这只手，或有滋有味地看自己的小手。

视觉能力

此时宝宝可能已经能够跟踪在他面前半周视野内运动的任何物体；同时眼睛的协调，也可以使他在跟踪靠近和远离他的物体时视野加深。视线灵活，能从一个物体转移到另外一个物体；头眼协调能力好，两眼随移动的物体从一侧到另一侧，移动180°，能追视物体，如小球从手中滑落掉在地上，他会用眼睛去寻找。

听觉能力

4个月的宝宝其听觉能力有了很大发展，已经能集中注意倾听音乐，并且对柔和动听的音乐声表现出愉快的情绪，而对强烈的声音表示出不快。听见妈妈说话的声音就高兴起来，并且开始发出一些声音，似乎是对妈妈的回答。叫他的名字已有应答的表示，能欣赏玩具中发出的声音。

饮食营养 同步指导

👶 妈妈会吃，奶水才会好

到这个月，妈妈的乳汁越来越旺盛，不用担心宝宝不够吃了。在饮食上妈妈无须特殊准备，只要饮食均衡，营养全面，汤汤水水的食物多进食一些，同时注意以下一些饮食的雷区就可以了。

1 避免饮用酒精类饮料

妈妈饮用酒精类饮料或者激素饮料，体内的异常成分会通过乳汁排出，宝宝吃了这样的母乳会导致不同程度的中毒。

2 哺乳期间妈妈不宜随便服药

一般来说，妈妈口服或者注射的任何药物都能通过乳汁进入宝宝体内，只是药物的浓度会降低很多。但宝宝身体小、自身免疫功能差，还是很容易受到影响的。所以，妈妈在哺乳期间用药一定要在咨询医生后，才能决定是否可以使用。

3 禁吃不新鲜或腌制的蔬菜

如果妈妈在哺乳期间吃了大量不新鲜的或腌制的蔬菜，食物中高浓度的亚硝酸盐会进入乳汁中，可使宝宝口唇青紫、头晕、心慌、恶心呕吐，一旦发现这类现象，应送医院治疗。

4 少吃味精

哺乳妈妈要注意少吃味精，特别是在宝宝满3个月以前，如果妈妈在摄入高蛋白饮食的同时，再食用过量的味精，就会有大量的谷氨酸钠通过乳汁进入宝宝体内，减少宝宝对"锌"的吸收。

育儿叮咛

妈妈食物中的任何成分，都能通过乳汁进入到宝宝体内，同怀孕的时候一样，妈妈还是为两个人吃饭，因此应尽量选择有营养的食物，不要随便吃对宝宝不利的食物。

患感冒的妈妈能给宝宝喂母乳吗

在哺乳期，妈妈由于抵抗力降低和产后照顾宝宝的忙碌、疲劳，很容易感冒生病。该不该给宝宝喂奶就成了哺乳妈妈此时的一个难题。

一般来说，妈妈感冒了是可以继续喂奶的。其实，上呼吸道感染是很常见的疾病，空气中有许多致病菌，当人体抵抗力下降时，就会生病。妈妈患感冒时，早已通过接触把病原体带给了宝宝，即便是停止哺乳也可能会使宝宝生病。相反，坚持哺乳，反而会使宝宝从母乳中获得相应的抗病抗体，增强宝宝的抵抗力。当然，妈妈感冒很重时，应尽量减少与宝宝面对面的接触，可以戴口罩，以防呼出的病原体直接进入宝宝的呼吸道。

如果感冒不重的话，最好不要吃药，注意保暖，屋内通风，可以多喝开水或服用板蓝根冲剂、感冒清热冲剂；流鼻涕可以用蒸汽来熏，效果很好；如果有细菌感染，可以口服青霉素V钾片；如果咳嗽有痰的话，可以吃点甘草合剂，不影响哺乳，在喂奶时最好戴口罩，也不要面对面对宝宝说话；妈妈高烧期间可暂停母乳喂养1~2天，停止喂养期间，应按时把乳房内的乳汁吸出再喂给宝宝。

父母须知

如果妈妈病情较重，需要服用其他药物，应严格按医生处方服药（跟医生说明自己正在哺乳期），以防某些药物进入母乳而影响宝宝。

患乳腺炎的妈妈可以哺乳吗

乳腺炎几乎是每位产后妈妈都会遇到的问题。假使妈妈的乳汁滞留相当严重，加上乳头有破裂，细菌侵入感染，便容易感染乳腺炎。

患有乳腺炎的乳房建议先暂停哺喂母乳，让宝宝先吸吮另一侧的健康乳房即可。医生开的抗生素药剂并不会影响母乳的成分或通过母乳影响宝宝的健康，但是因为乳头或乳晕上已有伤口，若再加上吸吮的刺激，可能会让妈妈感到很不舒服。加上妈妈可能也有宝宝若碰触到伤口，细菌可能会进入宝宝体内的顾虑，因此，建议妈妈患有乳腺炎的该侧乳房先暂停哺喂。

此外，患有乳腺炎的乳房更要将奶水排空，避免奶水继续囤积在乳房内。若妈妈实在无法自行处理，可以找原接生医生或家人帮忙将奶水挤出。这时妈妈应该放松心情，多休息，确定宝宝正确的吮吸，并寻求有经验的妈妈或医院护士，教导不同的喂奶姿势以确定乳房各部分的奶水都能被吸出，并尽量多喂胀痛的一侧。在宝宝吸奶时，可朝乳头的方向轻柔地按摩硬块帮助该处的乳汁被吸出。如果能调整姿势，让宝宝在吸吮时下巴可以触及硬块处，也有助硬块处的消散。

父母须知

治疗乳腺炎的方式以口服抗生素为主，平时的居家护理只需以消过毒的棉花棒蘸生理食盐水清洁乳头、乳晕、乳房即可。假使感染太严重，就应以外科手术治疗，切开乳房将化脓之处切开并清理干净。

宝宝怎样喝水更科学

水是人体必不可少的物质，对宝宝的新陈代谢尤其重要。喝水方式和种类是很有讲究的，所以，妈妈应该掌握好宝宝的饮水量、补水方法，以满足宝宝的生长需要。

1 选择适宜的水

白开水是宝宝最佳的选择。白开水是天然状态的水，含有对身体有益的钙、镁等元素。煮沸后冷却至20℃～25℃的白开水，具有特异的生物活性。它与人体内细胞液的特性十分接近，所以与体内细胞有良好的亲和性，比较容易穿透细胞膜，进入到细胞内，并能促进新陈代谢，增强免疫功能。

应给宝宝喝新鲜的白开水，因为暴露在空气中4小时以上的开水，生物活性将丧失70%以上。长期贮存以及反复倾倒的凉开水会被细菌污染，所以每次煮的水不要太多。不要将凉开水反复烧开，否则水中的重金属浓缩，不利于健康。

2 宝宝喝水的量

新生儿期的宝宝，如果妈妈的奶水充足，一天喂1～2次水就可以了。给宝宝喂水时，如果宝宝不愿意喝的话，妈妈也不要勉强，这说明宝宝体内的水分已够了。只要宝宝的小便正常，就可根据实际情况让宝宝少量多次饮水。如果宝宝出汗多，应给宝宝增加饮水的次数，而不是饮水量。一般3岁以内的宝宝，每次饮水量不应超过100毫升，3岁以上可增至150毫升。

3 宝宝喝水的时间

宝宝口渴了也不会说，所以，全靠妈妈平时的观察。如果发现宝宝不断用舌头舔嘴唇，或见到宝宝口唇发干，或应换尿布时没有尿等现象都提示宝宝需要喝水了。另外，一般在两次喂奶之间，在户外时间长了、洗澡后、睡醒后等都要给宝宝喝水。

饭前不能喝水。饭前喝水可使胃液稀释，消化液被冲淡不利于食物的消化，喝得胃部鼓鼓的，也影响食欲。所以，饭前1小时内，不宜给宝宝喝水。还有吃饭时、睡前都不要给宝宝喝水，否则会冲淡胃液影响宝宝的消化和睡眠。

好孕叮咛

夏天，宝宝最好饮用与室温相同的白开水，而冬天则饮用40℃左右的白开水最适宜。

宝宝厌奶怎么办

宝宝不会平白无故厌奶，妈妈不要因为担心宝宝不吃奶会影响生长发育就强行喂奶，这样只会令宝宝更加不喜欢吃奶。所谓对症下药才能治好病，妈妈应该找到宝宝厌奶的原因，才能找到对策。

宝宝厌奶的原因大体有以下几种：

1.妈妈乳房有异味

有的妈妈喜欢用肥皂或其他东西来清洁乳房，可清洁后乳房的皮肤会又干又硬，而且还带有一股味道，宝宝对这种味道很敏感，可能会因此拒绝吃奶。

处理对策：其实妈妈只需要用温水来清洁乳头和乳晕就可以了，这样宝宝吃起奶来软软滑滑的，很好吸吮。

2.突然转变喂养方式

对于很多吃惯了母乳的宝宝，突然给他吃奶粉，宝宝早已习惯了清淡的母乳，而配方奶却带着一股奶腥味，敏感的宝宝不能很快适应，因而不愿意吃。如果宝宝平时所喝的配方奶粉忽然被更换了，也容易引起宝宝拒奶的现象。

处理对策：当妈妈考虑替宝宝换奶粉时，须采取渐进式的添加方式，也就是每天添加半匙新奶粉，并逐渐增多，直到全部换过来为止。

3.拿奶瓶的角度不当或奶嘴不合适

有的妈妈拿奶瓶的角度不当，压到了宝宝的舌头，可能会使宝宝因喝不到奶，而拒绝吃奶。还有少数的宝宝厌奶是因为奶嘴的口径大小不合适，使他无法顺利地吸吮。

处理对策：给宝宝喂奶时，最好将奶瓶倾斜45°。如果宝宝无法顺利地吸吮，妈妈可以把奶瓶倒过来，如果奶嘴是标准口径，水就会呈水滴状陆续滴出，正好能满足宝宝的吸吮速度。

4.外界影响

有些宝宝，只要周围有声响，有人走动，就停止吸奶。显然，其他事物对他来说，比吃奶有趣多了。

处理对策：选择一个安静的环境给宝宝喂奶。

5.疾病

如果宝宝用嘴呼吸，吮奶时，刚吮一下就停止了，可能是有了鼻塞。因为宝宝鼻塞后，就得用嘴呼吸，妨碍吃奶。应为宝宝清除鼻内的异物，并认真观察宝宝的情况，如有异常，可以咨询医生，看是否要送医院。

如果宝宝吮吸时，突然啼哭，可能是宝宝口腔受到了感染，吮吸时由于触碰而感到疼痛。

如果宝宝精神不振、出现不同程度的厌吮现象，可能因为宝宝患了某种疾病，应咨询医生。

PART 2 育儿篇

好孕叮咛

妈妈可把宝宝不喜欢的牛奶做进辅食里，既避免浪费，又可以补充奶的摄入量。比如做成奶粉红薯粥，先将牛奶煮开，放入已经煮好的红薯块，等红薯化开后，加入调好的玉米面糊再煮一会儿就可以了。

应该给宝宝补铁了

这个时期应该有意识地给宝宝补铁了。因为宝宝从母体中得到的铁只能供宝宝出生后的4个月使用；4个月之后，宝宝体内的铁储备已消耗完，而母乳或牛奶中的铁又不能满足宝宝的需求，此时如果不添加含铁食物，宝宝就容易患缺铁性贫血。

但是，补铁切不可盲目乱补，要掌握合理的补铁方法才不会影响宝宝的健康，那么妈妈应该怎样合理给宝宝补铁呢？

1.及时合理添加辅食。宝宝长到4个月之后，对营养、能量的需要增加了，乳制品已不能满足其生长发育的需要，应合理添加辅食。4~6个月开始添加辅食是最适当的时机，强化了铁元素并添加了维生素C的婴儿米粉就是个不错的选择。6个月以上时，鱼泥、菜泥、米粉、豆腐、烂粥、蛋黄等含铁丰富的辅食可以逐渐增加。

2.注意铁的吸收率。食物中的铁分为两种：一种是吸收率高的血红素铁，存在于动物性食物中；另一种是非血红素铁，存在于植物性食物中，吸收

257

率低。为了补铁，应选择动物性辅食，如瘦肉、肝脏、鱼类中含的铁吸收率一般在10%～20%，而米面等食物中铁的吸收率只有1%～3%，不过大豆中铁含量高，吸收率也较高。

3.补充维生素C以促进铁的吸收。吃补铁食品时要注意同时补充含维生素C高的新鲜水果和蔬菜，如猕猴桃、柑橘、新鲜菜泥等，有促进铁的吸收作用。

4.强调食补，慎用药补。不可轻易用含铁剂的药物补铁，因为这种补铁方式不良反应（恶心、呕吐、厌食等）多。宝宝贫血多为营养性的，是容易通过饮食营养来预防和治疗的。轻度贫血可完全经饮食治愈，中度以上的贫血在用药物治疗的同时也要配合饮食治疗，才可取得满意的效果。重度贫血需要药物治疗时应在医生指导下进行。

父母须知

铁剂不宜放置过久。因为硫酸亚铁是二价铁，放置过久，贮存不当，二价铁可因氧化成三价铁而影响疗效。

适当地给宝宝补充微量元素

这个月体检时，很多宝宝都会被剃下一绺头发或采取指血去做微量元素检查。那么，到底怎样检测微量元素，又如何补充呢？

微量元素的检查

一般不提倡用宝宝的头发做检测，这是因为头发中微量元素的含量受头发清洁程度、发质、个体生长发育程度和环境污染等多种因素的影响，不能很好地反映宝宝的微量元素状况。与头发检测比较而言，血液检查是一种比较科学的方法。通过在宝宝手指上采取一滴血，可以检测出其中的

铜、锌、钙等微量元素的准确含量而且较为稳定。

判断宝宝是否患有微量元素缺乏症的关键，还是要看症状。一般而言，如果宝宝出现厌食、挑食、生长发育迟缓、反复感冒、口腔溃疡、贫血等症状时，都可能与某种微量元素的缺乏有关。一旦宝宝有微量元素缺乏症或营养不良，最好及时上医院，在医生的帮助下选择合适的治疗方式。

补充微量元素要有针对性

日常生活中，哺乳妈妈只要饮食搭配合理、不挑食、偏食，不吃过"精"食物，就可保证奶水中微量元素的充足。若宝宝检测出缺乏某种微量元素，应有针对地进行补充。

❶ 补充微量元素要缺什么补什么，不能多种元素一起补。

❷ 宝宝缺少某种元素时，妈妈通常也缺乏，这样就可以由妈妈担负主要的补充任务，然后通过母乳补给宝宝。

❸ 妈妈也不一定总和宝宝一致，当只是宝宝自己缺少某种元素时，待宝宝能吃的辅食更多时，可以把相关食物做成粥或煮浓汤喂给宝宝吃。食疗补充仍然不足的，可根据医生的建议酌量补充营养保健品或药品。

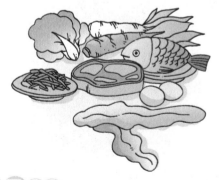

好孕叮咛

不要盲目补充微量元素。所有的微量元素在体内都有一定的含量和比例，盲目地给宝宝补充微量元素可能会造成不良后果。

富含微量元素的食物

人体只能从外界吸收所必需的微量元素进行生命活动，那么，哪些食物富含微量元素呢？

富含锌元素的食物：牡蛎、猪肝、鲜猪瘦肉、牛羊肉、鲫鱼、虾、蛋黄、葵花子、松子、小米、大米。

富含铁元素的食物：栗子、豌豆、绿豆、红小豆、猪肝、蛋黄、鸭肉、黑木耳、虾、鸡肝、芝麻酱。

富含钙元素的食物：牛奶、小米、豆类、鱼类。

富含铜元素的食物：豌豆、红小豆、大豆、鹅肉、鸭肉、猪肝、虾、猪肉。

富含锰元素的食物：韭菜、黄花菜、水芹、菜花、油菜。

富含硒元素的食物：动物的肝、肾、心，海产品，蘑菇、洋葱、大蒜，果仁类食品（花生、核桃、葵花子、栗子）。

富含镁元素的食物：绿豆、芝麻、蚕豆、豌豆。

富含碘元素的食物：鳝鱼、虾米、乌贼鱼、海带、紫菜、百叶、黄豆、红豆、绿豆、红枣、花生米、豆油、豆芽、豆腐干、鸭蛋。

富含钒元素的食物：大豆、沙丁鱼、芝麻、牛奶、鸡蛋、菠菜、贝类。

父母须知

虽然以上食物能给宝宝补充微量元素，但要注意，过犹不及，适可而止。宝宝的饮食讲究营养均衡，利于消化。以上食物只要保证每天有适当的摄入即可，不用大量补充。

应何时给宝宝添加辅食

目前，国内外专家一致认为，4～6个月的宝宝是添加辅食的最适宜时机，这时无论是从心理还是生理上，都已大致具备添加辅食的条件，理由是：

1.消化道功能和体内的神经调节能力随着生长发育逐渐完善，溢奶或吐奶现象越来越少。

2.胃肠道消化酶逐渐增加，牙齿逐渐萌出，宝宝逐渐具有接受半固体及固体食物的能力。

3.在4个月后，大多数宝宝都能将食物含在嘴里，并协调地将口腔前部的食物转送到口腔后部，然后再吞咽下去。

4.宝宝已经能控制自己的头颈部，靠着东西或在大人怀抱里坐直身体，张嘴表示要吃东西，接受大人用小匙喂的流质或半固体食物。

5.宝宝在吃饱后，能够通过转动头部、闭嘴、推开食物以表示自己"不要"。

6.当宝宝看到别人吃东西时，一般会表示出想吃的样子。

 育儿叮咛

辅食添加时间安排

1.4个月后先从晚餐开始，先加辅食后喂奶，按上述原则进行，根据宝宝的情况，一般1个月后，晚餐可完全用辅食代替。

2.6～7个月，晚餐逐渐由辅食代替的同时，从中餐开始，逐渐添加辅食，到9个月，中餐、晚餐均可由普通食物代替母奶和牛奶，早餐也可增加辅食，宝宝可由5次喂奶改为3次喂奶，早晨5～6点一次，晚上9～10点一次，中午1～2点一次即可。

3.1周岁可基本过渡到以粮食、豆类、肉蛋、蔬菜水果为主的混合饮食。

🎀 给宝宝添加辅食的原则

给宝宝添加辅食，一定要遵守"循序渐进"的原则，从一种到多种、从少到多、从稀到稠、从细到粗，慢慢地添加。

第一个原则，从一种到多种：一种食物至少要先给宝宝试吃3～5天，同时注意观察宝宝有没有什么过敏的症状。如果没问题，再给宝宝加第二种食物。

第二个原则，从少到多：一般情况下，第一次只给1小勺（10毫升左右），第二天给2小勺，第3天给3小勺（30毫升左右）。宝宝一次吃完30毫升的食物没有异常的表现，再逐渐加量。

第三个原则，从稀到稠：从汤水类食物到泥糊状食物，从流质到半流质食物，最后过渡到固体性的食物。

第四个原则，从细到粗：细指没有颗粒感的细腻食物，如米糊、菜水等；粗指有固定形状和体积的食物，如成形的面条、包子、饺子、碎菜等。

👶 辅食添加过早或过晚的危害

过晚

辅食添加过晚的风险在于：婴儿不能及时补充到足够的营养。比如，母乳中铁的含量是很少的，如果超过6个月不添加辅食，宝宝就可能患缺铁性贫血。一般国际上认为，添加辅食最晚不能超过8个月。另外，半岁左右婴儿进入味觉敏感期，及早添加辅食能让宝宝接触多种质地或味道的食物，对日后避免偏食挑食有帮助。

过早

辅食添加过早易引起宝宝过敏、腹泻等问题。有调查显示，一些农村地区的婴儿在4个月或不到

4个月就开始吃米糊，所以腹泻发生非常普遍，还有一些宝宝出现了消化道感染。

另外，辅食添加如果过早会使母乳吸收量相对减少，而母乳的营养是最好的，过早替代的结果是得不偿失的。

好孕叮咛

如遇到宝宝不适应马上停加辅食；如果宝宝生病或天太热，应推迟添加辅食的时间；病情较重时原已添加的食品应适当减少，待病愈后再恢复正常。

🌸 辅食的营养标准

在给宝宝添加辅食的同时要注意辅食的营养，以保证宝宝的饮食营养均衡。宝宝辅食的营养必须达到以下标准：

1.必须含有维生素和矿物质群，特别是保护正常身体功能所需的维生素类及铁和钙等。这类辅助食材主要包括蔬菜、水果、菇类等。

2.必须含有碳水化合物群，这是为身体提供热量的主要来源。这类辅助食材主要包括米、白面类等淀粉类及芋类食物。

3.必须含有蛋白质群，特别是要含有身体成长所需的氨基酸。这类辅助食材主要包括肉、鱼、蛋、乳制品、大豆制品等。

父母须知

宝宝食用菜肴不宜放味精，尤其是对偏食、厌食、胃口不好的宝宝更应注意。在平时的膳食中，应给宝宝多吃含锌的食品，如鱼、瘦肉、猪肝、猪心及豆制品。

宝宝辅食制作与添加常用工具

◉ 制作工具

擦碎器

擦碎器是做丝、泥类食物必备的用具，有两种：一种可擦成颗粒状，一种可擦成丝状。每次使用后都要清洗干净并晾干，食物细碎的残渣很容易藏在细缝里，要特别注意。

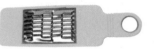

蒸锅

蒸熟或蒸软食物用，是辅食常用的烹饪手法。常用蒸锅就可以了，也可以使用小号蒸锅，省时节能。

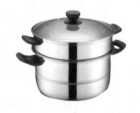

过滤器

一般的过滤网或纱布（细棉布或医用纱布）即可，每次使用之前都要用开水浸泡一下，用完洗净晾干。

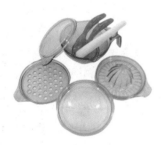

小汤锅

烫熟食物或煮汤用，也可用普通汤锅，但小汤锅省时节能。汤锅要带盖儿的。

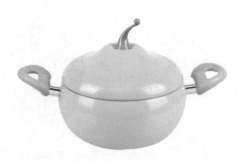

铁汤匙

可以刮下质地较软的水果，如木瓜、哈密瓜、苹果等，也可在制作肝泥时使用。

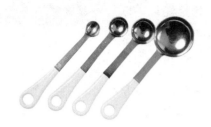

磨泥器

将食物磨成泥，是辅食添加前期的必备工具，在使用前需将磨碎棒和器皿用开水浸泡一下。

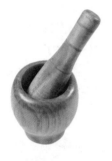

榨汁机

可选购有特细过滤网、可分离部件清洗的。因为榨汁机是辅食前期的常用工具，如果清洗不干净，特别容易滋生细菌，所以在清洁方面要格外用心，最好在使用前后都进行清洗。

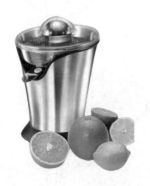

⦿ 进食用具

婴儿餐椅

可以培养宝宝良好的进餐习惯，会走路以后吃饭也不用追着喂了。

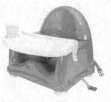

匙

需选用软头的婴儿专用匙，在宝宝独立使用的时候，不会伤到他自己。

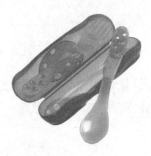

围嘴（罩衣）

半岁以前只需防止宝宝弄脏自己胸前的衣服，半岁以后，随着宝宝活动的范围大大增加，就需准备带袖罩衣了。

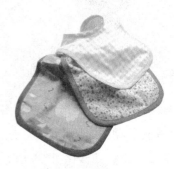

餐具

要选用底部带有吸盘的，能够固定在餐桌上，以免在进食时被宝宝当玩具给扔了。

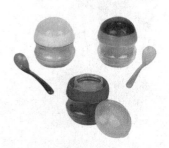

口水巾

进食时随时需要擦拭宝宝的脸和手。

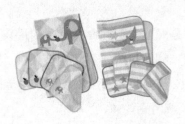

⦿ 保鲜用品

如果时间充裕，还是建议妈妈只做一顿的量，现做现吃最健康。

保鲜盒

做多了的辅食可以存在保鲜盒里冷藏起来，以备下一次食用。

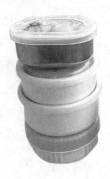

储存盒

宝宝外出玩耍时，带着的小点心或切成丁的水果可以放到储存盒里。如果带的是水果，还要带几只牙签，最好用保鲜膜包起来。

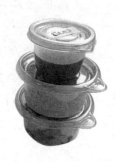

专用冷藏袋

最好是能封口的专用冷藏袋，做好的辅食分成小份，用保鲜膜包起来后放入袋中。

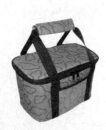

陈宝英孕产育儿全书

营养米粉怎样选

按常规，米粉是按照宝宝的月份来分阶段的：第1阶段是针对4～6个月婴儿的米粉，此阶段的米粉中添加和强化的是蔬菜和水果（有的也会添加一些蛋黄），而不是荤的食物，这样有利于宝宝的消化；第二阶段是针对6个月以后婴儿的米粉，常常会添加一些鱼肉、肝泥、牛肉、猪肉等，营养更加丰富。妈妈选择米粉时可以按照宝宝的月份来选择。当然，除了注意月份，妈妈还可以根据自己宝宝的需要，挑选不同配方的米粉，如交替喂养胡萝卜配方和蛋黄配方的米粉等，以让宝宝吃得均衡、全面一些。

挤母乳的三种方法

什么时候需要挤奶呢？当乳房太胀影响宝宝吸吮时，为了帮助宝宝吸吮，一定要挤掉一些奶。或是妈妈需要上班，不能按时给宝宝喂奶时，也需要挤出一些奶，以备白天不在时有足够的奶可留给宝宝。那么，应该采取什么样的方法挤奶呢？

手工挤奶法：应由妈妈自己做，因为别人挤可能引起疼痛，反而抑制了喷乳反射，如果用力过猛还会造成乳房损伤。

❶ 妈妈找一个舒适的位置坐下，把盛奶的容器放在靠近乳房的地方。

❷ 挤奶时，妈妈把拇指放在乳头、乳晕的上方，食指放在乳头、乳晕的下方，其他手指托住乳房。

❸ 拇指、食指向胸壁方向挤压，挤压时手指一定要固定，不能在皮肤上滑来滑去。最初挤几下可能奶不下来，多重复几次奶就会下来的。

另外，每次挤奶的时间以20分钟为宜，双侧乳房轮流进行。一侧乳房先挤5分钟，再挤另一侧乳房，这样交替挤下的奶会多一些。如果奶水不是太多，挤奶时间应适当延长一些。

热瓶挤奶法：对于一些乳房肿胀疼痛严重的妈妈来讲，由于乳头紧绷，用手挤奶很困难，可用热瓶挤奶法。

❶ 取一个容量为1升的大口瓶（注意瓶口的直径不应小于2厘米），用开水将瓶装满，数分钟后倒掉开水。

❷ 用毛巾包住并拿起瓶子，将瓶口在冷水中冷却一下。将瓶口套在乳头上，不要漏气。一会儿工夫，瓶内形成负压，乳头被吸进瓶内，慢慢地将奶吸进瓶中。

❸ 待乳汁停止流出时，轻轻压迫瓶口周围的皮肤，瓶子就可被取下了。

吸奶器挤奶法：妈妈若感到奶胀且疼得厉害时，可使用手动或电动吸奶器来辅助挤奶。

吸奶器可在商店购买。挤压一下吸奶器后半部的橡皮球，使吸奶器呈负压，将吸奶器的广口罩在乳头周围的皮肤上，不让其漏气，放松橡皮球，乳汁慢慢地流入吸奶器容器内。待没有压力时，再重复挤压橡皮球。当吸奶器容器中的奶较多时，应将奶倒入准备好的容器内。用吸奶器挤奶，在每次使用前要对吸奶器进行消毒。

父母须知

不少妈妈在上班前先挤好乳汁并储存，通常在早、晚各挤一次，还有些妈妈在喂奶后，会再挤出30～60毫升的乳汁进行储备。其实，挤奶的次数要看妈妈离开宝宝多久而决定，通常最好不要超过3个小时再挤奶，以免有胀奶的痛苦或溢奶现象。

日常护理 重点关注

为宝宝准备保健和卫生用品

宝宝的抵抗力弱，故除了确保居家环境的清洁卫生，还应时刻留意宝宝的个人卫生，包括定时帮宝宝清洁耳道、剪指甲。除了应使用宝宝专用棉花棒、指甲剪外，还应备有耳温枪、喂药器、吸涕器等用品，在宝宝生病时使用。

宝宝常用的保健用品

❶ 量体温用品

建议给宝宝使用电子式耳温枪或肛温计。使用肛温计需在测量部位加入少许凡士林，再插入宝宝肛门1～2厘米，等候至少1分钟。使用耳温枪则必须确保对准宝宝的耳道，并定期请厂商矫正温度。

❷ 喂药工具

滴管、喂药杯、喂药器等，方便妈妈将药水直接倒入宝宝口中。不建议将药水加入牛奶或奶瓶，以免牛奶喝不完而影响服用剂量。

❸ 其他

吸涕器、退热贴片、冷热敷袋等。建议在医生指导下使用。

宝宝专用的卫生用品

❶ 棉花棒

清洁宝宝的耳朵、鼻屎、眼睛以及脐带护理时，都需要使用棉花棒。建议选用宝宝专用的棉花棒，注意棉花棒的轴颈，以细轴且棉絮扎实不松散的为好。

❷ 指甲剪

宝宝专用的指甲剪，用特殊造型设计，方便妈妈给宝宝剪指甲，而不必担心弄伤宝宝细嫩的手指。

❸ 洗澡用品

澡盆、浴温计、大浴巾、小毛巾、纱布澡巾、纱布手帕等。

> **父母须知**
>
> 妈妈给宝宝清洁眼睛时，可将棉花棒尖端沿着宝宝的下眼线，由内而外画一条弧线，避免来回重复擦拭；清洁耳朵时，可利用棉花棒或纱布轻轻擦拭宝宝的外耳道即可。如果担心伤到宝宝的内耳道，可以请医生协助清理。

如何清理宝宝的鼻腔

宝宝从出生开始，鼻腔里就经常有大量的黏性鼻垢，刚开始鼻垢是呈白色黏状的，随着宝宝日渐长大，与外界的接触也多了，鼻垢有时颜色加深，而且干干的。有时候因为鼻垢太大而堵住鼻腔，会对宝宝的呼吸造成很大的影响，那么如何让小鼻腔里的脏东西排出呢？

1.准备吸鼻器（婴幼儿用品专卖店有售）、小毛巾、小脸盆、细棉棍等用具。

2.往小脸盆里倒好温水，把小毛巾浸湿、拧干，放在鼻腔局部热湿敷。也可用细棉棍蘸少许温水（甩掉水滴，以防宝宝吸入），轻轻湿润鼻腔外1/3处，注意不要太深，避免引起宝宝不适。

3.使用吸鼻器时，妈妈先用手捏住吸鼻器的皮球将软囊内的空气排出，并捏住不松手。一只手轻轻固定宝宝的头部，另一只手将吸鼻器轻轻放入宝宝鼻腔里。

4.松开软囊将脏东西吸出，反复几次直到吸净为止。

如果家里没有准备吸鼻器，妈妈可在宝宝鼻孔内滴入少量凉开水，待污垢软化后再用手轻轻捏一捏宝宝的鼻孔外面，鼻屎就有可能会脱落，或诱发宝宝打喷嚏将其清除。

育儿叮咛 ●●●●●●●●●●
使用棉棍和吸鼻器时，要轻轻固定好宝宝的头部，避免突然摆动；吸鼻器使用后，其头部可与软囊分开，用温水和柔和的清洁剂清洗，再用清水洗干净，晾干备用。

一个指头剪，剪好一个换一个。最好不要同时抓住一排指甲剪，以免宝宝突然挥动手而误伤其他手指。

修剪顺序应该是，先剪中间再修两头。因为这样比较容易掌握修剪的长度，避免把边角剪得过深。剪完后，仔细检查一下是否圆滑。

对于一些藏在指甲里的污垢，最好在修剪后用清洗的方式来清理，不宜使用坚硬物来挑除。

如果在剪指甲时不小心伤到了宝宝，要立即用消毒纱布或棉球止血，然后涂上消炎药膏。

父母须知
最好在宝宝熟睡时修剪指甲，此时的宝宝对外界敏感度大大降低，可以放心进行；还可以在宝宝吃奶时修剪，此时的宝宝注意力会全部集中在吃奶上。需要注意的是，剪时要轻柔，尽量不要在宝宝情绪不好时强行剪指甲，否则会使他对剪指甲产生反感或抵触情绪。

妈妈怎样给宝宝剪指甲

很多宝宝都不喜欢剪指甲，剪指甲时往往很不配合，让妈妈无从下手。妈妈应该掌握剪指甲的技巧，给宝宝勤剪指甲，最好使用宝宝专用的指甲钳，以免无意中伤到宝宝。

剪指甲的姿势有两种。一种是让宝宝平躺在床上，妈妈支靠在床边，握住宝宝靠近妈妈这边的小手，最好是同方向、同角度，这样不容易剪得过深而伤到宝宝；另一种是妈妈坐着，把宝宝抱在身上，使宝宝背对着妈妈，然后也是同方向地握住宝宝的一只小手。

握着宝宝的手时，分开宝宝的五指，捏住其中

给宝宝按摩的注意事项

按摩不仅是妈妈与宝宝情感沟通的桥梁，还有利于宝宝的健康。不过，在给宝宝按摩时，妈妈要注意一些问题，以免适得其反。

1.切忌在宝宝刚吃完奶时就给他按摩，最好在两次喂奶之间。

2.妈妈在给宝宝按摩前要先剪去指甲。

3.最舒服的按摩环境是在室温25℃左右的时候，最好在晚上宝宝洗澡后，又安静又放松的时刻，给宝宝身上垫上软软的垫子。

4.刚开始给宝宝按摩时，妈妈都习惯用指腹按摩，其实最好的按摩部位是整个手掌。大部分宝

宝都喜欢被抚摸，但是不喜欢力道太大的按摩。所以在给宝宝做按摩时要仔细观察，通过宝宝的反应来选择合适的力道和手法。

5.在给宝宝按摩前妈妈应先洗净、温暖双手，倒一些婴儿润肤油在掌心，注意不要将油直接倒在宝宝皮肤上。妈妈双手涂上足够的润肤油，轻轻在宝宝肌肤上滑动，开始时轻轻按摩，然后逐渐增加压力，让宝宝慢慢适应按摩。

6.对小宝宝，每次按摩15分钟即可，稍大一点的宝宝，需20分钟左右。一般每天进行一次。一旦宝宝开始出现疲倦、不配合的时候，就应立即停止。

7.宝宝有发疹性疾病、皮肤瘢痕以及溃烂创伤时，应该禁止在患处按摩。

好孕叮咛

等到宝宝开始爬行了，有了更多的活动，就不再需要过多的抚触了。

给宝宝按摩的具体方法

● 第一步：从脚开始

握住宝宝的小脚，妈妈的大拇指便可以自如地在宝宝脚底来回揉搓，用轻柔的力道。按摩几分钟。随后可以顺着宝宝的小脚丫向腿部挺进：握住宝宝的小腿和大腿，让膝盖来回伸展几次，再用手掌在大腿和小脚丫之间抚摸。

● 第二步：按摩宝宝的上肢

手和胳膊的按摩和腿部按摩的方法相似：先握住宝宝的小手，用大拇指按摩掌心，其他指头按摩手背；然后分别握住宝宝的上臂和前臂，按摩几

个来回；再在肩膀和指尖之间轻柔地按摩。这种按摩会促进宝宝的血液循环，如果一边按摩一边和宝宝说话，更能增加母子间的亲密感。

● 第三步：抚摸宝宝的脸

妈妈用柔软的食指和中指（注意不要留指甲），由中心向两侧抚摸宝宝的前额。然后顺着鼻梁向鼻尖滑行，从鼻尖滑向鼻子的两侧。多数宝宝会喜欢这种抚摸手法，他们以为是在做游戏，但是如果宝宝不喜欢这种抚摸可先停止做这个动作，隔天不妨再试一试。

● 第四步：摸摸宝宝的小肚子

从宝宝的肩膀开始，由上至下按摩宝宝的胸部和肚子，然后用手掌以画圆圈的方式按摩。这种按摩方法可以促进宝宝呼吸系统的发育，增大肺活量。随后让手掌以宝宝的肚脐为圆心按摩至少40次，对于常常肚子疼或是便秘的宝宝，这种按摩非常有效。

● 第五步：按摩宝宝的侧身

当宝宝转身的时候，不要错过按摩体侧的好时机：妈妈可以用虎口按着宝宝的侧面，从肩胛部开始，经胯骨再按摩至锁骨。

● 第六步：按摩宝宝的背部

宝宝趴在床上时，如果轻轻抚摸宝宝，宝宝会觉得非常舒服。给宝宝按摩背部的话，记得让宝宝抬起头来。宝宝保持这个姿势的时候，也可以轻轻地按摩宝宝的后脑勺，宝宝会用劲对抗这种压力，这样也可以锻炼宝宝的颈部肌肉。另外，用双手顺着宝宝的肩膀一直按摩到屁股，会使宝宝特别放松。

● 第七步：给宝宝做个全身按摩

全身按摩就是给宝宝热身。妈妈坐在地板上，伸直双腿，为了安全起见可在腿上铺一块毛巾，让宝宝脸朝上躺在妈妈的腿上，头朝妈妈双脚的方向。在胸前打开再合拢宝宝的胳膊，这样做能使宝

宝放松背部，并使肺部得到更好的呼吸。然后上下移动宝宝的双腿，摸拟走路的样子，这个动作能使宝宝大脑得到刺激。

—— 父母须知 ——

可用食用油做按摩油，如超市出售的橄榄油、葵花子油等食用油。

让宝宝睡个舒服觉的方法

睡眠的好坏不仅会影响宝宝的健康和智力发育，也牵动着妈妈和全家的精力和情绪。要让宝宝睡个舒服觉就要注意以下几点事项：

1.安静、较暗的睡眠环境。任何人工光源都会产生一种微妙的光压力。这种光压力的长期存在，会使宝宝表现得躁动不安、情绪不宁，以致难于成眠。长期让宝宝在灯光下睡觉，会使他们的睡眠时间缩短，睡眠深度变浅且易于惊醒。此外，宝宝长期在灯光下睡眠，光线对眼睛的刺激会持续不断，眼睛和睫状肌便不能得到充分的休息。这对于婴幼儿来说，极易造成视网膜的损害，影响其视力的正常发育。

2.注意保暖。宝宝体温调节功能差，身体容易受凉，特别是腹部一旦受凉，会影响肠蠕动，导致腹泻发生。为防止这种情况出现，即使炎夏也不要让宝宝裸睡，胸腹部最好盖一层薄薄的衣被，或戴上小肚兜，保持温度。

3.训练规律的作息。新生宝宝作息不规律，可以适当训练他的作息，加强生理节奏周期的培养。白天睡眠时间不宜过多；晚上睡前1～2小时避免逗笑或做一些让宝宝兴奋的事情。

4.避免宝宝含着乳头入睡。由于睡眠周期决定了婴儿夜间会醒，学会自己入睡的宝宝夜间醒来

会自然又入睡，进入下一个睡眠周期。如睡前养成要哄或含奶头的习惯，夜间醒来也会要求同样的条件，达不到时就会哭闹；因此，让婴儿学会自己入睡，不要养成抱着或含着奶头入睡的习惯。

好孕叮咛

有些妈妈习惯将宝宝抱在怀中或放入摇篮里摇晃宝宝来使宝宝入睡。没错，适当地轻微摇晃可以促进宝宝安眠，但摇晃动作过猛的话就危险了。

宝宝应该采取什么样的睡姿

宝宝的头型与枕头无关，与宝宝的睡姿有关。刚出生的宝宝，头颅骨尚未完全骨化，各个骨片之间仍有成长空隙，直到15个月左右时囟门闭合前，宝宝头部都有相当的可塑性。

所以妈妈要注意，千万不要让宝宝只习惯某一种睡姿。这样，宝宝头部某一方位的骨片由于长期承受整个头部重量的压力，其生长的形状必然会受影响，容易把头型睡偏。妈妈应该每2～3个小时给宝宝更换一次睡眠姿势，最好平侧卧交替，保证宝宝头部正常发育，睡出漂亮的头型。

在西方国家，小儿科医师都会告诉妈妈，不要让宝宝趴睡。因为趴睡导致宝宝猝死的概率比较高。虽然睡姿本身并不是宝宝猝死症的必要条件，但还是有某种程度的关联。因为这个时期的宝宝还不能抬头、转头、翻身，尚无保护自己的能力，因此，俯卧睡觉容易发生意外窒息。另外，俯卧睡觉会压迫内脏，不利于宝宝的生长发育。

侧睡

如果妈妈很在乎宝宝的头型好不好看，建议妈妈可以试着让宝宝侧睡。一般来说，宝宝自己很难会侧着睡，可以在宝宝背部放一个枕头，帮助撑住他的背部，来维持侧睡的姿势。当宝宝侧睡的时候，应该把宝宝的手放在前面。这样的话，即使翻身，也是翻成仰睡的姿势，而不会变成趴睡。

 仰睡

最好让宝宝采取仰卧睡觉的姿势，因为这种睡觉姿势可使全身肌肉放松，对宝宝的内脏，如心脏、胃肠道和膀胱的压迫最少。

从小就习惯仰睡的宝宝，头型通常会比较扁。很多妈妈担心宝宝会睡成"大扁头"，所以急于改变宝宝的睡姿习惯。医生建议，如果想要改变宝宝的头型，可以从侧睡开始慢慢改变宝宝的睡姿习

父母须知

满月后，宝宝就有足够的力量移动头部，通常在其进入睡眠状态后1个小时左右，头往往会离开枕头。所以，妈妈必须经常关注和看护好睡眠中的宝宝，避免出现枕头滑开，遮住宝宝口鼻，而令宝宝发生意外的情况。

式：宝宝在睡眠比较浅的时候不要动他，他会不接受，会哭闹不安，转到他喜欢的位置接着睡。在宝宝睡着15～20分钟，比较沉的时候，帮助他改变一下体位，是循序渐进的改变，开始少一点，然后再多一点。改变以后，帮宝宝用舒适的枕头、被子倚一下，保持这种体位。刚睡着，不要动他，动他也不会接受，宝宝逐渐变成转动的睡就可以了，两侧卧位，加平卧位，都是可以的。如果这样转着睡的话，宝宝的头逐渐就会圆起来。

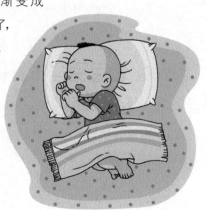

育儿叮咛

在宝宝头形形成之时，妈妈要经常调换宝宝的睡眠姿势有利于宝宝睡出优美的头型，应该每2～3个小时给宝宝更换一次睡眠姿势。一般认为，侧卧是宝宝最好的"睡姿"选择，但是一定不能忘记，侧卧时，还应采取左侧卧和右侧卧交替的方法。

怎样矫正宝宝的睡姿

很多宝宝由于妈妈早期没有注意到，睡觉时经常处于一个体位睡眠的话，头就会睡偏。另外，宝宝体位跟他孕期时在妈妈子宫内位置的姿势也有关系，应该纠正一下。以下纠正方法可供妈妈参考：

6个月以内的宝宝睡眠姿势改变，对于偏头会有很好的纠正作用，逐渐头就会圆起来。纠正方

给宝宝选择合适的枕头

宝宝长到3个月后开始学习抬头，脊柱就不再是直的了，脊柱颈段开始出现生理弯曲，同时随着躯体的发育，肩部也逐渐增宽。为了维持睡眠时的生理弯曲，保持身体舒适，就需要给宝宝用枕头了。

枕头的软硬度：宝宝的枕头软硬度要合适。过硬易造成扁头、偏脸等畸形，还会把枕部的一圈

头发磨掉而出现枕秃；过松而大的枕头，会使月龄较小的宝宝出现窒息的危险。

枕芯的选择：枕芯的质地应柔软、轻便、透气、吸湿性好，可选择灯芯草、荞麦皮、蒲绒等材料填充，也可用茶叶、绿豆皮、晚蚕沙、竹茹、菊花、决明子等填充，塑料泡沫枕芯透气性差，最好不用。

枕头的高度：宝宝的枕头过高或过低，都会影响呼吸通畅和颈部的血液循环，导致睡眠质量不佳。宝宝在3～4个月时可枕1厘米高的枕头，以后可根据宝宝发育的程度，逐渐调整枕头的高度。

枕头的大小和形状：枕头的宽度与宝宝头长相等，与头部接触的位置应尽量做成与头颅后部相似的形状。

枕套的选择：枕套最好用柔软的白色或浅色棉布制作，易吸湿透气。一般推荐使用纯苎麻，它在凉爽止汗、透气散热、吸湿排湿等方面效果最好。

父母须知

枕芯一般不易清洗，所以要定期晾晒，最好每周晒一次。而且要经常活动枕芯内的填充物，保持其松软、均匀。最好每年更换一次枕芯。

给宝宝选择合适的睡袋

很多妈妈担心宝宝睡觉时蹬被子，容易受凉，常常把宝宝包得很紧，这样做不利于宝宝的发育。其实，给宝宝用婴儿睡袋就可以很轻松地解决这个问题。

睡袋的款式非常多，只要根据宝宝的睡觉习惯，选择适合宝宝的睡袋就好。比如宝宝睡觉不老实，两只手喜欢露在外面，并做出"投降"的姿势，妈妈就可以选择背心式睡袋。怕宝宝着凉也可以选择带袖的，晚上可以不脱下来，很方便。

睡袋的薄厚：现在市场上宝宝的睡袋有适合春季和秋季用的，也有适合冬季用的。选择睡袋的时候，爸爸妈妈一定要考虑居所所在地的气候因素，还要考虑自己的宝宝属于什么类型的体质，然后再决定所买睡袋的薄厚。

睡袋的花色：考虑到现在的布料印染中的不安全因素，建议妈妈尽量选择白色或浅色的单色内衬睡袋。

睡袋的数量：多数宝宝晚上都是穿着纸尿裤入睡的，尿床的机会很少，所以有两条睡袋交替使用就可以了。建议妈妈选择抱被式和背心式睡袋，两者搭配使用。

育儿叮咛

妈妈在选择睡袋的时候除了看睡袋的标识外，最好用手摸摸，感受一下睡袋的质地、厚薄和柔软度。特别要注意一些细小部位的设计，比如拉链的两头是否有保护装置，要确保不会划伤宝宝的肌肤；睡袋上的扣子及装饰物是否牢固，睡袋内层是否有线头等。

宝宝晚上睡不好，爱哭怎么办

有些宝宝在白天呼呼大睡，到了晚上就特别有精神，很晚才能入睡，还不时地哭闹。这不但影响妈妈及家人的睡眠，也会影响宝宝的食欲和精神状况，甚至还会影响到宝宝的生长发育和心理发育。妈妈应该及时纠正宝宝的这种不良睡眠习惯。

1.了解宝宝的睡眠规律

要了解宝宝的睡眠规律，但不要过多地打搅他。当宝宝在睡眠周期之间醒来时，不要立刻抱起、哄、拍或玩耍，这样很容易形成宝宝每夜必醒的习惯。只要不是喂奶时间，可轻拍宝宝或轻唱催眠曲，不要开灯，让夜醒的宝宝尽快入睡。5~6个月的宝宝夜间可不用再喂奶了，妈妈不要看到宝宝一醒就喂奶，这样很容易养成宝宝夜间多次醒来和含着奶头睡觉的不良习惯。

2.减少宝宝白天睡眠的时间

减少宝宝白天睡眠的时间，减少白天的哺乳量，一次不让宝宝吃得过饱。妈妈给宝宝喂完奶要多逗宝宝玩，待宝宝玩累了再睡。宝宝白天睡觉时间不宜过长，以1~2个小时为好，超过2小时，就应叫醒宝宝，喂奶、玩耍。

3.夜里为宝宝营造良好的睡眠环境

◆夜幕降临，先给宝宝洗一个温水澡，再为宝宝进行按摩，能帮助宝宝安静下来。

◆睡前让宝宝喝一些奶，有助于宝宝心满意足地入睡，但要注意千万不能让宝宝含着奶头入睡。

◆睡前将宝宝用被单裹紧，会使宝宝有安全的感觉，利于宝宝入睡。

◆妈妈可以轻轻地抚摸宝宝的头部，从头顶向前额方向，同时可小声哼唱催眠曲。

父母须知

如果宝宝夜哭，先要找出原因，才能针对情况来解决问题。切勿每当宝宝哭就以为是肚子饿了，就用吃奶的办法来解决。这样极易造成消化不良，会使宝宝哭闹得更厉害。

夏天宝宝生痱子应怎么预防和护理

当外界气温增高、湿度大时，汗液不能及时蒸发，导致汗腺口堵塞发炎而引起宝宝生痱子。特别是肥胖或穿着过厚的宝宝，室内通风不良或夏季炎热的情况下就更容易生痱子了。宝宝生痱子常见于面、颈、背、胸及皮肤皱褶处，并可见成批出现的红色丘疹、疱疹，有瘙痒感。

预防措施：

❶ 最有效、最安全的处理方法就是勤洗澡，不让汗液粘在宝宝皮肤上。汗液是使宝宝出痱子的最主要原因，让宝宝少出汗，出汗后及时洗去汗液是防止宝宝出痱子的最有效方法。

❷ 少穿、少盖，睡凉席、睡凉枕，宝宝居住环境通风是预防宝宝出痱子的方法。

❸ 防痱子时，痱子水优于痱子膏，痱子膏优于痱子粉。

❹ 给宝宝洗澡时，在水中滴一滴防痱滴露可有效预防宝宝出痱子。

❺ 给宝宝穿宽松、透气、丝薄的衣服。

❻ 潮湿、闷热的天气宝宝爱生痱子，如果宝宝居住的环境潮湿，最好使用除湿设备。

❼ 擦汗时，要用潮湿、棉质的毛巾。如用干毛巾擦，不容易擦去汗中的盐分，汗中的盐分会刺激宝宝的肌肤。

❽ 夏季不穿衣服并不是防痱子好方法，穿吸湿性好的棉质衣服，可吸收汗水，妈妈需要及时更换被汗水浸湿的衣服。

❾ 宝宝皮肤的皱褶处容易出痱子，是重点护理部位。还不能翻身的宝宝，背部容易出汗，睡觉时最好在下面垫一条薄棉纱质浴巾。

❿ 喂乳时，宝宝会大量出汗，最好在胳膊上放一条棉毛巾，以便吸汗。

陈宝英孕产育儿全书

270

护理方法：

❶ 宝宝的衣着应宽松、肥大，并经常更换。衣料应选择吸水、透气性能好的薄棉布；不要长时间光着身子，以免皮肤受到不良刺激。

❷ 加强皮肤护理，勤洗澡，保持皮肤清洁。洗澡时，温热水最合适。水温太低，皮肤毛细血管骤然收缩，汗腺孔随即关闭，汗液排泄不出，会使痱子加重；过热则会刺激皮肤，使痱子增多。不要给宝宝多抹爽身粉，以免与汗液混合堵塞汗腺，导致出汗不畅。

❸ 宝宝睡觉时要常换姿势，出汗多时要及时擦去，避免皮肤受压过久而影响汗腺分泌。宝宝的房间应注意通风，保持凉爽。

❹ 如果宝宝出现痱子，可在洗浴后扑上痱子粉或涂炉甘石洗剂，千万不要用软膏、糊剂、油类制剂。另外，不能随便用手挤痱子，以免扩散。

❺ 如果出现脓肿应及时去医院诊治。

育儿叮咛

患痱子严重的宝宝尽量减少外出活动，尤其是要避开强紫外线，比如最好是早上八九点钟以前出去，或者下午四五点钟出去比较好一些。

给宝宝喂药的技巧

宝宝服药不同于成年人，宝宝的吞咽能力差，而且味觉特别灵敏，对苦涩的药物往往拒绝服用，或者服后即吐，很难与大人配合。这个时候，千万不要强行给宝宝灌药，而应该找到正确的方法，熟悉宝宝的脾气，以顺利完成喂药的艰巨任务。

给宝宝喂药的注意事项

1.在给宝宝喂药前要先检查药袋上的名字、服用方式、不良反应及成分、日期，以及是饭前吃还是饭后吃，两次吃药的时间间隔。

2.如有疑问应及时向开药的医生咨询，切不可自己想当然。

3.成人的药不能随便给宝宝吃，即使减量也不可以。

4.有些药物有一定的不良反应，服药后要小心观察。

5.有些体质过敏的宝宝，在服用去热、止痛药或抗癫痫药物后可能有过敏反应，一旦发现宝宝服药后有任何不适，就要立即停药并咨询医生。

顺利喂药的技巧

宝宝的吸吮能力差，吞咽动作慢，喂药时应特别仔细。为了防止呛咳，可将宝宝的头与肩部适当抬高。先用拇指轻压宝宝的下唇，使其张口（有时抚摸宝宝的面颊，宝宝也会张口），然后将药液吸入滴管或橡皮奶头内，利用宝宝吸吮的本能吮吸药液。

有些宝宝常因药苦或气味强烈而不敢服用，这时可采用一些不会影响药物效果、又可以让宝宝安心服下药物的方法，如有些药物可加入果汁或糖浆一起服用。有些妈妈喜欢把药物加到牛奶里给宝宝吃，这样做是完全错误的，因为很多药物不适合与牛奶一起服用，会降低药物的功效。

服完药后再喂些水，尽量将口中的余液全部咽下。如果宝宝不肯吞咽，则可用两指轻捏宝宝的双颊，帮助其吞咽。服药后要将宝宝抱起，轻拍背部，以排出胃内空气。

父母须知

当宝宝不配合妈妈乖乖吃药时，妈妈切不可采用简单粗暴的办法捏着宝宝的鼻子，撬开嘴巴硬灌，甚至采用在宝宝张嘴大哭时乘其不备、一灌了事的喂药方法。

易患疾病的 预防与护理

体检前要做的准备工作

宝宝3个月了，妈妈应该带宝宝到当地的儿童专业医院，做全面的身体检查。给宝宝做定期的健康体检，可以了解宝宝的体格发育情况，并能及时发现宝宝的身体异常情况，以便早期治疗。同时，给宝宝做定期检查时，还能从医生那里得到一些科学的育儿知识的指导，了解一些日常生活中应该注意的事情。

为了使医生更准确地了解宝宝的生长情况，妈妈应该做一些必要的准备工作。

① 日常生活中，妈妈最好能记录下宝宝的喂养和添加辅食的情况，如每天的吃奶次数和每次的奶量，添加维生素D和钙的时间，添加辅食的品种、量及时间等。

② 记录宝宝体格发育情况，如宝宝会笑出声的时间、抬头的时间、发出单字的时间、伸手抓玩具的时间等。

③ 如果发现宝宝有异常的情况，要记录发生的时间、部位和变化等，记下需要咨询的问题，以便体检时医生做出准确的判断。

④ 带宝宝体检时，要带上所有的记录，除以上所说的外，还有新生儿体检记录、宝宝历次体检记录、疫苗接种记录、疾病就诊记录等。

好孕叮咛

即使宝宝表现得很健康，以上的体检也是必要的，因为很多疾病都是有潜伏期的，体检能及时发现、及时治疗。

宝宝体检项目

首先，医生会询问宝宝的喂养方法、吃奶量、断奶时间、辅食添加的情况以及相关的一些问题，还会询问疫苗接种和疾病情况（呼吸道感染、腹泻、贫血、佝偻病、湿疹、药物过敏等）。

宝宝做体检时，应检查的项目有：测头围、胸围、身高，称体重，对宝宝进行视觉、听觉、触觉等测试。还要进行一些必要的项目检查，如医生会摸摸宝宝的脖子，看有无斜颈、淋巴结肿大的状况；听听宝宝的心跳速度及规律性是否在正常范围内，以及有无杂音；检查宝宝有无疝气、淋巴结肿胀；男宝宝检查阴囊有无水肿（睾丸下降到阴囊），女宝宝检查大阴唇有无鼓起或有无分泌物；追踪有无体关节脱位的状况，等等。

父母须知

医生在检查宝宝皮肤及生殖器官的健康状况时，妈妈可以待在一边逗宝宝和他说话，转移一下宝宝对体检的"不适"注意力，省去哭闹的麻烦。

给宝宝建一个健康档案

从宝宝出生到现在，妈妈已经发现并解决了宝宝的许多问题，宝宝的每一点进步也零零散散地记在日记本里。但这查阅起来很不方便，不如学习社区保健站的做法，给宝宝建一个健康档案。

根据医生的要求，一份完善有效的健康档案应该包括以下内容：

宝宝身体的生长发育情况。包括身高、坐高、头围、胸围、体重等指标，这样不仅具体地记录下宝宝的成长过程，还可以和科普刊物上登的同龄宝宝的体征指标进行对比，随时了解宝宝的发育水平。

宝宝的接种疫苗记录。记录内容包括接种疫苗的医院、医生、日期、疫苗名称以及接种反应等。

宝宝的病历。包括宝宝每次生病的时间、原因、病情、持续时间等，还有医生的诊断结果和一些注意事项等，各种化验单、检查报告单也要保留好并贴在档案里。

宝宝的过敏史。比如食物过敏、药物过敏、季节性过敏、昆虫过敏、花粉过敏等，不仅可作为医生的参考，还可以为宝宝日后的生活做提醒，避免再次过敏。

宝宝心理发育记录。包括宝宝的每一个进步：第一次笑、第一次发声、第一次坐起等，还可以附上相关照片，成为珍贵的成长档案。

家庭病史。妈妈健康状况以及家庭遗传病等，妈妈孕期的健康状况也可以记在档案里。

好孕叮咛

为了宝宝有一个健康的体魄以及了解自己成长的点点滴滴，健康档案最好一生跟随着他。

疫苗接种不是越多越好

宝宝从出生到现在，小胳膊小屁股上都挨好几针了，预防接种证上预约的疫苗还有好多。保健站的医生一连又讲了好几种疫苗，妈妈可能稀里糊涂地全给预约上了，可回家仔细一看，接种证上并没有这些疫苗的接种计划。这是怎么回事呢？

计划免疫疫苗是必须的

目前在我国的"儿童预防接种证"上，国家计划免疫列有9种疫苗：卡介苗、乙肝疫苗、脊髓灰质炎疫苗、百白破三联疫苗、麻疹疫苗、腮腺疫苗、风疹疫苗、乙脑疫苗和流脑疫苗。这些疫苗是宝宝在不同年龄必须按计划接种的。这些疫苗购置的经费由政府负担，由国家有关部门统一配给，地方保健组织负责接种，个人只需交少量或者免交接种服务费。

自费疫苗需谨慎决定

接种证上还列有预防水痘、甲肝、肺炎、流感、出血热、狂犬病等疾病的疫苗，但写明要自费。这些疫苗是卫生防疫机构根据疾病发生和流行的特点、规律，向公众推荐的，由妈妈为宝宝选择性接种或不接种的疫苗，经费自然由自己承担。

需要注意的是，疫苗接种也并非越多越好。打预防针虽是预防传染病的一种有效措施，但也并非人人适宜，尤其是体质较弱的宝宝。因为疫苗在生产过程中要使用某些人体细胞或动物蛋白，在疫苗提纯过程中，难以完全去除这些蛋白。接种疫苗后，人体在产生对某种疾病抗体的同时，也会产生异体蛋白抗体，有造成过敏反应的可能。

父母须知

妈妈在给宝宝接种非计划疫苗时，需要仔细斟酌或咨询有经验的医生或妈妈，需要考虑的因素有：当地是否出现某种传染病流行；以前是否接种过，除了流感疫苗保护期只有1年，其他大多数疫苗都有比较长的保护期，不必重复接种；有无接种禁忌（每种疫苗的使用说明书上列有禁忌证）。

宝宝接种百白破疫苗

百日咳、白喉、破伤风混合疫苗简称百白破疫苗，它由百日咳疫苗、精制白喉和破伤风类毒素按适量比例配制而成，用于预防百日咳、白喉、破伤风三种疾病。

接种对象

3月龄至6周岁的儿童。一般3~12个月完成3针，两针间隔4~6周，18~24个月可加强注射第4针。

接种方法

我国现行的免疫程序规定，新生儿出生后3足月就应开始接种百白破疫苗第一针，连续接种3针，每针间隔时间最短不得少于28天，在1岁半至2周岁时再用百白破疫苗加强免疫1针，7周岁时用精制白喉疫苗或精制白破二联疫苗加强免疫1针。吸附百白破疫苗采用肌肉注射，接种部位在上臂外侧三角肌附着处或臀部外上1/4处。

接种反应

百白破疫苗接种的一般反应，主要来自百日咳所含的菌体成分。接种未吸附疫苗12~24小时，局部可有红肿、疼痛、发痒，个别宝宝注射后注射侧腋下淋巴结肿大；接种含有吸附剂的疫苗，注射局部可形成硬结或无菌性脓肿。偶见皮疹及血管神经性水肿。全身反应主要是出现微热，尤其是接种未吸附疫苗更为常见，但接种后48小时可恢复正常。在发热的同时还可伴有倦怠、嗜睡、烦躁不安等短暂症状。

百白破疫苗接种后的异常反应，也主要与疫苗中的百日咳成分有关。极个别可能发生过敏反应，或惊厥、抽搐、尖声哭叫等神经系统并发症。但是，这类异常反应的发生率极低，并不影响免疫接种方案的推行。

陈宝英孕产育儿全书

好孕叮咛

宝宝注射疫苗后局部可能有硬结，妈妈可用毛巾给宝宝热敷。注射第二针时应更换另侧部位。

宝宝尿布疹的预防和护理

红屁股（尿布疹）是婴儿最常见的皮肤病之一，尤其在夏季，发病率更高。如果在闷热的环境中，让宝宝长时间裹着已被污染的脏纸尿裤、尿布而不及时更换，小屁屁就容易出现红斑、丘疹样的皮损了。

预防红屁股的发生

1.由于宝宝的皮肤娇嫩，易对洗涤剂、柔顺剂等物质过敏，注意给宝宝洗衣服时不要添加这些东西。

2.平时给宝宝换纸尿裤、尿布一定要勤快，这是预防红屁股的最好方法。多长时间给宝宝换一次纸尿裤，是没有一成不变的规定的，只要纸尿裤、尿布湿了或脏了就应当更换。在最初几个月里，更换纸尿裤、尿布的次数在24小时里可能达到10次之多。

3.宝宝大便后，及时更换纸尿裤、尿布。先擦干净小屁股，再用脱脂棉或纱布浸泡在热水里，拧干后给宝宝擦干净。

4.涂防护药膏。清洁完毕后，给宝宝的小屁股擦上一层防护霜，再为宝宝穿上干净的新尿裤、尿布。这些药膏如同一层屏障，避免宝宝的皮肤遭受过度潮湿的侵袭。

如何护理尿布疹：

❶ 选用纯棉布做尿布，要勤换尿布。尿布洗烫后在阳光下晒干再使用。选用合适的纸尿裤与纯棉尿布交替使用，既经济实用又有助于宝宝的发育。

② 每次换纸尿裤、尿布时，用热毛巾轻轻擦拭，或薄薄地涂上一层痱子粉，通气晾干。

③ 让宝宝的屁股多透透气。慢点穿尿裤、尿布，让患有尿布疹的皮肤尽量多地暴露在干燥的空气里，充分风干。

④ 在尿布疹严重时，可暂时不用尿布，让宝宝的臀部暴露在空气中，以保持皮肤干爽。

⑤ 切忌用热水烫洗，应根据医嘱，使用锌氧油止痒，也可局部使用类固醇药物。如果经治疗后仍不见好转，应及时带宝宝去医院诊治。

情感 交流站

妈妈多亲吻宝宝

亲吻，不仅是让宝宝知道妈妈爱他有多深的最佳方式，而且还可以让双方感觉平静和放松。

亲吻宝宝的腹部、手指、脚趾等是让宝宝认识自己身体不同部位的好方法。在这个过程中，宝宝总能给妈妈灿烂的笑容。当宝宝哭闹的时候，妈妈应该抱起宝宝，安慰宝宝并轻轻地亲吻宝宝。虽然并没有证明这种举措有医学价值，但是亲吻常能很快使宝宝情绪稳定，不再哭闹。随着宝宝渐渐长大，他喜欢妈妈的皮肤抚触他的皮肤的感觉。亲吻会成为妈妈催眠技巧的一部分。轻柔地抚摸宝宝的肚子、手臂和腿，然后用唇轻吻宝宝，宝宝会慢慢地放松并进入甜美的梦乡。当然，宝宝还不能表达自己的喜好，但是他喜爱这种亲密的感觉。虽然这期间宝宝还不会吻妈妈，但是如果妈妈将脸贴近宝宝，他会吸吮妈妈的鼻子，这也是宝宝对妈妈的吻的回应。

好孕叮咛

如果妈妈适逢伤风、严重感冒，应避免亲吻宝宝。

应该多抱抱宝宝

传统观念认为新生宝宝不能抱，抱了易形成抱癖，对大人和宝宝都没什么好处，这种观念是不正确的。新生宝宝应该抱。大人经常抱着的宝宝体形会变得优美，这也是宝宝的运动之一。宝宝整日躺着，对妈妈而言很方便，但不利于宝宝的生长和发育。

抱得多的宝宝，心理和智力发育也显著地超过同龄宝宝。这是因为抱着的宝宝看到的事物多，躺着的宝宝光看天花板、房顶，缺乏神经发育必需的各种丰富的刺激。

新生宝宝的抱法大都采用手托法和腕托法两种：手托法是用一只手托住宝宝的背、脖子和头，另一只手托住宝宝的屁股和腰部。腕托法是轻轻地将宝宝的头放在一只手的胳膊弯上，小臂护住宝宝的头部，腕和手护背部和腰部，另一只手的小臂护宝宝的腿部，手护宝宝的屁股和腰部。

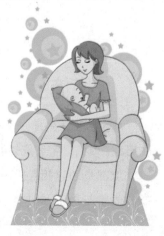

抱宝宝的时候，妈妈要同宝宝说话、唱歌，用眼睛温柔地注视宝宝，轻轻地晃动。这种感情交流，对宝宝的大脑发育、精神发育以及身体生长都有极大的好处。

父母须知

妈妈抱着宝宝的时候，可以轻轻地摇晃，但千万不能用力摇，因为小宝宝头部的髓磷脂还不足以起到保护大脑的作用，猛烈的摇晃会使大脑前后碰撞，严重的可造成头部毛细血管破裂，甚至死亡，这也就是人们说的"头部摇晃综合征"。

回应宝宝的微笑

宝宝开始学会用微笑来和妈妈沟通了。当妈妈在离宝宝不远的地方，漫无边际地同他说话时，宝宝会把这当成是友好、亲近的表示，所以他会对妈妈眉开眼笑。这时，妈妈一定会欣喜若狂，会想出更多的办法逗他，那么母子之间的交流就这样开始了。

以后，每当妈妈对宝宝说话或微笑时，宝宝也会对妈妈微笑，而且还会手舞足蹈，表现出兴奋的样子。宝宝需要自己喜爱的人在身边，微笑着和他说话，给予充分的爱。

宝宝会从妈妈的回应中发现，他的微笑会换来别人的微笑，甚至还可能获得比赞扬和认可更实在的奖赏，如拥抱、亲吻。这个时候，宝宝已经明白，要是他微笑的话，别人会喜欢他，生活会变得更快乐。所以说，关注宝宝的表情并及时给他鼓励与回应，就相当于在今后接触和驾驭世界方面，赋予了宝宝一个良好的开端。

好孕叮咛

不管妈妈是否因为工作或是家庭的关系变得郁郁寡欢，面对宝宝都要展现出你慈爱、母性的一面，多跟宝宝说话，多对宝宝微笑。慢慢地你就会发现，有宝宝在，任何烦恼都不再是烦恼。

早教培育 聪明宝贝

模仿宝宝的表情与声音

从宝宝出生的那一天起，宝宝就开始了他的模仿历程。模仿是宝宝成长的开始，妈妈和宝宝早期的交流都是通过相互模仿进行的。宝宝会模仿妈妈的表情与声音，妈妈也要经常模仿宝宝的表情与声音，以此得到宝宝更多的回应。

模仿宝宝的表情

妈妈可以刻意模仿宝宝的动作与表情，宝宝会因此而兴奋不已。反过来，如果妈妈做了一些夸张的动作，宝宝也能学得惟妙惟肖。宝宝通过模仿大人的表情，慢慢地会了解到不同的心情可用不同的表情表现出来。当宝宝会像大人一样微笑时，妈妈会觉得很高兴。宝宝在模仿大人的各种表情时，大人的脸部不仅反映着自己的情绪，而且确确实实对宝宝也有一定的影响。

模仿宝宝的声音

这个时期的宝宝是个观察者，他能盯着妈妈所指的事物并把眼光落在这个事物上。当宝宝看到妈妈用舌头、嘴唇发出声音时，就会模仿妈妈自发地发出一些无意识的单词，如"呀、啊、呜"等。对于宝宝咿呀学语发出的呢喃声，妈妈要尽可能地去模仿。这样的回应会使宝宝很兴奋。为了得到应答，宝宝会更积极地学发声。

育儿叮咛

妈妈是宝宝的直接模仿对象，宝宝经常密切地观察和模仿妈妈的表情或动作以及行为举止。所以，妈妈一定要把自己好的行为展现在宝宝面前，如愉悦的情绪和积极的生活态度。

早期开发宝宝的情商

专家指出，一个人的情商是要比其他智力因素更容易被环境影响和塑造，相对于智商而言，在情商的发育与完善过程中，教育可以发挥更大的作用。因此，妈妈应关注宝宝情商的早期开发，较高水平的情商有助于宝宝创造力的发挥。

情商包括以下内容：

1 自信心：自信心是成功的必要条件，也是情商的重要内容。要让宝宝知道，不论什么时候、有何目标，都要相信通过自己的努力就能够达到。

妈妈可以在喂宝宝辅食时，有意识地告诉宝宝，宝宝是最棒的，一定会吃得很好的；宝宝学习

爬行与走路时，是培养宝宝自信心的最佳时期，妈妈千万不要错过了。

2 好奇心：宝宝天生就具备好奇心，只是在后天的环境中如果不加以强化，这种天生的好奇心就会退化。所以妈妈要有意识地进行培养。

在宝宝还不能活动时，妈妈可以经常指着某一处跟宝宝说："看，那是什么，那是小鸟吧？"等之类的话；等到宝宝能活动了，可以跟宝宝玩躲猫猫，或是藏一些东西让宝宝找。

3 人际关系：培养宝宝能与别人友好地相处，在与其他宝宝相处时态度积极、热情。

这就要求妈妈要经常带宝宝去户外活动，结交新的朋友；等宝宝大一些后，要鼓励宝宝多和小朋友或大人交流，并教宝宝学习懂礼貌、讲文明等。

4 情绪：情商高的宝宝活泼开朗，对人热情、诚恳，能经常保持愉快的心情。

妈妈要从小教育宝宝保持乐观开朗的心境，在宝宝还只能看着妈妈微笑时，妈妈以及所有家人都要在宝宝面前表现得和睦和快乐，让宝宝从小感受好情绪的氛围。

父母须知

有时候宝宝哭闹，妈妈不明白宝宝需要什么，到底为什么哭。这时，妈妈不要过于在意宝宝的情绪，更不能对宝宝发脾气。这对宝宝来说也有好处，宝宝会因此提高对挫折的忍受力，并培养耐心。

训练宝宝肌肉的运动能力

宝宝出生后，神经活动和运动器官的发育都遵循一定的规律，即由粗到细，由低级到高级，由简单到复杂。随着运动能力的不断发育，宝宝感受

到外界的刺激也越来越多，反过来会不断地促进其智力发育。

够取玩具训练

妈妈可在一条小绳上系上一个宝宝能够得着、抓得住而且对宝宝具有吸引力的玩具，然后在宝宝面前晃动几次，引逗宝宝伸手去够取或把着他的手让他够取玩具，以训练宝宝手部肌肉紧张和放松能力。左右两手都要练习。

如果宝宝抓了几次仍抓不到玩具，就将玩具直接放在他的手中，让他握住，然后再放开玩具，教他学抓。

蹬脚训练

先用一个能够一碰就响的玩具触动宝宝的脚底，引起宝宝的注意和刺激脚部的感觉，当宝宝的脚碰到玩具时，玩具的响声将会引起宝宝的兴趣，然后会主动蹬脚。这时，妈妈配合宝宝移动玩具的位置，让宝宝每次蹬脚都能碰到玩具，每次成功后可以用亲吻或抱一抱的方式表示鼓励。

俯卧支撑训练

妈妈站在距宝宝1米左右的地方，手拿摇铃或一捏就响的玩具逗引宝宝，训练宝宝用前臂和胳膊肘支撑起头部和上半身的体重，使宝宝的脸正视前方，胸部尽可能抬起。同时，还要用手抵住宝宝的足底，观察宝宝有没有向前爬动的意思，为将来练习爬行做准备。

适合3～4个月宝宝的玩具有哪些

3～4个月宝宝的世界是一个感知的、触摸的、微笑的和品尝的世界，喜欢有人逗他玩，给他东西，遇到什么东西还想用小手摸一摸，放到嘴里咬一咬。妈妈可为宝宝挑选以下几种类型的玩具：

1.可选用一些大的彩圈、手镯、脚环、软布球和木块，可击打、可抓握、可发声的塑料玩具，五颜六色的图画卡片。

2.这时宝宝会抓住眼前的玩具，但还不准确。可给他准备一些各种质地、各种色彩、便于抓握的玩具，如摇铃、乒乓球、核桃、金属小圆盒、不倒翁、小方块积木、小勺、吹塑或橡皮动物、绒球或毛线球等。

3.宝宝需要温暖的母爱和安全感，可以选一些手感温柔、造型朴实、体积较大的毛绒玩具放在宝宝手边或床上。

4.当宝宝对周围环境表现出兴趣时，可选一些颜色鲜艳、图案丰富、容易抓握、能发出不同响声的玩具，如拨浪鼓、哗铃棒、小闹钟、八音盒等。

育儿叮咛

随着宝宝抓握能力的增强，妈妈要特别注意玩具的安全和环境的安全。千万不要把药品、洗涤用品等有毒有害物品放在宝宝能抓住摸到的地方，以防误食中毒。宝宝经常抓握的玩具也要经常洗涤和消毒。

好孕叮咛

妈妈可以在宝宝面前放一些宝宝容易拿到的玩具，但是要注意选择没有危险性的玩具，如小木槌、木圈、带响声的小玩具，以此引逗宝宝，并训练宝宝肌肉的运动能力。

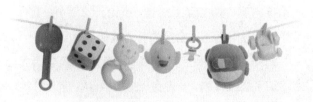

陈宝英孕产育儿全书

5～6个月的宝宝

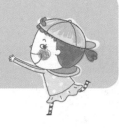

生长发育 月月跟踪

5个月的宝宝

体格标准		
项目	男宝宝	女宝宝
体重（千克）	正常范围：7.07～8.93	正常范围：7.10～8.60
身长（厘米）	正常范围：64.7～69.1	正常范围：63.2～66.8
头围（厘米）	正常范围：41.7～44.3	正常范围：40.6～43.0

运动能力

5个月时，如果让宝宝仰卧在床上，有些宝宝可以自如地变为俯卧位。坐位时背挺得很直。当妈妈扶助宝宝站立时，能直立。在床上处于俯卧位时很想往前爬，但由于腹部还不能抬高，所以爬行受到一定限制。

5个月的宝宝会用一只手够自己想要的玩具，并能抓住玩具，但准确度还不够，往往一个动作需反复好几次。洗澡时很听话并且还会打水玩。

5个月的宝宝还有个特点，就是不厌其烦地重复某一动作，经常故意把手中的东西扔在地上，捡起来又扔，可重复20多次。他还常把一个物体拉到身边，推开，再拉回，反复动作。这是宝宝在显示他的能力。

视觉能力

从宝宝的眼光里，已流露出见到妈妈时的亲密神情。如给宝宝做鬼脸，他就会哭；逗他、跟他讲话，他不但会高兴得笑出声来，还会等待着下一个动作。这个时期，宝宝揣度对方的想法、动作的智慧发达起来了。发育早的宝宝已开始认人。

听觉能力

5个月的宝宝的听觉已很发达，对悦耳的声音和嘈杂的刺激已能做出不同反应。妈妈轻声地跟他讲话，他就会显出高兴的神态。

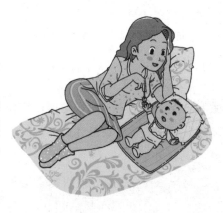

🎀 6个月的宝宝

体格标准		
项目	男宝宝	女宝宝
体重（千克）	正常范围：7.57~9.47	正常范围：7.25~8.87
身长（厘米）	正常范围：66.7~71.3	正常范围：65.6~68.8
头围（厘米）	正常范围：42.6~45.0	正常范围：41.5~44.1

运动能力

6个月的宝宝已经会翻身了。如果扶着他，能够站得很直，并且喜欢在扶立时跳跃。把玩具等物品放在宝宝面前，他会伸手去拿，并塞入自己口中。6个月的宝宝已经开始会坐，但还坐得不太好。

视觉能力

6个月的宝宝其视力发育有了很大的进步，凡是他双手所能触及的物体，他都要用手去摸一摸；凡是他双眼所能见到的物体，他都要仔细地瞧一瞧（不过，这些物体离他身体的距离须在90厘米以内），由此证明宝宝对于双眼见到的任何物体，他都不肯轻易放弃主动摸索的大好良机。

听觉能力

6个月的宝宝其听力比以前更灵敏了，能够分辨不同的声音，特别是熟人和陌生人的声音。如果具备一定的环境条件并经过一定的训练还可以分辨出动物不同的声音来。

饮食营养 同步指导

🍼 妈妈上班后也能进行母乳喂养

许多妈妈在宝宝5个月或6个月以后就要回单位上班了，然而，这个时候并不是让宝宝断掉母乳的最佳时间。那么怎样才能既坚持上班又坚持给宝宝喂母乳呢？

1.首先妈妈在上班前半个月就应做准备，以便给宝宝一个适应过程。妈妈可以让宝宝学会用奶瓶吃奶，并慢慢适应除母乳以外的其他奶制品的味道。

2.妈妈上班之后，应该根据上班后的休息时间调整，制定一个哺乳时间表。在正常喂奶后，挤出部分奶水，让宝宝用奶瓶喝奶，每天1~2次，并练习挤奶，让家人学会喂奶。

3.如果希望宝宝完全母乳喂养，或宝宝对奶粉过敏的话，妈妈可以在工作的时候用吸奶器将母乳吸出，储存起来交给家人在第二天喂给宝宝，若奶量不足还可以加上配方奶。妈妈仍可在早晨、晚上及休息日继续自己喂宝宝。

4.妈妈的奶量每日都会有所变化。实际上，吸奶只能刺激分泌正常奶量的1/3，想要有更多奶量泌出就要尽量在同一时间、同一地点让宝宝吸奶或者人工挤奶。

陈宝英孕产育儿全书

妈妈在上班的地方挤奶并保存母乳，要注意以下几点：

1.乳汁较多的妈妈上班时可携带奶瓶，在工作休息时间及午餐时在隐秘场所挤乳，但不要在洗手间挤奶，那样既不方便又不卫生。

2.收集母乳后应放在保温杯中保存，里面用保鲜袋放上冰块。如果工作单位有冰箱，可暂时保存在冷藏或冷冻室中。

3.妈妈挤奶的时间尽量固定，建议在工作时间每3个小时挤奶一次，每天可在同一时间挤奶，这样到了特定的时间就会来奶。

4.下班后运送母乳的过程中，仍需以冰块覆盖，以保持低温，回家后立即放入冰箱储存。所有储存的母乳要注明吸出的时间，每次便于取用。

育儿叮咛

上班后，由于工作的压力以及宝宝吸吮母乳次数的减少，有的妈妈乳汁分泌量会减少，所以应想办法保持充足的乳汁分泌。挤出乳汁有利于乳汁的持续分泌，多食汤水及催乳食物，保持愉快的心情都可帮助乳汁分泌。

挤出来的母乳的储存方法和喂养要点

上班后的妈妈找到一些适合自己的方法，注意一些要点，同样可以用母乳继续喂养宝宝，并且保证母乳的质量。

母乳的储存方法

① 储存挤下来的母乳要用干净的容器，如消毒过的塑胶桶、奶瓶、塑胶奶袋等。

② 储存母乳时，每次都得另用一个容器。

③ 给装母乳的容器留点空隙。不要装得太满或把盖子盖得很紧，以防冷冻结冰而胀破。如果长期存放母乳，最好不要用塑胶袋装。

④ 最好按每次给宝宝喂奶的量，把母乳分成若干小份来存放，每一小份母乳上贴上标签并记上日期，以方便家人或保姆给宝宝合理喂食且不浪费。

母乳的解冻方法

① 加热解冻：放在奶瓶隔水加热（水温不要超过60℃）。

② 温水解冻：用流动的温水解冻。

③ 冷藏室解冻：可放在冷藏室逐渐解冻，24小时内仍可喂宝宝，但不能再放回冷冻室冰冻。

注意：千万不能用微波炉解冻或加温，否则会破坏营养成分。

喂养要点

① 在冷藏室解冻（没有加热过的奶水），放在室温下4个小时内就可以饮用。

② 如果是在冰箱外用温水解冻过的奶水，在喂食的那一餐过程中可以放在室温中，而没用完的部分可以放回冷藏室，在4小时内仍可使用，但不能再放回冷冻室！

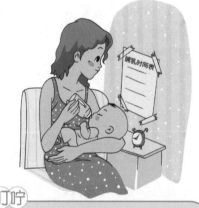

好孕叮咛

母乳储存时间不宜过长，室温可储存8小时，冰箱（4℃~8℃）可储存48小时，-18℃以下可储存3个月。

给宝宝冲牛奶，并非越浓越好

许多妈妈以为牛奶越浓宝宝吸收的营养就越多，生长发育就越快，于是在给宝宝喂牛奶时，往往很自然地倾向于多加奶粉少加水，或者是唯恐牛奶太淡，在其中多加入奶粉，浓度超出正常的比例标准。这种做法是完全错误的。

牛奶的浓度应与宝宝的年龄成正比，其浓度要按月龄逐渐递增。如果给宝宝冲的牛奶浓度过大，牛奶的营养成分浓度也会升高。如果其浓度超过了宝宝的胃肠道消化吸收限度，不但消化不了，还可能损伤消化器官，导致宝宝腹泻、便秘、食欲不振甚至拒食，久而久之其体重非但不能增加，甚至还会引起急性出血性小肠炎。

所以牛奶不是越浓越好，喂养宝宝应视奶粉（或牛奶）质量、宝宝的年龄来决定加水多少。水不能多加，但也不要随便少加。

父母须知

冲牛奶不宜用100℃的开水，更不要放在电热杯中蒸煮，水温控制在40℃～50℃为宜。牛奶中的蛋白质受到高温作用，会由溶胶状态变成凝胶状态，导致沉积物出现，影响乳品的质量。

给宝宝一个断奶过渡期

母乳虽然是宝宝最好的天然食品，但从第6个月开始就应该考虑给宝宝断奶了。妈妈们都知道断奶是非常困难的，所以妈妈应该在正式断奶之前做好充分的过渡准备，这样可以帮助宝宝顺利断奶。

过渡期的饮食安排

首先，妈妈在心理上应把断奶看成是一个自然的过程。正常情况下，宝宝断奶的过渡期是从出生后4个月开始到1岁左右，并且在完全断奶前应该有一个逐步的准备阶段，也就是逐步添加辅食的过程。在宝宝断奶的过程中，肠细胞需要时间逐步发育成熟，消化道里的酶也随之改变，所以断奶应该一步一步地进行，慢慢减少吃奶的次数，并逐渐增加辅食的次数和量。

过渡期的饮食搭配

宝宝由液体食物（单纯母乳或奶粉）喂养为主向固体食物喂养为主过渡的这段生长发育期称为换乳期。换乳期可长达8～9个月。在换乳期内，乳类（母乳、奶粉或牛奶）仍是供应能量的主要来源，泥糊状食品是必须添加的食物，是基本的过渡载体，可逐步替代3顿奶成为宝宝的正餐食品。

育儿叮咛

断奶完全没必要分离母子，传统上"分离母子好断奶"的做法并不可取，很可能非但不能成功断奶，还会影响宝宝生理、心理健康。

5～6个月的宝宝可添加的食物

5～6个月的宝宝可添加以下食物：

米粉、米糊或稀粥：锻炼宝宝的咀嚼与吞咽能力，促进消化酶的分泌。可以选用知名厂家生产的营养米粉，也可以自己熬粥。

蛋黄：蛋黄含铁高，可以补充铁剂，预防缺铁性贫血。

陈宝英孕产育儿全书

动物血：鸡、鸭、猪血等，弄碎了之后调到粥里喂宝宝。可以帮宝宝补铁，预防缺铁性贫血。每周加一次。

蔬菜泥：各种新鲜蔬菜都可以添加，如菠菜、青菜、油菜、胡萝卜、土豆、青豆、南瓜等。

水果泥：苹果、香蕉等水果，可用小匙将水果刮成泥状喂给宝宝。但是要注意，一些酸味重的水果，如橙子、柠檬、猕猴桃等，先不要给宝宝吃。

鱼泥：选择河鱼或海鱼，去内脏洗干净，蒸熟或加水煮熟，去净骨刺，取出肉挤压成泥。吃的时候调到米糊里喂宝宝。

肉泥或肉糜：鲜瘦肉剁碎，蒸熟即可。吃的时候可以加上蔬菜泥，拌在粥或米粉里喂宝宝。

父母须知

宝宝长到5个月以后，不仅对母乳或牛奶以外的其他食品有了自然的需求，而且对食品口味的要求与以往也有所不同，开始对咸的食物感兴趣。妈妈可以在宝宝的辅食里加入少许盐，以增强宝宝对辅食的兴趣。

🎀 1岁以内的宝宝要少吃或不吃的食物

以下食物是不宜给宝宝添加或只能少量添加的：

蛋清：鸡蛋清中的蛋白分子较小，有时能通过肠壁直接进入宝宝血液中，使宝宝机体对异体蛋白分子产生过敏反应，导致湿疹、荨麻疹等疾病。蛋清要等到宝宝满1岁才能喂食。

蜂蜜：虽然属于天然食品，但因无法消毒，其中可能含有肉毒杆菌，会引起宝宝严重的腹泻或便秘，不适合给1岁以下的宝宝食用。

有毛的水果：表面有绒毛的水果中含有大量的大分子物质，宝宝肠胃透析能力差，无法消化这些物质，很容易造成过敏反应，如水蜜桃、猕猴桃等。

矿泉水、纯净水：宝宝消化系统发育尚不完全，滤过功能差，矿泉水中矿物质含量过高，容易造成渗透压增高，增加宝宝肾脏负担。

功能饮料：功能饮料中大都富含电解质，由于宝宝的身体发育还不完全，代谢和排泄功能还不健全，过多的电解质，会导致宝宝的肝、肾以及心脏承受不了，加大宝宝患心律不齐的概率，或者是肝、肾功能受到损害。

含有大量草酸的蔬菜：菠菜、韭菜、苋菜等蔬菜含有大量的草酸，在人体内不易吸收，并且会影响食物中钙的吸收，可导致宝宝骨骼、牙齿发育不良。如果非要给宝宝喂食，可以先焯一下再烹调。

豆类：豆类含有能致甲状腺肿的因子，宝宝处于生长发育时期长期大量食用更易受损害。此外，豆类较难煮熟透，容易引起过敏和中毒反应。

育儿叮咛

妈妈给宝宝添加新食物要注意：一次只能给宝宝添加一种新食物，而且添加量应由少到多，以免引起宝宝过敏后找不到过敏源。

🌸 宝宝吃"泥"有讲究

宝宝的消化功能发育不够完善，对新食物的适应能力较差，易发生消化功能紊乱，因此在添加泥状食品时必须遵循以下各项原则，不能操之过急。

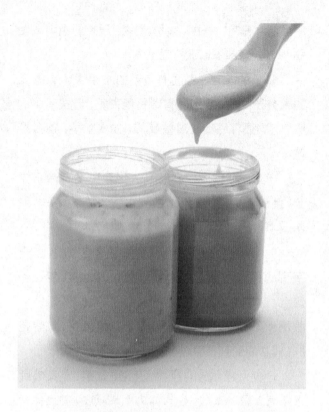

另外，宝宝对食物的爱好和适应能力有较大的个体差异，因此泥状食物添加的时间、数量、接受程度的快慢都要因人而异，需要灵活掌握。

1.泥状食物添加一般在4～6月龄时开始，首先添加营养米粉，因为它最不容易引起过敏，以后逐渐添加蛋黄、菜泥、果泥，有过敏史的宝宝可延迟添加蛋黄的月龄。

2.宝宝6个月后可逐渐增加鱼泥、肝泥、稀粥、面条。7个月后添加肉泥、蒸蛋、豆腐和可用手指掰着吃的食物，如饼干、烤馒头片、胡萝卜条等。9个月后可吃稠粥、带馅食品、粗菜泥、豆制品等。

3.添加泥状食品的顺序也有个体差异，应根据具体情况进行，不要急于求成，一般在4～6个月时每天只需添加1次泥状食物，6～12个月则添加2～3次，主食以奶制品为主。

1.添加新食物要从少量开始。如添加蛋黄应从1/8个开始；添加鱼泥、肉末从一小匙开始。

2.食物应从稀到稠、从细到粗。如先喂米糊，再喂稀粥、稠粥到烂饭；蔬菜则先喂细菜泥、粗菜泥再喂碎菜。

3.新食物必须一样一样地添加，习惯一种后再添加另一种。一般每种食物需试吃4～7天，试吃阶段观察宝宝的大便和食欲以及有无过敏，若都正常才可添加另一种食物或加量。

4.在宝宝健康时添加新食物。宝宝患病时常食欲减退，消化功能下降，因此在宝宝身体不适的情况下添加新食物，宝宝常不能适应。

5.用小匙喂。添加泥状食物的同时也是训练宝宝口腔运动的时机，因此任何泥状食物都必须用小匙喂。宝宝常会在喂新食物时出现不愿吃、用舌头顶出、恶心或哭吵，这是宝宝正常的自我保护反应，妈妈不要以为这是宝宝不喜欢吃，只要坚持喂，一般在15次以后宝宝都会接受。

父母须知

添加新食物时，要注意避开前文所提到1岁以内宝宝要少吃或不吃的食物，还要注意营养均衡，不要因为宝宝只喜欢吃某种辅食就每天只吃那一种，否则容易导致营养失衡以及日后宝宝偏食。

如何让宝宝喜欢吃辅食

很多宝宝不爱吃辅食，怎么办呢？不要着急，首先妈妈要知道这个时候添加辅食的目的是为了让宝宝接受更多的东西，并不意味着立刻就要让他以辅食作为主食。1岁内的宝宝主食还是奶，所以，只要他会吞咽，能接受辅食就可以了，不要以吃饱为目的。

宝宝不爱吃辅食时，妈妈不妨试试下面的方法。

给宝宝做示范

有些宝宝因为不习惯咀嚼，会用舌头将食物往外推，这个时候妈妈不要单纯地以为是宝宝不爱辅食的味道，要给宝宝做示范，教宝宝如何咀嚼食物并且吞下去。可以放慢速度多试几次，让他有更多的学习机会。

不要喂太多或太快

按宝宝的食量喂食，宝宝不想吃了就不要硬往他口里塞。速度也不要太快，喂完食物后，应让宝宝休息一下，不要有剧烈的活动，也不要马上喂奶。

口味多样化

饮食富于变化能刺激宝宝的食欲。在宝宝原本喜欢的食物中加入新食料，分量和种类由少到多。宝宝讨厌某种食物，妈妈应在烹调方式上多换花样。宝宝长牙后喜欢咬有嚼感的食物，不妨在这时把水果泥改成水果片。食物也要注意色彩搭配，以激起宝宝的食欲，但口味不宜太浓。

尊重宝宝的自主意识

半岁之后，宝宝渐渐有了独立性，会想自己动手吃饭，妈妈不要制止而应该鼓励。让宝宝自己吃饭，不管是用手还是用匙，可烹制易于手拿的食物，满足宝宝的欲望，让他觉得吃饭是件有"成就感"的事，由此食欲也会更加旺盛。

准备一套宝宝餐具

大碗盛满食物会使宝宝产生压迫感而影响食欲；尖锐易破的餐具也不宜使用，以免发生意外。宝宝餐具有可爱的图案和鲜艳的颜色，可以促进宝宝的食欲。

不要在宝宝面前品评食物

宝宝会模仿大人的行为，所以妈妈不应在宝宝面前挑食及品评食物的好坏，以免养成他偏食的习惯。

学会食物代换原则

如果宝宝讨厌某种食物，也许只是暂时性不喜欢，可以先停止喂食，隔段时间再让他吃。在此期间，可以喂给宝宝营养成分相似的替换品。

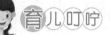

育儿叮咛

若宝宝到吃饭时间还不觉得饿的，或是妈妈采取了以上方法宝宝还是不喜欢吃辅食，妈妈要有耐心，慢慢诱导，千万不要硬让他吃。常逼迫宝宝进食，会让他产生排斥心理。

宝宝不爱喝白开水怎么办

很多宝宝都爱喝饮料、汽水，不爱喝白开水，于是有的妈妈就变着花样给宝宝喝饮料，其实这些饮品中，有些成分对宝宝有益，有些并没好处，并大大破坏了宝宝的"胃口"。那么怎样使宝宝爱喝白开水呢？

1.首先千万不要强迫宝宝喝白开水，要有耐心，适当引导。一开始先减少饮料的摄入量，买一个宝宝喜欢的水壶或水杯，还可以把葡萄糖加入温开水中给宝宝喝。

2.不要等宝宝喝饱奶再喂水，应在宝宝饿的时候先喂水，然后再喂奶，吃饱后再喂一点水，每次都要这样做，让宝宝养成喝水的习惯。

3.宝宝4个月大后，可以榨果汁喝，还可以每天用一个苹果煲水给宝宝喝。苹果含有丰富的果糖，并含有多种有机酸、果胶及微量元素，而且还能调理肠胃，因为它的纤维质丰富，有助排泄，宝宝喝最好了！

4.用水果或蔬菜煮成果水或菜水，果水可以不必添加任何东西，维持原味。

5.可在水中加入一些口感好的补钙冲剂。

6.多给宝宝吃一些多汁水的水果,如西瓜、梨、橘子等,也可以给他喝果汁(最好是用新鲜水果自制的)。

7.可以在每顿饭中为宝宝制作一份可口的汤水,多喝些汤也一样可以补充水分,而且还富含营养。

总之,通过以上方式,久而久之,宝宝就会养成喝白开水的好习惯了。

父母须知

如果宝宝拒绝喝水,一定不要过分强迫他,引起他对水的反感,以后就更难喂了。可以换一种形式或换一个时间再喂。

怎样才能让宝宝爱上奶瓶

奶瓶是重要的育儿工具,一些宝宝刚生下来就需要用奶瓶,在断奶期,奶瓶更显得重要。可是,很多宝宝不喜欢吮吸奶瓶,怎么办呢?妈妈可以试试以下方法:

选择合适的时机

让宝宝接受奶瓶是一个循序渐进的过程,需要逐步训练。妈妈千万不要着急,要有足够的耐心和长期坚持的态度。

❶ 训练吃奶瓶一定要选择在宝宝比较饿的时候。

❷ 最好选在宝宝情绪愉悦的时候,千万不要在宝宝哭闹或生病时,那会使努力变为徒劳,弄不好还会让宝宝对奶瓶产生反感。

❸ 起初,先将母乳挤出保存在奶瓶里,到了宝宝进食时间,由宝宝熟悉的人来喂奶,以消除因喂养方式的改变给宝宝带来的恐慌。喂养前最好在奶嘴上涂抹一些母乳,便于宝宝很快进入角色。

❹ 对于比较敏感的宝宝,可以在睡前先进行母乳喂养,等宝宝有睡意时,改用奶瓶喂养。经过多次尝试,宝宝就会吃奶瓶了。

奶瓶适应训练

❶ 摆脱对乳头的依赖

习惯了乳头的宝宝是不易接纳胶制奶嘴的,妈妈可以试着用小杯和小勺一点点地喂,让宝宝先摆脱奶头错觉,时间长了就会试着去接受乳头以外的东西来喝奶水。建议最好先用挤出的母乳。

❷ 尝到奶嘴的甜头

再好的奶嘴与妈妈乳头的感觉还是不同的。妈妈可以选择接近乳头的奶嘴,把奶嘴口开大,让奶水比较容易漏到嘴里,让宝宝知道吃奶嘴的甜头。

❸ 用奶瓶喂水

母乳喂养过程中,宝宝需要添加水。这时最好用奶瓶喂水,慢慢培养宝宝对奶瓶的感情,对于急于准备回到工作岗位的妈妈来说非常重要。

喂养姿势很重要

选择舒适的姿势是宝宝乐意接受奶瓶喂养的前提。通常采用坐姿,一只手把宝宝抱在怀里,让宝宝上身靠在妈妈的肘弯里,妈妈的手臂托住宝宝的臀部,宝宝整个身体约45°倾斜;另一只手拿奶瓶,用奶嘴轻轻触宝宝口唇,宝宝就会张嘴含住,开始吸吮。

另外,要注意喂奶时不要将瓶嘴直接放入宝宝的口中,而是把瓶嘴放在宝宝的嘴旁边,让宝宝自己找寻瓶嘴,主动含入嘴里。

育儿叮咛

让宝宝接受奶瓶需要循序渐进,首先要将宝宝的进食时间分为早、中、晚三段。在中间的时段先进行尝试,这时的宝宝较容易接受新鲜事物。可以先用奶瓶逗他,然后喂他吃几口,让他熟悉奶瓶,接着在他情绪稳定的时候多用奶瓶给他喂食。

🌸 为宝宝准备磨牙小食品

6个月左右，宝宝开始长牙了。这时宝宝的牙龈发痒，是学习咀嚼的好时候。妈妈可以为宝宝准备一些可以用来训练宝宝咀嚼能力的小食品。

1.柔韧的条形红薯干。这是比较普通的小食品，正好适合宝宝的小嘴巴咬，价格又便宜。买上一袋，任他咬咬扔扔也不觉可惜。如果妈妈觉得宝宝特别小，红薯干又太硬，怕伤害宝宝的牙床，可以在米饭煮熟后，把红薯干撒在米饭上焖一焖，地瓜干就会变得又香又软。

2.手指饼干或其他长条形饼干。此时宝宝已经很愿意自己拿着东西啃，手指饼干既可以满足宝宝咬的欲望，又可以让他练习自己拿着东西吃。有时，他还会很乐意地拿着往妈妈嘴里塞，表示一下亲昵。要注意的是，不要选择口味太重的饼干，以免破坏宝宝的味觉培养。

3.新鲜水果条、蔬菜条。新鲜的黄瓜、苹果切成小长条，又清凉又脆甜，还能补充维生素。

好孕叮咛

在宝宝长牙期，妈妈可以给宝宝准备一根磨牙棒。有的磨牙棒特别设计了突出的沟槽，具有按摩牙龈的作用；有的磨牙棒会发出奶香味或设计成水果形，比较受宝宝的喜爱。不过，磨牙棒一定要保持清洁。

日常护理 重点关注

👶 如何给宝宝准备衣服

宝宝的衣物不要多买，因为宝宝生长得很快，而且亲友也会送一些衣服，多买的话只会造成浪费。建议妈妈给宝宝准备以下衣物即可：

1.内衫：3~5件。前开襟是最方便的，而套头衫比较平滑舒适。

2.婴儿睡衣：3~5件。等宝宝会动会玩时，应将绳子抽掉，以避免危险。

3.包脚的连身服：3~6件。给秋冬出生的宝宝用；若是在春末或夏季出生的宝宝，只需准备2~3件即可。

4.连身短衫（胯下有按扣的）：3~6件。给夏天出生的宝宝用。

5.围兜：2件。可防止宝宝的衣服被口水渗湿。

6.帽子：1~3顶。夏天要有一顶质轻、带帽檐的帽子用来挡阳光；冬天则最好用有耳罩、不太紧的帽子来保暖。

7.有罩头的斗篷：2~4件。在宝宝外出时使用。

8.袜子：3~5双。袜子一定要买，可以有效防止

育儿叮咛

妈妈在给宝宝买衣服时，要注意衣服的材料应该柔软、舒适且缝合处不能坚硬，最好是纯棉或纯毛的天然纤维织品，因为天然纤维织品会帮助宝宝更好地调节体温。

宝宝可以看电视吗

很多人对宝宝看电视这一观点持反对意见，怕对宝宝的视力有不良影响。其实只要方法正确，是可以适当让宝宝看电视的，而且看电视还有很多好处，可以发展宝宝的感知能力，培养注意力，防止怯生。5个月时，宝宝已有了一定的专注力，而且对图像、声音特别感兴趣。这时，不妨让宝宝看看电视。不过，妈妈抱着宝宝看电视时要注意以下几个问题：

1 时间

❶ 不宜在哺乳或快睡觉时让宝宝看电视。

❷ 宝宝看电视的时间不要超过2～10分钟。看完电视后用湿毛巾给宝宝洗个脸。

2 环境

❶ 不要把照明灯都关闭，在电视机后方安上一盏小红灯，可起到保护视力的作用。

❷ 最好选择宝宝心情非常好，并且环境比较安静时跟宝宝一起看几分钟电视。

3 距离与音量

❶ 不要让宝宝离电视太近，宝宝和电视机屏幕的距离至少要2～3米，如果家里的电视大，距离还要加远。

❷ 每次看电视可选择1～2个内容，声音不应过大，过于强烈，以使宝宝产生愉快情绪，而且不疲劳。

4 性质

❶ 看电视时要选择画面稳定、景色优美的节目给宝宝看，不要选择画面跳跃性强的节目。

❷ 看电视的内容要有选择，一般来说宝宝喜欢看图像变换较快、有声、有色、有图的电视节目，如儿童节目、动画片、动物世界甚至一些广告节目等，这些电视内容都可作为宝宝看电视的内容。

等到宝宝慢慢长大，可能会比较迷恋电视，妈妈要从小就养成宝宝定时定位看电视的好习惯，不要一味地迁就宝宝或把电视当"保姆"，这对宝宝的生长发育是非常有影响的。

给宝宝进行面部护理的方法

宝宝的皮肤异常娇嫩，如果不细心护理，极易受到刺激而感染。因此，妈妈从宝宝出生后就要常给宝宝洗澡并进行皮肤的基本护理，特别是面部的护理。给宝宝进行面部护理的方法如下：

1.宝宝的皮肤会因气候干燥缺水而受到伤害，平时不要用较热的水洗脸，可以选择比较凉的水来洗，那样可以避免油脂被过多地清洗掉。可以在宝宝洗脸之后，擦上宝宝护肤品，形成一层保护膜。

2.宝宝嘴唇干裂时，要先用湿热的小毛巾敷在嘴唇上，让嘴唇充分吸收水分，然后涂抹润唇油，同时，要注意让宝宝多喝水。房间的空气要有一定的湿度，特别是开着空调时要放一盆清水，避免空气干燥。

3.宝宝经常流口水及吐奶，应准备柔软的毛巾，替宝宝抹净面颊。秋冬时更应及时涂抹润肤膏防止肌肤皲裂。

4.宝宝睡觉后眼屎分泌物较多，有时会有眼角发红的情况，每天最好用湿药棉替宝宝洗眼角。

5.宝宝的鼻腔分泌物易塞住鼻孔而影响呼吸，可用湿棉签轻轻卷出分泌物。

使用婴儿车的注意事项

宝宝5～6个月了，妈妈需要经常抱宝宝出去晒晒太阳，呼吸新鲜空气，不过，抱得时间长了妈妈会很累，也不方便，所以给宝宝准备一辆婴儿车是很有必要的。妈妈给宝宝使用婴儿车时要注意正确的使用方法。

1.6个月以内的宝宝还不能坐稳，比较适合选用坐卧两用的婴儿车。

2.使用前进行安全检查，如车内的螺母、螺钉是否松动，躺椅部分是否灵活可用，轮闸是否灵活有效等。

3.宝宝坐车时一定要系好腰部安全带，腰部安全带的长短、大小应根据宝宝的体格及舒适度进行调整，松紧度以放入大人4指为宜，调节部位的尾端最好能剩出3厘米长。

4.车筐以外的地方，不要悬挂物品，以免掉下来砸到宝宝。

5.宝宝坐在车上时，妈妈不得随意离开。非要离开一下或转身时，必须固定轮闸，确认不会移动后才离开。

6.切不可在宝宝坐车时，连人带车一起提起。正确的做法应该是：一手抱宝宝，一手拎车子。

7.不要抬起前轮单独使用后轮推行，否则容易造成后车架弯曲、断裂。不要在楼梯、电梯或有高低差异的地方使用婴儿车。

8.推车散步时，如果宝宝睡着了，要让宝宝躺下来，以免使腰部的负担过重。

9.不要长时间让宝宝坐在车里，任何一种姿势，时间长了都会造成宝宝发育中的肌肉负荷过重。正确的方法应该是让宝宝坐一会儿，然后妈妈抱一会儿，交替进行。

好孕叮咛

妈妈在选购婴儿车时，必须留意安全带是否坚固及容易调校；其次是车架应有主锁及附加的安全锁，两个后轮的锁应可同时锁上。此外，必须有足够的座位空间及承托力；车身不可有大过手指位的缝隙，以免宝宝夹伤或扭伤手。

宝宝睡凉席的注意事项

炎热的夏天，人们都喜欢睡在凉席上，既舒适又凉爽，可宝宝能睡吗？有的宝宝因为睡了太凉的凉席，而出现腹泻、肠胃不适等症状，因此不少妈妈认为宝宝不能睡凉席。其实，宝宝是可以睡凉席的，只是需要注意几个问题。

1.要选择草席，即麦秸凉席，这种草席质地松软，吸水性好。不要选择竹席，竹席太凉了，随着昼夜温差变化，小宝宝很容易受凉。

2.不能让宝宝直接睡在凉席上，应该在凉席上铺上棉布床单，以防过凉，还能避免小宝宝蹬腿擦破皮肤。

3.要注意凉席的清洁卫生。使用前一定要用开水擦洗凉席，然后放在阳光下暴晒，以防宝宝皮肤过敏。凉席被尿湿后必须及时清洗，保持干燥。如果宝宝出现皮肤过敏现象，要立即换掉凉席，必要时找医生诊治。

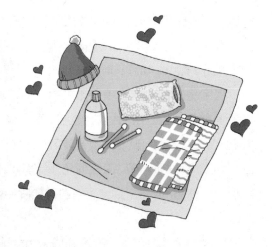

父母须知

宝宝睡觉应该开窗，因为开窗睡觉对宝宝的健康非常有益。如果睡前先打开窗户，让房间通风，可使室内空气中的细菌污染率大大降低。新鲜的空气还能刺激呼吸道黏膜，增强宝宝的抵抗力，并促进体温调节功能，从而增强宝宝对气温变化的适应能力。

宝宝房间可以点蚊香、喷杀虫剂吗

夏天到来后，蚊虫开始大量滋生，如果宝宝被蚊虫叮咬就会又痛又痒而大哭大闹，更可怕的是，一旦被蚊子咬了，宝宝极易受蚊虫带来的传染性病菌的侵袭。所以，为了避免宝宝受到蚊虫的叮咬，妈妈一方面要保持环境的清洁卫生，另一方面当然是要采取合适的方法来防蚊虫了。

现在防蚊虫的方式越来越多，除了传统的用蚊帐来防蚊虫外，许多家庭还用蚊香和杀虫剂来防蚊虫。但是，对小宝宝来说，用蚊香和杀虫剂来防蚊虫是不可取的，它会影响宝宝的健康。

蚊香毒性虽不大，但由于婴幼儿的新陈代谢旺盛，皮肤的吸收能力也强，使用蚊香对宝宝身体健康有碍，最好不要常用。如果一定要用，尽量放在通风好的地方，切忌长时间使用。

宝宝房间绝对禁止喷洒杀虫剂。宝宝如吸入过量杀虫剂，会发生急性溶血反应、器官缺氧，严重者导致心力衰竭、脏器受损或转为再生障碍性贫血。妈妈可以在暖气罩、卫生间角落等房间死角定期喷洒杀虫剂，但要在宝宝不在的时候喷洒，并注意通风。

考虑到宝宝的健康，妈妈最好采用蚊帐来防

蚊虫，而不宜使用蚊香和杀虫剂。在蚊子肆虐前一定要在家中安装密闭性好的纱门纱窗，并做到随手关好纱门、合好纱窗，防止蚊虫进入室内。

育儿叮咛

妈妈还可巧妙地利用植物来防蚊虫。如把橘子皮、柳橙皮晾干后包在丝袜中放在墙角，散发出来的气味既防蚊虫又清新了空气；可将天竺葵精油（4滴）滴于杏仁油（10毫升）中，混合均匀，涂抹于宝宝手脚部（脸部可少涂一些），宝宝外出或睡觉时可防蚊虫叮咬；买一盏香熏炉，滴几滴熏衣草或尤加利精油，空气清新又能防蚊虫，但其香味维持的时间一般只有1～3个小时，妈妈要掌握好时间。

宝宝被蚊虫叮咬后的处理方法

一般的处理方法主要是止痒，可外涂虫咬水、复方炉甘石洗剂，也可用市售的止痒清凉油等外涂药物。

同时，要注意经常给宝宝洗手、剪指甲，以防宝宝被蚊虫叮咬后搔抓叮咬处，导致继发感染。如果宝宝皮肤上被叮咬的地方过多，症状较重或有继发感染，最好尽快送宝宝去医院就诊，可遵医嘱内服抗生素消炎，同时及时清洗并消毒被蚊虫叮咬的部位，适量涂抹红霉素软膏。

宝宝遭遇蚊虫的叮咬，这在夏天是寻常事，叮咬后要注意：

◆ 防止宝宝过分挠抓。

◆ 宝宝被蚊虫叮咬后，涂一点点花露水或风油精；出现小包时，妈妈要继续往小包上涂，反复多次，直到把小包控制住。

◆ 也可以给宝宝涂一些有消炎、止痒、镇痛作用的无极膏，对治疗蚊虫叮咬效果很好，对宝宝的不良反应也小。不过，无极膏毕竟是药，也不能长期使用。

◆ 如果宝宝的小鸡鸡被叮咬后出现水肿，不能随便用药。水肿刚出现时，先用冷毛巾敷一下，再涂抹一点花露水。如果水肿仍没好转，应立即去看医生。如果任由水肿发展下去，宝宝的小鸡鸡可能会因水肿加重，导致排尿困难。

父母须知

家居环境要做到的要点：地漏、下水道等处防止积水，并时常喷点杀虫剂，不给蚊虫生存的空间；家中水生植物要定期换水；注意关好纱窗、纱门，不要门户大开让蚊虫长驱直入；不要把易拉罐、矿泉水瓶、鸡蛋壳等容易积水的垃圾乱扔，垃圾桶最好用有盖的那种。

宝宝开始长牙，如何护理

5~6个月的宝宝已经开始长出一两颗牙了，虽然以后还会有换牙期，但在婴儿期不给宝宝进行牙齿保健护理，会很容易得龋齿。龋齿会影响宝宝的食欲和身体健康，会给宝宝带来痛苦。

护理宝宝的乳牙要做好以下几点：

每次给宝宝喂食物后，再喂几口白开水，以便把残留食物冲洗干净，如有必要妈妈可戴上指套或用棉签等清除食物残渣。

入睡前不要让宝宝含着奶头吃奶，因为乳汁沾在牙齿上，经细菌发酵易造成龋齿。睡前可以给宝宝喂少量牛奶，不要加糖。

牙齿萌出前后，妈妈就应早晚各一次，用消毒棉裹在洗干净的手指上，或用棉签浸湿以后抹洗宝宝的口腔及牙齿，还可以用淡茶水给宝宝漱口。

经常带宝宝到户外活动，晒晒太阳，这不仅可以提高宝宝的免疫力，还有利于促进钙质的吸收。注意纠正宝宝的一些不良习惯，如咬手指、舔舌、口呼吸、偏侧咀嚼、吸空奶头等。

发现宝宝有出牙迹象，如爱咬人时，可以给宝宝一些硬的食物如面包、饼干，让他去啃，夏天还可以给冰棒让他去咬，冰凉的食物止痒的效果更好。

好孕叮咛

宝宝萌牙后，应经常请医生检查，一旦发现龋齿要及时修补，不要认为反正乳齿将来会被恒齿替代而不处理。

怎样减轻宝宝出牙期的痛苦

出牙期的症状常常包括易发脾气、流口水、咬东西、哭闹、牙龈红肿、食欲下降和难以入睡等。妈妈虽然知道这些都是正常现象，但看着宝宝受苦，心里很不是滋味，那么，到底用什么方法可以减轻宝宝在出牙期的痛苦呢？

按摩牙龈。妈妈洗净双手，用手指轻柔地摩擦宝宝的牙龈，有助于缓解宝宝出牙的疼痛。但是，等到宝宝力气长足，牙也出来几颗时，妈妈要注意别让宝宝咬伤自己。

冷敷牙龈。让宝宝嚼些清凉的东西不仅有助于舒缓发炎的牙龈，而且一些美味可口的东西，如冰香蕉或冷胡萝卜，还可以吸引宝宝很长时间。妈妈也可以让宝宝吮吸冰块，但冰块必须用毛巾包住，而且妈妈还必须帮宝宝拿着毛巾。

巧用奶瓶。 在奶瓶中注入水或果汁，然后倒置奶瓶，使液体流入奶嘴，将奶瓶放入冰箱，保持倒置方式，直至液体冻结。宝宝会非常高兴地咬奶瓶的冻奶嘴。妈妈记得要不时查看奶嘴，以确保它完好无损。

让宝宝咀嚼。 咀嚼可帮助牙齿冒出牙龈。任何干净、无毒，可以咀嚼、万一吞咽也不会因为过大或过小而堵住气管的东西都可以给宝宝用来咀嚼。市面上的磨牙饼是很好的选择（尽管会让宝宝身上脏兮兮的），有点硬的面包圈也是宝宝咀嚼的绝佳物品。

转移宝宝的注意力。 最好的方法可能是让宝宝不再注意自己要冒出牙齿的牙龈。试着和宝宝一起玩他最爱的玩具或者用双手抱着宝宝摇晃或跳舞，让宝宝忘记不适感。

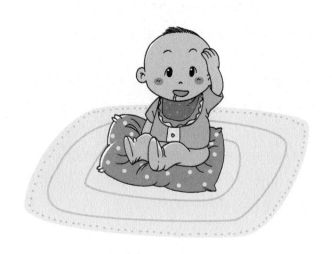

父母须知

不是特别需要的情况下，最好不要使用儿童专用的非处方类镇痛药，比如儿童用泰诺琳滴剂。必须用时，请务必严格遵循包装上的说明，24小时内宝宝的服药次数通常不得超过3次。

宝宝总爱流口水怎么办

一般来说，宝宝流口水属正常现象，不过常常一天要换几次衣服，用几条手帕，还容易引发湿疹等皮肤病，不免让妈妈头痛。那么，宝宝流口水应该怎样护理以防治感染疾病呢？

妈妈应该经常帮宝宝擦拭流出来的口水，让宝宝的脸部、颈部保持干爽，以避免湿疹的发生。擦拭时不可过于用力，轻轻地将口水拭干即可，以免损伤局部皮肤。尽量避免用含香精的湿纸巾

帮宝宝擦拭脸部，以免刺激宝宝皮肤。给宝宝擦口水的手帕，要求质地柔软，以棉布质为宜，要经常洗烫。要给宝宝围上围嘴，以防止口水弄脏衣服。妈妈一旦发现宝宝的衣服或围嘴湿了，就应该及时更换，以防止口水刺激皮肤引起皮肤炎症。妈妈还可以在更换围嘴后，给宝宝的下巴及颈部、前胸涂抹一些婴儿润肤品。

若发现宝宝的唇周、下颌及颈部皮肤已经发红、糜烂甚至脱皮，妈妈应用温水帮宝宝轻轻清洗，保持干燥，然后在局部涂上软膏。软膏最好在宝宝睡前或趁宝宝睡觉时搽，以免宝宝不慎吃入口中，影响健康。如果发现有局部继发性感染，或宝宝流口水特别严重，就要去医院检查，看看宝宝口腔内有无异常疾病、吞咽功能是否正常。

父母须知

当宝宝患有咽峡疱疹、牙龈炎、扁桃体炎时，由于疼痛而不敢吞咽，也会导致流口水，而且有臭味，同时伴有拒食或发热等症状。这种情况妈妈比较容易判断，待宝宝疾病恢复，大量口水流出就会停止。

易患疾病的 预防与护理

定期给宝宝做体格检查

确定宝宝的健康状况，需要通过定期多次的连续健康检查。一次健康检查的结果只能作为宝宝生长发育的一个剖面反映宝宝当时的健康状况，即使当时体重和身长的数字稍低，也不能就此认为宝宝发育迟缓、营养不好或有其他问题。只有通过定期多次的连续检查，对检查结果进行前后对比，才可以看出宝宝生长发育及其他健康状况的动态变化，才能对宝宝的健康状况做出较准确的评估。

定期健康检查的次数和时间一般是：1岁以内查4次，分别在出生后3个月、6个月、9个月和12个月；1~3岁，每半年检查一次；3~7岁，每年检查一次。如有问题，应根据医生要求增加检查次数。

健康检查的内容通常包括以下几个方面：询问宝宝的生活、饮食、大小便、睡眠、户外活动、疾病等一般情况；测量体重、身长、头围等并进行评价；全身体格检查；必要的化验检查（如检查血红蛋白数）和特殊检查（如智力检查）等。

育儿叮咛

根据检查结果，医院会向妈妈进行科学育儿指导和宣教，比如，如何进行母乳喂养、如何添加辅食、如何进行疾病预防等。妈妈最好带个笔记本一一记下，以防遗忘。

别让宝宝成为小胖墩

世界卫生组织（WHO）认为，脂肪过度堆积以至于影响健康和正常生活状态，称为肥胖。根据下面的公式，妈妈先来给宝宝测测他是否处于肥胖状态吧。

1~6个月的宝宝：标准体重（克）＝出生体重（克）＋月龄×600

7~12个月的宝宝：标准体重（克）＝出生体重（克）＋月龄×500

1岁以上的宝宝：标准体重（千克）＝年龄（岁）×2＋8

具体而言，体重超过标准体重的10%～19%为超重，超过标准体重的20%以上可称为肥胖。测完了吗？假如宝宝已处于肥胖状态，成为小胖墩，那就应该减肥了！

父母须知

每个宝宝的生长速度都有自己的特点，体重不是衡量宝宝是否肥胖的唯一标准，按月龄的生长发育曲线图，特别是身高体重发育曲线图更有说服力。建议妈妈定期带宝宝去做保健检查，让医生应用综合指标来评判宝宝的肥胖度。

接种流行性脑脊髓膜炎疫苗

流行性脑脊髓膜炎（简称流脑），也就是人们常说的脑膜炎，是由脑膜炎双球菌引起的急性呼吸道传染病。据统计，每年的2~4月，流脑的发病率占全年的

60%左右。病人主要是15岁以下的少年儿童,特别是6个月至2岁的婴幼儿更容易感染。其特点是起病急、病情重、变化多、传播快、流行广、来势凶猛、病死率高、危害性大,所以必须切实做好预防工作。

宝宝6个月接种A群流脑疫苗,用于预防A群脑膜炎球菌引起的流行性脑脊髓膜炎。

接种程序

群流脑疫苗接种4剂,儿童自6月龄接种第1剂,第1、2剂为基础免疫,2剂次间隔不少于3个月;第3、4剂次为加强免疫,3岁时接种第3剂,与第2剂间隔时间不少于1年;6岁时接种第4剂,与第3剂接种间隔不少于3年。

有下列情况的宝宝不能接种本疫苗:

1.患有神经系统疾患如癫痫、抽风、脑部疾患等,及有过敏史者。

2.发热、急性疾病。

3.肾脏病、心脏病及活动性肺结核等慢性疾病的活动期。

接种后反应

接种本疫苗后,反应轻微,一般无严重的局部反应和全身反应。个别儿童接种后,局部出现红晕、硬结,全身反应有低热,偶有过敏反应。

宝宝贫血的预防与护理

营养性缺铁性贫血是宝宝婴儿时期最常见的疾病。轻度贫血的症状,体征不明显,待有明显症状时,多已属中度贫血,主要表现为:上唇、口腔黏膜及指甲苍白;肝、脾、淋巴结轻度肿大;食欲减退、烦躁不安、注意力不集中、智力减退;明显贫血时心率增快、心脏扩大,常合并感染等。

● 宝宝贫血的预防措施

① 坚持母乳喂养,因母乳中铁的吸收利用率较高。

② 添加含铁丰富的辅食,如蛋黄、鱼泥、肝泥、肉末、动物血等。添加绿色蔬菜、水果等富含维生素C的食物,促进铁的吸收。

③ 应当用铁锅、铁铲做菜做汤,粥、面不能在铝制餐具里放得太久,因为铝可以阻止人体对铁的吸收。

④ 牛奶必须煮沸后再喂,以减少过敏导致的肠出血而产生贫血。

● 如何护理患贫血的宝宝

① 正常的6个月的宝宝,每1 000毫升血中所含血红蛋白量平均为123克。轻度贫血(血红蛋白为90～120克)可不必用药,采取改进饮食营养来纠正即可。

② 安排宝宝的饮食,要根据宝宝营养的需要和季节性蔬菜的供应情况,适当地搭配各种新鲜绿色蔬菜、水果、肝脏、蛋类、鱼虾、肉类和动物血,再加上豆类食物,尽量做到每日不重样。特别要多吃新鲜蔬菜、水果,它们富含维生素C,有助于食物中铁的吸收。另外,由于每一种食物都不能提供宝宝所必需的全部营养成分,所以膳食的搭配一定要均衡。烹调时,注意色、香、味俱全,以提高宝宝的食欲。

③ 按照医生的嘱咐,根据贫血的原因和贫血的程度选择药物。

好孕叮咛

当宝宝出现烦躁不安、精神不振、注意力不集中、反应迟缓、食欲减退以及异常食癖等现象时,妈妈应及时带宝宝看儿科医生并做检查。

宝宝腹泻的预防与护理

宝宝消化功能不成熟，发育又快，所需的热量和营养物质多，一旦喂养不当，就容易造成腹泻，俗称拉肚子。腹泻是宝宝常见的病症，也特别令妈妈们忧心，那么宝宝腹泻时该怎么进行护理呢？

宝宝腹泻的预防措施

❶ 注意饮食卫生：食品应新鲜、清洁，凡变质的食物均不可喂养宝宝，食具也必须注意消毒。

❷ 添加辅食应掌握正确的顺序与原则：这在前文中已提到，妈妈可做参考。

❸ 增强体质：平时应加强户外活动，提高对自然环境的适应能力，注意宝宝体格锻炼，增强体质，提高机体抵抗力，避免感染各种疾病。

❹ 避免不良刺激：宝宝日常生活中应防止过度疲劳、惊吓或精神过度紧张。

❺ 夏季卫生及护理：宝宝的衣着应随气温的升降而增减，避免过热，夜晚睡觉要避免腹部受凉。夏季应多喂水，避免饮食过量或食用脂肪多的食物。经常进行温水浴。

❻ 合理应用抗生素：避免长期滥用广谱抗生素，以免肠道菌群失调，导致耐药菌繁殖引起肠炎。

如何护理患腹泻的宝宝

❶ 无论何种病因引起的腹泻，宝宝的消化道功能虽然降低了，但仍可消化吸收部分营养素，只要宝宝想吃，都需要喂。

❷ 吃牛奶的宝宝每次奶量可以减少1/3左右，奶中稍加些水。如果减量后宝宝不够吃，可添加含盐水的米汤，或喂食胡萝卜水、新鲜蔬菜水，以补充无机盐和维生素。

❸ 腹泻会导致宝宝脱水，妈妈要给宝宝补充足够的水。

❹ 用口服补液盐不断补充由于腹泻和呕吐所丢失的水分和盐分，用量应遵医嘱。

❺ 注意腹部保暖，以减少肠蠕动，可以用毛巾裹腹部或热水袋敷腹部。让宝宝多休息。

❻ 三天后不见好转应改变治疗方案。重度脱水的宝宝应去医院就诊，采取静脉补液，切忌滥用抗生素。

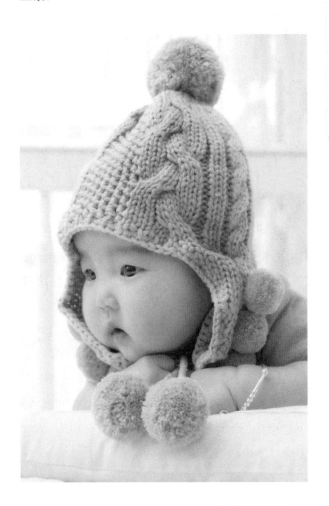

父母须知

由于宝宝的皮肤比较娇嫩，而且腹泻时排出的大便酸性较强，会对宝宝小屁屁的皮肤引起伤害。所以，宝宝每次排便后，妈妈都要用温水先清洗宝宝会阴及周围皮肤，然后再清洗肛门，最后用软布擦干。

妈妈要读懂宝宝的表情

宝宝在学会说话以前，有着丰富多彩的体态语，包括面部表情和手势的变化。虽然几个月大的宝宝还不会说话，但一些细微的表情也能"告诉"妈妈他的需求。

1.宝宝瘪起小嘴，好像受到了委屈，而实际上是对大人有所要求。比如肚子饿了要吃奶，寂寞了要人逗等。

2.红脸横眉。宝宝往往先是眉筋突暴，然后脸部发红且目光发呆，有明显的内急反应。这是要大便的信号。

3.玩弄舌头吐气泡。大多数宝宝在吃饱、尿布干净，而且还没有睡意时，会自得其乐地玩弄自己的嘴唇、舌头，或吮手指、吐气泡。这时，宝宝愿意独自玩耍，不愿意被别人打扰。

4.眼神无光。若发现宝宝眼神暗淡无光、呆滞少神，很可能是宝宝身体不适，有疾病的先兆。

5.表情严肃。一般宝宝在出生后2～3个月便可以在妈妈的逗引下露出微笑。但有些宝宝笑的时候很少，小脸严肃，表情呆板，这时候妈妈就要小心了，因为这多半是体内缺铁造成的。

6.撅嘴、咧嘴。男宝宝通常以撅嘴来表示要小便，女宝宝则多以咧嘴或上唇紧含下唇来表示要小便。

妈妈别忽视宝宝的情绪

家庭是宝宝学习情绪智能的课堂，宝宝从妈妈的言行学到自我观感、如何看待自己、如何解读别人的情绪，等等。妈妈就像一面镜子，宝宝从妈妈的言行中认识到自我。如果妈妈忽略、放任、轻视宝宝的情绪，宝宝的情绪就是混乱的。如果妈妈注意到宝宝的需求，适度给予回应，逐步引导建立他的自主能力，宝宝便能渐渐建立起情绪管理的模式，进而运用在他的人际关系当中。

妈妈会发现自己不能离开宝宝的视野之外，哪怕是一会儿，他们就会表现出焦虑、悲伤；与陌生人相处时，他们还会产生惧怕情绪。这是因为宝宝已能够区分陌生人和亲人，并表现出对亲人的依恋。这个时候妈妈对宝宝应该给予更多的关怀。当宝宝表现出对妈妈的强烈依恋时，妈妈要满足他的这种依恋感，这样宝宝才会有安全感，遇到陌生环境，也不至于过分惧怕和焦虑，愿意和别人交往并适应新环境。

好孕叮咛

妈妈要仔细观察宝宝的面部表情，及时地给予回应，满足宝宝的需求，以促进母子间的信任与默契。

好孕叮咛

宝宝再小也有自己的感情需求。妈妈给予宝宝的不应仅仅是物质，还有一种心理需求的满足。

怎样让爸爸和宝宝更亲密

妈妈每天与宝宝密切接触，宝宝自然与妈妈很亲切，而爸爸因为工作和在家庭中承担的责任不同，与宝宝显得有点疏远。那么，怎样来加深宝宝和爸爸之间的感情呢？

1 留一些自由空间给爸爸和宝宝

最聪明的办法就是让爸爸和宝宝两个人去磨合。当妈妈看到没有自己的时候，爸爸也能把小宝宝照顾得很好、很开心的时候，妈妈一定会觉得很惊讶。

2 让爸爸和宝宝的身体更亲近一些

购物的时候，让爸爸背上一个育儿袋，这样可以让宝宝和爸爸保持身体距离上的亲近。经常鼓励爸爸用育儿袋背着宝宝。这种身体距离上的亲近可以很自然地拉近他们之间的关系，爸爸空出的两手还可以帮妈妈拿拿东西。

给宝宝换衣服也是一个好时机。尤其到了晚上，妈妈感到疲劳得快散架时，爸爸才显示出他的优越性。他能够给宝宝洗个澡，把衣服穿得整整齐齐的，然后再带着宝宝出去走走。这个时候妈妈可以舒服地打个盹儿，或者从容地做点自己想做的私事儿。

3 从学习换尿布开始

小宝宝每天需要更换很多次尿布，因此，妈妈要善于利用这个机会。一天换几次尿布对于爸爸来说，也是和宝宝建立亲密关系的大好时机。

4 共同分享喂食与哄睡

爸爸也可以在妈妈给宝宝喂奶的时候，参与到照料宝宝的生活中。如果宝宝是全母乳喂养的，那么爸爸也同样可以参与进来。比如喂完奶后的安抚、轻拍等动作，就可以交给爸爸去做。爸爸还可以在宝宝吃完奶后，用自己的手指头按摩宝宝的小脚丫，让宝宝享受散步的感觉。

5 让爸爸值夜班

平时，如果让爸爸夜间起来照料小宝宝行不通，那么就让爸爸在周末来值值夜班。要知道，共享黑夜的宁静和安逸是爸爸和宝宝之间建立感情的绝好机会，即便他们可能都是半睡半醒的状态。

父母须知

有很多妈妈不放心让爸爸照顾宝宝，很自然地认为自己是最了解宝宝的。需要提醒妈妈的是，爸爸其实并不是一个简单的替代者。爸爸会用自己独特的、令人愉悦的方式来接触宝宝，而宝宝也很喜欢爸爸这些和妈妈不完全一样的方式。

早教培育 聪明宝贝

引导宝宝辨别颜色

颜色是物体的一个重要特性，认识物体的颜色，可以丰富宝宝关于物体特性的感性经验，为宝宝今后学习分类、对比等数理逻辑概念奠定良好的基础，对宝宝的智力发展和培养绘画兴趣都是大有益处的。

宝宝出生4个月后就有了对色彩的感受力。妈妈要抓住这个时期用较好的方法帮助宝宝认识颜色，先认红色，如皮球，告诉宝宝这是红色的，再告诉他番茄也是红色的。宝宝会睁大眼睛表示怀疑，这时可再取2～3个红色玩具与番茄放在一起，肯定地说"红色"。也可让宝宝从各种色卡中挑出红色，把不是红色的放在一边，把红色的放在一起，渐渐地宝宝就能逐渐认识红色了。其他颜色，妈妈也可用同样的方法进行训练。

多为宝宝提供一些丰富的色彩，可以在宝宝的居室里贴上一些色彩调和的画片挂历，在宝宝的小床上经常换上一些颜色温柔的床单和被套，小床的墙边可以挂上一条七色彩带。充分利用色彩对宝宝进行视觉刺激，对宝宝认识颜色有很大的帮助。

好孕叮咛

要多给时间让宝宝慢慢理解，颜色要慢慢认，千万别着急。不要同时介绍两种颜色，否则容易混淆。

增强对宝宝听觉的刺激

这个时候宝宝的感官正处于逐步发育成熟的阶段，所以妈妈在训练宝宝的智力时，还要进一步增强对宝宝的感官刺激。

在增强宝宝的感官刺激中，听觉的感官刺激是最基本的，并且可以在日常生活中随时、随机进行。

比如，当妈妈打开电视机、开动吸尘器、往浴缸中放水、热水壶响了或门铃、电话响了时，都可以用亲切而清晰的声音告诉宝宝这是什么东西发出的声音，并同时将相应的物体指给宝宝看。这样做不仅会让宝宝对声音的反应更加敏锐，而且还因妈妈重复告诉宝宝的那些东西的名称，而有助于宝宝认识和记忆更多的词汇。同时，妈妈在重复告诉宝宝那些东西的名称时，口形的变化还会刺激宝宝的模仿力，进而激发宝宝的发音和语言能力。

父母须知

生活中，充满着各种各样的声音，人说话的声音、开门的声音、电视的声音，还有风声、雨声、雷声等，要让宝宝有机会常常听到这些声音，学习适应外界的环境。

训练宝宝的嗅觉

把带有不同气味的物品让宝宝来"欣赏"，就是训练宝宝嗅觉的一个比较好的方法。例如，妈妈的衣物，厨房的气味，米饭的香味，各种炒菜的味道，香皂特殊的芳香。有的家庭比较喜欢养花，植物在花儿开放的时候一般都会释放出花香，这也是训练宝宝嗅觉的好素材；包括植物的茎叶，都有其属于自己的特殊气味。通过经常的练习，感官能力的改善是有可能实现的。

这些练习会使受到忽视的感官得到培养，还可以培养宝宝积极的注意力，从而会使宝宝在生活中逐步锻炼出强有力的意志。大部分人的嗅觉得到的锻炼是很少的。实际上，根据研究，嗅觉能形成一个人记忆中最强有力的部分。但是它显然被严重忽略了。当被忽略的器官得到完善时，思维能力能够得到极大的锻炼。

身边训练宝宝嗅觉的素材有：

❶ 花的味道：茉莉花、玫瑰花、兰花、菊花。

❷ 瓜果的味道：苹果、橘子、桃子、香蕉、柠檬、香瓜。

❸ 蔬菜的味道：韭菜、芹菜、大蒜、大葱、洋葱头。

❹ 饮料的味道：白酒、啤酒、果酒、香油。

育儿叮咛

妈妈要注意，食堂、动物园、厕所、食品店、医院等，这些场所最好不要让宝宝停留太久，如果宝宝嗅觉非常好，可能一进去就会哭闹着要出来。

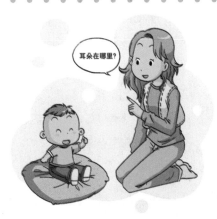

耳朵在哪里？

教宝宝认识各种日常用品

5个月的宝宝，早上睡醒后，很快就能完全清醒过来，而且马上就要起床，好像新的一天有很多事等待他去做似的。的确，由于感知的发展和对身体控制能力的提高，面对这个丰富多彩的世界，宝宝需要妈妈倾注更多的爱和时间，陪他读一读周围世界这部活"书"。以前，妈妈是随机地见到什么就对他说什么，干什么就讲什么。现在，妈妈要有计划地教宝宝认识他周围的日常事物。宝宝最先学会认的是在眼前变化的东西，像能发光的、音调高的或会动的东西，如灯、收录机、机动玩具、猫等。

认物一般分两个步骤：一是听物品名称后学会注视；二是学会用手指。开始妈妈指给他东西看时，他可能会东张西望，这时妈妈要吸引他的注意力，坚持下去，每天至少5～6次。通常学会认第一种东西要用15～20天；学会认第二种东西用12～18天；学会认第三种东西用10～16天。也有1～2天就学会认识一件东西的。这要看妈妈是否能敏锐地发现宝宝对什么东西最感兴趣。宝宝越感兴趣的东西，认得就越快。

宝宝认东西要一件一件地学，不要同时认好几件东西，以免延长学习时间。只要教的得法，宝宝5个半月时，就能认灯，6个半月能认其他2～3种物品。7～8个月时，如果妈妈问："耳朵呢？"宝宝就会笑眯眯地指着自己的小耳朵。

父母须知

一般的宝宝，常在会走以后才学认五官，而此时开始教育，几乎可以让宝宝提前半年认识。

7~8个月的宝宝

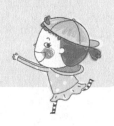

生长发育 月月跟踪

7个月的宝宝

体格标准		
项目	男宝宝	女宝宝
体重（千克）	正常范围：7.95~9.87	正常范围：7.58~9.20
身长（厘米）	正常范围：67.2~73.8	正常范围：66.8~70.4
头围（厘米）	正常范围：43.2~45.6	正常范围：41.8~44.6

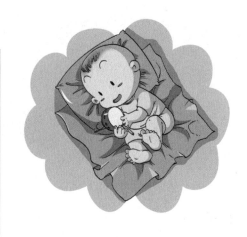

运动能力

7个月的宝宝各种动作开始有意向性，会用一只手去拿东西，会把玩具拿起来，在手中来回转动。还会把玩具从一只手递到另一只手或用玩具在桌子上敲着玩。仰卧时会将自己的脚放在嘴里啃。7个月的宝宝不用妈妈扶能独立坐几分钟。

视觉能力

7个月的宝宝远距离视觉开始会有明显的发育，他能注意远处活动的东西，如天上的飞机、飞鸟等。这个时期的宝宝，对于周围环境中鲜艳明亮的活动物体都能引起注意，而且拿到东西后会翻来覆去地看看、摸摸、摇摇，表现出积极的感知倾向，这是观察的萌芽。

听觉能力

7个月的宝宝虽然对声音有所反应，但还不能明白话语的意思。有时候，妈妈会觉得宝宝已经能领悟别人在喊他的名字，那实际上不过是宝宝熟悉妈妈声音的缘故。在宝宝快要进入11个月时，宝宝对于词汇会表现出选择性，通常都是"妈妈""爸爸"或者"再见"等，宝宝此时会发出各种单音节的音。

陈宝英孕产育儿全书

🎀 8个月的宝宝

满月时体格标准		
项目	男宝宝	女宝宝
体重（千克）	正常范围：8.32~10.34	正常范围：7.98~9.68
身长（厘米）	正常范围：68.3~76.3	正常范围：68.0~71.6
头围（厘米）	正常范围：43.8~46.2	正常范围：42.5~45.1

运动能力

8个月的宝宝手指灵活多了，如果原来他手里有一件东西，再递给他一件东西，他便把手里的东西扔掉，接住新递过来的东西。现在他不扔了，他会用另一只手去接，这样可以一只手拿一件，两件东西都可摇晃，相互敲打。这时宝宝的手如果攥住什么就不轻易放手，妈妈抱着他时，他就攥住妈妈的头发或衣带。对宝宝的这一特点，妈妈可以给他一件适合他攥住的玩具。另外，他也喜欢用手捅，妈妈抱着他时他会用手捅妈妈的嘴或鼻子。

视觉能力

8个月的宝宝有一个十分显著的表现行为，那就是四处观望。他们会东瞧瞧，西望望，似乎永远也不会疲劳。8个月到3岁大的宝宝们，会把20%的非睡觉时间用在一会儿探望这个物体，又一会儿探望那个物体上。

听觉能力

8个月的宝宝对于话语的兴趣一周比一周浓厚了。慢慢地，妈妈叫他的名字他就会反应过来；妈妈要他给妈妈一个飞吻，他会遵照妈妈的要求表演一次飞吻。由于此时宝宝已能把语言和物品联系起来，因此妈妈可以教他认识更多的事物，妈妈可以让宝宝通过摸、看或尝等方式，让宝宝认识更多的事物。

饮食营养 同步指导

🍼 开始减少奶量，增加辅食量

虽然添加了种类丰富的辅食，母乳和配方奶还是要继续吃。不过，到这个月，妈妈应该开始给宝宝断奶了，所以不必吃得很多，奶量保持在每天500毫升左右就可以了。

母乳和配方奶不能提供的热量，可以通过增加半固体性的代乳食品来进行补充，如米粉、稠粥、烂面条、馒头、饼干、肝末、动物血、豆腐等食物。在每日奶量不低于500毫升的前提下，通过两次代乳食品的添加，来减少两次奶量。

8个月的宝宝每天需要喂5次，3次喂母乳，2次喂辅食。如果没有母乳，也可以用配方奶代替，每次150~180毫升，每天3次，另外加2次辅食。辅食的种类可以在前几个月的基础上增加面包、面片、芋头、山芋等品种。

此外，这一阶段是宝宝学习咀

嚼的敏感期，最好提供多种口味的食物让宝宝尝试，并对这些食物进行搭配。宝宝吃的每一餐，最好由淀粉、蛋白质、蔬菜或水果、油这4种不同类型的食物组成，以满足宝宝在口味和营养方面的需要。但是要注意一点：这个时候的宝宝还不能吃成人的饭菜，也不要在给宝宝制作的辅食里面添加调味品。

育儿叮咛

妈妈不要忘记，每天要保持6滴左右的鱼肝油，分成2次喂给宝宝。煮熟的蛋黄增至每天1个，并可渐渐过渡到蒸蛋羹。菜汁、果汁增至每天6汤匙，分2次喂食。

7～8个月的宝宝可添加的食物

7～8个月的宝宝可添加以下食物：

米粉、麦粉、米糊：为宝宝提供能量，并锻炼宝宝的吞咽能力。

粥：可以用各种谷物熬成比较稠的粥，还可以在粥里加一些肉泥和切得比较碎的蔬菜。

烂面条：可以买专门给宝宝吃的面条，煮的时候掰成小段，加一些切碎的蔬菜、蛋黄等，煮到很烂的时候给宝宝吃，锻炼宝宝的咀嚼能力。

蛋类食品：不但可以吃蛋黄，还可以尝试吃蒸全蛋，但是要从少量开始添加，并注意观察宝宝有没有过敏反应。

蔬菜和水果：各种蔬菜水、果水、菜泥、果泥都可以尝试给宝宝吃，但是葱、蒜、姜、香菜、洋葱等味道浓烈、刺激性比较大的蔬菜除外。

鱼泥和肉泥：鱼可以做成鱼肉泥，也可以给

宝宝吃肉质很嫩的清蒸鱼，但是要注意挑干净鱼刺。

碎肉末：一些家禽和家畜的肉，可以做成肉末给宝宝吃。

肝泥：含有丰富的铁、蛋白质、脂肪、维生素A、维生素B$_1$及维生素B$_2$，能帮宝宝补充所需要的营养。

动物血：含有丰富的铁质，能帮宝宝预防缺铁性贫血。

鱼松和肉松：猪肉、牛肉、鸡肉和鱼肉等瘦肉都可以加工成肉松，含有丰富的蛋白质、脂肪和很高的热量，可以给8个月的宝宝吃。

豆腐：含有丰富的蛋白质，并能锻炼宝宝的咀嚼能力。

父母须知

在喂食结束后，可拿些烤馒头片、面包干、磨牙饼干等让宝宝咀嚼，以锻炼宝宝的肌肉和牙床，促进乳牙的顺利萌出。搭配的果泥、肉泥可以略粗些，不用做成泥状。

逐渐给宝宝添加多种固体食物

如果说宝宝前6个月单靠母乳喂养还能满足宝宝营养需求的话，那么6个月之后就已经不能从母乳里摄取足够的营养了，必须添加辅食，以满足宝宝旺盛的营养需求。

进入第7个月，宝宝的体格发育逐渐减慢，自主活动明显增多，每天的热能消耗不断增加，饮食结构也要随之进行调整。在这一阶段，宝宝在吃辅食方面有一个显著的变化，就是可以吃一点细小的颗粒状食物和小片柔软的固体食物了。这是因为，

陈宝英孕产育儿全书

302

大部分的宝宝在第7个月已经开始长牙，有了咀嚼能力，舌头也有了搅拌食物的功能。给他增加一些小片的、用舌头可以捻碎的柔软食物（如豆腐等），可以进一步锻炼宝宝的咀嚼能力，使宝宝尽快完成向吃固体食物的转变。

这一阶段辅食添加的基本原则是：每天添加的次数基本不变，一天3次，添加的时间不变，但是要尝试着使辅食的种类更加丰富，并且要注意合理搭配，以保证能给宝宝提供充足而均衡的营养。

好孕叮咛

妈妈要注意，给宝宝添加固体食物时，不要因为担心宝宝嚼不动，妈妈就自己先嚼碎然后给宝宝吃。这种方法看似简单可行，其实是一种既不卫生又不文雅的办法。

给超重的宝宝巧添辅食

有关资料显示，目前我国婴幼儿肥胖发生率已超过10%。资料同时表明，6个月左右的肥胖儿在成年后的肥胖概率为14%；7岁的肥胖儿为41%，10～13岁的肥胖儿为70%。由此可见，婴儿肥胖将是成人期肥胖的"潜伏杀手"，并成为糖尿病、高血压、高血脂及冠心病等疾病的"隐形炸弹"。儿童营养专家认为，避免宝宝发生肥胖应从婴儿开始，儿童肥胖的高峰就是在出生后12个月之内。

如果宝宝已经超重，那妈妈又应该怎么办呢？其实，只要掌握了宝宝的饮食原则，正确巧妙地调整辅食的添加，胖宝宝的体重难关是不难攻克的。

不要习惯于用鸡汤、骨头汤、肉汤等为宝宝熬粥炖菜

其实，原汁原味的粥、面、菜、肉是最适宜宝

宝的辅食，肉汤偶尔为之（一周1～2次）即可，而且还应撇去浮在表面上的白油。

午餐"瘦"一些、晚餐"素"一些

肉类最好集中在午餐添加，宜选择鸡胸脯肉、猪里脊肉、鱼虾等高蛋白低脂肪的肉类；而晚餐的菜单中则最好以木耳、嫩香菇、绿叶菜、瓜茄类蔬菜、豆腐等为主。

避免淀粉类辅食在胖宝宝饮食中比例太大

土豆、红薯、山药、芋头、藕等食物，尽管营养价值高，但由于易"嚼"且含有大量淀粉，因此容易被吃多，故而容易"助长"宝宝的体重。因此，妈妈要适当减少它们在宝宝菜单中出现的频率，且最好是搭配绿叶菜而不是同大量的肉类一起吃。

控制水果只"吃"不"喝"

如果宝宝吃饭很好，就没有必要在正餐之外还吃很多水果，每天半个苹果量的水果就足够了；如果是葡萄、荔枝等高甜度的水果，则更不能吃太多，因为水果中的糖分是体重的帮凶。此外，果汁特别是市售的瓶装果汁的热量密度远高于新鲜水果，且"穿肠而过"的速度太快，喝了既长肉又不管饱，还对牙齿不利，因此不宜给胖宝宝多食用。

管住"油"和"糖"，减少小点心

这是两个"瘦身克星"，不要过多出现在胖宝宝的辅食中。此外，磨牙棒和小饼干固然是锻炼宝

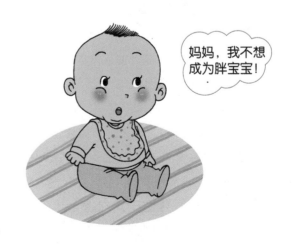

妈妈，我不想成为胖宝宝！

宝咀嚼能力的好工具，但也是含油或糖较高的食品，不宜多给胖宝宝吃。妈妈可以用烤馒头片、面包片等做替代品。

适量吃粗粮

各种杂豆、燕麦、莜麦、薏米等杂粮远比精米精面更能增加宝宝的饱腹感、加速代谢废物排泄，待宝宝的胃肠能够接受时，可以做成烂粥烂饭给胖宝宝食用。

父母须知

除了在饮食方面多加注意外，如果有条件的话，婴儿游泳、亲子游戏、母子健身操等都能让宝宝"动"起来。有了饮食和运动的双保险，相信宝宝就不会成为有健康隐患的"小胖墩"了！

鸡蛋并非吃得越多越好

鸡蛋中无论是蛋黄还是蛋清，其富含优质蛋白是众所周知的，特别适合给正在迅速生长发育的宝宝吃。因此，很多妈妈就给宝宝大量吃鸡蛋，觉得宝宝吃得越多越好。

研究结果表明，鸡蛋并不是吃得越多越好。以6个月前的宝宝为例，他们的消化系统还未发育成熟，肠壁的通透性较高，可使鸡蛋中的白蛋白经过肠壁直接进入到血液中，刺激体内产生抗体，从而引发湿疹、过敏性肠炎、喘息性支气管炎等不良反应。而且，宝宝的胃肠道消化酶分泌还较少，1周岁左右的宝宝每天吃3个鸡蛋就不容易消化了。另外，过多吃鸡蛋会增加消化道负担，使体内蛋白质含量过高，在肠道中异常分解，产生大量的氨，引起血氨升高，同时加重肾脏负担，引起蛋白质中毒综合征，出现腹部胀闷、四肢无力等不适。

育儿叮咛

有的营养专家认为：1岁以内甚至到1岁半的宝宝最好只吃蛋黄，每天不能超过1个；1岁半至2岁的宝宝隔日吃1个整鸡蛋；等2岁以后才可每天吃1个整鸡蛋。

宝宝酷爱吃甜食怎么办

糖果、巧克力、冰淇淋、甜点心等，是宝宝比较喜欢吃的一类食品。喜爱甜食是宝宝的一种天性，出生以后如果妈妈经常给宝宝吃甜食，如加糖的奶粉、糖粥、奶糖、蜜饯等，可促使宝宝养成酷爱甜食的习惯。因此，妈妈应注意不要经常购买这类食品，也不要经常给宝宝提供甜食。

过多地吃甜食会产生很多不良后果，如引起肥胖症、诱发糖尿病、促使龋齿发生等。各种甜饮料或果汁中虽含有丰富的维生素，但天然果糖也很高，过多地喝这些饮料后，血糖增高，宝宝的饥饿感下降，引起厌食、胃肠不适甚至腹泻。

随着宝宝的成长，宝宝的味觉也逐步发育成熟。妈妈要指导宝宝品尝食物的天然风味，并提供不同口味的家庭菜肴。

妈妈可以把自己品尝鱼类、肉类、青菜萝卜等蔬菜、各色水果的不同味道告诉宝宝，让宝宝分享。妈妈要经常介绍健康食品的好处，并以身作则不挑食偏食，也不嗜好甜食。

父母须知

饭前饭后以及睡觉前不要给宝宝吃甜食，每天进食糖量不能超过每千克体重0.5克。吃完甜食后要让宝宝漱口。

蔬菜和水果营养不一样

每天吃点蔬菜的目的是为了摄入维生素和矿物质，但是在添加辅食的过程中，有的妈妈看见宝宝不喜欢吃蔬菜而喜欢吃水果，于是就用水果代替蔬菜喂食宝宝，这是极不恰当的。

水果不能代替蔬菜，主要原因有以下几点：

虽然水果中的维生素量不少，足以能代替蔬菜，然而水果中钙、铁、钾等矿物质的含量却很少。

蔬菜中含纤维素多，纤维素可以刺激肠蠕动，防止便秘。

蔬菜和水果含的糖分存在明显的区别：蔬菜所含的糖分以多糖为主，进入人体内不会使人体血糖骤增；水果所含的糖类多数是单糖或双糖，短时间内大量吃水果，对宝宝的健康不利，有的宝宝多吃水果还会腹泻或容易发胖。

育儿叮咛

母乳喂养的宝宝5~6个月时每日可吃水果25克，7~9个月时每天可吃50克，到1岁时每天吃75~100克就足够了。新鲜蔬菜宝宝以天天吃、顿顿吃最好，尤其是那些大便较干燥的宝宝，更要多吃新鲜蔬菜。

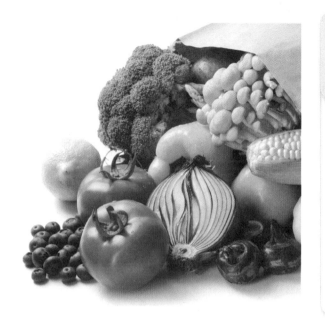

宝宝出牙晚是否该补钙

有些妈妈一见宝宝该出牙时没长牙就以为是缺钙，于是便给宝宝吃鱼肝油和钙片，这是不可取的。宝宝出牙的快慢原因有多种：可能是遗传原因，也可能是妈妈怀孕时缺乏一些营养，也可能是宝宝缺钙。总之，宝宝出牙晚不一定都是缺钙引起的。

如果盲目给宝宝补钙，可能会引起身体浮肿、多汗、厌食、恶心、便秘、消化不良等症状，严重时还容易引起高钙尿症，同时，补钙过量还可能限制大脑发育，并影响生长发育。血钙浓度过高，钙如果沉积在眼角膜周边将影响视力，沉积在心脏瓣膜上将影响心脏功能，沉积在血管壁上将加重血管硬化。

1岁左右的宝宝如果没出牙，只要没有其他毛病，并注意合理、及时地添加泥糊状食品，多晒太阳，就能保证今后牙齿依次长出来。是否需要补钙治疗，要看宝宝是否缺钙，补钙也必须遵医嘱，切不可滥用鱼肝油、钙剂等药物盲目补钙。当然，为了防止宝宝缺钙，可适当地多吃些富钙食物，或给予一些钙保健品服用，但千万不可滥用。

父母须知

如果宝宝1岁半才出牙，就要注意查找原因了，如是否为佝偻病，是否伴有其他异常情况，应该到医院进行检查、治疗。

怎样止住宝宝打嗝

宝宝有时突然会不停地打嗝，这让妈妈十分着急。这种现象可以由很多原因引起，当宝宝不停地打嗝时，妈妈先不要着急，除了去除引发原因外，不妨再试试以下方法：

1 拍背并喂上点儿温热水

如果宝宝是受凉引起的打嗝，妈妈先抱起宝宝，轻轻地拍拍他的后背，然后再给宝宝喂一点温热水，给胸脯或小肚子盖上保暖衣被等。

2 刺激宝宝的小脚底

如果宝宝是因吃奶过急、过多或奶水凉而引起的打嗝，妈妈可刺激宝宝的小脚底，促使宝宝啼哭。这样，可以使宝宝的膈肌收缩突然停止，从而止住打嗝。

3 把食指尖放在宝宝嘴边

妈妈也可将不停打嗝的宝宝抱起来，把食指尖放在宝宝的嘴边，待宝宝发出哭声后，打嗝的现象就会自然消失。这是因为，嘴边的神经比较敏感，挠痒即可放松宝宝嘴边的神经，打嗝也就会消失了。

4 轻轻地挠宝宝耳边

宝宝不停地打嗝时，在宝宝耳边轻轻地挠痒，并和宝宝说说话，这样也有助于止住打嗝。

5 转移宝宝的注意力

妈妈也可试试给宝宝听音乐的方法，或在宝宝打嗝时不住地逗引他，以转移注意力而使宝宝停止打嗝。

育儿叮咛

防止宝宝打嗝，妈妈要注意：

1. 不要在宝宝过度饥饿或哭得很凶时喂奶。

2. 天气寒冷时注意给宝宝保暖，避免身体着凉。

3. 无论喂母乳还是配方奶，都不要让宝宝吃得过快或过急。

如何在家为宝宝理发

现如今，不少妈妈会安排宝宝（特别是1岁内的小婴儿）在家中理发：一来带宝宝去理发店不是很方便，宝宝外出很容易睡着；二来宝宝对家中的环境熟悉，比较容易配合。理发店陌生、吵闹的环境可能会让宝宝更加不安。

在家中给宝宝理发，除了选择安全、好用的理发工具，还要注意理发的操作原则：

准备：

❶ 在购买婴幼儿理发工具时，可以去婴幼儿用品专柜或专卖店购买，选择可靠的品牌和安全的产品，也可以在育儿论坛上或向周围的人取取经。

❷ 准备理发前用香皂和清水清洁手指，保证手部的卫生。

❸ 用酒精棉彻底消毒用来理发的推子。

注意：

❶ 理发时动作要轻柔，不可和宝宝较劲，要顺着宝宝的动作。

❷ 随时注意宝宝的表情，如果宝宝不高兴、想要哭闹，应立刻停止理发工作。这样做是为了防止宝宝哭闹时碰伤宝宝。

❸ 整个理发过程要不断与宝宝进行交流，鼓励宝宝，分散宝宝的注意力，以达到和宝宝相互配合的目的。

育儿叮咛

妈妈不会理发的话，要经常带宝宝去一家固定的理发店，与理发师熟悉熟悉，消除宝宝的陌生感。去理发之前要告诉宝宝理完发之后他会变得更神气，理完之后还要说些"真帅，真好看"之类赞美的话。

夏季不宜给宝宝剃光头

夏天，宝宝的头发不宜留得过长，因为除了通过呼吸排出人体部分热量外，皮肤排汗是排出热量的主要途径。但给宝宝剃太短的头发或剃光头也不可取，那样可能会导致以下几种疾病发生：

1.皮肤感染

剃短发或光头虽然在一定程度上可以帮助排汗，但汗液里的盐分也会直接刺激皮肤，让宝宝觉得头皮瘙痒。另外，因宝宝头发较少，一出汗就会不自觉地用手去抓痒，一旦抓出伤痕，就很容易引起细菌感染。

2.日光性皮炎

头发是天然遮阳伞，可以使头部皮肤免受强烈的阳光刺激。如果宝宝头发过短或根本没有头发，无疑等于失去了"遮阳伞"的保护，从而增加了患日光性皮炎的可能。

3.损坏毛囊

剃短发或剃光头，增加了宝宝头部皮肤受创的机会。而宝宝头部皮肤的抓伤或玩耍时的磕碰所致的外伤，都可能会引发头部皮肤上出现细菌感染。如果细菌侵入宝宝头发根部，损坏毛囊，便会影响头发的正常生长，甚至导致谢顶。

父母须知

夏季最好给宝宝理个小平头。如果宝宝的头发已经剃掉了，一定要在外出时戴上小遮阳帽。同时，注意保持宝宝头皮的干燥，出汗就及时擦干，以减少汗液对宝宝皮肤的刺激。

宝宝晚上睡觉为什么爱出汗

有些1岁以下的宝宝晚上睡觉时老爱出汗，夏天大汗淋漓似乎还可以理解，但有时在非常寒冷的冬天，妈妈甚至也会看到入睡后宝宝的额头上布满一层小汗珠，这到底是什么原因造成的呢？

一般而言，如果宝宝只是出汗多，但精神、面色、食欲均很好，吃、喝、玩、睡都非常正常，就不是有病。可能是因为宝宝新陈代谢较其他宝宝更旺盛一些，产热多，体温调节中枢又不太健全，调节能力差，就只有通过出汗来进行体内散热了，这是正常的生理现象。妈妈只需经常给宝宝擦汗就行了，无须过分担心。

但若宝宝出汗频繁，且与周围环境温度不成比例，明明很冷却还是出很多汗，夜间入睡后出汗多，同时还伴有其他症状，如低热、食欲不振、睡眠不稳、易惊等，就说明宝宝有可能缺钙。如还有方颅、肋外翻、O形腿、X形腿病症，则说明宝宝缺钙非常严重，应及时补充钙及鱼肝油。此外，也有可能患有某些疾病，如结核病和其他神经血管疾病以及慢性消耗性疾病等。总之，如果出现不正常的出汗情况，妈妈应及时带宝宝去医院检查，找出病因，以便及时治疗。

提高宝宝的抗病能力

7个月以前的宝宝，体内有来自于母体的抗体等抗感染物质以及铁等营养物质。抗体等抗感染物质可防止麻疹等多种感染性疾病的发生，而铁则可防止贫血等营养性疾病的发生。

一般从出生后7个月开始，由于宝宝体内来自于母体的抗体水平逐渐下降，而宝宝自身合成抗体的能力又很差，因此，宝宝抵抗感染性疾病的能力逐渐下降，容易患各种感染性疾病，尤其常见的是感冒、发热。

因此，妈妈要积极采取措施增强宝宝的体质，提高他抵抗疾病的能力。主要应做好以下几点：

1.按期进行预防接种，这是预防宝宝患传染病的有效措施。

2.保证宝宝营养。各种营养素如蛋白质、铁、维生素D等都是宝宝生长发育所必需的，而蛋白质更是合成各种抗病物质如抗体的原料，原料不足则抗病物质的合成就减少，宝宝对感染性疾病的抵抗力就差。

3.保证充足的睡眠也是增强体质的重要方面；进行身体锻炼是增强体质的重要方法，可进行主、被动操以及其他形式的全身运动；多到户外活动，多晒太阳和多呼吸新鲜空气。

父母须知

当宝宝抗病能力下降，经常患病时，妈妈要及时带宝宝去医院做体格检查，检查宝宝是否患有缺铁性贫血，或因缺钙引起的身体不适感等。

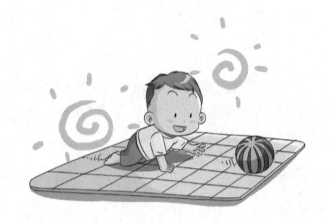

宝宝不能错过爬行阶段

爬行，在宝宝成长过程中是不可缺少的，有的妈妈常常不愿意让宝宝学爬或忽略了让宝宝学爬的过程，这是因为妈妈不了解爬行对宝宝身心发育的好处。

根据近年的研究，婴幼儿时期会不会爬对宝宝今后的发育是很重要的，爬得越好，走得也越好，学说话也越快，认字和阅读能力也越强。

有些宝宝，在应该爬的年龄段时因种种原因没有很好地爬过，如环境狭小限制了爬，天冷穿得太多爬行不便，妈妈怕地上冷、怕宝宝弄脏、怕出危险，还有很多妈妈只一味地想让宝宝早走而忽视了爬行训练。

没有很好爬过的宝宝，即使以后也会走、会蹦蹦跳跳的，但在运动中经常显得动作不协调、笨手笨脚，很容易磕磕绊绊、走路摔跤。

另外，爬还可以促进宝宝大脑的发育，因为大脑的发育并不是孤立的，它需要来自其他脑部（如小脑、脑干）的刺激而发育起来，而爬是婴幼儿从俯卧到直立的一个关键动作，是全身的综合性动作，需要全身很多器官的参与。在爬的时候，双眼观望，脖子挺起，双肘、双膝支撑，四肢交替运动，身躯扭动，这不仅需要自身器官的良好发育，更需要它们之

陈宝英孕产育儿全书

間的协调配合才能向前运动，因此，爬对大脑发育有很大的促进作用，并且可以治疗受伤后的大脑。

可以说，在宝宝的成长过程中，爬行这个环节是不可逾越的，妈妈要给宝宝创造爬行的条件和环境。

宝，爬行时可能还不会磨痛关节，而月龄大一些的宝宝由于体重的增长，用肘、膝爬行很容易磨痛关节，甚至磨破皮肤，因此建议穿上护肘、护膝（巧手妈妈也可以利用大人的旧棉袜、旧秋衣秋裤的合适部位）。

激发爬行兴趣的玩具。推荐颜色鲜艳、会响的玩具。有宝宝喜欢的玩具逗引，才能引发宝宝的好奇心，也才能促使宝宝努力向前爬。

预防意外损伤的家庭准备。婴儿床、窗户应有护栏，家具的尖角要用海绵或布包起来，药品、电器、插座要安放在宝宝不能触及的地方。

看护人的准备。宝宝应在大人看护下练爬行，避免发生意外伤害。

好孕叮咛

7个月的宝宝大动作发育迅速，因此，应给宝宝准备几双鞋子，不仅便于活动，还可起到保暖的作用。

学习爬行需要做哪些准备

宝宝学爬行是一个非常重要的过程，妈妈要十分重视，要适时地训练宝宝，让宝宝越爬越好。不过由于宝宝还太小，其安全措施必须做好，也就是说，宝宝学习爬行，妈妈应该做一些准备工作。

爬行场地。创造良好的条件，在家中给宝宝留一小块爬行的空间，如在客厅里开辟一个角落。爬行场地要干净卫生并有好的视野。

爬行设施。推荐泡沫地垫，较大的不太软的床也可以，但最好选用在木质地板上铺泡沫地垫。要选环保无毒的绿色产品，买回来后要用清水洗干净并晾到没有味道才能使用。

爬行服装。推荐连体服装，这种衣服的上衣和裤子连成一个整体，爬行时宝宝腰部及小肚肚不会露出来。因为在爬行的第一和第二阶段，宝宝的腹部没有抬起，如果穿分身的服装会摩擦到肚子，或许裤子还会被蹭掉。另外，爬行服前面不要有大或硬的饰物及扣子，防止爬行时磕痛宝宝。

辅助装备。推荐使用护肘护膝。体重较轻的宝

好孕叮咛

妈妈应该做好持久战的心理准备，不要以为爬行一练就会，要有足够的耐心去帮助宝宝学会爬行的本领。

训练宝宝爬行的方法

宝宝学爬行可分为三个阶段：第一阶段是被动爬行，即身体着地，依靠手臂和腿的运动使身体前进；第二阶段是半被动爬行，用手臂带动身体匍匐爬行；最后是主动爬行，依靠手脚着地的"四肢爬行"。

各个阶段的训练方法如下：

爬行的第一阶段：宝宝常以腹部为支点，用手使劲，腿常常翘起或足尖着床，此时手臂的力量大一些，常使宝宝往后倒退，或打转转。训练方法是让宝宝俯卧在床上，腿弯曲时由妈妈用手掌顶住他的脚板，他就会自动伸腿蹬住妈妈的手往前爬。

此时宝宝整个身子不能抬离床铺,这种被动爬行,使腿部肌肉获得锻炼。

爬行的第二阶段:宝宝俯卧,开始时妈妈仍可以用手掌顶住他的脚板,他会伸腿蹬住妈妈的手,身体向前蠕动。由于宝宝颈部力量较强,上半身能抬起,妈妈可拿起宝宝的双手往前挪动一点再放下,便于宝宝学会通过挪动手来带动身体。之后,宝宝逐渐能自己用手往前挪动,用手臂带动身体匍匐爬行。

爬行的第三阶段:经过前两个阶段的练习,宝宝逐渐学会将胸部、腹部悬空。如果上肢的力量不能将身体撑起,胸、腹部位不能离床时,妈妈可以用一条宽毛巾放在宝宝的胸腹部,然后提起毛巾,使宝宝胸、腹部离开床面,全身重量落在手和膝上。妈妈拿起宝宝的手交替向前,交替挪动宝宝的下肢支撑身体向前运动。反复练习后,宝宝就逐渐学会用膝盖和手掌一起协调爬行。此后,妈妈可增加枕头之类软的障碍物供宝宝翻越,也可让宝宝练习爬上、爬下及拐弯爬行。

父母须知

刚学会爬的宝宝,一般会先往后倒退爬。这时,可以在宝宝前边用他喜欢的玩具逗引他,并反复叫他的名字,引导他向前爬。

引导宝宝爬行的技巧

7个月的宝宝,已经很好地掌握了"爬"这项活动的技巧,妈妈可以根据宝宝的这一特点,对宝宝进行训练。可以采取一些引导技巧,让宝宝体验爬行的乐趣,训练双脚力量,并为行走做准备。

1.选择宝宝餐后1小时,觉醒状态下进行训练。

2.冬天因穿的衣服多,活动不方便,可以选择给宝宝洗澡前后的时间,让宝宝脱掉厚厚的外衣来做练习,当然,要控制在一定的室温。

3.增加爬行的趣味性,激发宝宝爬行的兴趣。

◆ 在爬行的各阶段都要在前方摆放能吸引宝宝注意的玩具,引诱宝宝去抓。如:妈妈在宝宝前面摆弄会响的小鸭子吸引他的注意,并不停地说:"宝宝,看鸭子,快来拿啊!"爸爸则在身后用手推着宝宝的双脚,使其借助外力向前移动,接触到玩具。以后应逐渐减少帮助,训练宝宝自己爬。

◆ 妈妈可以在居室内用一些桌子、大纸箱等,设置种种障碍,并且在"沿途"放一些小玩具穿上小绳,以吸引宝宝寻找,激发他爬行的乐趣。

◆ 妈妈和宝宝一起爬着玩,从这个房间爬到另一个房间,然后钻过桌子和大纸箱,再把小件物品找到,挂在宝宝或者妈妈的脖子上。如果宝宝此时对脖子上的玩具引起了兴趣,爸爸可以在前面出示其他的玩具,逗引宝宝爬行,直到爬完设置的路线。

4.爬行中不断鼓励,训练时间可逐渐延长,要循序渐进,不要急躁。

育儿叮咛

有些宝宝在爬行时用一条腿爬行来带动另一条腿的方式,这容易让妈妈误以为宝宝另一条腿发育不良。出现这种情形是因为宝宝在刚开始学习爬行时,两条脚的力量并不平衡,经常一条腿显得不灵活。这种情况属于正常现象,妈妈无须过度担忧,如果这种状况维持太久而没有改变,就要怀疑宝宝可能患了肌肉神经或脑性麻痹等异常状况。

易患疾病的 预防与护理

宝宝接种麻疹疫苗

宝宝8个月时，妈妈应带宝宝去注射麻疹疫苗。因为在宝宝8个月时，从母体带来的麻疹抗体逐渐消失，而使宝宝对麻疹的抵抗力下降。这时必须采取人工防预的方法，即注射麻疹疫苗，使其在宝宝体内产生麻疹病毒抗体，这种抗体一般可持续3~4年。

1 麻疹的常识

麻疹病毒是通过飞沫经呼吸道传染的，麻疹患儿是唯一的传染源。从接触患儿到出现症状，一般只需10~12天。初起症状与感冒相似，如发热、头痛、恶心、不愿进食等。出疹前1~2天口腔黏膜出现小米粒大的白点，叫"麻疹黏膜斑"，这是医生诊断麻疹的重要依据。发热3~4天开始出疹，先见耳后、颈部和面额，然后自上而下延及全身。疹子为红色，大小不等，高出皮肤表面，按之不褪色，当脚心出疹时为出齐。出疹4~5天后再以出疹顺序先后消退，体温也随之下降。

2 接种前和接种后需要注意的事项

接种前注意皮肤清洁，可以先帮宝宝洗澡，换好干净的衣服，注意对接种部位保持清洁，防止感染。为防止"晕针"，不要让宝宝过度疲劳，也不要空腹。

接种后要注意休息，注意保暖，多喝开水，不要给宝宝洗澡。

3 接种后的反应

接种时，在宝宝的手臂外侧进行皮下注射。接种麻疹疫苗后，反应很轻，仅有少数的宝宝在接种后6~10天有发热现象，但体温不会超过38.5℃，持续2天即消退。宝宝的精神、食欲不受影响。也有的宝宝在接种后，发热的同时可出现皮疹，多见于胸、腹及背部的皮肤，皮疹数目不多，并且1~2天内即消失，皮疹消失后也不像患麻疹那样皮肤上留下褐色斑。因此，不需做任何处理。

给宝宝测量体温的方法

婴幼儿时期正常体温可在一定范围内波动。正常人一日之间最高体温与最低体温的相差幅度，依年龄而渐加，1个月时约0.25℃，6个月时约0.5℃，3岁以后约1℃。宝宝在运动、哭闹、进食、刚喝完热水、穿衣过多、室温过高或在炎热的夏季，都可使体温不同程度地增高。所以，测量体温应在宝宝安静和进食后1~2小时进行，若遇以上情况需等20~30分钟后再测量。

体温表有口表和肛表两种。测量宝宝体温，除较大儿童用口表外，婴幼儿一般宜用肛表在肛门或腋下测试。在测量体温之前，应用拇指、食指捏紧体温表上端，将水银柱甩到35℃以下，甩表时要避免体温表碰坏。读看体温表度数时，用手（通常用右手）拿住体温表上端，横着水平方向（与眼的视线平行）缓缓转动体温表，即可清晰看出水银柱上升刻度（就是测得体温的度数）。体温表用毕，将表横浸于75%酒精或60度白酒中消毒30分钟，取出后用冷开水冲洗，擦干后放回表套内保存备用。体温表切忌加温消毒或用热水冲洗，以免损坏。

腋下测量法

在测温前先用干毛巾将宝宝腋窝擦干，再将体温表的水银端放于宝宝腋窝深处而不外露，妈妈应用手扶着体温表，让宝宝屈臂过胸，夹紧（宝宝需抱紧），测温7～10分钟后取出。洗澡后需隔30分钟才能测量，并注意体温表和腋窝皮肤之间不能夹有内衣或被单，以保证其准确性。正常腋下体温一般平均为36℃～37℃。

肛门内测量法

肛门内测量体温时，选用肛门表，先用液体石蜡或油脂（也可用肥皂水）滑润体温表含水银一端，再慢慢将表的水银端插入宝宝肛门3～4.5厘米（1岁以内的小宝宝1.5厘米即可），妈妈用手捏住体温表的上端，防止滑脱或折断，3～5分钟后取出，用纱布或软手纸将表擦净，阅读度数。肛门体温的正常范围一般为36.8℃～37.8℃。

育儿叮咛

给宝宝测量体温时，妈妈要注意几个问题：2岁以内或智力较差的宝宝均需有人在一旁看护，并协助用手扶托住体温表；万一宝宝不慎咬破体温表吞下水银时，也不要惊慌失措，应立即口服蛋清或牛奶，以延缓汞的吸收，一般均能排出体外，不致引起中毒。

🌸 宝宝惊厥的预防和护理

惊厥是婴幼儿时期最为常见的急症，常常表现为发热24小时内突然出现全身或局部痉挛性抽搐，多伴有意识障碍、双眼上翻、凝视或斜视，发作持续时间短，严重者反复发作多次，甚至可以转变为癫痫，造成严重后果。尤其在高温的夏季，更是惊厥的高发期，妈妈要对宝宝做好护理。

宝宝惊厥的预防措施

任何感染都可以导致婴幼儿体温不同程度地升高，当体温超过机体承受的范围时，宝宝就会发生惊厥。所以，合理做好降温措施，避免宝宝持续处于高热状态，就能够有效地预防惊厥。

❶ 采用物理降温为主，可以按医嘱口服或注射退热剂，也可辅以冷毛巾敷额、温水擦浴或温水沐浴，促进机体降温。

❷ 体温处于高热持续期时，给宝宝的穿着要合理，这样有利于机体散热。

❸ 让宝宝多喝水，吃易消化且富含维生素的饮食，维持机体足够的营养与水分，促进机体康复。

如何护理患惊厥的宝宝

❶ 当宝宝突发惊厥时，应让宝宝平卧，松开衣领，头偏向一侧以防呕吐窒息；双齿间垫以木质的压舌板或木质的勺子，以防止舌头被咬伤；妈妈用拇指压人中穴，也可以起到定惊作用。但千万不要对患儿摇曳或大声喊叫，否则会加重惊厥。

❷ 宝宝患病期间特别注意做好高热的护理，一周后给宝宝做脑电图检查。

父母须知

当宝宝遇到冷、热、痛等刺激时，肌肉会过度收缩或抖动，这并不是宝宝患惊厥的表现，而是正常的生理现象，妈妈要注意区分。

🎾 宝宝感冒的预防和护理

感冒以冬季、晚秋和早春季节多见。宝宝感冒后，常常会发热、咳嗽、眼睛发红、嗓子疼、流鼻涕、食欲下降。

● 宝宝感冒的预防措施 ●

为了避免宝宝感冒，妈妈在以下几个方面要多注意：

❶ 患感冒的妈妈最好与宝宝分住3~7天，待感冒症状控制或消失后再与宝宝接触。

❷ 避免宝宝接触病原体：在感冒流行期间，不要带宝宝到人多拥挤、空气浑浊的公共场所，更不要让宝宝接触感冒病人。经常开窗通风，保持室内空气流通。可用醋熏蒸房间，以杀灭空气中的病原体。

❸ 保证宝宝营养：平衡宝宝膳食、合理喂养，保证摄入充足的营养素，增强宝宝的机体抵抗力。

❹ 宝宝穿衣盖被要恰当：应根据气温变化及时增减衣被，不可穿盖得太多，宝宝出汗后要及时换下汗湿的衣服。

❺ 让宝宝加强锻炼：经常带宝宝进行日光浴、对增强宝宝体质，提高对气温变化的适应能力极为重要。

❻ 去除诱发感冒的其他原因：对可诱发宝宝呼吸道感染的疾病要及时治疗，如营养不良、缺乏维生素A、佝偻病等。

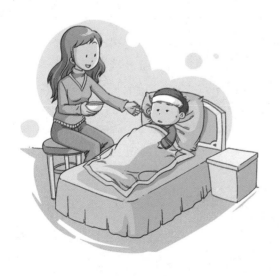

● 如何护理患感冒的宝宝 ●

1.让宝宝多喝水，用以补充发热消耗的体液，促进毒素的排出。

2.饮食应以流食、半流食为好，如果宝宝用奶瓶易呛咳，可以改用勺喂。

3.感冒期间，饮食中水果和蔬菜不要减少，它们富含维生素和矿物质，对宝宝疾病的痊愈是有好处的。

4.宝宝患了风热感冒，不能吃姜、红糖、肉桂、大茴香、小茴香、羊肉、牛肉、大枣、桂圆、鸡蛋、荔枝等食物，否则会助长热势，使病情向坏的方向发展。

5.平时多补充维生素C，可以减少感染的机会，柠檬富含维生素C，可以增强人体抵抗力；蜂蜜有化痰功效；热水加盐，是一种有效的漱口药，可以杀死感冒病毒；鸡汤在缓解鼻塞、喉咙疼痛等感冒症状、提高免疫力上有明显作用，它还能抑制感冒时黏液的过量产生。

6.大部分水果属性偏凉，容易引起咳嗽，因此患了流感并且有咳嗽症状时不宜多吃。

7.90%以上的感冒是由病毒引起的，因此，不要乱服抗生素，应以服清热解毒、止咳化痰的中药为主。如果合并了细菌感染，可在医生指导下服用抗生素。

8.低热时妈妈要多观察宝宝的精神、面色、呼吸次数和体温。如果宝宝有高热惊厥史，体温在38℃时就要服退热药。

9.若宝宝鼻痂过多，可用棉签蘸一些冷却后的开水或生理盐水，轻轻伸入鼻子内侧顺时针旋转，即可达到清洁的目的。宝宝使用的棉签必须是药店出售的消毒过的棉签。

10.妈妈最好用脱脂棉轻轻地给宝宝擤鼻涕，而不是用纸巾，因为宝宝肌肤娇嫩，脱脂棉更适合一些。

情感 交流站

妈妈跟宝宝讲悄悄话

宝宝非常喜欢妈妈的声音，所以妈妈要用自己的声音来刺激宝宝发声，只要有机会，就和宝宝说说话。宝宝可能还听不懂妈妈所讲的话，不必顾虑，随便说什么都行，这会帮助宝宝较快地成长，有益于宝宝智力的提升。

妈妈平时要多和宝宝讲话，比如当宝宝哭时，妈妈温柔地哄他，喂奶时，妈妈也可以轻唤宝宝的乳名。无论为宝宝做什么事，妈妈都要用柔和亲切的声音和富于节奏感的语调来与宝宝讲悄悄话。

等到宝宝眼睛睁开，能看些什么时，妈妈说话时必须正面注视着宝宝。眼睛是心灵的窗口，对视之下，妈妈可以察觉宝宝的表情变化，宝宝也可以逐步从妈妈的表情中理解语言以外的信息。

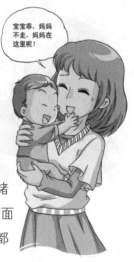

宝宝乖，妈妈不走，妈妈在这里呢！

妈妈也可以在宝宝情绪好时，把宝宝抱起来，面对面地对着他说话，随便什么都行，以刺激宝宝发出声音。

父母须知

跟宝宝说悄悄话，开始最好对着小宝宝的右耳讲话，因为右耳比较敏感，它与左脑语言思维相连，有益于宝宝智力的提升。这样的谈话爸爸也可以参加，每次5分钟左右即可。

宝宝发怒怎么办

当宝宝的需要没有得到满足时，常常会发怒，但持续的时间并不长。妈妈以正确的态度来对待宝宝的怒气是很重要的。

宝宝发怒时，妈妈应始终保持客观、冷静的态度，决不要跟着宝宝一起发怒，决不要故意逗宝宝发火。虽然宝宝还很小，但心里已经有了丰富的感情，妈妈如果在宝宝发怒时生气，惩罚宝宝，宝宝的心灵是会受到伤害的，长此下去，宝宝会变得不爱说话，怕生人，甚至形成自闭症。

当然，宝宝发脾气时，妈妈也不要溺爱宝宝。可以和宝宝做游戏以吸引宝宝的注意力，宝宝就很容易平静下来。如果宝宝不能平静下来，妈妈不妨到隔壁房间忙点别的事。总之，当宝宝发脾气时，对他的关注越少，他就越少发怒了。

好孕叮咛

有时候，环境嘈杂，也会让宝宝脾气变大。如果宝宝是因为周围环境嘈杂而耍脾气时，妈妈不妨带宝宝离开环境嘈杂的地方，去安静的地方散散步。公园的草地、住宅区的小树林，都会使宝宝感到舒适，情绪也会慢慢平静下来。

不要冷落了宝宝

7个月左右的宝宝已经有了比较复杂的情绪，高兴时眉开眼笑，甚至手舞足蹈；不高兴时大发脾

陈宝英孕产育儿全书

气，甚至大哭小闹。面对这些情况，妈妈千万不要认为这时的宝宝什么也不懂而冷落了宝宝。

这个月的宝宝害怕陌生的环境和陌生的人，一旦妈妈爸爸突然离开时，宝宝就会产生惧怕、悲伤等情绪。所以，在陌生人刚来时妈妈不要突然离开宝宝，更不能怕宝宝不老实而用恐怖的表情或语言来吓唬宝宝。此外，还要注意的是，妈妈或爸爸千万不要把工作中产生的不满或怨气发泄在宝宝身上。

妈妈和爸爸平时要多和宝宝说话，尽量把日常行为用语言向宝宝表述出来。6个月的宝宝虽然不会说话，但已初步能听懂妈妈的话。经常和宝宝说话，不仅不会使宝宝感到寂寞，而且还可以为宝宝正式开口说话打下很好的基础，促进宝宝的早期智力开发。

好孕叮咛

妈妈在家中做家务的时候，不要让宝宝长时间坐在婴儿车里，应合理安排时间，让宝宝坐一会儿，然后抱一会儿或逗逗他。做家务和照顾宝宝应交替进行，以免宝宝有被冷落的感觉，同时也可避免宝宝因长时间坐在婴儿车里造成的腰部疲劳。

早教培育 聪明宝贝

妈妈教宝宝说话

7个月大的宝宝开始学习真正的发声。他会学着利用舌头和口水，不断地练习和试验，并享受其中的乐趣。无论他听到什么声音，都会试着去模仿。这是宝宝学习语言的重要阶段，对于他的智力开发和正常成长有着十分重要的意义。

这个时候的宝宝已经开始理解沟通的重要性，并自觉地学习和练习。他开始能分辨出妈妈话语的音节组成和语调，推测、理解和学习不同发音的意义，并开始模仿、尝试发出同样的声音。

这时，妈妈可以试着跟宝宝"对话"。问宝宝问题，无论他发出什么声音，妈妈都要给予热情的回应和鼓励。这种互动式的交流可以培养宝宝的沟通能力，也是发展宝宝语言的重要方法。

妈妈可以把宝宝日常接触的物品拿给他，告诉他那叫什么。说话的节奏放慢一些，重点单词予以重复，并做适当间隔，给他学习和回应的时间。例如，当拿奶瓶给宝宝时，可以问他："你要奶——瓶——是吗？"当宝宝笑着"啊啊"地回应时，你说："这是奶——瓶——""奶——瓶——"这样一遍遍地重复，宝宝就会自觉地跟着你学发"奶瓶"这个音，尽管这时他还发不出来。

父母须知

在跟宝宝说话的过程中，可以用大人正常的语音语调，不要用儿语。宝宝在会发某个单词的音之前很久，就已经能听懂它的意思了，然后就一直在试着练习，正常的语音语调能教会宝宝正确的发音。

在宝宝学会搭3～4块积木后，要及时巩固成果。保持兴趣是很关键的，而良好的兴趣是可以正确培养的，一定要变换方式让宝宝愿意继续玩。

![育儿叮咛]

每次陪宝宝搭完积木，一定要注意培养宝宝自觉收拾积木的良好习惯。即使宝宝的动作很慢，妈妈也一定要耐心地等着宝宝自己收拾完，哪怕是从收拾一点点开始，也还是要表扬一下。经过多次强化以后，宝宝就会有意识地去做这件能够得到表扬的事情了！

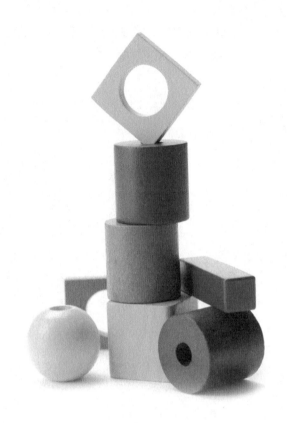

陪宝宝搭积木

搭积木对于培养宝宝的空间想象能力，以及现实生活中的数学概念大有益处。宝宝在玩的过程中，集中性地提高了手眼协调性、抓握能力和搭高物品等能力。

妈妈先要给宝宝正确地示范，搭2～4块积木，让宝宝模仿着搭。在搭的过程中，每加一块都夸奖他，用激励的语言让宝宝爱上搭积木。

先用大积木垫底，再依次用较小的积木或磁性积木以保证宝宝容易成功。这样宝宝会在成功中体验到快乐，良好的情绪刺激促进他往更高的求知欲发展，满足他获得成功的需要。如果宝宝不感兴趣，妈妈可先搭2～3块积木，只让他搭最后一块，必要时手把手地教他搭，搭好后，立刻表扬他，并可让他推倒作为鼓励。妈妈也可以先手把手地教他，然后换成语言指导。

开发宝宝的音乐智能

妈妈们会发现，在宝宝出生之后，如果在睡前播放以前听熟了的胎教音乐，宝宝就能很快入睡，容易养成良好的昼夜作息规律。可见音乐智能是宝宝最早出现的智能。所以，宝宝出生后，特别是当宝宝的视觉、听觉与感觉都发育到一定阶段时，妈妈就要学会开发宝宝的音乐智能。

听熟悉的音乐。胎教时听过的音乐一定要复习，妈妈也要定时给宝宝唱歌，复习他听熟了的音乐，保持胎教时养成的良好影响。如果不复习，那些听熟了的音乐可能会在6个月后丧失。

玩音响玩具。宝宝喜欢能发出声音的玩具，如哗铃棒、小铃铛、八音盒、能发声的不倒翁、小兔子打鼓、音乐旋转盘等音响玩具，宝宝自己会努力学会操纵它，让它随时给自己播放音乐，使自己熟悉这些音乐。

多鼓励发音。日常生活中有许多声音，如水龙头冲水的声音、风吹动树叶的声音、猫叫和狗叫声等，并可以让宝宝模仿。

多次强化训练。在给宝宝做被动操时，每次做某一段体操就播放同一段音乐，使宝宝记住放哪一段音乐要动手，哪一段音乐要动脚，哪一段音乐要趴下抬起头来。渐渐地，宝宝会听某一段音乐就自己动手，再听另一段音乐就自己动脚，由被动操慢慢变成听音乐的主动体操。

不同时期放不同的音乐。给宝宝洗澡时播放欢快嬉戏的乐曲；同宝宝一起嬉笑逗乐时播放欢快游戏的歌曲；带着宝宝在小车上逛公园时，播放歌颂春天的歌曲；看到宝宝们跳舞就播放舞曲，这样，会使宝宝有多种视听同时出现的感受，以丰富情景与音乐的联系。

好孕叮咛

妈妈还要学会利用自然的声音，来开发宝宝的音乐智能，如车声、风声、雨声和森林里的鸟叫声、动物叫声等。

训练宝宝的注意力

注意力是伴随着宝宝的心理认识过程出现的，不论是感觉、知觉还是记忆、思考，都必须经过注意的选择和集中，认识活动才能正常进行。妈妈应该在宝宝婴幼儿时期就有意识地训练他的注意力。

1.妈妈要注意让宝宝养成在某一段时间内做一件事的能力。在看书时，陪宝宝看完一本再换一本；玩玩具时也不要一下子放一大堆，一次只给宝宝一个。如果宝宝玩着这个，想着那个，很容易形成注意力分散的坏习惯。

2.妈妈要有意识地训练宝宝善于"听"的能力，通过听的途径来培养宝宝的注意力。如坚持每

天给他讲故事，给宝宝放音乐；妈妈还可以在宝宝身后拿出发出声音的玩具，观察宝宝会不会转身寻找玩具；妈妈也可以在门外喊宝宝的名字，看宝宝会不会四处张望寻找。

3.兴趣是保持专心的重要条件，妈妈要为宝宝提供丰富的、有趣的游戏材料，激发宝宝游戏的兴趣。

4.宝宝游戏时不要有意干扰，不要在宝宝玩得高兴时给他们吃东西，或要他们干些不相干的事。这样会既扫了他们的兴，又中断了他们的活动，容易造成宝宝的不专心。

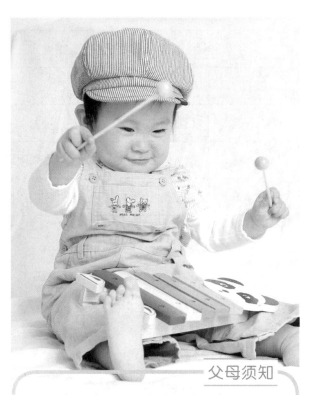

父母须知

在培养宝宝注意力的过程中，必须循序渐进，不要急于求成。宝宝越小越不容易集中精力，因此，在要求宝宝集中注意力做某件事的时间上，要随其年龄渐大而逐步增加，开始可以要求5分钟或10分钟；要求宝宝集中注意力去做的事情的难度和数量也应与时间要求相应。

9～10个月的宝宝

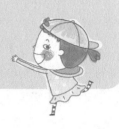

 9个月的宝宝

体格标准		
项目	男宝宝	女宝宝
体重（千克）	正常范围：8.67～10.71	正常范围：8.31～9.95
身长（厘米）	正常范围：70.5～75.1	正常范围：68.8～73.2
头围（厘米）	正常范围：44.2～46.6	正常范围：43.2～45.6

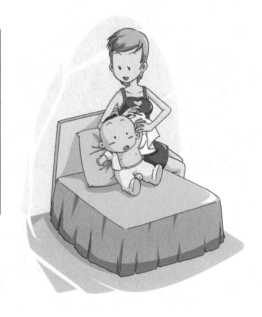

9个月的宝宝能够坐得很稳，能由卧位坐起而后再躺下，能够灵活地前、后爬，能扶着床栏杆站着或行走。

会抱娃娃、折娃娃，模仿成人的动作。双手会灵活地敲积木，会把一块积木搭在另一块上，或用瓶盖盖瓶口。

9个月大的宝宝仍是探索家。他想明白每件事情，他想摸索每件事物。这个时期的宝宝，只要是他眼力所及范围的任何东西，他都想去摸摸。

9个月的宝宝虽然还不会说话，但已经能听懂一些成人简单语言的意思了，对成人发出的声音能应答，当成人用语言说到一

个常见的物品时，宝宝会用眼睛看或用手指该物品。这是由于妈妈平常不断地用语言对宝宝生活的环境和接触的事物进行描述，慢慢地，宝宝就熟悉了这些声音，并开始把这些声音与当时能够感觉到的事物联系起来。

陈宝英孕产育儿全书

🎀 10个月的宝宝

体格标准		
项目	男宝宝	女宝宝
体重（千克）	正常范围：9.06～11.12	正常范围：8.62～10.34
身长（厘米）	正常范围：72.1～76.5	正常范围：70.0～74.0
头围（厘米）	正常范围：44.7～47.1	正常范围：43.5～46.3

10个月的宝宝能稳坐较长的时间，能自由地爬到想去的地方，能扶着东西站得很稳。拇指和食指能协调地拿起小的东西，会做招手、摆手等动作。

视觉能力

这个月的宝宝，开始会看镜子里的形象，有的宝宝通过看镜子里的自己，能意识到自己的存在，会对着镜子里的自己发笑。眼睛具有了观察物体不同形状和结构的能力，成为宝宝认识事物、观察事物、指导运动的有利工具。宝宝可通过看图画来认识物体，很喜欢看画册上的人物和动物。

听觉能力

这个月的宝宝能很认真地听妈妈说话，能模仿妈妈的声音说一些简单的词。已经能够理解常用词语的意思，并会做一些表示词义的动作。

饮食营养 同步指导

👶 给宝宝断奶的最佳时间

断奶需要选择合适的时机，必须在宝宝身体状况良好时断奶，否则不但会断奶失败，还会影响宝宝的健康。

给宝宝断奶的最佳年龄

宝宝从4个月开始添加辅食并逐渐增加品种，一般6～7个月就可以吃稀饭或面条，先从每天1次加起渐增至2～3次。随着辅食的增加相应地减去1～3次母乳，到10个月基本上就可以断奶了。当然断奶的时间不一，但最佳的时间是10～12个月，最迟不要超过2岁。

给宝宝断奶的最佳季节

随着宝宝的长大，母乳的营养成分和量已经满足不了宝宝生长发育的需要，因此随着宝宝咀嚼、消化功能的成熟，妈妈就要及时让宝宝断奶了。

断奶的最佳时间应选择在春秋季节。如果按时间推算，宝宝的断奶时间正好赶在夏季的话，可以适当往后推一两个月，另外，宝宝的身体出现不适时，断奶时间也应当适当延后。

 育儿叮咛

宝宝生病期间生理和心理都非常脆弱，如果这时妈妈还要强制断奶的话，会给宝宝身心带来伤害，也会导致断奶的过程不顺利。

让宝宝自然断奶的科学方法

断奶究竟怎样"断",这是困扰很多妈妈的问题,其实,只要掌握了正确的方法,断奶之路就会一帆风顺,关键是妈妈要有信心、有恒心,但不能"狠心"地选择走"捷径"。不管是否有走"捷径"成功的例子,妈妈们还是应该采取科学的断奶方法。

错误的断奶方法

❶ 往奶头上涂辣椒水、万金油之类的刺激物。这些方法对宝宝来说,相当于残忍的"酷刑",只会给宝宝带来不安和痛苦,而且还会因恐惧而拒绝吃东西,从而影响身心的健康。

❷ 突然断奶。把宝宝送到娘家或婆家,几天甚至好久不见宝宝。长时间的母子分离,会让宝宝缺乏安全感,特别是对母乳依赖较强的宝宝,会因看不到妈妈而产生焦虑情绪,不愿吃东西,烦躁不安,哭闹剧烈,睡眠不好,甚至还会生病。

❸ 有的妈妈不喝汤水,还用毛巾勒住胸部,用胶布封住乳头,想将奶水憋回去。这种所谓的"速效断奶法",显然违背了生理规律,而且很容易引起乳房胀痛。

正确的断奶方法

❶ 逐渐断奶的方法。从每天喂母乳6次,先减少到每天5次,等妈妈和宝宝都适应后,再逐渐减少,直到完全断掉母乳。

❷ 少吃母乳,多喂牛奶。开始断奶时,可以每天都给宝宝喝一些配方奶,也可以喝新鲜的全脂牛奶。需要注意的是,尽量鼓励宝宝多喝牛奶,但只要他想吃母乳,妈妈就不该拒绝他。

❸ 断掉临睡前和夜里的奶。可以先断掉夜里的奶,再断临睡前的奶。宝宝睡觉时,可以改由爸爸或家人哄宝宝睡觉,妈妈避开一会儿。

❹ 减少对妈妈的依赖,爸爸的作用不容忽视。断奶前,要有意识地减少妈妈与宝宝相处的时间,增加爸爸照料宝宝的时间,给宝宝一个心理上的适应过程。

❺ 培养宝宝良好的行为习惯。断奶前后,妈妈因为心理上的内疚,容易对宝宝纵容,要抱就抱,要啥给啥,也不管宝宝的要求是否合理。要知道,越纵容,宝宝的脾气就越大,也会越依赖妈妈。

好孕叮咛

断奶后妈妈若有不同程度的奶胀,可用吸奶器或人工将奶吸出,同时用生麦芽60克、生山楂30克水煎当茶饮,3~4天即可回奶,切忌热敷或按摩。

继续增加辅食的种类

这时候可以适当地为宝宝增加辅食的种类和数量,辅食的性质以柔嫩、半固体为好。有的宝宝不喜欢吃粥,而是对大人吃的米饭感兴趣,也可以让宝宝尝试着吃一些软烂的米饭。这时候宝宝大部分已经长出乳牙,咀嚼能力也大大增强,妈妈可以把苹果、梨、水蜜桃等水果切成薄片,让宝宝拿着吃。像香蕉、葡萄等质地比较软的水果可以整个让宝宝拿着吃。

浓鱼肝油每天保持6滴左右,分成2次喂给宝宝。鱼、肉每天50~75克,可以做成泥,也可以做成碎肉末;鸡蛋每天1个,蒸、煮、炒都可以;豆制品每天25克左右,以豆腐和豆干为主。

制作方法可以更加复杂化。因为食物色、香、味俱全,能大大地激起宝宝的食欲,并增强宝宝的消化及吸收功能。但是太甜、太咸、太油腻、刺

陈宝英孕产育儿全书

激性较强的食物和坚果类的食物还是不要给宝宝吃，也不要在给宝宝制作的辅食里面添加调味品（尤其是味精）。

进食次数可以固定每天4～5餐。早餐一定要保证质量，午餐则可以清淡些。上午可以给宝宝一些香蕉、苹果片、鸭梨片等水果当点心，下午可以加一点饼干和糖水。

—— 父母须知

宝宝如果不肯吃某种食物或食后消化不良时，应暂停喂食，过几天再喂。

9～10个月的宝宝可添加的食物

9～10个月的宝宝可以添加以下食物：

淀粉及糊类食品： 包括米粉、麦粉、米糊、芝麻糊等用各种谷物制成的糊类食品，不但可以为宝宝提供能量，还能锻炼宝宝的吞咽能力。

粥： 以各种谷物为主料，加上肉、蛋、蔬菜等配料熬成的粥，可以为宝宝提供各方面的营养。

面食： 包括烂面条、软面包、小块的馒头等，可以锻炼宝宝的咀嚼能力。

豆制品： 主要是豆腐和豆干，可以帮宝宝补充蛋白质和钙。

肉类食品： 鸡肉、鸭肉、猪肉、牛肉、羊肉等各种家禽和家畜的肉，可以做成肉泥和肉末给宝宝吃。

水产品、海鲜： 要根据宝宝的情况从少量开始添加。有的宝宝属于过敏性体质，就不要添加，免得对宝宝不利。

蛋类食品： 可以吃用蒸、煮、炒等各种做法做出来的鸡蛋或其他禽类的蛋。但是，量不要太多，

鸡蛋一天不超过1个。

肝： 可以做成泥，也可以做成末。鸡肝是首选。

动物血： 鸡血、鸭血、猪血都可以，含有丰富的铁质，可以帮宝宝预防贫血。

水果和蔬菜： 除了葱、蒜、姜、香菜、洋葱等味道浓烈、刺激性比较大的蔬菜外，各种蔬菜都可以弄碎了给宝宝吃。水果可以切成小片，让宝宝直接用手拿着吃。

汤汁类食物： 各种果汁和菜汁可以继续给宝宝吃。此外，还可以煮一些蔬菜汤、鱼汤、肉汤给宝宝补充营养。

鱼松和肉松： 含有丰富的蛋白质、脂肪和很高的热量，可以给宝宝补充营养。

磨牙食品： 像烤馒头片、面包干、婴儿饼干等，可以帮宝宝锻炼牙床，促进乳牙的萌出。

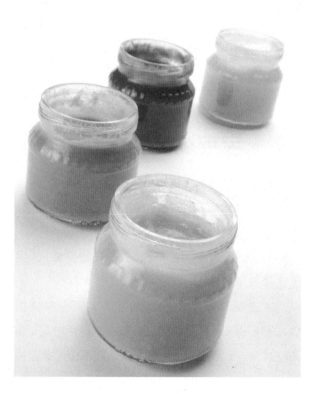

妈妈要注意别给宝宝吃太多的鱼松和肉松，因为市面上出售的鱼松、肉松里大多加了糖，而吃糖太多对宝宝的生长发育不利。

为什么添加辅食后宝宝反而瘦了

如果宝宝添加辅食以后瘦了，父母可以从以下几个方面找原因，并采取相应的对策：

奶量不够。由于辅食添加不当或者其他原因影响了宝宝正常的吃奶量，由此造成营养吸收不足。

辅食添加不够。母乳喂养的宝宝没有及时添加辅食，造成发育所需的营养不足，缺铁、缺锌，能量不够，所以消瘦。

6个月以后，宝宝从母体带来的免疫力逐渐消失，宝宝的抵抗力变差，容易生病，影响了生长发育和食欲，所以宝宝瘦了。

辅食添加未适应宝宝的消化能力，宝宝吃得不少，但排出的也多，当然生长减慢，变得消瘦了。

宝宝挑食怎么办

1.让宝宝有选择的自由，与大人一样，选择食物也有好恶之分。可以允许宝宝有一定的选择权。如何让宝宝选择呢？这里提供几个小绝招：

◆营造温馨的用餐气氛，共同布置餐桌，让宝宝选择安排餐具、座位。

◆进餐时有轻松的交流。宝宝对某一食物挑食，妈妈可以采用一些建议的口吻或说话技巧。如先吃这个（宝宝不是很喜欢的）后吃那个（宝宝特别喜欢的）好吗？就吃三口或两口怎么样？这个和那个拌着吃更好吃，我们一起尝尝好不好？

注意：是允许选择，决不是迎合宝宝的挑食。有些妈妈常常事先征求宝宝的意见，问他想吃什么好菜，这无疑是教他学会挑食。允许选择一般是在宝宝自己提出不愿吃的时候。

2.如果宝宝因身体的原因引起食欲和胃口的变化，千万不要在宝宝面前表现出过分的担心和着急，细心观察，调整饮食，过一段时间自然会好的。

3.细心的妈妈在食物设计和烹饪技巧上，要尽可能有变化。当宝宝不喜欢某种食物时要想想烹饪中是否有问题，例如，一连几天重复同一种食物。食物一定要有变化，可以将宝宝喜欢的食物和不喜欢的食物搭配起来。

4.时常启发宝宝对食物的兴趣。可以用小故事启发宝宝：某某就是吃了什么，才长得高，成了冠军；某某动画明星，很喜欢吃鸡蛋才有本事。妈妈也可用赞赏的表情诱发宝宝的食欲。

5.妈妈自己不要挑食，即使妈妈自己不爱吃的食物，只要是利于宝宝生长发育的，也要做给宝宝吃，并尽量表现出自己很喜欢吃的样子。

6.当宝宝吃饭感觉香甜、不挑食时，妈妈要有关心和高兴等积极反应，并给予表扬，以达到强化的目的。

如果宝宝想自己"吃"饭，要尽量满足他的愿望，给他一个属于他自己的小勺，让他自己拿勺吃。宝宝并不会自己将饭放入口中，妈妈可以趁宝宝不注意的时候，喂宝宝一勺饭，而宝宝呢，仿佛是自己吃到的食物，会很高兴。

给宝宝做营养早餐的原则

怎样给宝宝准备一顿营养的早餐呢？谷类、肉类、乳制品，当然还需要富含维生素的水果蔬菜。但现实是，在忙碌的早晨，亲手为宝宝削一个苹果都是件相当奢侈的事。其实只要妈妈掌握了全套早餐原则，是可以做到工作宝宝两不误的。

原则之一 一定要喝水

早晨一定要让宝宝喝一杯温开水或牛奶。经过一夜的代谢，身体里的水分散失很快，而且有许多废物需要排出。喝水可以补充身体里的水分，促进新陈代谢。

而牛奶中除了水分，还能提供优质蛋白质、易于消化吸收的脂肪和丰富的乳糖，更是钙的最好来源，有利于宝宝的生长发育。

原则之二 除了淀粉，还要有蛋白质和脂肪

如果早餐只有面包、米饭、粥之类的淀粉类食物，虽然宝宝当时吃饱了，但因为淀粉容易消化，过了一段时间，宝宝又会感到饿。所以，早餐一定要有一些含蛋白质和脂肪的食物，可以让食物在胃中停留比较长的时间。

做到这一点并不难，比如，给宝宝喝一杯牛奶，再配一个鸡蛋和一些主食；如果给宝宝准备了粥，就配上咸蛋、豆腐干、香肠；如果吃面，就配上一个荷包蛋或一块排骨。

原则之三 最好有维生素

维生素对宝宝的成长至关重要。给宝宝一个水果或在汤面里加一点绿叶蔬菜，都是获取维生素的好办法。

育儿叮咛

只要妈妈掌握了全套早餐原则，每天早上用不到30分钟的时间就能给宝宝做出营养又美味的早餐。但是不能为了快速就随意应付了事，要用心做，并每天换不一样的食物。

宝宝咳嗽时不能吃的食物

不少妈妈对宝宝咳嗽很头疼，给宝宝吃止咳药担心药物有不良反应，不给宝宝吃药看着宝宝咳嗽又很心疼。其实，只要妈妈在宝宝咳嗽未愈期间注意宝宝的饮食，特别是那些在宝宝咳嗽时不能吃的食物，是可以起到很好的效果的。

寒凉食物。咳嗽时不宜吃冷饮或冷冻饮料，如果饮食过凉，容易造成肺气闭塞，症状加重，日久不愈。

肥甘厚味的食物与油炸食物。中医认为咳嗽多为肺热引起，宝宝尤其如此。日常饮食中，多吃肥甘厚味的食物可产生内热，加重咳嗽，且痰多黏稠，不易咳出。油炸食物也不要多吃。宝宝咳嗽时胃肠功能比较弱，油炸食品可加重胃肠负担，且助湿助热，滋生痰液，使咳嗽难以痊愈。

鱼腥虾蟹。一般人都知道咳嗽忌"发物"，不宜吃鱼腥，鱼腥对"风热咳嗽"影响最大。咳嗽患儿在进食鱼腥类食物后咳嗽加重，这与腥味刺激呼吸道有关。

甜酸食物。酸食常敛痰，使痰不易咳出，以致加重病情，使咳嗽难愈。咳嗽严重时连一些酸甜的水果，如苹果、香蕉、橘子、葡萄等也不宜吃。多吃甜食还会助热，使炎症不易治愈。

花生、瓜子、巧克力等。这些食品含油脂较多，食后易滋生痰液，使咳嗽加重。

好孕叮咛

有些妈妈给体质虚弱的宝宝服用一些补品，但宝宝咳嗽未愈时应停服补品，以免使宝宝咳嗽难愈。

宝宝营养不良的症状及调养方法

很多妈妈常常在发现宝宝出现身体消瘦、发育迟缓、贫血、缺钙等营养缺乏性疾病时，才断定宝宝是营养不良了。

其实，宝宝营养状况滑坡，往往在疾病出现之前，就已有种种信号出现了。妈妈若能及时发现这些信号，并采取相应措施，就可将营养不良扼制在"萌芽"状态。以下信号特别值得妈妈们留心：

情绪变化

● 宝宝有郁郁寡欢、反应迟钝、表情麻木等表现的时候，往往是因为体内缺乏蛋白质与铁质，应多给宝宝吃一点水产品、肉类、奶制品、畜禽血、蛋黄等高铁、高蛋白质食物。

● 宝宝忧心忡忡、惊恐不安、失眠健忘，此时补充一些豆类、动物肝、核桃仁、土豆等B族维生素丰富的食品大有益处。

● 宝宝情绪多变、爱发脾气则与吃甜食过多有关，医学上称为"嗜糖性精神烦躁症"。

● 宝宝固执、胆小怕事，多因维生素A、B族维生素、维生素C及钙质摄取不足所致，应多吃一些动物肝、鱼、虾、奶类、蔬菜、水果等食物。

行为反常

● 行为与年龄不相称，较同龄宝宝幼稚可笑，表明体内氨基酸不足，增加高蛋白食品如瘦肉、豆类、奶、蛋等就非常必要。

● 夜间磨牙、手脚抽动、易惊醒，常是缺乏钙质的信号，应及时增加绿色蔬菜、奶制品、鱼肉松、虾皮等。

● 喜欢吃纸屑、泥土等异物，称为"异食癖"。多与缺乏铁、锌、锰等微量元素有关。木耳、蘑菇等含铁较多，禽肉及海产品中锌、锰含量高，是此类宝宝理想的"盘中餐"。

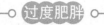

以往人们常将肥胖笼统地视为营养过剩。最新研究表明，营养过剩仅是部分"胖墩儿"发福的原因，另外一部分胖宝宝则是起因于营养不良。具体说来就是因挑食、偏食等不良饮食习惯，造成某些微量营养素摄入不足所致。

微量营养素不足导致体内的脂肪不能正常代谢为热量散失，只能积存于腹部与皮下，宝宝自然就会体重超标。因此，对于肥胖宝宝来说，除了减少高脂肪食物（如肉类）的摄取以及多运动外，还应增加食物品种，做到粗粮、细粮、荤素食物合理地搭配。

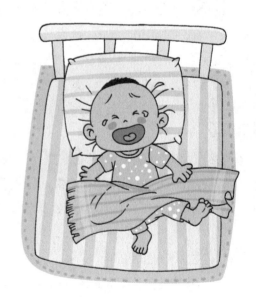

父母须知

如果宝宝长期营养不良，还可以出现各种并发症，如佝偻病，各种感染、腹泻、中耳炎、肾盂肾炎等。化验检查可发现宝宝有贫血征象。

日常护理 重点关注

宝宝学走路的五个阶段

宝宝到9～10个月的时候，抓住扶栏可站立并能扶着床栏横步走了，这就是宝宝学走的开始，但从扶走到独自走还需要一个较长的过程。在这个过程中，妈妈无疑起到很大的作用，同时，妈妈还要学习一些宝宝动作发展方面的知识，以做到科学合理地辅助宝宝学走路。

宝宝走的动作发展分为五个阶段：

第一阶段：10～11个月

此阶段是宝宝开始学习行走的第一阶段，当宝宝扶站已经很稳了，甚至还能单独站一会儿了，这时就可以开始练习走路了。

第二阶段：12个月

蹲是此阶段重要的发展过程，妈妈应注重宝宝站—蹲—站连贯动作的训练，如此做可增进宝宝腿部的肌力，并可以训练身体的协调度。

第三阶段：12个月以上

此时宝宝扶着东西能够行走，接下来必须让宝宝学习放开手也能走2～3步，此阶段需要加强宝宝平衡的训练。

第四阶段：13个月左右

此时妈妈除了继续训练腿部的肌力及身体与眼睛的协调度之外，还要着重训练宝宝对不同地面的适应能力。

第五阶段：13～15个月

宝宝已经能行走良好，对四周事物的探索逐渐增强，妈妈应该在此时满足他的好奇心，使其朝正向发展。

育儿叮咛

在宝宝学走路的同时，也要注意，宝宝学步时所碰到的危险比学坐、学爬时所碰到的危险都大，在环境安全上尤其要多费心思。下文中"宝宝学步时要注意安全"详细提到了宝宝学走路需要注意的安全问题。

宝宝学步要注意时机和姿势

学走路是一个很自然的过程。随着宝宝肢体运动能力的日益增强，在经历翻身、坐、爬、站之后，走路就被提到日程上来了。不过，妈妈要注意宝宝学步的最佳时机和不正确姿势。

注意时机

每个宝宝开始学走路的时间都不相同，甚至可能出现较大的差距。因此，学走路并没有所谓最适当的时机，必须视自身的发展状况而定。学走路也是一个渐进的过程，一般来说，宝宝在10～13个月时开始学走路。如果在10个月以前就有学走路的意愿，也不会有太大影响。只要宝宝在1岁6个月之前能独立走路，就没有什么可担心的。

如果宝宝还没有达到学走路的年龄，而且本身也缺乏走路的意愿，那就不能强迫宝宝学走路，否则可能造成宝宝肢体变形。

注意姿势

在学走路的时候，由于下肢尚未发育完全，所以容易出现不正确的走路姿势，但大多数都属于正常现象。随着宝宝逐渐成长，大多会慢慢自行调整，恢复正常的走路姿势。但如果有异常现象，妈妈还是要多加留心。

O形腿大多属于生理性的表现，会随着宝宝的成长而自然恢复正常。不过，仍有小部分宝宝是因为腿部发育异常所导致的，必须接受治疗。如果O形腿现象持续到2岁以上，或是发现有其他不正常症状出现，如宝宝走路时膝盖部位的稳定性不佳、走路时有疼痛的感觉等，就应该尽早就医诊断，必要时还要转诊到骨科，做更详细的检查与治疗。

在宝宝学走路时，妈妈可以运用一些简单的观察原则，来检测宝宝腿部发展是否出现异常。最基本的就是观察宝宝的双腿（整个下肢），看外观有无异常，比如单侧肥大、大小肢、长短脚等。一旦发现宝宝双腿皮肤的纹路出现不对称的情形，那就很可能出现了长短脚。另外，注意观察宝宝的髋关节在走路时是否能顺利张开、有无发出声响。如果有这种情形，很可能是有先天性的问题，比如先天性髋关节脱位。检查出有异常情况，一定要马上咨询医生。

父母须知

宝宝练习走路的最佳时间在宝宝饭后1小时、精神愉快的时候，每天2～3次，每次走5～6步即可，可逐渐增加练习次数、拉长距离。

宝宝学步时要注意安全

刚开始学走路时，宝宝会有强烈的好奇心，喜欢四处探索新事物，因此一定要格外留意，否则宝宝很容易碰撞、跌倒或滑倒等。为了让宝宝有一个更安全的行走空间，妈妈应该对家中环境来一个彻底的检查和处理。注意以下几点，可将发生意外

的概率降至最低。

收拾地面。尽量保持地面干净整洁，将电线、杂物等收拾好，以免宝宝不小心被绊倒，或是踩到尖锐的物品。

注意锐角。检查家中摆设是否有尖锐处或棱角，如果有这类摆设，可以先暂时收起来。如果不能收起来，则可以在尖锐处或棱角上加装软垫。

铺设软垫。家中地面如果是比较光滑的材质，可以加装地垫或软垫，以防宝宝在学走路的过程中不慎摔伤或滑倒。

地面平整。在宝宝学走路时，如果家中地面不够平整，宝宝就可能因重心不稳而跌倒。因此应仔细检查地面，尽量消除高低不平的情况。

避开易碎物。将容易碎裂或损坏的贵重物品收起来，以免宝宝被吸引去碰撞物品而受伤，或是损坏家中的物品。

好孕叮咛

妈妈最好将紧急救援的电话号码贴在明显处或电话机旁，一旦宝宝发生紧急状况，就可以立刻寻求帮助。

怎样选购和使用学步车

当宝宝努力地想要坐起来的时候，妈妈就可以把宝宝放在学步车里了。学步车可以培养宝宝的腿部力量，有助于宝宝学步，更重要的是，可以让因为抚育宝宝而变得忙碌不堪的妈妈放轻松。不过，妈妈在选购和使用学步车时要特别注意，不正常的使用方法是会适得其反的。

选购要点

❶ 尽量购买正规厂家生产的学步车。按照说明书装配或使用，按宝宝的身高进行调节。

❷ 注意产品的稳定性、刚性和框架强度，尤其要检查锁紧装置是否可靠，以防宝宝蹦跳致使锁紧装置松脱而造成学步车自行折叠，出现意外伤害；零部件应定期检查维修。

❸ 为宝宝准备一件背带装作为学步装是一个不错的选择。背带装的两条带子一定要有松紧性，还要有可调节性。

—————○ 使用要点 ○—————

❶ 不能过早使用学步车。宝宝没有学会爬之前不要使用学步车，否则易造成身体平衡和全身肌肉协调性差，出现感觉统合失调，还会增加X形和O形腿的发生率。

❷ 使用学步车时，妈妈要在旁边看护。学步的环境要安全，严禁在高低不平的路面、斜坡、楼梯口、浴室、厨房和靠近电器等危险场所使用。

❸ 移除有电的东西，比如电熨斗、电风扇，并记得拔除电插头、电线，以免宝宝被绊倒、缠住而发生意外。

❹ 学步车要调成适当高度，不要让宝宝因踩不到地板而踮脚尖，使得腿容易变成往外岔开的腿形，或者养成踮脚尖走路的习惯。

❺ 不要让宝宝使用学步车太久，避免宝宝因此而脚变形，或是养成依赖学步车的习惯。建议一天之内可分成好几次给宝宝使用学步车，每次时间约30分钟就够了。

育儿叮咛

小宝宝就快会走路了，这个时候，如果经济条件允许的话，妈妈可以给宝宝选一个学步车。不过，学步车的使用期限非常短，妈妈可以考虑选用二手产品，但是不能用质量差的或是将要坏的。

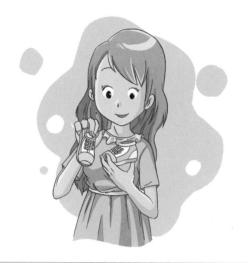

给学步的宝宝挑选合适的鞋子

一般来说，穿鞋子除了美观之外，最主要的功能是保护脚。宝宝的脚长得快，特别是会站会走以后，选择一双大小合适的鞋子就非常重要了。因为宝宝还小，即使鞋子穿着不舒服也无法告诉妈妈，所以妈妈需要知道怎样为宝宝选择鞋袜才能有利于宝宝小脚的生长发育。

看尺寸：宝宝的脚趾碰到鞋尖，脚后跟可塞进大人的一根手指为宜，太大或太小都不利于宝宝的脚部肌肉和韧带的发展。

看面料：布面、布底制成的童鞋既舒适，透气性又好；软牛皮、软羊皮制作的童鞋，鞋底是柔软且有弹性的牛筋底，不仅舒适，而且安全。不要给宝宝穿人造鞋、塑料底的童鞋，因为它不透气，还易滑倒摔跤。

看鞋面：鞋面要柔软，最好是光面，不带装饰物，以免宝宝行走时被牵绊，导致发生意外。

看鞋帮：刚学走路的宝宝，穿的鞋子一定要轻，鞋帮要高一些，最好能护住踝部。宝宝宜穿宽头鞋，以免脚趾在鞋中相互挤影响生长发育。鞋子最好用搭扣，不用鞋带，这样穿脱方便，又不会因鞋带脱落，踩上跌跤。

看鞋底：会走以后，可以穿硬底鞋，但不可穿硬皮底鞋，以胶底、布底、牛筋底等行走舒适的鞋为宜。鞋底要富有弹性，用手弯可以弯曲。鞋底要防滑，稍微带点鞋跟，可以防止宝宝走路后倾，平衡重心。鞋底不要太厚。

父母须知

这一时期宝宝的脚生长速度很快，一般来说，每隔大约两星期，就要注意宝宝的鞋是不是太小了。妈妈可以让小宝宝坐下来，摸摸看大脚拇指离鞋面是否还有0.5~1厘米的距离。这样小宝宝每次迈开步伐向前走时，大脚拇指往前伸展才有足够的空间。

了多长时间，就能独立行走了。

育儿叮咛

宝宝学步时，妈妈应注意不能急于求成，更不能因怕摔就不练习了。要根据宝宝的具体情况灵活施教。初学时应每天安排时间陪着学步，并注意保护，这样有利于宝宝更快学会走路。

怎样教宝宝学走路

一般在10个月后，宝宝经过扶栏的站立已能扶着床栏横步走了。这时怎样来教宝宝学走路呢？

首先，在宝宝初学走路时，为防止摔倒，应选择活动范围大、地面平、没有障碍物的地方学步。如冬季在室内学步，要特别注意避开煤炉、暖气片和室内有棱角的物品，防止发生意外。同时要给宝宝穿合适的鞋和轻便的服装，以利活动行走。

其次，初学走路时，可让宝宝在学步车里学习行走。当步子迈得比较稳时，妈妈可拉住宝宝的双手或单手让他学迈步，也可在宝宝的后方扶住腋下或用毛巾拉着，让他向前走。锻炼一段时间后，宝宝慢慢就能开始独立地尝试，妈妈可站在面前，鼓励他向前走。开始，宝宝可能会步态蹒跚，向前倾着，跌跌撞撞扑向你的怀中，收不住脚，这是很正常的表现，因为重心还没有掌握好。这时妈妈要继续帮助宝宝练习，让他大胆地走第二次、第三次。渐渐地，熟能生巧，会越走越稳，越走越远，用不

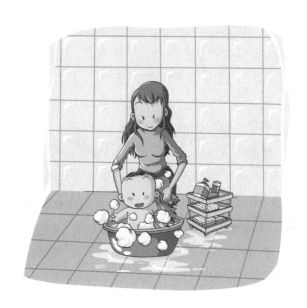

怎样给10个月的宝宝洗澡

一旦宝宝开始爬行和学走路，妈妈就要经常给他洗澡了。妈妈给宝宝洗澡不是一件容易的事情，如果注意一些方法，就更容易把一个滑溜溜、动来动去的宝宝洗干净，而又不弄湿自己。

给宝宝洗澡应在温暖无风的房间里进行，并应准备好一条干毛巾，在洗完澡后马上将宝宝包裹起来。最重要的是，随时都要将一只手放在宝宝

身上，千万不要将宝宝独自留下，哪怕只有一会儿。如果妈妈必须离开，应把宝宝也带上。

许多妈妈都发现，在垫有一条毛巾的婴儿用便携式浴盆里或者在塑料浴盆里给宝宝洗澡是最方便的。一些重点部位一定要洗到，如耳朵后面、手指缝和脚趾缝之间、胳肢窝、脖子和大腿窝，这些地方容易积存污垢。如果宝宝的眼睛周围积有污垢，应当轻轻地从里向外擦洗每只眼睛。当清洗女宝宝的生殖器时，要从前向后擦，以防被大便污染。

不必在每次洗澡时都洗宝宝的头发，只要在必要的时候洗一下就可以了。头皮所产生的油可能会使头发和头上的皮肤有些发黏。为此，可使用中性香皂或不刺激眼睛的婴儿洗发水，将其涂在宝宝的头上，稍等片刻，然后再用水冲掉，不用揉搓。洗发水应当在最后才用，以免宝宝坐在污水里。

洗完后，轻轻擦干宝宝的身体，并用婴儿护肤品润滑他的皮肤，以保持其自然的弹力和柔软性。

眼睛耳朵进入异物怎么处理

宝宝的眼睛和耳朵是宝宝接收外界信息的重要器官，但有时候，淘气好奇的宝宝的顽皮行为会让异物不小心进入耳朵或眼睛，让宝宝的眼睛耳朵奇痒，忍不住揉擦眼睛，掏挖耳朵，损害视听。那么，当宝宝眼睛或耳朵有异物进入时，妈妈应采取什么应对方法呢？

● 异物进入眼睛处理4大步骤：

❶按住宝宝双手

眼睛会因异物进入而产生不适感。多数宝宝难免会用手去揉眼睛，因此会造成更大的伤害。所以当怀疑宝宝因眼睛有"脏东西"而去揉眼时，

首先必须将宝宝的双手按住，以制止他再去揉眼睛。

❷准备开水、汤匙

迅速准备一碗冷开水（必须是经过煮沸的）或矿泉水，以汤匙盛水来给宝宝冲洗眼睛。

❸向进入异物的一侧倾斜

将宝宝头部倾向进入异物的眼睛的那一侧（如左眼进入异物则向左侧倾斜），慢慢用凉开水冲洗眼睛。

❹闭起眼睛

待不适感稍稍缓和，可试着闭起眼睛让泪水流出，借此让异物随泪水自然流出眼睛。

● 异物进入耳朵处理三种方法：

❶准备油质液体

如果是小昆虫进入耳朵内，可滴入橄榄油、甘油、宝宝油、麻油等，油质液体可驱使小昆虫爬出。

❷使用照明法

可以用手电筒、日光灯等照明用品，往耳朵内照射以驱使蚊虫爬出。

❸切勿掏挖耳朵

如果是其他硬物进入耳朵，则千万不要勉强用尖锐物掏挖耳朵，这样做除了可避免将其推入耳内外，更可防止伤害到宝宝耳膜。此时，需立即带宝宝到耳鼻喉科就诊，请医生帮忙。

父母须知

如果家人无法解决问题，需迅速将宝宝送往医院，如眼睛进入异物，要宝宝闭上眼睛；如耳朵进入异物，可将宝宝患耳朝下，尽快送至耳鼻喉科请医生处理。

易患疾病的 预防与护理

给宝宝测量呼吸的方法

宝宝正常的呼吸次数，根据年龄不同，呼吸的次数也不同。一般年龄越小，呼吸越快。新生儿1分钟44～40次；6个月至1岁每分钟35～30次；1～3岁每分钟30～25次；以后将逐渐减少至接近成人呼吸次数。若运动和情绪激动可使呼吸暂时加快，休息或睡眠时呼吸恢复正常。

测量方法：妈妈可观察宝宝的胸部或腹部起伏的次数，1呼1吸为1次，其呼吸次数，以1分钟为计算单位。除计算呼吸次数外，还应观察其深浅及节律是否规则。若呼吸浅速不易计数时，可用棉絮贴于宝宝鼻孔处，以棉絮的摆动来计算呼吸次数。一般每呼吸1次，心跳和脉搏3～4次为正常情况。若出现呼吸异常增快或减慢，以及不规则呼吸，如时快时慢，急促呼吸的过程中有叹息样表现或连续吸2次呼1次的现象等，均为异常表现，是病重的征兆，必须引起妈妈的重视。

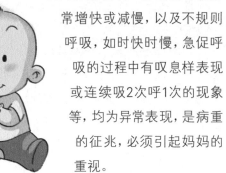

父母须知

给宝宝测量呼吸时妈妈要注意几个问题：检查呼吸次数，在宝宝安静或熟睡时进行最佳；可在测量脉搏后，将手指留在原处不动，接着测呼吸次数，以免宝宝精神紧张而影响呼吸节律。

给宝宝测量脉搏的方法

一般情况下，脉搏的次数和强弱与心搏次数、心肌收缩力一致。故计数脉搏即代表心率，但在心律失常（如过早搏动、心房纤维性颤动等）时，心率和脉搏可能不一致，应分别计数。脉搏数在婴幼儿及儿童时期都易受外界影响而随时变动，一般年龄越小，心率越快。正常宝宝的脉率为：新生儿每分钟140次；1～12个月每分钟140～120次；1～2岁每分钟120～110次；之后将逐渐减少至接近成人脉搏次数。当在发热、有体力活动、哭闹或精神紧张等情况下，由于新陈代谢增加，脉搏数可适当增加。通常体温上升1℃，脉搏加快10～15次，睡眠时则减慢10～20次。

测量方法：数脉搏时，妈妈可用自己的食指、中指和无名指按在宝宝的动脉处，其压力以摸到脉搏跳动为准。常用测量脉搏的部位是手腕腹面外侧的桡动脉，或头部的颞动脉，或颈部两侧颈动脉。测量脉搏以1分钟为计算单位。妈妈可边按脉边数脉搏次数。

育儿叮咛

给宝宝测量脉搏时妈妈要注意几个问题：测脉搏前应使宝宝安静，体位舒适，最好趁宝宝熟睡时检查；检查脉搏时，应注意数每分钟脉搏跳动多少次，脉搏跳动得是否整齐规律和强弱均匀。

宝宝咳嗽的预防与护理

咳嗽是宝宝最常见的呼吸道疾病症状之一，宝宝支气管黏膜娇嫩，抵抗病毒能力差，很容易发生炎症，引发咳嗽。咳嗽是一种自我保护现象，同时也预示着宝宝身体的某个部分出了问题，提醒妈妈要注意宝宝的身体了。

宝宝咳嗽的预防措施

预防宝宝咳嗽需要注意的事情很多，主要有：

调养脾胃：在秋冬季节应进行脾胃调养。具有补脾胃助消化作用的食物有：山药、扁豆、莲子等。在烹调食物时，多用汤、羹、糕，少用煎、烤、炸等烹调手法，尽量做到清淡少油腻。

注意宝宝双足的保暖：最好坚持每天晚上睡觉前用温水给宝宝洗脚并浸泡三五分钟。

加强宝宝体育锻炼：应该多带宝宝去户外环境中活动，呼吸新鲜空气，增强中枢神经系统对体温的调节功能，提高他们的御寒能力。

尽量少去公共场所：冬季是呼吸道传染病流行高发季节，妈妈应尽量避免带宝宝去人多拥挤的公共场所。在当地流行呼吸道传染病时，更应尽量不带宝宝外出。

营造良好的生活环境：保持宝宝卧室内空气新鲜，不可在家吞云吐雾过烟瘾。应定时开窗换气。气候干燥时，可用空气加湿器。

防治宝宝过敏性咳嗽：避免食用会引起过敏症状的食物，如海产品、冷饮等；家里不要养宠物和花，不要铺地毯，避免接触花粉、尘螨、油烟、油漆等；不要让宝宝抱着长绒毛玩具入睡。

如何护理患咳嗽的宝宝

宝宝咳嗽多痰时，妈妈要格外注意，防止宝宝被痰憋住，造成窒息。常见的家庭护理有以下几种：

适宜的温度和湿度：对宝宝来说，室内最适宜的温度是18℃~22℃。

避免环境干燥：空气干燥导致尘土飞扬，使携带病菌的尘埃被吸入呼吸道，引发呼吸道感染，并有利于一些病毒、细菌的生长繁殖。

房间的温差不能过大：宝宝的调节能力较差，对温差变化不能做出相应的反应，缺乏保护能力，病毒细菌就会乘虚而入。

保证宝宝充足的睡眠和水分：睡眠不足，不但影响宝宝生长发育，还会降低宝宝的抵抗力。抵抗力低下的宝宝会反复感冒，这是导致宝宝咳嗽的最主要原因之一。咽部干燥是导致宝宝患咽炎的原因之一，咽炎容易导致宝宝慢性咳嗽。让宝宝多饮水，对咽部有冲洗作用，能避免咽部干燥。

少让宝宝吃辛辣甘甜食品：辛辣甘甜食品会加重宝宝的咳嗽症状。

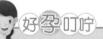

好孕叮咛

有很多妈妈常常喜欢给咳嗽的宝宝煮冰糖梨水，需要注意的是，如果冰糖放得过多，不但不能起到止咳作用，反而会因过甜使咳嗽加重。

宝宝便秘的预防与护理

宝宝每天正常的大便次数为1~2次。如果宝宝两天才大便一次就要注意了，粪便在结肠内积聚时间过长，水分就会被过量地吸收，因而导致粪便过于干燥，造成排便困难。如果大便比较干结，偏硬，那么宝宝可能便秘了。

宝宝便秘的预防措施

防患于未然才是应对宝宝便秘的根本方法，妈妈应该注意从调理宝宝饮食、养成定时排便习惯、保证适当活动量这几个方面入手。

均衡饮食：宝宝的饮食一定要均衡，不能偏食，五谷杂粮以及各种水果蔬菜都应该均衡摄入。可以吃一些果泥、菜泥，或喝些果蔬汁，这些都可以增加肠道内的纤维素，促进胃肠蠕动，使排便通畅。

定时排便：训练宝宝养成定时排便的好习惯。每天早晨喂奶后，妈妈就可以帮助宝宝定时排便。排便时要注意室内温度，不要让宝宝产生厌烦或不适感。

保证活动量：活动量不够有时也容易导致排便不畅。因此，每天都要保证宝宝有一定的活动量。妈妈要多抱抱他，或适当揉揉他的小肚子，而不要长时间把宝宝独自放在婴儿床上。

适合便秘宝宝的口服药：适合婴幼儿服用治疗便秘的口服药有妈妈爱、整肠生、金双歧片等。具体用药及用量请遵医嘱。

如何护理患便秘的宝宝

可以让宝宝多吃含粗纤维丰富的蔬菜和水果，如芹菜、韭菜、萝卜、香蕉等，以刺激肠壁，使肠蠕动加快，粪便就容易排出体外。

如果用牛奶喂养宝宝，在牛奶中加入适当的糖（5%～8%的蔗糖）可以软化大便。

按摩。手掌向下，平放在宝宝脐部，按顺时针方向轻轻推揉。这不仅可以加快宝宝肠道蠕动进而促进排便，而且有助于消化。每天进行10分钟。

如多天未解大便，可用宝宝开塞露。但不要长期使用。

父母须知

便秘的宝宝不宜吃话梅、柠檬等酸性果品，食用过多会不利于排便。

情感 交流站

应对宝宝的坏情绪

每个人都有情绪，宝宝会生气也是理所当然的。对宝宝来说，情绪、语言、生理需求都在发展中，三者也交错地影响宝宝与人的交流和表现。3个月大时，宝宝就开始有情绪，其中以开心和愤怒最常见，而且随着年龄的增长，频率和持续度日益增加。

半岁以后的宝宝，支配自我行动的需求也开始不断增加，当得不到想要的东西会感到失落和愤怒。刚开始，因为能力上的限制，负面情绪会随注意力的转移而很快就消失。到宝宝9个月大左右，情况就会有些改变。这时，宝宝会因不顺意而发脾气，并会对着大人用敲东西甚至打人的方式表达愤怒。

妈妈应该接受宝宝的负面情绪。既然喜、怒、哀、乐是天生的，就没必要强迫宝宝压抑。当宝宝出现

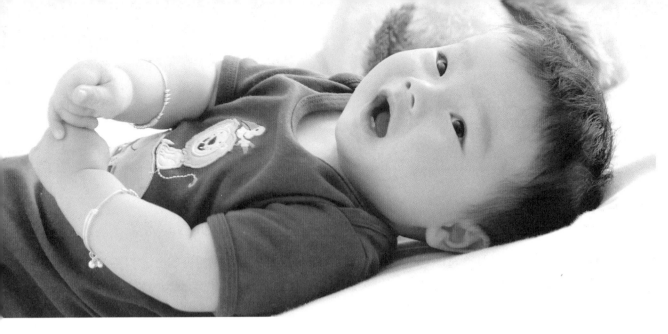

坏情绪时，妈妈可先亲亲、抱抱宝宝，宝宝有了被了解的感觉，情绪也容易被安抚下来。

另外，妈妈还可给予宝宝适当的规范、心平气和的制止。针对宝宝的不良行为，从小妈妈就要制止并建立适应的规范，避免日后宝宝养成习惯。每次宝宝出现不良行为时，如果妈妈能够用肢体和语言一致果断地表示："不准"，宝宝天生有一种不需要理解的吸收能力，能够了解"不准"的意思，学会调整自己的行为。

育儿叮咛

随着宝宝一天天的长大，不仅口齿逐渐清晰，而且使用的词汇与日俱增。趁着这股学说话的劲头，妈妈可以在宝宝挫折、生气、难过的时候，教导他用语言而非肢体表达怒气。

夸出一个好宝宝

9个月的宝宝是喜欢受表扬的，因为一方面他已能听懂妈妈常说的赞扬话，另一方面他的言语动作和情绪也发展了。他会为家人表演游戏，如果听

到喝彩称赞，就会重复原来的语言和动作。这是他能够初次体验成功欢乐的表现。而成功的欢乐是一种巨大的情绪力量，它形成了宝宝从事智慧活动的最佳心理背景，维持着最优的脑的活动状态。它是智力发育的催化剂，它将不断地激活宝宝探索的兴趣和动机，极大地助长他形成自信的个性心理特征，而这些对于宝宝成长来说，都是极为宝贵的。

如果妈妈在宝宝出生后4~9个月内经常对他进行表扬，宝宝在长到1岁半时社会适应能力将明显高于同龄宝宝。

对宝宝的每一个小小的成就，妈妈都要随时给予鼓励。不要吝啬赞扬话，而要用丰富的表情、由衷的喝彩、兴奋的拍手、竖起大拇指的动作以及一人为主、全家人一起称赞的方法，营造一个"强化"的亲子气氛。这种"正强化"的心理学方法，会促使宝宝健康茁壮地成长。

好孕叮咛

需要注意的是，妈妈不能无故地过多表扬宝宝，只有在宝宝什么事情做对了、做好了的时候，妈妈才给予表扬。表扬过多宝宝就会感觉习以为常，对表扬无动于衷了。

早教培育 聪明宝贝

训练宝宝手指的精细动作

9个月后，宝宝手的动作明显灵巧了，一般物体均可熟练地抓起。可开始学习捏取一些小的物品，如爆米花、小糖豆等。刚开始学的时候妈妈可给予示范。可用瓶口直径为2.5厘米左右的小瓶，让宝宝把小糖丸放入瓶内再倒出来，再放进去，来回玩耍。妈妈应观察宝宝能否用拇指、食指分工拿起爆米花、小糖豆等小物品和自如地放下，如动作生硬不协调，就要多做这类练习。

当宝宝两手均有玩具时，可教宝宝对击两个玩具，如对击积木、小套碗等。妈妈可先拿同样的两块积木，一手一块，敲给宝宝看，让宝宝模仿敲击，可反复多次训练。同时，也可训练宝宝有意识地拿起和放下，妈妈可在宝宝拿起玩具如积木时用语言指导他放下，或给某人，放在某处，如"把积木放到杯子里""把球给妈妈"，训练宝宝有意识地拿起放下。每次成功后大人都要及时给予鼓励，激发他自己动手的兴趣和信心。

父母须知

宝宝在对击玩具的时候，有可能会砸到自己的手，妈妈一定要注意。玩小物品时要注意防止宝宝把不能吃的东西放进嘴里，玩完之后要及时收拾干净，防止有遗漏的珠子之类的东西让宝宝捡到吃下。

培养宝宝的幽默感

宝宝9个月的时候，幽默感开始出现了，宝宝会逐渐理解幽默的含义。虽然宝宝仍会因为妈妈拍他的肚子而快乐，但他的笑容会反映出对事物更高级的理解。这种理解表现为下面几种幽默：

1 破坏规则。乱扔食物或是把玩具扔得到处都是会让宝宝兴奋地大叫。发现这些行为的乐趣表明宝宝已经懂得什么是规则，并知道怎样去破坏规则了。

2 消失的东西。类似的游戏包括捉迷藏和变魔术等，当将要发生的事情符合宝宝的预计时，他就会快乐地大笑。

3 悖论式的幽默。这种游戏的获得首先要有令人吃惊的元素，即宝宝认为某件事情将会发生，然而结果却与他预料的完全不同。比如说跟他玩分离游戏，告诉他妈妈要走了，要去上班了，当宝宝因为妈妈的离去而大哭时，妈妈又探头出现了。

如何培养宝宝的幽默感

1.妈妈的鬼脸、可笑的声音会让宝宝觉得有趣并兴奋起来。当妈妈发出有趣的声音，他们的情感电波会传递给宝宝，宝宝会因此感到安全和满足，他会手舞足蹈地笑。

2.模仿让宝宝感到有趣的动作，例如把一张小毯子遮在头上做青蛙跳，然后把毯子从头上揭开。

育儿叮咛

一个认同并支持幽默的家庭环境，对培养宝宝的幽默感是很重要的。妈妈要了解自己的宝宝，不要轻视那些让他开怀大笑的傻事，用心地扮演好一个"傻妈妈"，从宝宝出生起就培养他的幽默感。

陈宝英孕产育儿全书

敲敲打打发展宝宝智力

9～10个月的宝宝，要了解各种各样的物体，了解物体与物体之间的相互关系，了解他的动作所能产生的结果。通过敲打不同的物体，使他知道这样做就能产生不同的声响，而且用力强弱不同，产生音响的效果也不同。比如：用木块敲打桌子，会发出"啪啪"的声音；敲打铁锅则发出"当当"声；一手拿一块物体对着敲，声音似乎更为奇妙。宝宝很快就学会选择敲打物，学会控制敲打的力量，发展了动作的协调性。

节奏感强的音乐可用于开发宝宝智力。每天让宝宝接触打击乐，可使宝宝有节奏地运动，同时能有效刺激宝宝的智力发育。打击乐可增加宝宝的控制能力，让宝宝随着音乐拍打自己的身体部位，有助于宝宝建立并发展发散性思维。

不会说话的宝宝也懂得借助音乐表达自己的思想，如用"叮咚"表达闹钟报时，用"砰"表达关门等。每天适当地让宝宝接触打击乐，能有效增进宝宝对节奏感的认识和协调能力，促进宝宝在体能、情感等方面的发育。妈妈每天和宝宝做拍打身体的游戏，以鼓励宝宝去拍打自己身体的各个部位，能丰富宝宝的音乐体验。

好孕叮咛

需要提醒妈妈的是，这时宝宝的注意力集中时间很短。妈妈要在宝宝有兴趣、很高兴时，与他一起敲敲打打，不要在宝宝不愿意的情况下强迫他，否则就没有意义了。

训练宝宝的跳跃能力

跳跃可以锻炼宝宝的握力、牵拉力、自控力和前庭器官的平衡能力。跳跃是宝宝成长过程中必不可少的一个重要环节。跳跃动作的熟练有助于宝宝很多方面的发展，比如，宝宝的性格会变得更活泼，喜欢表现自己，不怕生，并且在学习舞蹈等身体语言时，会学得很快、很协调。

妈妈坐在椅子上，双手托住宝宝的腋下，让宝宝在妈妈的双腿上跳。妈妈双手的辅助力量应由大变小。

妈妈站在床边，让宝宝握住妈妈的食指；妈妈的拇指反抓住宝宝的手背，让宝宝在床上跳。宝宝起跳时，妈妈双手用力使宝宝跳离床面。妈妈用力时要和宝宝的跳保持一致，可以逐渐过渡到宝宝自己抓妈妈的手跳。宝宝每跳几次，妈妈带着宝宝转一圈，然后把他放在床上。力量强的宝宝可以逐渐让他自己抓手跳转。

妈妈可以悬挂一个小球或宝宝喜欢的其他玩具，在宝宝稍微抬脚就可以够着的位置逗引他，然后扶住宝宝鼓励他双脚向上跳着去够小球或玩具，够着后让他玩一会儿。随着宝宝蹦跳能力的提高，可以逐渐增加游戏的难度，把玩具拿得再高一些让他去够取。

好孕叮咛

宝宝在玩耍过程中很容易忘记口渴、饥饿和大小便，妈妈要适时给宝宝喝水、吃辅食等。此外，宝宝跳累了会睡得很香，晚上可能会蹬被子，妈妈要注意将宝宝的被子盖好，以免着凉。

11～12个月的宝宝

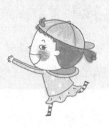

生长发育 月月跟踪

11个月的宝宝

体格标准		
项目	男宝宝	女宝宝
体重（千克）	正常范围：9.29～11.41	正常范围：8.92～10.72
身长（厘米）	正常范围：72.7～77.7	正常范围：71.1～75.5
头围（厘米）	正常范围：45.0～47.4	正常范围：43.8～46.6

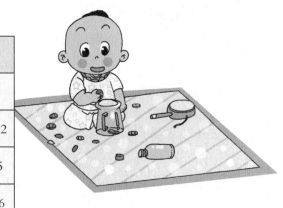

运动能力

11个月的宝宝，坐着时能自由地向左右转动身体，能独自站立，扶着一只手能走，推着小车能向前走。能用手捏起扣子、花生米等小东西，并会试探地往瓶子里装，能从杯子里拿出东西然后再放回去。双手摆弄玩具很灵活。会模仿成人擦鼻涕、用梳子往自己头上梳等动作，会拧开瓶盖，剥开糖纸，不熟练地用杯子喝水。

视觉能力

宝宝看的能力已经很强了，从这个月开始，可以让宝宝在图画书上开始认图、认物、正确叫出图物的名称。

听觉能力

11个月的宝宝尽管能够使用的语言还很少，但令人吃惊的是他们能够理解大人说的很多话。对成人的语言由音调的反应发展为能听懂语言的词义。如问宝宝："电灯呢？"他会用手指灯；问他"眼睛呢？"他会用手指自己的眼睛，或眨眨自己的眼睛；听到成人说"再见"，他会摆手表示再见；听到"欢迎、欢迎"的声音，他也会拍手。

陈宝英孕产育儿全书

12个月的宝宝

体格标准		
项目	男宝宝	女宝宝
体重（千克）	正常范围：9.58～11.8	正常范围：9.30～11.28
身长（厘米）	正常范围：73.7～78.7	正常范围：72.2～77.0
头围（厘米）	正常范围：45.5～47.9	正常范围：44.2～47.0

运动能力

12个月的宝宝已经能够直立行走了，这一变化使宝宝的眼界豁然开阔。12个月的宝宝开始厌烦妈妈喂饭了，虽然自己能拿着食物吃得很好，但还用不好勺子。他对别人的帮助很不满意，有时还大哭大闹以示反抗。他要试着自己穿衣服，拿起袜子知道往脚上穿，拿起手表往自己手上戴，给他一根香蕉他也要拿着自己剥皮。这些都说明宝宝的独立意识在增强。

视觉能力

随着宝宝月龄的增长，宝宝能够有意识地注意某一件事情，而小一些的宝宝则主要是非意识注意。有意识地集中注意力，使宝宝的学习能力大大提高。注意力是宝宝认识世界的第一道大门，是感知、记忆、学习和思维不可缺少的先决条件。宝宝的注意力也需要妈妈后天的培养。

听觉能力

12个月的宝宝已经能够理解大人的许多话，而且对于大人说话的声调和语气也发生了兴趣。这时宝宝已经开始能说许多话，并且很喜欢开口，喜欢和别人交谈。不过宝宝发音还不太准确，常常会说一些让人莫名其妙的语言，或用一些手势或姿势来表示自己的意图。

饮食营养 同步指导

宝宝应完全断奶了

到了12个月，宝宝应该完全断奶了，和大人一样形成一日三餐的饮食规律。当然，光靠3次正餐也是不够的，还需要在上午和下午给宝宝加两次点心，另外还要加两次配方奶或牛奶。

"断奶"的意思是断掉母乳，使宝宝的饮食由以乳类为主向以固体食物为主转变，而不是要断掉一切乳类食品。鉴于牛奶等乳制品能为人类提供丰富的优质蛋白质，营养价值很高，不但在婴儿期，即使长大以后，宝宝也应该适当地喝点牛奶（或是吃一些乳制品），实现"终生不断奶"的营养目标。

此外，随着乳量的减少，妈妈在给宝宝添加辅食的时候更要注意合理搭配，为宝宝提供充足而均衡的营养。多给宝宝吃营养丰富、细软、容易消化的食物。快1岁的宝宝咀嚼能力和消化能力都很弱，吃粗糙的食物不易消化，易导致腹泻。所以，要给宝宝吃一些软烂的食物。一般来讲，主食可吃软饭、烂面条、米粥、小馄饨等，主菜可吃肉末、碎菜及蛋羹等。

宝宝断奶后的饮食调养

宝宝断母乳后，其食物构成就要发生变化，要注意科学喂养。

1.有的妈妈认为断奶了，就一点也不能给宝宝吃母乳了，尽管乳房很胀，也强忍着。其实，如果服用维生素B$_6$（服用方法：每次0.2克，每8小时服1次，连服3～5天，即无乳胀或乳汁分泌现象）回奶，可继续给宝宝哺乳。维生素B$_6$对宝宝没有任何不良反应，但是要在早起后、午睡前、晚睡前、夜间醒来时喂奶，尽量不在三餐前后喂，以免影响宝宝进餐。

2.选择食物要得当，食物的营养应全面和充分，除了瘦肉、蛋、鱼、豆浆外，还要有蔬菜和水果。随着季节吃时令蔬菜水果是比较好的，但柿子、黑枣等不宜给宝宝吃。

3.宝宝的食物应变换花样，巧妙搭配，烹调要合适。要求食物色香味俱全，易于消化，以满足宝宝的营养，适应宝宝的消化能力，并引起食欲。

4.饮食要定时定量，刚断母乳的宝宝，每天要吃5餐，早、中、晚餐时间可与妈妈统一起来，但在两餐之间应加牛奶、点心和水果。

5.断母乳要与辅食同时进行。不是因为断母乳才开始吃辅食，而是在断母乳前辅食已经吃得很好了，所以，断母乳前后辅食添加并没有明显变化，断母乳也不会影响宝宝正常的辅食摄取。

6.刚断母乳的宝宝在味觉上还不能适应刺激性食物，如辣椒、辣萝卜之类的，其消化道对刺激性强的食物也很难适应，所以，不宜给宝宝吃辛辣

育儿叮咛

断奶有适应期，有些宝宝断奶后可能很不适应，因而喂食要有耐心，让宝宝慢慢咀嚼。此外，妈妈要特别注意宝宝的饮食卫生，食物应清洁、新鲜、卫生、冷热适宜。

增加食物硬度，锻炼宝宝的咀嚼能力

经过前几个月的锻炼，宝宝的咀嚼能力得到了很大的提高，可以吃的东西也越来越多。这时候要多给宝宝添加一些固体食物，并可以增加食物的硬度，以继续帮助宝宝锻炼咀嚼动作，促进口腔肌肉的发育、牙齿的萌出、颌骨的正常发育与塑形及肠胃功能的提高，为以后吃各类成人食物打好基础。

这时的宝宝可以吃的东西已经接近大人，但还不能吃成人的饭菜，像软饭、烂菜、水果、小肉肠、碎肉、面条、馄饨、小饺子、小蛋糕、饼干、燕麦粥等食物，都可以喂给宝宝吃。

宝宝的主食可以从稠粥转为软饭，烂面条转为包子、饺子、馒头片等固体食物。水果和蔬菜不需要再剁碎或是磨碎，只要切成薄片或细丝就可以，肉或鱼可以撕成小片给宝宝吃。水果类的食物可以稍硬一些，蔬菜、肉类、主食还是要软一些，具体硬度可以用"肉丸子"来作为代表。

父母须知

改变食物质感时，要观察宝宝大便。如出现腹泻，表明宝宝对目前食物性状不接受。如大便中有未消化的食物，需要降低食物的摄入量，或将食物做得更细小一些。

11～12个月的宝宝可添加的食物

11～12个月的宝宝可以添加以下食物:

乳类食品: 主要有配方奶、鲜牛奶、鲜羊奶等。虽然宝宝在这个阶段要完成断奶,这些乳制品还是不要断掉,毕竟,它们也是很重要的营养来源。

谷类食品: 包括各种谷物制成的糊类食品、用各种谷物熬成的稠粥、蒸得很软的米饭等食物。它们不但为宝宝提供能量,还可以锻炼宝宝的吞咽能力。

面食: 包括面条、馄饨、小包子、小饺子、小块的馒头等,可以锻炼宝宝的咀嚼能力。

水果和蔬菜: 除了葱、蒜、姜、香菜、洋葱等味道浓烈、刺激性比较大的蔬菜以外,其他各种蔬菜和各种当季的新鲜水果均可。蔬菜可以切成丝或小片,不用弄得很碎;水果可以切成小片,让宝宝直接用手拿着吃。

豆制品: 主要是豆腐和豆干,可以帮宝宝补充蛋白质和钙。

肉类食品: 鸡肉、鸭肉、猪肉、牛肉、羊肉等各种家禽和家畜的肉,可以做成肉泥和肉末给宝宝吃。

蛋类食品: 用蒸、煮、炒等各种做法做出来的鸡蛋或其他禽类的蛋。

肝: 可以做成泥,也可以做成末。

动物血: 鸡血、鸭血、猪血都可以,含有丰富的铁质,可以帮助宝宝预防贫血。

水产品及海鲜: 鱼、虾及各种海产品都可以给宝宝吃,但是要注意宝宝的反应。过敏性体质的宝宝在吃海鲜的时候尤其要谨慎。

汤汁类食物: 各种果汁、菜汁、菜汤、鱼汤、肉汤都可以吃。

磨牙食品: 烤馒头片、面包干、婴儿饼干等有一定硬度的食物,可以帮助宝宝锻炼牙床,促进乳牙的萌出。

小点心: 软面包、自制蛋糕等,可以在两餐之间给宝宝当零食吃。

育儿叮咛

宝宝天生就喜欢漂亮的颜色,他对食品的感觉,首先是颜色,其次是香味,最后才是口感。所以,妈妈在给宝宝制作以上食物时,应注意颜色的搭配,尽量将食物做得漂亮鲜艳一些。

哪些宝宝需要补充益生菌

对人体有益的细菌被称为益生菌,它可以促进体内菌群平衡,从而让身体更健康。妈妈应该适当地给宝宝补充益生菌,以增强宝宝身体的抵抗力,特别是有下面这些情况的宝宝更应该补充益生菌。

1.服用抗生素时需要补充。抗生素尤其是广谱抗生素不能识别有害菌和有益菌,所以它在杀死敌人时往往也把有益菌杀死了。这时候或者过后补点益生菌,都会对维持肠道菌群的平衡起到很好的作用。

2.消化不良、牛奶不适应症、急慢性腹泻、大便干燥及吸收功能不好引起营养不良时,都可以给宝宝补充益生菌。

3.剖宫产和非母乳喂养的宝宝不能从妈妈那里得到足够的益生菌源,可能会出现体质弱、食欲不振、大便干燥等现象,也应该适量补充益生菌。

4.对于免疫力低下或者需要增强免疫力时,补充益生菌能够有备无患。

5.带宝宝出行或旅游时带点益生菌类产品,如果宝宝肠胃不舒服,服用后能够有效缓解。

父母须知

益生菌应选择经过国家食品药品监督管理局批准的健字号食品,其功效是通过动物试验和人体试食试验证明的,效果是有保证的。

怎样吃鱼才能让宝宝更聪明

鱼肉营养丰富是众所周知的,宝宝多吃鱼能变聪明也是被广泛证明了的事实。可鱼的种类繁多,宝宝的肠胃又很脆弱,宝宝应该怎样吃鱼才更科学呢?

1.鱼类的选择

是淡水鱼好,还是海水鱼好?应该说各有利弊。海水鱼中的DHA(俗称"脑黄金")含量高,对提高记忆力和思考能力非常重要,但其油脂含量也较高,个别宝宝消化功能发育不全,容易引起腹泻等消化不良症状。淡水鱼油脂含量较少,优质蛋白质含量却较高,易于消化吸收。不过,淡水鱼通常刺较细小,难以剔除干净,容易卡着宝宝,一般情况下,1岁以上的宝宝才适合吃。

带鱼、黄花鱼和三文鱼非常适合宝宝,鲈鱼、鳗鱼等也不错。

2.鱼肉的烹调方式

鱼肉对宝宝虽好,但还是需要讲究烹调方式。

妈妈最好采用蒸、煮、炖等方式,不宜采用油炸、烤、煎等方法。另外,还可以将鱼做成鱼丸,这种吃法比较安全,而且味道鲜美,无论是哪种鱼都可以做。

具体方法:将鱼肉剁细,加蛋清、盐调成茸。锅内添水烧开,将鱼茸挤成丸子,逐个下入锅内煮熟,再加入少许精盐、葱花即可。

给宝宝做鱼时可添加蔬菜作为配菜,既增加口感又均衡营养。炖鱼时,不妨搭配一些冬瓜、香菇、萝卜、豆腐等。但要注意,口味不应过咸,更不要添加辛辣刺激性调料,鸡精和味精也要少放。

好孕叮咛

很多妈妈只给宝宝喝鱼汤,而不给宝宝吃鱼肉,其实鱼汤的营养都在鱼肉中,正确的吃法是既吃肉又喝汤。

训练宝宝自己吃饭的方法

到这个月,宝宝有了很强烈的想自己吃饭的愿望,具体表现为:宝宝吃饭的时候喜欢手里抓着饭;当勺子里的饭快掉下来的时候,宝宝会主动去舔勺子等,这个时候,妈妈应该着手训练宝宝自己吃饭了,那么,如何训练宝宝自己吃饭呢?

妈妈要做好准备工作

学习正确用餐,除了需要宝宝的准备,家庭环境的营造也同等重要。如果妈妈老是怕麻烦,而省略学习过程,或是因为担心宝宝做不好而代劳,那么在准备不足的情况下,宝宝自然学不好。

1. 心理准备

宝宝学习使用餐具是一个循序渐进的过程,妈妈一定要有耐性!刚刚开始时,如果宝宝不小心把食物撒出来，妈妈也别慌，因为宝宝自然会从失败中吸取教训。

2. 环境准备

建议妈妈一开始训练时就要布置好环境，替宝宝准备一个固定的进餐位置和适合他尺寸的餐桌和餐具，并替他围上围兜，以免弄脏衣服。此外，餐桌不宜铺设桌布，以免宝宝分心或是不小心拉扯掉落。环境的布置越简单越好，这样宝宝不易受外界干扰，较容易专心吃饭；而餐桌和餐椅的距离也不宜过远，以免宝宝够不到。

3. 餐具准备

使用宝宝专用的餐具，因为它可以增强宝宝进食的兴趣。鲜艳明快的色彩会直接刺激宝宝的视觉器官，加上儿童餐具大都设计成精致的卡通造型，宝宝的注意力很容易被吸引，并能从中产生愉快的心情。

宝宝吃饭练习过程

妈妈们，现在就开始教导宝宝自己动手吃饭吧！训练宝宝良好的饮食习惯越早越好，如果在宝宝养成依赖心理后就来不及了！

1.手抓

平时要教宝宝用拇指和食指拿东西。给宝宝做一些能够用手拿着吃的东西或一些切成条和片的蔬菜，以便使宝宝能够感受到自己吃饭是怎么回事。如土豆、红薯、胡萝卜、豆角等，还可以准备香蕉、梨、苹果和西瓜（把瓜子去掉）、熟米饭、软的烤面包、做熟了的小块嫩鸡片等。

2.汤匙

如果宝宝开始对汤匙产生兴趣，甚至会伸手想要抢妈妈手中的汤匙。这时，妈妈就应该让宝宝自己试着使用，以免错过最佳培训期。一开始妈妈可以从旁协助，如果宝宝不小心将汤匙摔在地上，妈妈也要有耐心地引导，千万不可以严厉地指责宝宝，以免宝宝排斥学习。

3.碗

宝宝10个月以后，妈妈就可以准备底部宽大的轻质碗让宝宝试着使用。因为宝宝的力气较小，所以装在碗里的东西不要超过1/3；宝宝可能不懂一口一口地吃，妈妈也可以从旁协助，调整每次的进食量。

4.杯子

宝宝1岁左右时，妈妈就可以使用学习杯来教宝宝使用杯子了。一开始，应让宝宝两手扶在杯子1/3的位置，再小心端起，以避免内容物洒出来。这样持之以恒，等到宝宝3岁左右时，就可以非常自然地使用杯子了。

5.筷子

筷子的使用较为困难，属于精细动作，建议妈妈等宝宝2岁以后再尝试练习。练习方法后文将会详细说明。

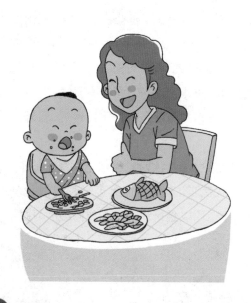

好孕叮咛

当宝宝自己吃饭时，要及时给予表扬，即使他把饭吃得乱七八糟，还是应当鼓励他。而且，妈妈还要表现出自己吃饭的乐趣，使吃饭的气氛变得轻松而愉快。

宝宝睡觉爱踢被子怎么办

宝宝夜里睡觉时喜欢踢被子，妈妈担心宝宝容易着凉，也睡不安稳。宝宝睡觉时小脚丫不安分，往往与妈妈照护不当有关，所以，应先检查一下，宝宝的睡眠环境中是否存在某些"不安定"因素。

被子：有的妈妈因为担心宝宝着凉而给宝宝盖得过厚过重，结果宝宝睡得闷热、出汗，自然会不自觉地把被子踢开来透透风。应该给宝宝选择轻软的被子，特别是开着暖气睡觉时。

睡衣："给宝宝穿多些，就是踢了被子也不容易受凉"这样的做法并不好。穿得厚，不舒服，而且还容易感到热，就更可能踢被子了。还有的宝宝穿的是化纤面料的睡衣，面料不透气，宝宝也容易踢被子。正确的做法是给宝宝穿透气、吸汗的棉质内衣睡觉。

睡姿：如果宝宝睡觉喜欢把头蒙在被子里，或将手压在胸前，就很可能会因过热或做噩梦而把被子踢掉，所以最好让宝宝养成侧睡的习惯。

盖被方法：在为宝宝盖被子的时候，不妨让他露出小脚丫，这样可以使他感觉比较舒服。如果他觉得凉的话，会自己把脚缩回去。

睡眠环境：晚饭不要让宝宝吃得过饱，入睡前，不要让宝宝做剧烈的活动，也不要把他逗弄得很兴奋。在宝宝睡觉时，要调暗房间的灯光，保持室内安静。不然，宝宝会睡眠不安，手脚乱动，从而把被子踢掉。

育儿叮咛

如果宝宝穿着背心和短裤，只套上睡袋就行了。妈妈可以通过摸他的肚子检查他的体温，别摸宝宝的手和脚，因为手脚发凉是很正常的。如果宝宝的肚子是凉的，妈妈就该给他加盖一条薄被。

宝宝睡软床好还是睡硬床好

目前，随着人们生活水平的提高，家具不断更新换代，木板床被舒适、造型美观的沙发软床或弹簧床等代替。妈妈为了让宝宝睡得好、睡得舒服，往往会挑选类似沙发或弹簧软床那样松软的床给宝宝，还有的妈妈为宝宝特制了一个比较软的床——在床上铺上一些软垫子，认为宝宝睡软床，不会硌到宝宝的身体。其实这种做法是有害的，不利于宝宝的生长发育。

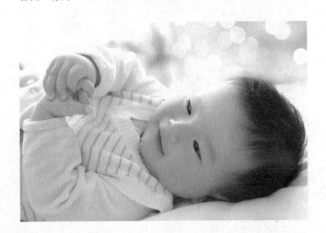

因为婴幼儿脊柱的骨质较软，周围的肌肉、韧带也很柔软，由于臀部重量较大，平卧时可能会造成胸曲、腰曲减少，侧卧可导致脊柱侧弯，宝宝无论是平卧或侧卧，脊柱都处于不正常的弯曲状态；弹性差的床，会使翻身困难，导致身体某一部位受压迫，久而久之会形成驼背、漏斗胸等畸形，不仅影响宝宝的体形美，而且更重要的是妨碍内脏器官的正常发育，对宝宝的危害极大。

父母须知

宝宝理想的睡床是木板床、竹床，然后在床面铺上1～2层垫子，其厚度以卧床时身体不超过正常的变化程度为宜。这样的床可以完全避免脊柱畸形、骨骼变形，有利于宝宝健康成长。

缓解宝宝鼻塞的不适感

冬季是呼吸道感染的高发季节，宝宝经常会出现鼻塞、咳嗽、发热等不适，让宝宝难受不已。这时妈妈一定要精心护理，用正确的方法帮助宝宝缓解症状，减轻不适。那么，妈妈应该怎么做呢？

准备物品：吸鼻器、滴鼻液、棉签、温水、毛巾、酒精。

1.妈妈抱着宝宝，让宝宝呈仰卧位。先挤几滴淡的食盐性滴鼻液，滴进宝宝的鼻子，这种滴鼻液会让黏液逐渐松解。

2.把消毒过的棉球卷成细卷，轻轻探入宝宝的鼻腔，并轻轻旋转，停留2～3秒后，再把棉球卷轻轻从鼻中拉出以带出黏液。

3.摩擦鼻梁。妈妈用双手食指摩擦宝宝的鼻梁两侧，直至有热感为止，以改善宝宝鼻塞的症状。

4.使用吸鼻器。妈妈用手捏住吸鼻器的软囊，将其中的空气排出，一直捏住不松手，移至宝宝鼻腔处再松开软囊将脏东西吸出，反复几次直到吸净为止。

好孕叮咛

在宝宝感冒鼻塞时，妈妈应当多帮宝宝吸鼻涕。还要在家中开启加湿器，以增加房间的湿度，避免宝宝鼻腔分泌物形成硬鼻痂。

宝宝不肯洗脸怎么办

宝宝不愿意洗脸应该有他的原因，或是怕黑，或是因为曾将水弄到眼睛里，或是影响他呼吸了，或是闻到肥皂的气味了……因此，把握宝宝的心理是很重要的，如宝宝往往对感兴趣的事愿意去做，喜欢听表扬的话，喜欢自己动手等。所以，对付不肯洗脸的宝宝，妈妈要使用一些小技巧。

1 让宝宝选择用具：把东西放在宝宝够得着的地方，让宝宝自己挑选洗盥用品，宝宝用起来会更有兴趣。例如，1～2岁的宝宝喜欢印动物、小人头的毛巾。给宝宝使用无刺激性的香皂，以免刺激眼睛，从而觉得洗脸很不舒服。把用剩下的小香皂切成小片缝在小口袋里，制成一个"自动"香皂器，让宝宝用手指蘸着皂液把手和脸洗干净，宝宝会觉得很好玩。

2 要调动宝宝对洗脸的兴趣。比如，大人做个示范，把洗脸和玩结合起来，引起宝宝的兴趣。

3 给娃娃洗脸。一般来说，宝宝都喜欢模仿，妈妈拿个小动物或娃娃，一边给宝宝洗脸，一边给它们洗脸，也可以让宝宝给娃娃洗脸，妈妈就给宝宝洗脸，慢慢地宝宝自然会喜欢上洗脸。

4 表扬宝宝。宝宝一般都爱漂亮，洗完了告诉他多漂亮，很白，他会喜欢的。

5 奖励宝宝。在洗澡间贴一张图表，宝宝每次饭前便后都洗手，就在上面画个红色的钩；当宝宝把脸和手洗得干干净净坐在饭桌前时，就可赢得一张"笑脸"贴在图上；另外，当分数攒够一定数目后，奖励宝宝一个他喜欢的玩具或者他爱吃的点心。

6 妈妈监督。妈妈扮成一位检察官或巡警，宝宝洗完脸后就仔细检查，只要妈妈演得很滑稽，宝宝就会对此乐不可支，觉得这件事很好玩。如果宝宝洗得很干净，应该马上表扬他。

育儿叮咛

妈妈在给宝宝洗脸时动作要温柔，轻轻地擦洗，边洗边跟宝宝说话，千万不要因为宝宝不爱洗脸就硬来，使劲地擦，这样只会令宝宝更加反感。

带宝宝游泳要注意什么

游泳是非常适合宝宝的一项运动。经常让宝宝嬉水和游泳，能增进宝宝食欲和提高宝宝的睡眠质量，有利于体格发育，并可显著减少疾病的发生。此外，游泳还能促进宝宝智力开发，培养勇敢、敏捷、意志顽强的个性。但如果缺乏正确的指导和必要的安全措施，宝宝游泳仍然具有一定的危险性。为确保宝宝的游泳安全和身体健康，妈妈要掌握一些必要的注意事项。

1.带宝宝学习游泳前，必须经过体格检查，曾患过某种疾病的宝宝，必须经过医生的认可，方可参加游泳。

2.看宝宝是否吃饱，游泳通常要在宝宝吃奶后半小时到1小时左右。

3.水温要在36℃～38℃，月龄小的宝宝水温高一些，月龄大的宝宝水温低一些。

4.宝宝游泳应在大澡盆或游泳池内进行，要由大人带着一起下水。开始扶住宝宝腋下在水中上下浮动，也可以平卧在水中而露出头部。宝宝习惯后，可以托住他的头和身体在水中移动前进，让四肢自由划动。宝宝入水时应有一个适应过程，千万不可直接放入水中，避免惊吓宝宝。

5.在宝宝游泳时，妈妈不能离开宝宝半臂之内，不能暂时丢下宝宝去接电话、开门、关火等，如果必须离开，一定要用浴巾把宝宝包好抱在手里，以防止意外发生。

6.在每次游泳前，应做好辅助器材的准备工作。辅助器材包括充气背带、泡沫塑料制作的浮具，一些能在水上漂浮的、色彩鲜明的儿童玩具。用游泳圈的话，注意游泳圈的型号和宝宝是否匹配，游泳圈的内径要稍稍大于宝宝的颈圈。给宝宝套游泳圈时动作要轻柔，入水时动作要缓慢。

7.下游泳池前，家长和宝宝同时更衣，带尿布的宝宝，可穿上塑料防水裤，防止粪便渗漏到游泳池水中。

8.带宝宝游泳每星期最多两次，每次15分钟左右就行了。游泳池里的水一定要干净卫生的，新的游泳池如果有塑胶味，那就在里面放点水浸泡几天，等味道消失了再带宝宝去！

父母须知

宝宝出水上岸后，应在淋浴室冲洗干净，然后用大浴巾包裹他的身体，然后迅速擦干全身，穿上衣服。衣服可稍稍多穿一些，以利保暖。而且在宝宝游泳后，妈妈应观察其身体反应，如有不适或生病，应及时减少游泳时间，或暂时中止游泳。

陈宝英 孕产育儿全书

教宝宝用杯子喝水的方法

教宝宝喝水这件事看似简单，实行起来却令很多新手妈妈颇感为难。要让习惯使用奶瓶的宝宝学会用杯子喝水，确实没有想象中那么容易。如果继续使用奶瓶让宝宝喝水，宝宝很容易被呛到，甚至觉得奶瓶里的水没有味道而拒绝喝水。其实，只要掌握一些小方法，教宝宝学会用杯子喝水也可以很容易。

用吸管取代奶瓶

辅助工具：饮料吸管2支、1个装了半杯白开水的杯子、防水围兜。

❶ 妈妈将1支吸管含在嘴里，用力做出吸吮的动作，让宝宝模仿着重复数次。

❷ 将另一支吸管的一端让宝宝含在口里，另一端放在装了半杯白开水的杯子里。妈妈拿着杯子，并协助宝宝固定好吸管。

❸ 妈妈不断重复吸吮动作，让宝宝模仿着做。当宝宝意外地吸到杯子里的水之后，他很快就能了解这个动作所带来的结果，进而学会用吸管喝水。

在坚持使用吸管喝水一段时间之后，如果宝宝出现了看见大人喝水、自己也想学大人用杯子喝水的行为时，就可以考虑让宝宝尝试使用没有吸管的学习杯来练习喝水了。一般来说，在宝宝大约满1岁时就可以开始训练。多练习几次，宝宝就能很快学会。

用杯子取代吸管

辅助工具：1个装了约10毫升白开水的杯子、防水围兜。

❶ 妈妈协助宝宝握紧杯子，慢慢将杯子里的水倒入宝宝口内。

❷ 一开始宝宝还无法很好地控制力量，可能会弄湿全身，所以要给宝宝围上防水围兜，并且提醒宝宝要慢慢喝。

❸ 当宝宝练习成功之后，记得要及时鼓励宝宝，并逐渐增加杯子内的盛水量。即便宝宝做得不够好，也不要责怪他，以免影响其学习用杯子喝水的积极性。

育儿叮咛

如果宝宝仍对奶瓶情有独钟，妈妈可以这样尝试：在用餐时如果宝宝感到口渴，让他先用水杯喝水，然后再使用奶瓶，慢慢养成新的喝水习惯。或者在奶瓶中倒进白开水，而在水杯中放宝宝喜爱喝的饮料，在这种情况下，宝宝一般都会选择水杯。

易患疾病的 预防与护理

宝宝免疫力简便小测试

如果免疫力下降了，宝宝很容易得病。宝宝免疫力低下的三个信号如下：

1.容易感冒，早晚经常打喷嚏，动不动就出汗，面色苍白，脉象细弱。

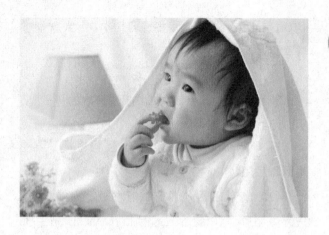

2.食欲经常不佳,容易腹泻或感冒,舌苔白腻,体力虚弱。

3.体弱多病,四肢冰凉,偶尔发生尿床现象。

如果宝宝有以上的症状,就应当引起妈妈的重视,不妨在家为宝宝先粗略做一个免疫力小测试,看看宝宝的免疫力是否低下。

1.经常带宝宝出去散步吗?

2.气候变化时宝宝是否容易生病?

3.经常对宝宝进行"三浴锻炼"吗?

4.流行感冒发生时,宝宝是否很少幸免?

5.宝宝的饮食是否注意搭配,基本能做到营养均衡?

6.宝宝是否经常患呼吸道感染,一年可能达到5~6次?

7.宝宝出生后是否以母乳喂养?

8.是否稍有不适就马上给宝宝吃药?

9.宝宝是否性格开朗,有很多小朋友?

10.宝宝是否经常在家里待着,不怎么带出去活动?

11.宝宝是否养成了勤洗手勤换衣服的好习惯?

12.宝宝是否未能保持规律性睡眠,白天睡觉,晚上玩到很晚?

计分办法

如果1、3、5、7、9、11题的回答为"是",得1分。

如果2、4、6、8、10、12题的回答是"否",也得1分。

1~4分:表明免疫力较差,经常得病,需要向医生咨询。可以通过血液和细胞检查来评价免疫力水平。需要医生根据临床检验结果,对宝宝提供如何增强免疫力的建议。

5~8分:表明免疫系统有些问题,应该在宝宝的饮食安排上下点工夫,合理补充所需营养,还要常带宝宝到户外活动。

9~12分:表明宝宝的免疫力很强,是个健康宝宝。

父母须知

以上测试只是根据宝宝外在的身体表现做出的,不可以代替医生的诊断,仅供参考。因此,尽管宝宝测试得分较高,但如果出现不舒服还应尽快去医院就诊。

男宝宝生殖健康常识须知

据统计,有一半以上的妈妈不了解宝宝生殖健康保健知识,说明妈妈在生殖健康教育这方面还存在盲点。而男宝宝的生殖器疾病如不能及时发现治疗,会影响宝宝成人后的性功能甚至导致阴茎癌。所以,妈妈了解一些宝宝生殖保健知识是非常有必要的。

包茎,是指包皮和阴茎头粘连,是包皮不能

向上翻，露不出尿道口和阴茎头，或包皮口过紧狭小。有的宝宝虽然包皮覆盖着阴茎头，但轻轻上翻可以露出尿道口及龟头，这种情况叫包皮过长。

小儿包茎、包皮过长是先天性存在的。有包茎的宝宝，尿不易排净，大量尿垢堆积在包皮内，刺激包皮发炎，产生粘连。尿道口狭窄，小便时龟头前鼓起一水泡，尿不成线，只能滴尿。长期排尿困难还可以造成肾脏和膀胱的逆行感染，因包皮尿垢刺激，常有尿道发炎，长期刺激还可以导致阴茎癌。

小儿包茎分两种：及生理（先天性）和病理性（后天性）。每个正常男宝宝从出生起就是先天性包茎，即包皮与阴茎之间粘连，3岁以后有90%的包茎自愈。

所以，发现宝宝有包茎要及时到医院诊治。对包皮过长的宝宝，应经常翻开包皮冲洗，包皮内要保持清洁卫生，这样可以减少和避免阴茎发炎。清洗时动作要轻柔，小心地翻开包皮，忌用含药物成分的液体或皂类，以免引起外伤、刺激和过敏反应。清洗后用柔软的毛巾轻轻擦干，再将包皮翻回去。

如果包皮开口较小，不便于清洗，且经常发生炎症，应在炎症控制后施行包皮环切术。至于包茎病儿，最好及早手术。美国学者甚至主张在新生儿期就开刀，以预防尿路感染。

按时为宝宝注射乙脑疫苗

乙脑是通过黑斑蚊传染的疾病，可使患者产生高热、头痛、呕吐、抽风甚至昏迷等症状，并容易留下后遗症，如瘫痪、智力低下等。

宝宝在满1周岁时要连续注射2针乙脑疫苗，间隔7~10天，在2、3、6、7、13岁仍要各加强1针才

能维持身体的免疫力，预防乙脑的发生。乙脑疫苗诱导体内产生抗体需一个月，所以宝宝具体注射乙脑疫苗的时间，可根据各地区乙脑病开始流行时间提早一个月。我国华北地区最佳注射时间为5月份，东北地区为6月份，南方各省为4月份。

乙脑疫苗比较安全，注射后可出现局部轻度红肿，个别宝宝会有38℃以上的发热反应，根据情况应去医院诊治。若宝宝体质过敏，在注射后第3天，局部的红肿瘙痒会达到最重，之后就会逐渐消除，不必过于担心。

父母须知

接种疫苗和灭蚊是预防乙脑的关键。妈妈除了要按时给宝宝接种乙脑疫苗，如果发现宝宝出现类似乙脑的早期症状，应尽快送到专科医院就诊。还应保持居家环境卫生，注意灭蚊，加强对家猪等家畜的管理，最好给家畜也接种疫苗，从源头上遏制传染。

全面提升宝宝的免疫力

随着宝宝进入断奶末期，由于其免疫系统尚未成熟，很容易受外界病菌感染，导致宝宝体内有益菌减少，出现食欲下降、厌食不振、消化吸收功能下降、体质瘦弱、反复生病等病症。为了防止疾病的发生，妈妈应该全面地提升宝宝的免疫力，使宝宝不生病，健康苗壮地成长。

饮食提高宝宝免疫力

① 给宝宝多喝白开水

人体最重要的成分是什么？不是硬邦邦的骨头，而是柔柔软软的水。宝宝体表面积相对于体重来说，比成人更高，水分蒸发流失多，更需要补充水分。水分充沛，新陈代谢旺盛，免疫力自然提

高。因此，要给宝宝多喝白开水，每天至少给宝宝喂3次白开水，每次在50～100毫升，夏季或者天气干燥时还要相应少量增加。

② 乳制品是宝宝的最佳营养来源

宝宝正值身体快速增长及脑神经发育期，对蛋白质及钙质的需求量相当高，所以乳类制品仍然是此期最佳的营养来源。

③ 蔬菜和水果一样不少

多给宝宝选择一些富含维生素和矿物质的蔬菜水果，如番茄、胡萝卜、橘子、猕猴桃等，能够起到增强宝宝免疫力的作用；补充富含矿物质的食物，如莲藕、大白菜等，能够增强宝宝自身的产热功能，增强宝宝身体的耐寒能力；还要多给宝宝吃富含纤维素的食物，可预防便秘，使肠道通畅，如芹菜、韭菜、竹笋、萝卜、黄瓜、南瓜、苹果、梨、草莓等。

④ 五谷类是人类的主食，宝宝同样需要

宝宝4个月后添加辅食时，首先要尝试的是米粉、麦粉。断乳之后，替代食物也是谷类。全谷类含胚芽和多糖，维生素B和维生素E都很丰富，这些抗氧化剂能增强免疫力，加强免疫细胞的功能。

⑤ 避免宝宝偏食

避免宝宝偏食而导致营养失调。均衡、优质的营养，才能造就宝宝优质的免疫力，轻轻松松远离病菌。

● 日常起居护理提升宝宝免疫力

① 养成良好的生活习惯，身体棒棒的，疾病自然远离

◆宝宝穿得多容易出汗，再加上出去运动，就更容易出汗，风一吹就很容易感冒。但穿得太少了也不行，穿得少血液循环变慢，身体抵抗力会变弱，也容易感冒。最好是在出门前带上外套，热的时候可以脱下一点，冷后再赶紧穿上。

◆晚上睡觉前适当给宝宝泡泡脚，能够促进血液循环，提高睡眠质量，整个晚上宝宝会睡得很好，身体也会更好。

◆从宝宝快1岁开始，妈妈可以坚持给宝宝用凉开水洗脸。每天晚上在临睡前打一盆开水放在屋里，第二天早上用这盆放凉的开水给宝宝洗脸。这样做可以提高宝宝的耐寒能力，增强抵抗力。

◆不管是冬天还是夏天，都要记得白天将宝宝房间的窗户打开，换取新鲜空气，使宝宝免受细菌的侵害，经常呼吸大自然的新鲜空气是提高宝宝抵抗力的一种非常好的方法。

◆即使在冬天，也不要整日待在室内，这样会使宝宝的呼吸道长期得不到外界空气的刺激，宝宝对寒冷的耐受能力就会降低，反而容易患病。

◆冬天家里一般都有暖气，空气也比较干燥，所以应该在家放一个加湿器，也能提高低抗力。

② 可以学习一些宝宝的保健按摩操

如宝宝便秘的时候，以宝宝的肚脐为中心，用手掌由左向右旋转轻轻摩擦宝宝的腹部，10圈休息5分钟，再按摩10圈，反复进行3回。

还可以让宝宝仰卧，抓住宝宝双腿做屈伸运动，伸一下屈一下，共10次，然后单腿屈伸10次。可在洗完澡或者在天气暖和的时候、两餐之间进行。经常坚持，可以起到增强宝宝抵抗力的效果。

③ 感冒多发季节避免去人多的地方

在感冒流行的季节，注意不要去人多拥挤、密不透风的商场等公共场所。可以到户外人口密度小的公园、广场活动。

育儿叮咛

妈妈可以带宝宝去医院检测一下宝宝的免疫功能是否达标，如果不达标，医生会用药物调节，建议用中药调节为佳。

陈宝英孕产育儿全书

情感 交流站

妈妈应该经常逗乐宝宝

对宝宝来说，玩的意义远远不只是"有趣"，宝宝通过玩耍可以学会很多东西。玩耍可以促使宝宝使用身体的各个部位和感官，丰富想象力，开发智能。现在拿给宝宝的玩具与将来他五六岁时给他的教具有同样的价值；现在妈妈和宝宝做的游戏与将来他一年级时老师教的课程同样重要。

妈妈经常逗乐的宝宝长大后多性格开朗，有乐观稳定的情绪，这非常有利于其发展人际交往能力，使其更乐于探索，好奇心比较强，还会使宝宝学到更多的知识，就更有利于宝宝的智力发展。

如果不常逗宝宝玩，不给宝宝丰富的适度刺激的话，宝宝的脑袋里就只能是一片空白。因此，千万别低估了逗宝宝玩的教育意义，更不要以忙为借口逃避和宝宝一起玩。

父母须知

妈妈要注意，宝宝临睡前、进食时不要逗乐。如果宝宝临睡前被逗乐会引起神经系统的兴奋，会使宝宝迟迟不肯睡觉，即使睡着了，也会表现出睡不稳的情况；如果在进食时把他逗乐，不仅会使食物吸进气管，而且严重时可能会引起窒息。

宝宝老爱扔东西是为什么

宝宝扔起东西来会很认真，他好像是在有目的地完成一项任务，把东西拿起来，又一脸严肃地扔出去，要是你把被扔掉的东西马上捡回来，他继续扔的劲头就更高了，一遍又一遍。宝宝对自己的进步很是得意，不管妈妈怎么发怒，他都是一副开心得不得了的样子，扔起东西来仍是乐此不疲。

乱扔东西当然不好，但是妈妈大可不必着急，这是宝宝成长的一个必经阶段，是在他有了抓、握物体的能力以后的最初操纵事物的过程，他要从中探索事情的因果关系。他通过抛、扔不同质地的玩具，如绒毛狗、皮球、积木块等，能够逐渐地尝试着去区别各种不同物体的性质。考虑到他是在练"本领"，所以不必训斥他，因为那肯定是徒劳的，但是要设法避免宝宝扔坏东西或打伤人。

给这个时期的宝宝准备玩具时，要注意挑选不怕摔的如毛绒的小熊、充气的小皮球等有弹性的玩具，使宝宝与它们共度美好时光。如果在宝宝津津有味地扔个不停的时候，妈妈在一旁不停地为他拾玩具，他会认为是妈妈对他的鼓励，是与他共同进行娱乐活动。这一类亲子活动，可以很好地促进他与成人之间的友好交往。

 育儿叮咛

如果不希望宝宝继续玩下去了，妈妈就不必把宝宝扔在地上的玩具捡还给他，而只需对此采取不予关注的态度，或用一些更具吸引力、更有意义的游戏来转移他的注意力。

妈妈应与宝宝一起成长

大多数的妈妈都有过这样的经历：早晨宝宝起床后自己穿衣服，妈妈急得一把抓过衣服三下两下套在宝宝身上，接着连带又拽地给宝宝穿上裤子、袜子和鞋子，给宝宝洗脸、刷牙，将宝宝喂饱，并在匆忙中不断地唠叨宝宝这不行那也不会。宝宝已习惯了妈妈的做法，像个小木头人一样任由其摆布。因为大人的生活步调较快，常急着用最有效率的方法去完成工作，有时候看到宝宝做一件没有必要的事，而且动作又不同于大人的拍子，妈妈总觉得不耐烦，所以便会不断地催促宝宝做事情。

妈妈要学着放慢步调与宝宝做缓慢的努力，与宝宝一起成长。其实在面临宝宝成长时妈妈也不断地面对挑战，如果妈妈想要与宝宝一起成长，就必须先发展、观察宝宝的能力，在理解和爱的基础上接纳他们。学会跟宝宝做朋友，宝宝认为有意思的事情，妈妈也要表现得有兴趣，宝宝在完成一件他认为很难的事情后非常高兴时，妈妈要及时鼓励，对宝宝说："你真棒，比妈妈厉害多了。"这样宝宝会觉得成长是非常有意思的，因为有人跟他一起成长。

好孕叮咛

虽然强调妈妈与宝宝一起成长，但妈妈还是要学会灵活变通，当宝宝做错事情时，妈妈要明确地告诉宝宝，这是不对的。在宝宝的成长道路上，妈妈既要充当朋友的角色，还要充当引导者的角色。

早教培育 聪明宝贝

提高宝宝的自我意识

宝宝1岁的时候，已经很独立了，会自己拿勺子吃饭，会坐便盆，会配合妈妈给他穿衣服的节奏等。宝宝的自我意识是可以在妈妈的教育中得到提升的。

1 妥协。宝宝要玩汽车，不爱玩布娃娃，于是妈妈做出了妥协，满足他喜欢玩汽车的爱好，而放弃自己让他玩布娃娃的想法，这就有助于提升他的自我意识。因为，这时妈妈向他传达了一个信息：他的意愿很重要，妈妈在支持他的选择！

2 鼓励。宝宝需要从妈妈对他的积极回应中获得自我肯定。宝宝捡起物品并放好，妈妈应该轻拍他的手表示鼓励，很多时候，妈妈应对宝宝说一些鼓励的话，可以提高宝宝的自我意识。

育儿叮咛

妈妈也要知道什么时候不屈从宝宝的要求，因为宝宝变得越来越好动，他会想玩剪刀等这类危险的东西。妈妈应该让宝宝知道限度，妈妈仍然是主宰者，即使宝宝强烈反对。严厉更能帮助宝宝学习。

陈宝英孕产育儿全书

教宝宝和小朋友打招呼

多让宝宝与小朋友在一起有很大的好处，宝宝们在一起不会陌生，可以互相学习动作和发音，有时还会有意想不到的"创造性"表现出来。

让宝宝与其他同龄的宝宝在一起玩玩具，让宝宝主动地与小朋友打招呼。见到小朋友会打招呼，如发笑、点头、招手、尖叫、摇晃身体等。开始时妈妈先示范，然后扶着宝宝的手做打招呼的动作，并且说"嗨""欢迎欢迎"，让宝宝模仿。

如果宝宝不会同小朋友们打招呼，主要是因为没有机会同小朋友接触。当宝宝开始学站立时或牵手学走时最好到附近有小朋友的地方，看着会走的宝宝玩耍，这会增强宝宝的交往意识。

宝宝已学会用姿势来表达语言，说明宝宝语言前的交往能力良好。还可进一步让宝宝学习面部表情和身体的表达，使语言前的表达更加丰富。

父母须知

宝宝的表达方式不多，是由于大人未做榜样，或者对宝宝照顾太周到，不必表达就什么都有了。如果妈妈注意在外出之前先指帽子和衣服；宝宝要吃东西时指指东西再指嘴巴，要排便会自己蹲下，这些都是姿势表示语言和需要，可随遇随学。

利用好奇心培养宝宝的注意力

妈妈可以充分利用宝宝的好奇心来培养注意力。许多实例证明，强烈、新奇、富于运动变化的物体最能吸引宝宝的注意。妈妈可以给宝宝买一些这类玩具，用来训练集中注意力。特别是0～3岁的宝宝，采取这种方法是最理想、最有效的。另外，还可以把宝宝带到新的环境中去玩，利用宝宝对新事物的好奇心去培养注意力。

兴趣是最好的老师，不管谁在做自己感兴趣的事情时，总会很投入、很专心，宝宝也是如此。对宝宝来说，他的注意力在一定程度上直接受其兴趣和情绪的控制。因此，妈妈应该注意把培养宝宝广泛的兴趣与培养注意力结合起来。

培养宝宝的兴趣，要采取诱导的方式去激发。比如培养宝宝识字的兴趣，可以利用宝宝喜欢故事的特点，给宝宝买一些有文字提示的图画故事书。让宝宝一边听故事一边看书，并且告诉宝宝这些好听的故事都是用书中的文字编写的，引发宝宝识字的兴趣，然后认一些简单的象形字，从而使宝宝的注意力在有趣的识字活动中得到培养。兴趣是产生和保持注意力的主要条件。宝宝对事物的兴趣越浓，其稳定、集中的注意力越容易形成，所以，妈妈应注意培养宝宝广泛的兴趣，并以此为媒介来培养宝宝的注意力。

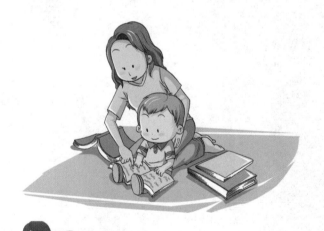

育儿叮咛

不要强迫1岁的宝宝去做四五岁宝宝才做的事，否则，打击了他的自信心，他就会拒绝学习。在学习、游戏时，尽量选择与他的年龄适合的，这才符合他的身心需要。

从小培养宝宝的爱心

婴幼儿期是人各种心理品质形成的关键时期，爱心的形成也是在婴幼儿时期。因此培养宝宝的爱心，要从宝宝很小的时候抓起。

在婴儿时期，妈妈要经常爱抚宝宝，对宝宝微笑，让宝宝感受到妈妈对他的爱，这是宝宝萌生爱心的起点。随着宝宝一天天长大，妈妈要把自己看成宝宝的伙伴，陪宝宝游戏、聊天、学习，让宝宝感受到家庭的温暖，感受到被爱的幸福，为宝宝奉献爱心打下基础。

但是，妈妈也不能一味地疼爱宝宝，却忽略了给宝宝提供奉献爱心的机会。其实施爱与接受爱是相互的，如果让宝宝只是接受爱，渐渐地，他就丧失了施爱的能力，只知道索取，不知道给予，并且觉得妈妈关心他是理所当然的。有的妈妈以为给宝宝多点关心和疼爱，等他长大了，他就会孝敬妈妈、疼爱妈妈。其实，这是一种误解，你没有给宝宝学习关爱的机会，他们怎么会关爱妈妈呢？

有时候爸爸妈妈由于工作忙或其他原因，对宝宝表现出来的爱心视而不见或训斥一番，把宝宝的爱心扼杀在萌芽之中。比如宝宝为刚下班的妈妈拿拖鞋，妈妈却着急地说："去去去，一边待着去，别添乱了。"再如宝宝蹲在地上想帮受伤的小鸡包扎，妈妈却生气地说："谁让你摸它了，小鸡多脏呀！"宝宝的爱心就这样被爸爸妈妈剥夺了。事实上，在很多情况下爸爸妈妈并不知道自己的行为会在不经意间伤害或剥夺宝宝的爱心。

父母须知

爸爸妈妈平时也要注意自己的言行举止，做到孝敬老人、关心宝宝、关爱他人、乐于助人，让宝宝觉得爸爸妈妈是富有爱心的人，自己也要做一个富有爱心的人。

13～15个月的宝宝

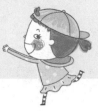

宝宝的能力发展

宝宝的运动能力

绝大多数宝宝不需要妈妈搀扶，就能够单独稳稳地站立，并向前迈步独立行走了。但是在熟练掌握走路技巧之前，他迈出的步子总是很大，姿势也是东倒西歪，妈妈不在前面接着，宝宝可能会向前摔倒。当妈妈牵着宝宝的手，大多数宝宝都能比较顺利地往前走。

1岁以后的宝宝大多数能够自由自在地爬行，并能向各个方向前进或后退。越危险的地方，宝宝越是要上；越有刺激的地方，宝宝越是要去。这就是为什么这么大的宝宝特别容易出意外的原因。对还不会自由爬行的宝宝最好通过游戏锻炼宝宝腹部和上肢的力量，以及培养宝宝爬的兴趣和训练宝宝爬的技能。因为爬行对宝宝大脑发育、动作的协调发展具有重要的作用，不容忽视。

到15个月的时候，宝宝还会扶着栏杆或其他物体，抬起一只小脚，把脚下的皮球踢跑。爸爸妈妈可别小瞧宝宝的这"一抬足"，可不比国足的临门一脚难度小啊。

宝宝肢体运动能力逐渐增强，会借助小凳子、桌子、沙发等物体往高处爬。宝宝可能会独自爬上6～10个台阶，如果妈妈牵着宝宝的手，宝宝可能站立着走上好几级台阶。

宝宝的语言能力

大多数宝宝在1岁左右会说出人生中的第一句话——这是成长的里程碑。说话早的宝宝可能会说出一两句三个字组成的语句了，大多数宝宝能够有意识地叫爸爸、妈妈，甚至会叫爷爷、奶奶、姥姥、姥爷、叔叔、姑姑。

半数宝宝能理解80～100个日常用语，以词带句，说出1～2个让妈妈听懂的句子，通过手势、身体姿势和动作理解语言，说象声词，模仿动物声。他开始喜欢和周围的亲人说话，用极少的字表达丰富的意思。如果宝宝还不会说话，也不意味着宝宝没有学习语言，宝宝仍然会每天听和记忆妈妈的语言，只是没有表现给妈妈看而已。所以，妈妈仍然要多和宝宝交流。

在宝宝语言发展的最初时期，妈妈不要泛泛地和宝宝说话。比如，当宝宝闹着要到外面去玩，而这时外面正在刮风下雨，暂时不能带宝宝到户外活动，妈妈不要说：宝宝是个乖宝宝，要听妈妈的话。而是要具体地告诉宝宝：外面正在下雨，刮很大的风，现在不能出去玩，等到雨停了，我们再出去玩。如果宝宝不理解妈妈的话，可以带宝宝到外面亲自看一看下雨的场面。

饮食营养 同步指导

宝宝恋乳怎么办

许多宝宝在断奶时会哭闹，拒绝食物，甚至养成咬被角、吮手指的毛病，这些宝宝不同程度地有恋乳危机。

断奶期是第二次母婴分离，也是宝宝成长过程中的一个重要里程碑。从完全吸食母乳到断奶，习惯于妈妈香甜的乳汁到彻底告别，宝宝需要一个适应过程，更需要妈妈采取正确的方式从生理到心理上戒断宝宝对母乳的依恋。

转移宝宝的注意力。 宝宝出现碰触乳房行为时，不动声色地握住他的手，拉着他去做他感兴趣的事情，比如，讲故事，玩游戏，和他一起看动画片等，转移他的注意力，也逐渐淡化他对乳房的关注。给宝宝布置充满温馨与童趣的房间，鼓励宝宝听音乐，看适合他的漫画与图书，培养宝宝的兴趣与爱好，引导他过充实而有规律的生活。条件允许的话，经常陪宝宝到大自然中走走，让绚丽多姿的大自然开阔他的视野，陶冶他的心灵，丰富他的内心体验，让宝宝在心旷神怡中养成豁达开朗的心胸，以转移摸乳房的不良习惯。

加强亲子沟通。 宝宝碰触妈妈乳房其实是情感上依恋母亲，是渴望母爱的信号。所以，不管工作多忙，每天一定抽点时间陪宝宝，跟他交谈，陪他游戏，跟他做朋友，让他享受到充沛健康的母爱。如果宝宝能感受到并且获得了安全感，自己就会减少对母乳的依恋。

好孕叮咛

断乳时，宝宝会吵闹几天。但不管怎样吵闹也不要授乳，这样宝宝只好死心了。假如坚持了两天，到第3天见宝宝喊得太可怜而又重新授乳时，则宝宝会认为这两天是故意整他。因此，让宝宝知道吃母乳已不行，妈妈也得采取果断措施。

三种食物不宜给宝宝多吃

再好的食物都不能吃过量，以下几种食物是比较常见且营养丰富的食物，是宝宝身体发育必备的食物，为什么要在此强调呢？就是因为很多妈妈都存在饮食上的误区，总认为好的食物就可以每天给宝宝吃，其实这是错误的。

动物肝脏

动物的肝脏虽然营养丰富，但其含有的有毒物质和其他气体化学物质的含量，要比肌肉中多好几倍。如果过多地给宝宝食用，会对宝宝健康不利。

建议1～3岁幼儿，应每月选用猪肝75克，或鸡肝50克，或羊肝25克，做成肝泥，分次服用，以增加维生素A摄入量。新鲜的动物肝脏中往往残存了不少有毒的血液，买回家后一定要长时间地冲洗，并在水中浸泡1小时，以清除肝脏内的毒物。

酸奶

酸奶虽然是以新鲜奶为原料，经过乳酸菌发酵制成的奶制品，富含维生素A，但是其脂肪、蛋白质以及钙含量较少，只是更容易被人体消化吸收，却达不到配方奶的营养水平，也不符合婴幼儿的营养需求。另外，酸奶喝得太多，会使乳酸菌摄入得太多，反倒可能会引起肠道菌群失调，影响正常的消化吸收功能，而且过早地给宝宝喝酸奶容易养成对甜食的偏好。

对于身体健康的宝宝来说，酸奶作为一种饮食上的调剂是可以的，但一定要注意控制酸奶的进食量，而不能取代纯奶。

菠菜

妈妈们普遍认为菠菜含铁量高，是给宝宝补血的最好蔬菜，于是几乎天天给宝宝吃。其实，菠菜中含有大量的草酸，进入人体后，容易与胃肠道里的钙相遇，凝固形成不易溶解和吸收的草酸钙。所以，菠菜吃得过多容易使宝宝缺钙，还会影响锌的吸收，不利于宝宝骨骼和牙齿的发育，而且还会影响智力。

给宝宝补铁，可以多吃些肉、枣泥、鱼泥、蛋黄等。宝宝饮食中最好安排多种蔬菜，交替食用。如果吃菠菜，先用开水焯一下，以便将其大部分草酸去除。

父母须知

皮蛋也不宜给宝宝多吃，可以偶尔品尝一下，给宝宝调剂一下口味。现如今，有些正规厂家出售无铅皮蛋，最好购买这种产品。

🌸 宝宝吃鸡蛋的注意事项

鸡蛋是老少皆宜的营养佳品，也是婴幼儿生长发育所必需的辅助食物。因为鸡蛋除含优质蛋白质和脂肪类外，还含有多量的维生素A、胡萝卜素、卵磷脂及矿物质等，无疑对宝宝的营养价值很大。不过，宝宝吃鸡蛋要注意以下几点：

1 算计好食量

1～2岁的宝宝，每天需要蛋白质40克左右，除普通食物外，每天添加1个或1个半鸡蛋就足够了。如果吃得太多超过了宝宝的需要，胃肠就负担不了，就会导致消化和吸收功能障碍，引起消化不良和营养不良。

2 计算好煮鸡蛋的时间

煮鸡蛋的时间一定要掌握好，一般8～10分钟。煮得太生，鸡蛋中的抗生物素蛋白不能被破坏，使生物素失去活性，影响机体对生物素的吸收，易引起生物素缺乏症，发生疲倦、食欲下降、肌肉疼痛，甚至发生毛发脱落、皮炎等，也不利于消灭鸡蛋中的细菌和寄生虫；煮得太老也不好，由于煮沸时间长，蛋白质的结构变得紧密，不易和胃液接触，因此难消化。

3 最营养的烹饪方法

鸡蛋吃法多种多样，就营养的吸收和消化率来讲，煮蛋为100%，炒蛋为97%，嫩炸为98%，老炸为81.1%，开水、牛奶冲蛋为92.5%，生吃为30%～50%。由此来说，煮鸡蛋是最佳的吃法，但要注意细嚼慢咽，否则会影响吸收和消化。不过，对宝宝来说，还是蒸蛋羹、蛋花汤最适合，因为这两种做法能使蛋白质松解，极易被宝宝消化吸收。

4 正在出疹的宝宝千万不要吃蛋，因为鸡蛋会加重宝宝的过敏反应。

5 煮鸡蛋的三个"不宜"

◆ 煮鸡蛋时间不宜过长。为防鸡蛋在煮的过程中蛋壳爆裂，将鸡蛋洗净后，放在盛水的锅内浸泡1分钟，用小火烧开，然后改用小火煮8分钟即可。煮的时间太长的话，蛋黄中的亚铁离子会与硫产生化学反应，形成硫化亚铁褐色沉淀，妨碍人体对铁的吸收。

◆鸡蛋不宜与豆浆同食。早上喝豆浆的时候吃个鸡蛋，或是把鸡蛋打在豆浆里煮，是许多人的饮食习惯。但是，这种饮食习惯会造成营养成分的损失，降低二者的营养价值。

◆鸡蛋不宜与白糖同煮。很多宝宝喜欢放了糖的鸡蛋汤，于是很多妈妈在煮鸡蛋的时候就会加入一些糖，以满足宝宝的口感。但是，鸡蛋和白糖同煮，会对健康产生不良作用。如果必须要放糖宝宝才吃的话，可以在鸡蛋煮熟后再加入适量糖。

好孕叮咛

如果宝宝的辅食中添加鸡蛋后，粪便中发现有形状如蛋白的物质，这表明宝宝未消化吸收蛋白质，这时要把蛋黄拌煮到其他食物（如健儿粉、糕干粉、米粉）中一起喂食。

宝宝缺钙的表现

这个阶段的宝宝身体长得飞快，骨骼、肌肉和牙齿都开始快速发育，需要大量的钙，因而对钙的需求量非常大。如未及时补充，2岁以下的宝宝，身体很容易缺钙。

缺钙的表现

① 多汗。即使气温不高，宝宝也会出汗，尤其入睡后头部出汗，并伴有夜间啼哭、惊叫，哭后出汗更明显。部分宝宝头颅不断摩擦枕头，颅后可见枕秃圈。

② 偶见手足抽搐症。宝宝缺钙，血钙低时，可引起手足痉挛抽搐。

③ 厌食偏食。人体消化液中含有大量钙，如果人体钙元素摄入不足，容易导致食欲不振、智力低下、免疫功能下降等。

④ 易发湿疹。2岁前的宝宝比较多见，有的到儿童期或成人期发展成恶急性、慢性湿疹，或表现为异位性皮炎。

⑤ 出牙晚或出牙不齐。有的宝宝1岁半时仍未出牙，前囟门闭合延迟。

⑥ 前额高突，形成方颅。

⑦ 常有串珠肋。这是由于缺乏维生素D，肋软骨增生，各个肋骨的软骨增生连起似串珠样。常压迫肺脏，使宝宝通气不畅，容易患气管炎、肺炎。

育儿叮咛

妈妈可以对照一下，看看宝宝有没有缺钙。妈妈在怀孕期、哺乳期有没有常规补钙，如果没有，宝宝缺钙的概率是非常高的。那么，这个时候就应该补钙了。

含钙的食物有哪些

以下食物含钙比较丰富，在宝宝长身体的时候，尤其是在长牙时，妈妈要注意多给宝宝补充以下食物。

1.牛奶：250毫升牛奶含钙300毫克，还含有多种氨基酸、乳酸、矿物质及维生素，促进钙的消化和吸收。而且牛奶中的钙质人体更易吸收，因此，牛奶应该作为宝宝日常补钙的主要食品。其他奶类制品如酸奶、奶酪、奶片，都是良好的钙来源。断奶以后1～2岁的宝宝每天应该保证摄入牛奶400～600毫升，增加钙的摄入量。

2.海带和虾皮：海带和虾皮是高钙海产品，每天吃上25克，就可以补钙300毫克。

海带与肉类同煮或是煮熟后凉拌，都是不错的美食。虾皮中含钙量更高，25克虾皮就含有500毫克的钙，所以，用虾皮做汤或做馅都是日常补钙的不错选择。需要注意的是，容易对海产品过敏的宝宝要小心食用。

3.豆制品：大豆是高蛋白食物，含钙量也很高。其他豆制品也是补钙的良品。

豆浆需要反复煮开几次，才能够食用。而豆腐则不可与某些蔬菜同吃，比如菠菜。菠菜中含有草酸，它可以和钙相结合生成草酸钙结合物，从而妨碍人体对钙的吸收，所以豆腐以及其他豆制品均不宜与菠菜一起烹制。但豆制品若与肉类同烹，则会味道可口、营养丰富。

4.动物骨头：动物骨头里80%以上都是钙，但是不溶于水，难以吸收，因此在制作成食物时可以事先敲碎它，加醋后用小火慢煮。吃时去掉浮油，放些青菜即可做成一道美味鲜汤。

另外，鱼骨也能补钙，但要注意选择合适的做法。干炸鱼、焖酥鱼都能使鱼骨酥软，更方便钙质吸收，而且可以直接食用。

5.蔬菜：蔬菜中也有许多高钙的品种。雪里蕻100克含钙230毫克；小白菜、油菜、茴香、香菜、芹菜等每100克钙含量也很高。

好孕叮咛

妈妈用食物给宝宝补钙时，最好荤素搭配：比如豆腐炖鱼，鱼肉中含维生素D，豆腐含钙丰富。维生素D可促进钙的吸收，使豆腐中钙的利用率大大提高。另外，主食讲究谷豆类混食，不仅能使氨基酸互补达到最理想化，还能促进钙的吸收。

给宝宝补充钙剂的注意事项

如今市场上的补钙药物，适合于依靠食物摄入不能满足钙需求的宝宝。它的优点是操作简单，并且容易控制补充量。但是，在服用时需要严格遵守医嘱，以免服用过量，反而对身体造成不良影响。另外，还要注意以下几点重要事项。

1 "少量多次"的原则

一般来说，任何时候都可以服用钙片，但人体每次摄入钙低于或等于50毫克时，钙的吸收率最高。所以，给宝宝服钙片时，尽量采取"少量多次"的原则，以达到最好的吸收效果。

2 碳酸钙的最佳服用时间是饭后半小时

此时服用钙制剂，吸收率最高，利用率最好，能充分发挥钙剂的各种效能。而进餐时胃会分泌较多的胃酸，有利于补钙剂的吸收率达到最高点。

3 钙剂不可与植物性的食物同吃

植物性的食物比如蔬菜中多数含有草酸盐、磷酸盐等盐类，它们可以和钙相结合生成多聚体而沉淀，从而妨碍钙剂的吸收。所以钙剂不可与植物性食物同吃，这与豆制品不宜与蔬菜一起烹制是一样的道理。

4 钙剂不可与油脂类食物同吃

油脂分解后生成的脂肪酸与钙结合形成奶块，不容易被肠道吸收，最终会随大便排出体外。所以给宝宝补充钙剂的时候，不要同时吃油脂类食物。

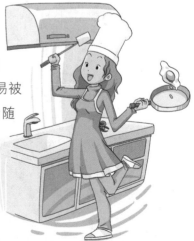

5 补钙应注意的适当剂量

通常2岁以下的宝宝每天需要400～600毫克钙。按照正常的饮食，宝宝每天从食物中摄取的钙只有需要量的2/3，所以每天必须额外补钙，以填补欠缺的1/3的

父母须知

宝宝所需要的钙，是各种钙制剂中的钙元素而不是制剂本身，制剂本身仅作为钙的载体。因此选用钙制剂，主要应看钙在制剂中占多少百分比。所占百分比越高，说明含钙量越高。

日常护理 重点关注

给宝宝建立生活时间表

如果宝宝很小的时候，生物钟就被打乱，作息没有规律，有晚上不睡、早上不起的坏毛病，那么宝宝将来会很难适应幼儿园或学校生活。妈妈应该从小就为宝宝建立生活时间表，这样会让宝宝每天在同一时间想做同一件事情，慢慢形成习惯。

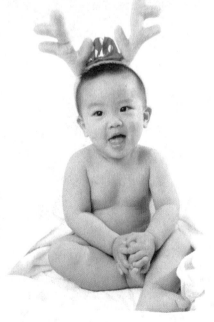

6：30～7：00	起床，大、小便
7：00～7：30	洗手，洗脸
7：30～8：00	早饭
8：00～9：00	户内外活动，喝水，大、小便
9：00～10：30	睡眠
10：30～11：00	起床，小便，洗手
11：00～11：30	午饭
13：00～13：30	户内外活动，喝水，大、小便
13：30～15：00	睡眠
15：00～15：30	起床，小便，洗手，午点
15：30～17：00	户内外活动
17：00～17：30	小便，洗手，做吃饭前准备
17：30～18：00	晚饭
18：00～19：30	户内外活动
19：30～20：00	晚点，洗漱，小便，准备睡觉
20：00～次日晨	睡眠

冷水浴可增强宝宝体质

这个阶段的宝宝，除了进行户外活动、开窗睡眠、做操及进行空气浴、日光浴以外，用冷水锻炼身体，也是增强体质、防病抗病的好方法。

冷水洗手、洗脸：宝宝身体的局部受寒冷刺激，会反射性地引起全身一系列复杂的反应，能有效地增强宝宝的耐寒能力，少得感冒。水温以20℃～30℃为宜。但晚上盥洗时仍要用32℃～40℃的温水，避免刺激宝宝神经引起兴奋，影响睡眠。

好孕叮咛

妈妈在给宝宝进行"冷水浴"时，可以一边说话一边进行，还可以在室内放些轻音乐，或是妈妈给宝宝哼两句，以分散宝宝的注意力，使宝宝乖乖配合。

妈妈不要忘记教宝宝洗手

手接触外界环境的机会最多，尤其是手闲不住的宝宝，哪儿都想摸一摸，因此也最容易沾上各种病原菌。如果再用这双小脏手抓食物、揉眼睛、摸鼻子，病菌就会趁机进入宝宝体内，引起各种疾病。

病菌无处不在，对付病菌最简单的一招就是勤洗手！

1. 用温水彻底打湿双手。

2. 在手掌上涂上肥皂或倒入一定量的洗手液。

3. 两手掌相对搓揉数秒钟，产生丰富的泡沫，然后彻底搓洗双手至少10～15秒钟；特别注意手背、手指间、指甲缝等部位，也别忘了手腕部。

4. 用流动的水冲洗双手，直到把所有的肥皂或洗手液残留物都彻底冲洗干净。

5. 用纸巾或毛巾擦干双手，或者用热风机吹干双手，这一步是必须做的。

育儿叮咛

很多时候人们洗手只是蜻蜓点水，蘸点水，涂上肥皂，马上就冲掉，整个过程3～5秒钟就完事，甚至用手在水里蘸一下就算洗过了，这样洗手很不到位。每次洗手需要双手涂满肥皂反复搓揉10秒钟以上，然后再用流动水冲洗干净。

尽量避免事故的发生

宝宝一旦能自己扶着行走或脱手独自行走，其活动范围马上就变大了，加上好奇心强烈，大人是无法预测宝宝会干出什么事情来的。因而往往容易发生一些意外的事故。

在这一阶段最易发生的事故是：摔倒、从楼梯上滚下去、烫伤、吸或吃进异物。因此，必须将一切可能导致宝宝危险的物品放到高处或放进抽屉锁好，严防宝宝玩弄。特别是香烟、药品、化妆品等万一被宝宝吞下，会发生生命危险。那些刀、剪、针等缝衣工具更是宝宝感兴趣的东西，万一给他拿到就麻烦了。

如果发生这种情况，不要慌慌张张地逼着宝宝放手，越这样他越不干。可以用其他玩具转移宝宝的兴趣，若无其事地从他手中将危险物品换下来。假如看见宝宝想要用手去摸烫的东西时，大人应赶快先用自己的手指碰触一下后急忙缩回，装着很疼很烫的样子喊"疼……""烫……"给宝宝看。这样，宝宝就不会动手去摸了。

宝宝的脚步还不稳，头重脚轻，很容易摔跟头，而且脑袋也容易碰撞桌椅的棱角。因此，如果条件许可，可让宝宝在空旷的房间里玩。危险的地方贴上海绵或橡胶皮，可以达到防止危险的目的。

注意宝宝玩具的卫生

玩具是宝宝日常生活中必不可少的好伙伴。不过，宝宝玩耍时常常喜欢把玩具放在地上，这样，玩具就很可能受到细菌、病毒和寄生虫的污染，成为传播疾病的"帮凶"。根据专家的一次测定：把消过毒的玩具给宝宝玩10天以后，塑料玩具上的细菌集落数可达3 000多个，木制玩具上达近5 000个，而毛皮制作的玩具上竟多达2万多个。可见，玩具的卫生不可忽视，妈妈要定期对玩具进行清洗和消毒。

1.一般情况下，皮毛、棉布制作的玩具，可放在日光下曝晒几小时；木制玩具，可用煮沸的肥皂水烫洗；铁皮制作的玩具，可先用肥皂水擦洗，再放在日光下曝晒；塑料和橡胶玩具，可用市场上常见的84消毒液浸泡洗涤，然后用水冲洗、晒干。

2.防止宝宝用口直接咬嚼未经消毒的玩具。

3.摆弄玩具时，不要让宝宝揉眼睛，更不能用手抓东西吃，边吃边玩。

4.宝宝玩过玩具后，要及时洗手。

好孕叮咛

妈妈要教育宝宝不要把玩具随便乱丢乱放，家里要有一个相对固定的宝宝玩耍的场所。有条件的家庭可准备一个玩具柜或玩具箱，将玩具集中存放，不要把玩具拿到厨房或卫生间里玩。

宝宝误食药物的解决方法

由于宝宝不能分辨哪些东西能吃，哪些不能吃，所以常常会把外形好看、色彩鲜艳的药片当作糖果吃进肚子。遇到这种情况时，妈妈一定不要手忙脚乱，或是受情绪影响，打骂宝宝。这个时期的宝宝好奇心强，又不懂事，妈妈平时应该管理好家里的药物，放在宝宝够不着的地方。

发生这种情况妈妈不要一味地训斥宝宝或惊慌失措，这样只会使宝宝更加恐惧和哭闹，影响急救。妈妈应该耐心细致地查看和想方设法了解清楚：宝宝到底误吃了什么药，吃了多少，是否已经发生危险……确定宝宝误服了何种药物后，应该马上送往医院。如果送医院路程较远，可以先在家中进行必要的急救措施。

1.如果误服维生素、止咳糖浆等不良反应（或毒性）较小的药物，可让宝宝多喝凉开水，使药物稀释并及时排出体外。

2.如果误服了安眠药、某些解痉药（阿托品、颠茄合剂之类）、退热镇痛药、抗生素及避孕药等，妈妈应该用手指轻轻刺激宝宝的咽部，引起发呕，让宝宝将误服的药物吐出来。

3.如果误服的是药水，可先给宝宝喝一点浓茶或米汤后再引吐，反复进行，直到呕出物无药水色为止。最后还是要送医院做进一步的观察和处理。

妈妈要注意，家里所有的药瓶都应写清药名、有效时间、使用量及禁忌证，这样，第一可防给宝宝用错，第二可防宝宝误吞药物后分清宝宝吞的是哪种药。

易患疾病的 预防与护理

留意宝宝患眼疾

当宝宝眼睛不适时，妈妈一定要留意其是否有眼疾，以便及时送至医院进行诊治。

怕光： 指宝宝的眼睛不愿睁开，喜欢在阴暗处。这个症状最常见于红眼病、麻疹、水痘、风疹和流行性腮腺炎等疾病的初期。

发红： 眼睛的白眼球及眼皮发红，并伴有黄白色分泌物。这一症状最常见于麻疹初期及流行性感冒、风疹、红眼病和猩红热的发病过程中，也会有不同程度的红眼现象。

流泪： 眼睛自然流出泪水，时多时少，这常见于各种上呼吸道感染性疾病。如流行性感冒、麻疹、风疹等，都会因并发炎症阻塞泪管而出现流泪。鼻炎、鼻窦炎也可出现流泪不止。

频繁眨眼： 宝宝频繁眨眼，应考虑有异物入眼的可能；沙眼、眼睑结石、角膜轻微炎症，也会产生这种现象；频繁眨眼并牵动面部肌肉，同时还伴有精神不集中，应从小儿多动症方面考虑。

睑垂： 如果宝宝眼睑下垂，就要考虑是否患有重症肌无力，应及时到医院诊断。

无神： 如果宝宝的眼神黯淡，应考虑其体质虚弱，多伴有消化不良、贫血、肝炎和结核等慢性消耗性疾病；假性近视也可出现眼神无力的现象。

父母须知

如果发现宝宝眼睛的分泌物非常多，应及时去医院诊治，在治疗时，必须根据具体情况选择用药。对细菌引起的结膜炎去有条件的医院进行眼屎涂片化验，以确定细菌的种类，并针对性地选用抗生素眼药水或眼膏局部治疗。

宝宝口腔溃疡的预防和护理

宝宝的口腔溃疡和大人的溃疡是两回事，宝宝口腔溃疡是一种口腔黏膜病毒感染性疾病，致病病毒是单纯疱疹病毒，而且有复发的可能性，尤其是6个月至2岁的宝宝很容易受到感染。多见于口腔黏膜及舌的边缘，常呈白色溃疡，周围有红晕，特别是遇酸、咸、辣的食物时，疼痛特别厉害。受病毒感染后，宝宝会因疼痛而出现烦躁不安、哭闹、拒食、流涎等症状。

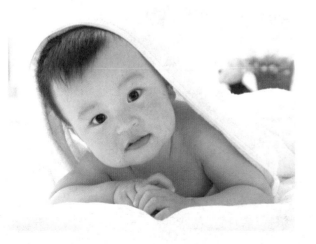

宝宝得了口腔溃疡是件非常痛苦的事情，不但会影响正常的饮食，心理及情绪也会因此受到影响，所以说，预防宝宝患口腔溃疡远远比治疗来得实际。要想让宝宝远离烂嘴巴的痛苦，最重要的是在平时注意调整饮食，多给宝宝吃一些富含核黄素的食物，如牛奶、动物肝脏、菠菜、胡萝卜、白菜等。督促宝宝多喝水，注意口腔卫生，并保持大便通畅。

转移宝宝的注意力

宝宝患了口腔溃疡后，情绪自然会受到影响，常常出现烦躁、哭闹行为。这时妈妈需要多关心一下宝宝，多和他谈心，与他一起游戏，以转移宝宝的注意力，给宝宝创造一个轻松、愉快的生活环境。

避免给宝宝吃刺激性强的食物

宝宝患有口腔溃疡后，千万不要给宝宝吃酸、辣或咸的食物，否则这些刺激性较强的食物会刺激溃疡处引发更加剧烈的疼痛。妈妈应给宝宝吃流食及温和性的食物，以减轻疼痛，也有利于溃疡处的愈合。

治疗宝宝口腔溃疡的方法

◆取维生素C药片1～2片压碎，敷在溃疡面上，让宝宝闭口片刻，每日2次。

◆让宝宝口含西瓜片，2～3分钟后咽下，反复数次，每日2～3次。

◆用全脂奶粉，每次1汤匙并加少许白糖，用开水冲服，每天2～3次，临睡前冲服效果最佳。通常服用2天后溃疡即可消失。

◆将番茄洗净榨汁，然后把番茄汁含在口中，每次含数分钟，每日多次。

情感 交流站

上下班记得和宝宝亲亲抱抱

上班前

1 肌肤之亲很重要

上班前和宝宝亲密接触，对宝宝和妈妈一天的心情都很有好处。方法有很多种，可以用手指轻刮一下宝宝脸颊，可以对着宝宝学猫叫，也可将能发声的玩具对着宝宝耳朵将其叫醒。给宝宝穿衣服时，可在其腋下或背部挠几下，让宝宝体会到乐趣。肌肤之亲是让宝宝感觉到妈妈关爱的最好途径。

2 妈妈宝宝互相喂饭

宝宝能吃饭或能吃断奶食品的话，妈妈可将饭舀到勺子里喂给宝宝吃，同时鼓励宝宝喂给妈妈吃。这种喂饭游戏是十分温馨的，还锻炼了宝宝的各种能力，初步培养了孝心。

3 说"再见"时抱起宝宝

很多妈妈上班时为了避免宝宝的纠缠而偷偷离开，这种做法其实对宝宝很不好。因为宝宝会一整天找妈妈，会因见不到妈妈而心神不宁、注意力不能集中。这种做法持续下去会让宝宝形成整日找妈妈的习惯，再见到妈妈更是一刻也离不开了。

妈妈应让宝宝接受妈妈要离开的事实。妈妈去上班的时候，要抱抱宝宝，对宝宝说"再见"。

下班后

1 大声喊着宝宝的名字进门

妈妈下班回来后，一边喊着宝宝名字一边进门。即使宝宝在睡觉也没有关系。宝宝跑出来（或由看护人抱出来）迎接妈妈的话，妈妈要捏捏宝宝的脸蛋，抱抱他，通过肌肤之亲来让他体会到妈妈的存在。

2 给宝宝按摩

可以在宝宝洗完澡后给宝宝按摩，通常宝宝会乐得咯咯笑的！

3 和宝宝一起听音乐、跳舞

不管妈妈会不会唱歌、跳舞，只要和宝宝一起随着音乐一起哼哼、一起扭动腰肢就可以了。同时拉起宝宝的小手，并与宝宝目光相对，传递妈妈的爱。

好孕叮咛

妈妈要记得在宝宝睡前给他讲故事，告诉宝宝妈妈白天要上班，没时间陪宝宝，要宝宝理解！尽管这些宝宝都听不懂，但说多了，宝宝似乎也会领悟出一些道理来。可以给宝宝唱催眠曲，让宝宝在这种安静舒适的氛围中进入梦乡。

爸爸对宝宝的教育很重要

大量的心理学、社会学研究显示，父亲在家教中的重要作用是任何人都不能代替的。

首先，父亲的逻辑思维和创造力、想象能力一般都优于母亲。他们与宝宝游戏时，善于变换花样，更能满足宝宝们的不同爱好和情趣的需要。一些运动量较大的活动，如骑车、游泳等，有父亲的陪伴和指导，宝宝就能玩得更积极、更科学和更安全。

其次，父亲参与家教有利于培养子女的社交能力。爸爸常和宝宝在一起，宝宝在人际关系中就有安全感和自尊心，容易与他人友好相处。

总之，如果爸爸和妈妈一起关心培养宝宝，那么无论男孩还是女孩，在语言、理解各种概念和数学计算等方面都发展得比较全面。

作为爸爸，如果你的爱总是受到宝宝的拒绝，那就要好好反省一下自己：是不是陪宝宝的时间太少或对他太过冷漠或严厉？来看看你可以做出哪些改变，重新赢回宝宝的爱吧。

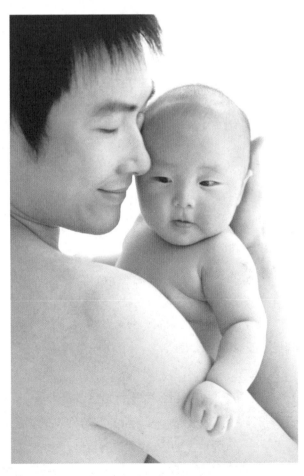

与妈妈一起出现在宝宝的视野中。当妈妈为宝宝洗澡时，爸爸应该过去帮助妈妈，别再做旁观者。

尽可能多抱抱宝宝。因为只有当宝宝被大人抱着的时候，他才感觉自己是安全的，所以不论工作有多忙、多累，爸爸都应该一回到家就抱抱宝宝，用手拍拍他，抚摸他，和他做一些简单的游戏。这样经常性的身体接触会使宝宝增加对爸爸的信任。

多与宝宝进行交流。久而久之，宝宝会对这种声音产生亲近感，进而对发出这种声音的人产生亲近感。

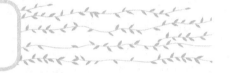

父母须知

爸爸通常是宝宝心中崇拜的对象，所以爸爸要尽可能地将好的一面展现在宝宝面前，乐观的生活态度，处理问题的冷静表现，对待别人的热情大度等，都是非常值得宝宝学习的。

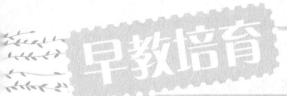

早教培育 聪明宝贝

锻炼宝宝语言表达的方法

妈妈锻炼宝宝语言表达能力要从以下几个方面做起：

妈妈给宝宝创造一个语言环境，不仅要对他多说话，而且要说自己在做的事或看到的景象。比如在盛饭时就说："我给宝宝盛饭呢！"在看到宝宝搭积木，就说："宝宝的积木搭得多好啊！"语言环境是宝宝学习语言的重要条件，听多了，也就学会了。

每天有半小时固定的学习语言时间，在这个时间里要直接教。拿着图片，一个词一个词地教，对口型。

在日常生活中，当宝宝发出语音（如母音、子音和拼音）来，都要表示欢迎，并顺着他发的音接着发下去，巩固他发的音，也让他有自信。

常常随意地说些短的儿歌给宝宝听，由于儿歌有韵律，他会喜欢，偶尔也会学一两个词，慢慢就爱学整首儿歌了。

妈妈带宝宝到邻居家去串门，事先和邻居说好，对宝宝讲些简单的、常用的语词，让宝宝多听，也可以拿着图片和宝宝一起看。稍为陌生一点的人教宝宝，有新鲜感，宝宝可能更快接受。

育儿叮咛

有的宝宝其实会开口说话了，但由于妈妈总能了解他需要什么，他不开口，妈妈也会满足他的需求，这样他没有说话的欲望，也就不开口说话了。所以，在宝宝需要什么时，妈妈一定要宝宝说出来才给，哪怕只是一个字，也要鼓励宝宝多说话。

陈宝英孕产育儿全书

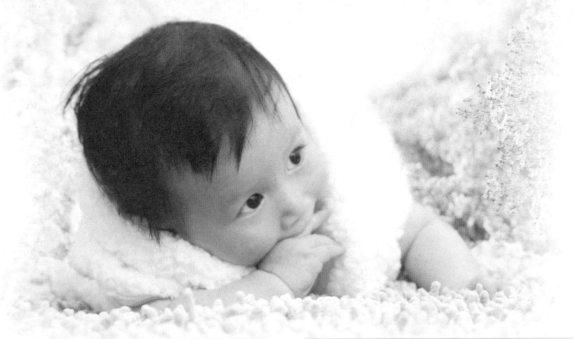

不要总用叠词跟宝宝说话

1岁多的宝宝，语言正处于单词句阶段，经常会发出一些重叠的音，如"抱抱""饭饭""果果""拿拿"，再结合身体动作和表情来表达他的愿望。比如，他说"抱抱"时，就张开双臂伸向妈妈，表示要妈妈抱。

当宝宝能如此"正常"地跟妈妈交流时，妈妈心里会特别高兴，因此，也会喜欢说"宝宝抱抱""宝宝吃饭饭"等这些话，以为宝宝只能听懂这些"宝宝语"，或是觉得只要宝宝愿意说，喜欢说就很好，还能跟宝宝很亲近。但是，总是跟宝宝这样说话很可能延长了宝宝学习语言的过渡期，让宝宝迟迟不能发展到说完整话的阶段。

育儿叮咛

和宝宝说话时，一定要面对面，尽可能地靠近他，让宝宝看清妈妈的表情和口型。妈妈要注意自己的表情，夸张一点，丰富一点，有明显的声音起伏，声调比较高，语速放慢一些，这些因素都会增加语言对宝宝的吸引力。

不要重复宝宝的错误语音

这个时期宝宝刚刚学会一些简单的词语，并能基本上用语言表达自己的愿望和要求，但是还存在着发音不准的现象，如把"吃"说成"七"，把"狮子"说成"狮几"，把"苹果"说成"苹朵"，等等。这是因为宝宝发音器官发育还不够完善，听觉的分辨能力和发音器官的调节能力还比较弱，不能准确地掌握某些音的发音方法，不会正确运用发音器官的某些部位。

这是大多数宝宝在说话初期都会出现的情况，对此妈妈不要着急，更不能学宝宝的发音，重复错误的字词，而应当给宝宝示范正确的发音，张开嘴让他看说话时舌尖放的位置，训练他正确发音。

育儿叮咛

千万不要打断宝宝，纠正他的发音。虽然强调不要用"宝宝语"跟宝宝说话，但并不意味着就不让宝宝用此种语言和妈妈说话，这是宝宝世界的语言，妈妈没有必要去纠正。对宝宝清晰和正确地说话，是妈妈提供给宝宝最好的帮助和方案。听多了，宝宝自然会改正的。

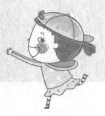

16～18个月的宝宝

宝宝的 能力发展

宝宝的运动能力

这个阶段宝宝已经能蹲下了，蹲下后还能把地上的东西拾起来，并起身行走。但弯腰捡东西时，很可能会在站起来时仰面摔倒。

宝宝会站并且会走已经数月，脚越来越稳，摔倒的次数也减少，能够顺利地通过转弯，也能够边走路边手里拿着东西。即使地面上有一些障碍或者不太平坦，宝宝也能安全地走过去。这让宝宝变得喜欢四处"游荡"，寻找机会，做自己能做的事。

如果宝宝1岁左右已经会独自行走，并且走得已经相当稳了，到了这个月龄可能会试图跑起来。有的宝宝还可能会眼睛盯着地面，动作不很协调地往前"冲"着跑几步。

或许你的宝宝早在1岁时就开始尝试着向后退着走了，但大多数宝宝要到了这个月龄，才能掌握向后退着走的技巧。

宝宝的语言能力

现在宝宝一天可以学习约20个单字，50%的宝宝能够掌握60～80个口语词汇。所以，如果宝

宝今天突然说出一连串的、妈妈从来没听过的词句，并不是一件意外的事。而且宝宝的语言含义越来越清晰，饿了，会清晰地说"饿"或"吃"，需要帮助时，会清晰地叫"妈妈"。

宝宝对周围人的对话开始发生兴趣。妈妈对话或周围小朋友对话时，宝宝会抬起头，两眼盯着说话人的嘴，兴致勃勃地聆听。遇到这种情形，妈妈不要打扰宝宝，不要干预宝宝学习语言的过程。他开始使用语言和周围人打招呼。如果客人要走了，宝宝会向客人说"再见"。

宝宝能够说出身体所有部位的名称，并理解各部位的功能和作用。当妈妈问，用什么吃饭呀？宝宝会指着嘴巴，同时用语言表述出来。他还能说出哪个物品是哪个人的，比如"妈妈鞋""宝宝帽"等。能说出自己的名字了，比如自己想要吃水果，不再是"吃果果"，而是"妞妞吃果果"，这反映出宝宝开始意识到自己的存在。语言发育个体差异较大，如宝宝明白大人所说的话，不需进一步检查，属于语言发育相对较晚，如对词语的理解和使用表现较慢，甚至不理解大人的话语，尤其存在不与人交流的情况，应看医生。

饮食营养 同步指导

宝宝每天吃多少才够营养

1岁多的宝宝正处于迅速成长的阶段，宝宝开始学走路、学说话及认知周围的事物，体力脑力消耗相对增加，需要充足的营养素来帮助身体发育，所以妈妈必须确保宝宝能够摄取到充足均衡的营养，以帮助他奠定一个良好的健康基础。

有些妈妈认为，只要给宝宝足够的肉类、蔬菜类食物，宝宝的营养就一定足够了。其实，1～3岁的宝宝的食量还很小，消化系统的吸收能力很有限，他根本吃不下也不可能完全从固体食物中消化吸收足够的营养素。

1～3岁的宝宝，如果营养完全由米饭、肉类、蔬菜等固体食物提供，那么他则需要每天吃3碗米饭（每碗约为100克），肉类140克，蔬菜210克，水果2～4个，脂肪类3茶匙。想想，宝宝吃得了这么多食物吗？

很多调查表明，1岁以上的宝宝微量元素的缺乏依然十分普遍。由于铁质的缺乏，导致缺铁性贫血的发生率在我国高达20%。而钙质的摄入量，普遍只达每日需要量的50%左右，如果宝宝缺钙，则会影响骨骼及牙齿的生长发育，如果维生素D不足，严重的则更易发生佝偻病、软骨症。

因此，保证宝宝的健康，营养专家建议，均衡的配方奶类食品仍然是幼儿饮食的重要部分。奶类食品与固体食物的比例应为2：3。

有些妈妈会选择鲜牛奶作为宝宝的奶类食品，但是鲜牛奶的维生素C、维生素D、维生素E，尤其是铁质的含量很低，它并不是幼儿的理想奶类食品，而专为幼儿配制的均衡的配方奶制品才是

理想的选择。而且配方奶中最好去除了牛油（又称乳脂），因为牛油会与钙质起钙化反应，会影响钙质的吸收。

宝宝不爱吃蔬菜怎么办

到了1岁以后，一些宝宝对饮食流露出明显的好恶倾向，不爱吃蔬菜的宝宝也越来越多。可是不爱吃蔬菜会使宝宝维生素摄入量不足，发生营养性疾病，影响身体健康。怎么才能让宝宝多吃蔬菜呢？

妈妈为宝宝做榜样，带头多吃蔬菜，并表现出津津有味的样子。千万不能在宝宝面前议论自己不爱吃什么菜、什么菜不好吃之类的话题，以免对宝宝产生误导。

应多向宝宝讲吃蔬菜的好处和不吃蔬菜的后果，有意识地通过讲故事的形式让宝宝懂得，吃蔬菜可以使身体长得更结实、更健康。

要注意改善蔬菜的烹调方法。给宝宝做的菜应该比为大人做的菜切得细一些、碎一些，便于宝宝咀嚼，同时注意色香味形的搭配，以增进宝宝食欲。也可以把蔬菜做成馅，包在包子、饺子或小馅饼里给宝宝吃，宝宝会更容易接受。

好孕叮咛

妈妈千万不要采取强硬手段，特别是如果宝宝只对几样蔬菜不肯接受时，不必太勉强，可通过其他蔬菜来代替，也许过一段时间宝宝自己就会改变的。

有利于宝宝长高的食物

很多妈妈都会问："有没有什么食物能有效地让身体长得更高？"如果真的有这种食物，那世界上就没有个矮的人了。其实，均衡摄取五种营养物质，不挑食，按时吃饭都是长个最有效的方法。

虽然没有针对身高的特效食物，但是有些食物确实对生长有帮助。下面这些食物就对宝宝长高有非常好的促进作用，是在宝宝生长阶段必须补充的食物。

牛奶

牛奶中富含制造骨骼的营养物质——钙，而且容易被处于成长期的宝宝吸收。虽然喝牛奶不能保证一定会长高，但是身体缺乏钙质肯定是长不高的。所以多喝牛奶是不会有坏处的，每天喝三杯牛奶就可以摄取到成长期必需的钙质。

鸡蛋

鸡蛋是最容易购买到的高蛋白食物。很多宝宝都喜欢吃鸡蛋，特别是蛋清含有丰富的蛋白质，非常有利于宝宝的成长。有些妈妈担心蛋黄中的胆固醇对宝宝不好，但是处于成长期的宝宝不用担心胆固醇值，每天吃1～2个鸡蛋是比较合适的。

黑豆

大豆是公认的高蛋白食物，尤其黑大豆的蛋白质含量更高，是有利于成长的好食品。做米饭时加进去，或者磨成豆浆喝都可以。

沙丁鱼

沙丁鱼中富含蛋白质和钙。沙丁鱼中的钙比其他海藻类中含有的植物性钙更容易消化吸收，对宝宝成长很有帮助。此外，凤尾鱼、银鱼等连骨头带肉一起吃的海鲜类都是很好的食物。如果当菜吃银鱼感觉吃的量有限的话，可以磨成银鱼粉加入牛奶中一起喝。

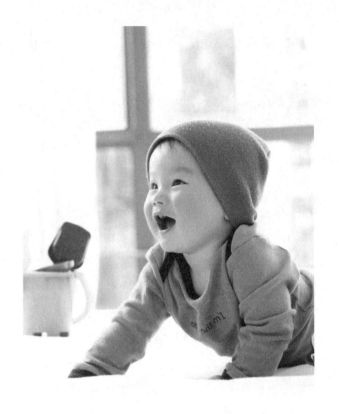

菠菜

菠菜中富含铁和钙。很多宝宝都不喜欢吃菠菜，所以不要做成凉拌菜，可以切成细丝炒饭，或者加在紫菜包饭里面。

橘子

橘子富含维生素C，有助于钙的吸收。但是橘子是秋冬的应季水果，所以根据不同的季节可以选择草莓、菠萝、葡萄、猕猴桃等其他应季水果。这样可以很好地摄取维生素。

父母须知

宝宝要少喝可乐、果汁、汽水、乳酸菌饮料、冰淇淋、调味汁，少吃甜点、火腿、香肠、汉堡、肉松、油炸食品、膨化食品（如米花糖、虾条、锅巴）等，这些食物吃多了会影响食欲，不利于宝宝的生长发育。

对宝宝大脑发育有益的食物

科学的饮食能够改善大脑的发育，妈妈要给宝宝提供一些健脑食品，为宝宝提供大脑发育所需要的足够的营养素。宝宝可以经常食用的健脑食品有：

1. 动物内脏，如肝、肾、脑等既能补血，又能健脑。

2. 豆类，如黄豆、豌豆、花生以及豆制品。

3. 糙米杂粮，包括糯米、玉米、小米、红小豆等，粗细粮搭配食用，更利于大脑的发育。

4. 鱼类、瘦肉、蛋黄，最好让宝宝每天吃点蛋黄和鱼肉。

5. 蔬菜和海鲜。

6. 水果和硬壳食物（核桃、松子等）。

好孕叮咛

给宝宝补充健脑食物要注意，健脑食物应适量、全面，不能偏重于某一种或以健脑食物替代其他食物，否则会使宝宝营养不全。

有损宝宝大脑发育的食物

合理地给宝宝补充一些营养食物可以起到健脑益智的作用。反之，如果不注意食物的选择，宝宝爱吃什么就给他吃什么，反而会有损大脑的发育。哪些食物有损于大脑发育呢？

过咸食物。过咸食物不但会引起高血压、动脉硬化等疾病，而且还会损伤动脉血管，影响脑组织的血液供应，造成脑细胞的缺血缺氧，导致记忆力下降、智力迟钝。人体对食盐的需要量，成人每天在6克以下，对于1岁以内的宝宝，食品不要额外加盐，1～3岁的宝宝，尽可能少放盐。日常生活中妈妈应少给宝宝吃含盐较多的食物，如咸菜、榨菜、咸肉、豆瓣酱等。

含味精多的食物。医学研究表明，孕妇如果在妊娠后期经常吃味精会引起胎儿缺锌，1岁以内的宝宝食用味精过多有引起脑细胞坏死的可能。世界卫生组织提出：成人每天摄入味精量不得超过4克，孕妇和周岁以内的宝宝应禁食味精。即使宝宝大了也尽量少给宝宝吃含味精多的食物。

含过氧化脂质的食物。过氧化脂质会导致大脑早衰或痴呆，直接有损于大脑的发育。腊肉、熏鱼等曾在油温200℃以上煎炸或长时间曝晒的食物中含有较多的过氧化脂质，妈妈应少给宝宝吃。

含铅食物。医学研究表明，铅会杀死脑细胞，损伤大脑。爆米花、松花蛋、啤酒等含铅较多，妈妈应少给宝宝吃。

含铝食物。经常给宝宝吃含铝量高的食物，会造成记忆力下降、反应迟钝，甚至导致痴呆。所以，妈妈最好不要让宝宝常吃油条、油饼等含铝量高的食物。

父母须知

宝宝常常会被电视上的零食广告所吸引，而这些零食大部分是含有高糖分、色素、香料的甜食类，如巧克力、糖果、汽水、可乐等。这些食物不仅影响食欲，使宝宝容易发生龋齿，而且还会造成能量摄入过多引发肥胖，对宝宝健康的影响很大，妈妈要制止宝宝对这些食物的强烈需求。

爸妈都不高宝宝会不会也矮

影响宝宝身高的内外因素很多，如遗传、营养、运动、疾病、生活环境、精神活动、各种内分泌激素以及骨、软骨发育异常等。根据最新研究，身高的遗传因素大约占75%，而其他因素包括遗传基因的变异大约占25%。遗传是影响宝宝身高的一个主要潜在因素，但是其他各种因素的影响，也会影响这个潜在因素的发挥。

一般来说，父母个子高，宝宝一般也会高；父母个子矮，宝宝一般也会矮；如果父母当中一个人高，一个人矮，那么宝宝可能高，也可能矮，主要是看父母双方哪个遗传因素起决定作用。有一个公式可以粗略估计宝宝成人后的身高：

男孩成年身高＝[父亲身高＋（母亲身高＋13）]/2±7.5（厘米）；

女孩成年身高＝[（父亲身高－13）＋母亲身高]/2±6（厘米）。

本公式可以看出遗传因素确定了身高的可能性，但是如果有后天其他的因素影响，身高还可能有±6或±7.5厘米的变化。

父母须知

人在一生中身高有两个快速发展的阶段：一个是婴幼儿时期，主要是在6个月之前，1～3个月平均长3.5厘米，4～6个月平均长2厘米；另一个时期是进入青春期。因此把握住婴幼儿期后天各种因素，宝宝还是能够长高的。

 ## 想要宝宝长高就要加强运动

加强营养再加上运动时机械性的摩擦、刺激，骺软骨细胞的增殖，使骨骼生长发育旺盛，宝宝自然就会长高了。

但是，不同的运动项目对身体的影响是不同的。专家建议，宝宝的活动应选择轻松活泼、自由伸展和开放性的项目。而那些负重、收缩或压缩性的运动，消耗体力大的运动，以及运动过早、过度运动对身高增长都是不利的。

适宜的运动

排球、篮球、羽毛球、跳绳、芭蕾、伸展体操、自由体操、引体向上、游泳、吊环、单杠等。

不同年龄的宝宝，要根据他的发育水平来决定运动项目，宝宝的生长发育水平还没有达到某项运动的要求时，妈妈不可强求宝宝过早开始运动。一般快2岁的宝宝可以经常通过游戏来运动；吃过晚饭后可以带他出去散步或慢跑；每个周末还可以与宝宝一起去游泳。

不适宜的运动

举重、举哑铃、拉力器、摔跤、长距离跑步。

活动量一定要适宜。适量与否可根据宝宝锻炼后的感觉，如果精力旺盛、睡得熟、吃得香，说明运动没过量，反之，则运动量过大。

让宝宝每天至少要有20～40分钟的有氧运动时间，即在这段时间宝宝的心率最好能达到120～140次/分钟。

此外，还要让宝宝保持良好的坐姿、站姿和卧姿。同时多让宝宝到室外活动，每天达2小时以上，让宝宝能得到较长时间的阳光照射，促进机体维生素D的生成，有利于钙的吸收，也可以促进宝宝身高的发育。

孕叮咛

不能为了长高，就让宝宝做他根本不喜欢的运动。因为情绪的安定对长高也很重要，所以要让宝宝选择自己喜欢的运动。

睡眠与情绪也是影响宝宝长高的因素

俗话说，"人在睡中长"，是有道理的。宝宝睡着后，体内生长激素分泌旺盛，生长激素在睡眠状态下的分泌量是清醒状态下的3倍左右，生长激素分泌的高峰期在晚上10点至凌晨2点之间，入睡后35～45分钟开始分泌量增加。

所以，妈妈要让宝宝养成在晚上9～10点之前上床睡觉的习惯，每晚保证宝宝有9个小时以上的高质量睡眠时间。高质量是指宝宝的睡眠质量要好，深睡眠时间要足够长，而且，睡眠时肌肉放松，解除机体疲劳，有利于关节和骨骼伸展。这样可让宝宝在睡梦中一天天长高。

此外，情绪也会影响宝宝的身高。影响宝宝生长的重要生长激素，在睡眠和运动的时候分泌较多，在情绪低落的时候分泌较少。如果宝宝经常受到批评、责备，处于父母争吵的环境中，心情压抑、情绪低落，那会严重影响宝宝的身高。

因此，妈妈要为宝宝创造一个温馨、和谐、文明、安静的家庭环境，使宝宝心情舒畅，使之健康成长。妈妈要经常和宝宝交流，并保持家庭环境的

和谐。可以在风和日丽的春天，带宝宝到户外看看新鲜的花草树木，去亲近自然，不带学习任务地听音乐、看电影、参观美术展等，这些对于宝宝的身心发展都十分有益。

育儿叮咛

有的妈妈可能早就发现自己的宝宝比同龄宝宝个子小，但总认为宝宝将来是23岁蹿一蹿，25岁凸一凸，到时候再说。这样，等造成一定后果，想要帮助宝宝长高已经来不及了。所以，妈妈要从小就注意影响宝宝长高的各种因素，以免造成遗憾。

训练宝宝自理如厕的能力

什么时候可以开始训练

宝宝在便后能感觉到尿布或者纸尿裤湿了，通过语言或者动作表达不舒服的感觉，扯拉湿了的尿布或者扭来扭去；宝宝在大小便前能通过语言、动作或者其他方式表示他想要大小便；宝宝能在短时间内憋住大小便；宝宝能明白简单的语言指导，并对成人如厕感兴趣，乐于模仿；宝宝喜欢坐在便器上；宝宝能简单穿脱自己的裤子。这个时候就可以开始训练宝宝如厕了。

如何帮助宝宝学会如厕

首先要为宝宝选择一个合适的坐便器。安全舒适最重要，款式不要太复杂。市场上流行的玩具坐便器，有的还带有音乐，有的带有各种动物的鸣叫声，多半并不实用，宝宝很容易因此分心，影响排便。

然后让宝宝接触坐便器。妈妈要用亲和的语言向宝宝介绍便盆，就像介绍一位新朋友新玩具

fff371

一样。让宝宝用眼睛观察、用手触摸和熟悉便盆，鼓励宝宝每天在便盆上坐一会儿。开始时，甚至可以不脱裤子，如果宝宝不愿坐着玩了，那就应马上让他起来，不能让他觉得坐便盆像在坐牢，而要使他自觉自愿、高高兴兴地去进行。

妈妈可以开始向他解释这是妈妈、爸爸（或其他哥哥、姐姐）每天要做的事。也就是说，在蹲马桶之前，脱裤子是一种大人式的行为。

妈妈要鼓励宝宝一想方便的时候，就用便盆，但也要确保他知道告诉妈妈他想解便，那样妈妈就会在他需要的时候带他去厕所。如果条件许可，让宝宝某些时候不带尿布或不穿裤子到处玩，把便盆放在旁边，告诉宝宝，他需要的话，可以使用便盆，并且时不时地提醒他，便盆就在旁边。

父母须知

宝宝告别尿布并非标志着如厕训练画上了句号。如厕后的清洁问题，是宝宝面临的又一挑战。培养宝宝良好的便后卫生习惯，妈妈应该做好以下几点：

1. 慎重选用卫生纸。应该使用柔韧性好、吸水性强的儿童专用手纸，以免伤害宝宝敏感的肌肤。

2. 准备专用毛巾，放置在明显位置，让宝宝随时自己擦手。

3. 反复教宝宝盖好马桶盖，再放水冲（以免细菌随水花散发到空气中）。

4. 让宝宝记住，每次便后都应该洗手。

5. 注意宝宝洗手质量，让他边洗手边从1数到10，以保证洗手时间。

男宝宝爱玩自己的小鸡鸡怎么办

很多妈妈都发现，家中1岁多的小男孩爱玩弄自己的小鸡鸡。这边妈妈刚把他的小手拿开，那边他的小手就不自觉地伸了过去。

这么小的宝宝还没性的概念，玩自己的生殖器，仅仅是因为他对这个器官感兴趣，就好比他玩自己的小手小脚一样。妈妈没必要把事情看得那么严重，只要平静地看待他的这种行为就可以了，也不要急切地让宝宝明白这个道理。可以采取一些措施帮助宝宝改掉这个习惯。

1.转移注意力。当宝宝再这样时，妈妈不要对他大声斥责，更不要打骂。宝宝并不知道这样做是不好的，妈妈应该尽可能地转移他的注意力，比如和他玩喜欢的游戏，让他暂时忘记。

2.充分的触觉练习。婴幼儿时期的宝宝对周围的事物都是充满好奇的。这时候就应该为宝宝提供宽松的环境，让宝宝进行充分的触觉练习，给他各种质地不同的东西让他摆弄，满足他的好奇心。

3.正确的引导。这个是最重要的，妈妈不要以为宝宝只是个宝宝就什么都不教，要告诉宝宝，不可以当着别人的面摸小鸡鸡，背后也不好，因为可能把小鸡鸡弄脏生病。另外，老摸它，它会害羞和不高兴的。

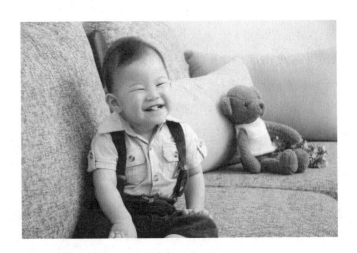

陈宝英孕产育儿全书

4.妈妈在宝宝有这种行为的时候，反应不要激烈，因为宝宝会把这个当成妈妈对他的关注，为了获得妈妈更多的注意，宝宝会对这种行为乐此不疲。

5.最好穿封裆裤。

6.如果"小鸡鸡"出现红肿，应及时就诊。

天气转凉给宝宝加衣悠着点

天气转凉后，许多妈妈会忙不迭地给宝宝加衣服。然而经过调查发现，秋凉后，感冒受凉的宝宝不少，但多数都是因为给宝宝穿得太多。

许多妈妈不知道该怎样给宝宝穿衣，天气稍微凉一些，就急着给宝宝里三层外三层地加衣。有些妈妈则是以自己的冷暖为准绳，自己觉得冷了，就赶快给宝宝加衣。殊不知宝宝不像大人，他是多动的，一旦活动，就会出汗，反而会把内衣弄湿弄潮，而冷风一吹，就可能受凉感冒。此外，婴幼儿有生理性出汗，而许多妈妈却忽视宝宝正常出汗，一旦加衣服过多，就会湿透衣服。

秋天降温是一个渐进的过程，因此给宝宝穿衣也应遵循这样的原则，循序渐进。秋季穿衣不要一下子穿得太多、捂得太严，以免过多出汗。适当地冻一冻，不仅可以让宝宝逐渐适应凉爽的天气，增强耐寒的能力，也可以为冬季防寒做准备。

对宝宝的穿衣应尽量以宝宝的情况为主，比如好动的宝宝，可以少穿些。由于早晚温差大，可以早上披一件外套，中午天热要少穿些。衣服要宽松，便于宝宝活动。此外，为增强宝宝的耐寒能力，早晚洗脸时，可以用冷水，提高呼吸道的耐寒能力。洗澡时，水尽量以温水为主，不要太热，也可以帮助宝宝增强机体的抵抗力，睡觉时不要盖得太多，被子不要太厚。

好孕叮咛

妈妈要注意，"秋冻"也不是一味地冻，而是要根据气温的变化来决定，特别是一些宝宝平时抵抗力弱，调节能力较差，则要区别对待。

易患疾病的预防与护理

1岁半宝宝需要接种的疫苗

1岁半左右的宝宝应接种百白破加强针、小儿麻痹（脊髓灰质炎）疫苗加服和流脑疫苗。不同的疫苗接种时间最好间隔14天，妈妈千万不要忘记了。

百白破加强

百白破混合制剂采用肌肉注射，接种部位在上臂侧三角肌附着处或臀部处上1/4处。接种后局部反应见于注射10余小时后，可表现为红肿、疼痛、发痒，多于1～2日内消退，个别宝宝会出现淋巴肿大，大多在10余天后消失，少数消退较慢。此外，还有倦怠、嗜睡、哭闹、烦躁不安等短暂症状，1～2日内即可消失。以上反应，一般不需处理，必要时可做局部热敷及对症治疗，并预防继发感染。

● 小儿麻痹疫苗加服 ○

脊髓灰质炎是由一种影响神经和消化系统的病毒引起的，由它引发传染病能导致患者瘫痪，甚至会在某种情况下死亡。所以，妈妈可以选择给宝宝加服此疫苗。无论是口服的还是注射的脊髓灰质炎疫苗都100%有效，不良反应几乎不存在。

● 流脑疫苗 ○

注射流脑疫苗是为了预防流行性脑脊髓膜炎，简称流脑，此病是由脑膜炎双球菌引起的急性呼吸道传染病，在冬春季发病和流行。6个月至2周岁的宝宝可选择接种A群流脑疫苗，一共2针，注射第2针间隔3个月。

中枢神经系统感染和高热惊厥史的宝宝不能接种；有严重的心脏、肝脏、肾脏疾病，尤其是脏器功能不全的宝宝不能接种；有过敏史的宝宝不能接种（过敏史包括药物和食物的过敏史）。

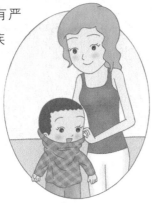

父母须知

注射流脑疫苗前一定要告诉医生是否有过敏史。如果发热或正处于疾病的急性期，也不宜接种流脑疫苗，可以等康复后再补种。

宝宝鼻出血的预防和护理

如果宝宝鼻子经常反复出血，且已排除能引起鼻出血的疾病，妈妈应该在生活起居方面下些工夫。

预防宝宝鼻出血的措施

1 注意保持鼻黏膜湿润

注意室内保持一定的湿度，可以在宝宝的卧室内放置加湿器，并在晚上入睡前，给宝宝的鼻孔滴入少许薄荷油，保持鼻黏膜湿润，防止破裂出血。

2 纠正不良生活及饮食习惯

经常教育宝宝不要挖揉鼻孔，不要过多食用容易上火的食品，如巧克力、油腻食品等。

如何护理鼻子经常出血的宝宝

1. 宝宝第一次鼻出血，应到医院进行全面的检查，以明确出血原因，如果是一些疾病引起的鼻出血，应正确治疗原发病，彻底解除病患，减少复发。

2. 宝宝鼻出血正确处理的妙法：

◆ 压迫止血法

首先，妈妈不要惊慌失措，要安慰宝宝："妈妈在，没有关系。"让宝宝采取坐位，身体向前倾斜，防止宝宝将血咽下去，同时把凉毛巾敷在宝宝的前额上；捏住宝宝两侧鼻翼上方，持续5～10分钟，如果继续出血，表明没有压迫到出血的部位，要更换部位。

◆ 堵塞鼻孔法

还可以把消毒棉球塞入宝宝的鼻孔并进行按压；如果按压后仍血流不止，再用棉球蘸上少许云南白药堵塞住出血的鼻孔，这种方法止血效果很好。

3. 如果经过以上处理仍然不能止血，或经常反复鼻子流血，千万不能掉以轻心，应马上到医院进行检查，排除血液系统的疾病。

陈宝英孕产育儿全书

4. 如果宝宝出血较多，出现面色苍白、大量出汗、四肢冰凉、烦躁不安等症状，或头晕心慌，可能是引起了虚脱或休克，要立即到医院诊治，不要延误病情。

育儿叮咛

宝宝鼻出血时，妈妈不要让宝宝仰卧。鼻出血停止后也要去医院检查，要排除血液系统疾病。如果出血是因鼻腔黏膜破裂、小血管外露的话也可以及时处理，避免再次出血。

宝宝手足口病的预防与护理

手足口病是一种由数种肠道病毒引起的常见传染病，主要侵犯对象是5岁以下的宝宝。手足口病常常表现为：起初宝宝出现咳嗽、流鼻涕、烦躁、哭闹症状，多数不发热或有低热，发病1～3天后，宝宝口腔内颊部、舌、软腭、硬腭、口唇内侧、手足心、肘、膝、臀部和前阴等部位，出现小米粒或绿豆大小、周围发红的灰白色小疱疹或红色丘疹，不痒、不痛、不结痂、不结疤。

预防宝宝手足口病的措施

手足口病传播途径多，婴幼儿容易感染，搞好卫生是预防本病的关键。

1. 饭前、便后、外出后要用肥皂或洗手液等给宝宝洗手，不要让宝宝喝生水、吃生冷食物，避免接触患病的宝宝。

2. 看护人接触宝宝前或给宝宝更换尿布时、处理粪便后均要洗手，并妥善处理污物。

3. 宝宝使用的奶瓶、奶嘴使用前后应充分清洗。

4. 本病流行期间不要带宝宝到人群聚集、空气流通差的公共场所。

5. 注意保持家庭环境卫生，居室要经常通风，勤晒衣被。

6. 宝宝一旦出现相关症状要及时到医疗机构就诊。父母要及时对宝宝的衣物进行晾晒或消毒，轻症宝宝不必住院，宜居家治疗、休息，避免交叉感染。

怎样护理患手足口病的宝宝？

1 隔离消毒

一旦发现宝宝感染了手足口病，应及时就医，避免与外界接触，一般需要隔离两周。

宝宝用过的物品要彻底消毒：可用含氯的消毒液浸泡，不宜浸泡的物品可放在日光下曝晒。

宝宝的房间要定期开窗通风，保持空气新鲜、流通，温度适宜。有条件的家庭每天可用乳酸熏蒸进行空气消毒。减少人员进出宝宝房间，禁止吸烟，防止空气污浊，避免继发感染。

治疗期间应注意不要让宝宝吃鱼、虾、蟹等水产品，不要让宝宝接触花草，不要玩沙土。

2 营养饮食

如果宝宝在夏季得病，容易造成脱水和电解质紊乱，需要给宝宝适当补水和营养。宝宝宜卧床休息一周，多喝温开水。

宝宝患病后会发热、口腔疱疹，胃口较差，不愿进食。宜给宝宝吃清淡、温性、可口、易消化、柔软的流质或半流质食物，禁食冰冷、辛辣、咸等刺激性食物。

3 护理口腔

口腔疼痛会导致宝宝拒食、流涎、哭闹不眠等，所以要保持宝宝口腔清洁，饭前饭后用生理盐水漱口，对不会漱口的宝宝，可以用棉签蘸生理盐水轻轻地清洁口腔。

另外，可将维生素B_2粉剂直接涂于口腔糜烂部位，或涂鱼肝油，口服维生素B_2、维生素C也可，辅以超声雾化吸入，以减轻疼痛，促使糜烂早日愈合，预防细菌继发感染。

4 护理皮疹

注意保持宝宝的皮肤清洁，防止感染。宝宝的衣服、被褥要清洁，衣着要舒适、柔软，经常更换。可把宝宝的指甲剪短，必要时包裹宝宝双手，防止抓破皮疹。手足部皮疹初期可涂炉甘石洗剂，待有疱疹形成或疱疹破溃时可涂0.5%碘伏。臀部有皮疹的宝宝，应随时清理他的大小便，保持臀部清洁

干燥。体温在37.5℃～38.5℃之间的宝宝，给予散热、多喝温水、洗温水浴等物理降温。

父母须知

手足口病是由数种肠道病毒引起的传染病，每种病毒感染后，都会产生该病毒的抗体，即使是隐性感染者（感染后没有发病），以后基本上不会再患该病毒引起的手足口病，但并不意味着不会患其他病毒引起的疾病。

情感交流站

宝宝需要妈妈的安慰

妈妈有没有发现，当宝宝"狠心"地打了你一下，你故意做出一副很委屈的样子在假装哭泣时，宝宝看见了，会略想一会，然后很快地向你身边靠近，并亲昵地挨着你的脸，左脸挨挨，右脸挨挨，让人很是感动，小家伙居然会安慰人了！

亲情之爱，本是自然天成，子女对父母的爱更是与生俱来。

妈妈一定会遇到这种情况——宝宝不知原因的哭闹，平时听见妈妈的声音，抱着，搂着，拍背，拍胸口，都能止住的，可是突然这些肢体语言全都失灵了。

这个时候，教妈妈一个好办法，那就是把自己的脸贴在宝宝的脸蛋上，温柔地在宝宝的耳边跟宝宝说"妈妈在这里，妈妈在这里"，一边说着，

手也不要闲着，轻轻地拍着宝宝的后背。如果宝宝还是哭，妈妈也可以坐在旁边假装哭，宝宝可能会突然就止住了，反而过来"安慰"妈妈，亲亲妈妈的脸蛋。

好孕叮咛

戴眼镜的妈妈千万别忘了摘掉鼻梁上的眼镜，镜框可能会伤到你的小宝宝哦！

妈妈要遵守对宝宝的承诺

说到诚实守信，先请妈妈回忆一下，自己有没有对宝宝许下了诺言却还没兑现。如果有的话，妈妈就要尽快去兑现自己的承诺，因为有时候妈妈不

经意间的失信行为可能会让宝宝有受骗的感觉，在无形中会对宝宝造成不好的影响。

妈妈要求宝宝不要做某些事情时，常会以其他条件做交换，例如，要求宝宝不要在晚饭前吃糖，因为这样可能会吃不下饭，但是答应宝宝晚饭后让他吃糖。你一旦做了这样的承诺，就一定要遵守，无论诺言是大是小。否则，宝宝会失去对大人的信任，日后就很难以同样的方式要求他的行为。

其实很多妈妈都会努力遵守自己的承诺，答应宝宝的事总是尽力做到，只是偶尔会忘记，毕竟当时可能只是一种缓和措施，根本没有特意去记住。那么，为了避免出现忘记承诺而没有"遵守"的情况，妈妈最好准备一个备忘录，当对宝宝承诺了某件事时，将那件事记录在自己的日记本上，每天一打开就能看见，这样的话就不会忘了。或许宝宝还能无意识中感觉到妈妈的用心，而变得越来越理解大人，亲子关系也会越来越和谐。

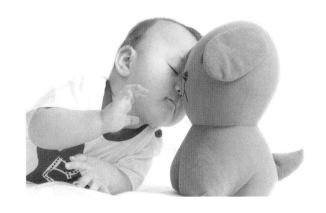

育儿叮咛 ● ● ● ● ● ●

妈妈如果因为某些原因，忘记了给宝宝的承诺，但后来又记起来的话，应该跟宝宝道歉，并兑现开始的承诺，不要以为过去了，宝宝或许忘记了，就当没发生过。兑现对宝宝的承诺是赢得宝宝信任的最重要法宝。

早教培育　聪明宝贝

教宝宝用形体表现音乐节奏

用形体动作表现节奏，就是以音乐刺激听觉，产生印象，通过身体的动作来表示音乐的情绪、节奏、速度、力度等。对宝宝来说，就是听音乐时，用身体的动作来体现节奏。由于幼儿期的宝宝一般都比较活泼、好动，这种活动符合他们的年龄特点及认识能力，有利于培养宝宝的节奏感。

1.让宝宝观察人体本身的许多动作中包含着强烈的节奏。如爸爸走路的动作、妈妈织毛衣的动作、哥哥姐姐做操的动作等，让宝宝感受形体动作能表示节奏。

2.可选择切合宝宝日常生活的内容，如穿衣、洗脸等动作，配上简单优美的音乐，表现节奏。

3.选择节奏比较明显的乐曲，让宝宝随着音乐的反复用形体动作来体验节奏的快慢和强弱变化。例如，可以让宝宝跟着音乐节奏敲打，要求敲打的速度与音乐的快慢一致。音乐快，敲得快，音乐慢，敲得就慢。

育儿叮咛

妈妈在教宝宝欣赏音乐时容易犯的错误如下：

1.选择的音乐不当。随意拿出音乐带就放给宝宝听，不管他爱听不爱听、能不能理解。

2.不注意宝宝的情绪。在放音乐给宝宝听时，不注意他的情绪，如宝宝正在兴奋地玩耍时，让他听摇篮曲。

3.缺乏经常性。有空闲、情绪好时就教宝宝欣赏音乐，忙或者情绪不好时就中断。

培养宝宝的思考能力

每个做妈妈的都希望自己的宝宝聪明，也常常夸奖自己的宝宝如何聪明，能背多少唐诗等。聪明不仅仅体现在背诵、识字，而是看宝宝会不会思索。会思索的宝宝，在遇到问题时往往主意多，解决问题的能力强，教会宝宝思索就是培养宝宝的思维能力。

1.让宝宝自己动手做

试想所有事情都靠妈妈代劳的宝宝怎么会思考呢？比如：两个宝宝穿衣服，一个一直是由妈妈包办，每天穿得很舒服，没有穿错、穿反，他也就没有对这件事的思考过程。另一个宝宝在妈妈的指导下自己练习穿衣服，有时会穿反、穿错，他也会感觉到不舒服，就会脱下来摆弄、思索，如何穿正确，穿得舒服。这是在做的前提下产生的思索，只有让宝宝自己动手做，在具体形象的事物中体验失败和成功，才会发展思维能力，失败会促使他反

复尝试思索，成功会使他感受喜悦，对新的尝试更有信心。

2.启发宝宝用不同的方法解决问题

妈妈和宝宝在一起游戏时，这样的事例很多，比如宝宝玩球，当球滚到了床底下，宝宝以自身的经验很快就知道钻进床下就可取出。当然这也有三种情况可能发生：第一种，妈妈替宝宝取出。第二种，由宝宝钻入床下取出。第三种，妈妈启发宝宝想一想有没有一种办法不用钻入床下也能取出，宝宝也许会用胳膊、会拿来小棍子等等，当他最后发现用扫帚能把球取出时，兴奋不已。显然，这种方法是可取的。宝宝在尝试中从失败到成功，独立地解决了问题，是思索和总结的结果。因此，妈妈不仅要求宝宝独立动手做事情，还要启发宝宝动脑筋去想问题。

育儿叮咛

妈妈要经常采用反问句或是联想的手法启动宝宝的思维，如宝宝经常会问："为什么要吃这个菜呢？"妈妈可以反问宝宝："兔子为什么要吃胡萝卜呢？"待宝宝想出各种奇怪的答案后，妈妈可以告诉宝宝，因为宝宝的身体想吃这个菜。

妈妈教宝宝认识动物

教宝宝认识动物，可以增强宝宝的认知能力，培养宝宝的观察力和想象力，还能使宝宝更亲近大自然，并在潜意识中懂得要爱护小动物，培养宝宝的爱心。

首先妈妈可以买一些读书卡、挂图之类，让

陈宝英孕产育儿全书

宝宝看图片，并认识各种动物。每认识一样妈妈要问他："这是小鸡吗？"然后拿一个鸭子的图片问："这是小鸡吗？"看宝宝能不能区分。如果宝宝答错了，要告诉宝宝小鸡和小鸭的区别。然后妈妈可以换一种方式问宝宝："哪一个是狮子，哪一个是狗熊？"这样，通过反复几次来加深记忆。宝宝答对了，要及时给予表扬，以鼓励他认识更多的动物。

日常生活中，妈妈可以通过念儿歌、猜谜语、听童话故事等方式，让宝宝对动物了解得更深入。还可以让宝宝适当地看看电视里的《动物世界》节目，一边看一边讲。节假日也可以带他去动物园或市场或农村，告诉他每种动物的名称，教他观察其特征，并且让宝宝给小动物喂食物，比如给猴子喂香蕉、给小鸡喂米粒等，回来就让他讲出在动物园认识了哪些动物，它们爱吃什么，哪些动物会飞，哪些动物会游，哪些动物会爬。

父母须知

或许还有很多宝宝害怕小动物，那么，妈妈应该多让宝宝与小动物接触，让宝宝与小动物更亲近。但是在宝宝与小动物亲近的时候，妈妈要陪伴在身边，以防宝宝过分逗小动物而被咬伤。

妈妈故意输给宝宝好不好

宝宝喜欢与别人竞争，妈妈也会借竞赛来激励宝宝，使其做事快一些、更好一些。看起来简简单单的竞赛却也有不少的学问。有不少宝宝只爱赢，却输不起，一旦比不过别人，就很不开心，甚至大哭大闹："我不干，我不干。"心软的妈妈就缴械投降："好好好，算你赢!"或者重新玩过，再输给宝宝以息事宁人。

经常故意输给宝宝，宝宝会以为他永远都应该是赢家，但现实生活却并不如此，他总要面对自己所不擅长的事情，总要学会怎样应付输的局面。

妈妈的责任当然并不单单是为了讨宝宝的欢心，更重要的是要他学会承担后果。

竞赛的目的无非是为了制造气氛，激发宝宝的好胜心，它本身不是目的。宝宝赢了可以树立自信心，输了应当学会面对败局。宝宝的态度来源于妈妈所示范的榜样，所以当妈妈"输"了的时候，别忘了总结一下教训："我怎么会输呢？让我想想看，噢，是不太专心的缘故。"潜移默化的结果是，当宝宝输了时也会考虑输的原因，无论是输是赢，成人都要示范乐观的态度：输赢乃兵家常事，重要的是下一次要吸取教训。宝宝形成此态度时，"输"了的你假装表现出"沮丧"的样子，宝宝一定会来安慰你："妈妈，不要紧，下次专心吃饭，你一定会赢!"那时的你该有多开心。

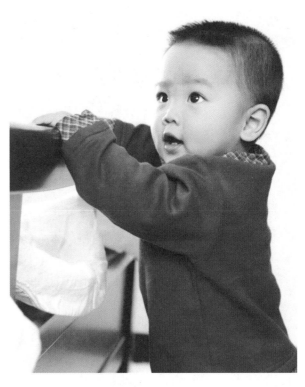

19～21个月的宝宝

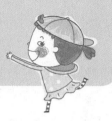

宝宝的 能力发展

宝宝的运动能力

走和跑都变得很熟练，能熟练地蹲，会爬到椅子上去拿东西，会从地上捡东西。有的宝宝不但能由走变成跑，由跑变成走，或由静止变成跑，而且还能够在跑步中停止立定。能很好地控制速度，并能绕障碍物跑，如果宝宝跑得比较快，突然停下来，可能会站立不稳，向前摔倒。

宝宝的语言能力

对人称代词还不能完全理解，当妈妈说"你"和"我们"时，宝宝还不能明确知道指的是谁。如果把"你"换成宝宝的名字，宝宝就很容易理解了。

有大约30%的宝宝能够使用多字组成的句子说话。尽管宝宝所说的句子还很简单，省去了很多词，但大多数句子是容易让人听懂并理解的。宝宝会表达很多日常需要，告诉妈妈他要吃饭、要喝水、要小便、要睡觉。

当宝宝精力旺盛、心情愉悦的时候，会沉浸在与妈妈一问一答的游戏中。这种一问一答的形式，不但可锻炼宝宝语言运用能力，还能锻炼宝宝思维能力，帮助宝宝认识事物的现象和本质。宝宝还喜欢跟在妈妈身后，问这问那，妈妈可不要烦，宝宝想知道所有他目力所及的事物，这是宝宝强烈的求知欲和探索精神。

会说话的宝宝也不再满足说话，而是要唱歌了。这时的宝宝常常像唱歌一样说话，又像说话一样唱歌。宝宝喜欢念儿歌，儿歌朗朗上口，可以像唱歌一样唱儿歌，也可以像说话一样说儿歌。

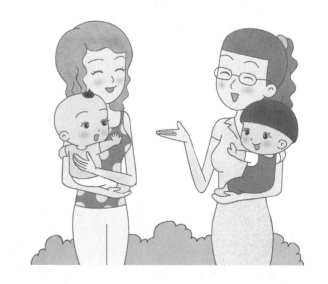

陈宝英孕产育儿全书

饮食营养 同步指导

对宝宝眼睛有益的食物

眼睛是人体的重要器官，宝宝的视力处于发育阶段，保护眼睛就更加重要。经常吃些有益于眼睛的食物，对保护眼睛也能起到很大的作用。

含蛋白质丰富的食物

蛋白质是组成人体组织的主要成分，组织的修补和更新需要不断地补充蛋白质。瘦肉、禽肉、动物内脏、鱼、虾、奶类、蛋类等含有丰富的动物性蛋白质，而豆类含有丰富的植物性蛋白质。

含维生素A丰富的食物

维生素A的最好来源是各种动物的肝脏、鱼肝油、奶类、蛋类以及绿色、红色、黄色的蔬菜和橙黄色的水果，如胡萝卜、菠菜、韭菜、青椒、甘蓝、荠菜、海带、紫菜、柑橘、哈密瓜、芒果等。人体摄入足量的维生素A，不仅利于消除眼睛的疲劳，还可以预防和治疗夜盲症、干眼症、黄斑变性。

含维生素C丰富的食物

维生素C是组成眼球水晶体的成分之一，如果缺乏维生素C就容易导致水晶体浑浊患白内障。因此，应该在每天的饮食中注意摄取含维生素C丰富的食物，维生素C含量较高的食物有鲜枣、小白菜、卷心菜、菜花、青椒、苦瓜、油菜、番茄、豆芽、土豆、萝卜、柑橘、橙、草莓、山楂、苹果等。

含钙丰富的食物

钙具有消除眼肌紧张的作用。食物中的豆类及豆制品，奶类，鱼、虾、虾皮、海带、墨鱼等水产品，干果类的花生、核桃、莲子，食用菌类的香菇、蘑菇、黑木耳，绿叶蔬菜中的青菜秧、芹菜、苋菜、香菜、油菜薹等含钙量都比较丰富。

育儿叮咛

经常给宝宝一些耐咀嚼的食物，增加咀嚼力度可以促进视力的发育。因为咀嚼时会增加面部肌肉包括眼部肌肉的力量，产生调节晶状体的强大能力，从而降低近视眼的发生概率。

宝宝夏天吃什么好

宝宝身体各组织器官发育不成熟，其表现主要是胃口不好、精神不好、情绪不好、睡眠不好、体重不增。在炎热的夏季让宝宝吃得好，喝够水，有充足睡眠，有利于度过炎热的夏季。那么，宝宝夏天吃什么好呢？

1.豆类、薯类好营养。在夏天，可以给宝宝适当吃一些绿豆搭配的主食，比如绿豆大米饭，也可以煮绿豆粥，除加入大米外，也可加入小米或玉米。还可以做一些薯粮搭配的食物，比如说土豆加上大米、玉米给宝宝煮粥吃。

2.食物清淡、营养全面。食物尽量清淡，少油腻，不油炸，保证优质蛋白摄入，如母乳、奶制品（酸奶、奶酪）、鱼类、瘦肉、豆制品和蛋类。食物应该多样化，夏季蔬菜种类繁多，也比较新鲜，应该给宝宝选择各种颜色的新鲜蔬菜，搭配在饮食里面食用；夏季水果也比较多，应该在上午和下午加餐中适量地补充，但是注意尽量不吃反季节水果。

3.宝宝饮食要多变。在给宝宝做饭的时候，要强调多变，今天中午吃饺子，晚上就可以给宝宝煮面条吃，明天上午蒸鸡蛋羹，后天再蒸鸡蛋羹的时候就可以变花样。比如鸡蛋羹里加几颗桃子丁，既改变鸡蛋羹的味道，又改变了颜色，对宝宝有极大的吸引力，使得宝宝愿意吃饭。

4.一定要重视补水。水对宝宝生长发育特别重要，水在宝宝身体内占的比例在60%～70%，由于夏天气候炎热，宝宝体内大量丢失水分会给身体发育、脑发育带来不利影响，因此在炎热的夏天要想尽办法给宝宝多喝水。要喝温白开水，不主张给宝宝喝饮料。不要等宝宝渴了再给宝宝喝水，因为宝宝感觉系统发育不完善，语言表达能力也没有发育完全，妈妈要定时、定量地给宝宝喝够水，并观察宝宝尿的颜色（以淡黄色或者透明色为宜）。

父母须知

宝宝在夏天爱吃生冷瓜果，但若不注意卫生，就会"病从口入"。因此，在生吃瓜果时，要进行清洗消毒。更要注意熟食的新鲜，不能吃霉变的食物，以防止病原微生物乘虚而入。

宝宝可以喝哪些饮料

幼儿在摄入100毫升的水之后，大约40%由肺和皮肤排出，55%由小便排出，5%由大便排出。大便带出消化不了的食物，而小便则带出钠、钾和胃代谢的废弃物质。适当地喝一些饮料可以补充由汗液和小便排出的水和一些营养素，不过适合宝宝饮用的饮料不多，主要有下面三种：

❶ 矿泉水。矿泉水是天然物质，含有儿童需要的盐类，是一种很好的饮料，但是必须注意到，伪劣的不合格饮料，比如有些人工矿化水，其中常常含有有害物质铅、汞、镉等，决不能让宝宝饮用。

❷ 橘子汁、番茄汁和山楂等。这类饮料含有大量的维生素C且含有丰富的钠、钾等盐类，还有利尿的作用，用新鲜橘子自制橘子汁，再用凉开水稀释后饮用，最为卫生有益。

❸ 消暑饮料。用红枣皮、绿豆花、扁豆花、杨梅等煮成汤，加一点糖，是夏季消暑解毒的好饮料。

好孕叮咛

妈妈要避免给宝宝饮用如咖啡、可乐、汽水、冰镇的碳酸饮料等饮料，饮用这些饮料对宝宝身体及大脑发育都是不利的。如果宝宝对可乐情有独钟，妈妈可以给宝宝饮用少量的无糖可乐。

宝宝如何吃零食不影响健康

妈妈们都知道宝宝吃太多零食不利健康，可零食是宝宝的最爱，不给宝宝吃零食，宝宝会哭闹，妈妈又觉得心疼。怎么办呢？

零食也不是绝对不能吃，适量给宝宝吃一些零食，可及时补充宝宝的能量以满足机体需要，也会给宝宝带来快乐。但是给宝宝吃零食要注意选择合适的品种，掌握合适的数量，安排合适的时间，这样既能补充营养，又不影响正餐，还能调剂口味。在此，要把握几个给宝宝吃零食的原则：

陈宝英孕产育儿全书

1.时间要到位。如果在快要吃饭的时候让宝宝吃零食，肯定会影响宝宝正餐的进食量。因此，零食最好安排在两餐之间，如上午10点左右，下午3点半左右。如果从吃晚饭到上床睡觉之间的时间相隔太长，这中间也可以再给一次。这样做不但不会影响宝宝正餐的食欲，也避免了宝宝忽饱忽饿。

2.不可让宝宝不断地吃零食。这个坏习惯不但会让宝宝肥胖，而且如果嘴里总是塞满食物，食物中的糖分也会影响宝宝的牙齿，造成蛀牙。

3.不可无缘无故地给宝宝零食。有的妈妈在宝宝哭闹时就拿零食哄他，也爱拿零食逗宝宝开心或安慰受了委屈的宝宝。与其这样培养宝宝依赖零食的习惯，不如在宝宝不开心时抱抱他、摸摸他的头，在他感到烦闷时拿个玩具给他解闷。

4.不可无选择性地给宝宝吃零食。太甜、油腻的糕点、糖果、水果罐头和巧克力不宜经常给宝宝当零食吃，不仅会影响消化，还会引起宝宝肥胖；冷饮、汽水以及一些垃圾食品不宜给宝宝吃，更不能多吃，这对宝宝生长发育有百害而无一利。

育儿叮咛

妈妈可针对宝宝的生长发育情况，合理选择零食，如宝宝缺钙，妈妈可常给宝宝吃钙质饼干、喝牛奶等；宝宝缺锌，妈妈可给宝宝吃含锌量高的食品。但不要盲目进食或大量进食，以免引起中毒。

如何制止宝宝吃零食

有的宝宝已经养成吃零食的习惯，只要妈妈不给，他就哭闹，该怎么制止呢？

❶ 如果能让宝宝了解食物的营养成分及对身体健康的影响，要说服宝宝戒零食，可能会容易些。可让宝宝从自行选择食物种类开始。例如，宝宝很想喝甜品时，就可以趁机告诉宝宝，喝果汁比喝汽水好；如果宝宝想吃点心，就让宝宝选择低热量的食物，而非热量高的蛋糕；如果到快餐店，可以告诉宝宝炸鸡的营养要比薯条高，且可将皮去掉，以减少脂肪的摄取等。这样就会帮助宝宝做一个聪明的消费者。

❷ 想成功戒掉宝宝的零食，妈妈应该采取温和而坚定的态度，也就是说到做到，不用严厉地凶宝宝，更不要威胁、利诱，只要坚持原则、柔声劝阻即可。举个例子来说，如果宝宝晚上吵着要吃零食，妈妈这时就得拿出魄力，用坚定的态度告诉宝宝，现在要睡觉，明天早上才可以吃。就算宝宝哭闹，妈妈都不能妥协，久之宝宝就会知道，哭闹是没有用的，而乖乖顺从。

❸ 突然不准宝宝吃零食，可能会使宝宝心理产生挫折而哭闹，这时妈妈就必须有忍受宝宝哭闹的心理准备，但也不可因心疼或受不了而妥协、让步，否则可能会功亏一篑。此外，妈妈要改的是宝宝的一个习惯、一件事，而非他本身，所以妈妈也要避免用其他物质上的奖励来鼓励宝宝。

❹ 零食不要放在宝宝看得见的地方，要引开宝宝的注意力，多陪宝宝玩他感兴趣的游戏，玩得高兴了自然忘了吃这回事了。

❺ 当宝宝想吃零食时，妈妈可以做一些有营养的小点心给宝宝解馋。

好孕叮咛

妈妈和宝宝双方最好商量一个吃零食"协议"，规定每天吃零食的量、时间和种类，如果宝宝不遵守而哭闹，妈妈可以"冷处理"对待。

宝宝吃得多却长不胖的原因

宝宝吃得多,摄入的营养素多,就应该长胖,这是有一定道理的。但是现实生活中,往往有的宝宝吃得多却总长不胖,这是为什么呢?

宝宝消化功能差

宝宝对食物的消化吸收差,吃得多,拉得也多,食物的营养素没有被人体充分吸收利用,这样宝宝就长不胖。所以,妈妈要让宝宝养成定时定量的饮食习惯。

食物质量差

如果宝宝所食用的食物其主要营养素蛋白质、脂肪等含量低,长期吃这类食物,就算吃得再多,宝宝的体重也不会增加。宝宝的食物应该以丰富、均衡为原则,要保证宝宝每天所需营养素的量。

摄入的营养素跟不上运动量的需要

1岁多的宝宝活动量加大,在饮食方面要求也更高,如果每天所摄取的营养素跟不上宝宝运动量的需要,宝宝就长不胖。

消化道有寄生虫

如蛔虫、钩虫等摄取和消耗了营养物质,这样宝宝就不能长胖。

疾病

不可忽视的一点,就是当宝宝还有某种内分泌疾病的时候,他也可能表现为吃得多而体重下降,体质虚弱,此时应该带宝宝去医院做全面体检,查出原因,及时治疗。

父母须知

要注意,胖不是衡量宝宝是否健康的标准。宝宝瘦,但是精神好,不容易生病,抵抗力强,此时期宝宝的体格发育能够达标,那也没什么关系,也许宝宝就是这个体质。

日常护理 重点关注

宝宝刷牙应该注意什么

宝宝乳牙全部萌出后,妈妈要开始训练宝宝自己刷牙,使宝宝养成早晚刷牙、饭后即漱口、吃过零食后随时漱口的好习惯。那么,宝宝刷牙要注意什么呢?

❶ 出乳牙时期,牙齿排列较稀疏,牙冠较短,容易造成食物嵌塞。因此,在刷牙前妈妈要先检查宝宝的牙缝中是否有食物嵌塞,如有嵌塞,应先将食物清除后再刷牙。

❷ 宝宝的牙刷要好好挑选,使用保健牙刷:牙刷毛束不宜超过3排,每排6～7束,毛质软并磨毛。刷头大小以相当于宝宝4颗门牙的宽度为宜,刷毛要经过磨圆,不刺激宝宝的齿龈。

❸ 宝宝漱口要用温开水(夏天可用凉开水)。这是因为宝宝在开始学习时不可能马上学会漱口动作,漱不好就可能把水吞咽下去,所以刚开始的一段时间最好用温开水。

❹ 含氟牙膏是目前有效防治龋齿的牙膏，但使用不当，宝宝会容易得氟牙症。建议3岁以下的宝宝禁止使用含氟牙膏，宝宝在刷完牙后要把牙膏漱干净。同时，宝宝每次牙膏的使用量大约只需黄豆般大小就够了，最多不超过1厘米。

❺ 不要让宝宝仰着头刷牙，这样很容易呛着气管，甚至发生意外。

育儿叮咛

不少人已养成早上刷牙的习惯，实际上，临睡前刷牙更重要。因为睡眠时口腔活动停止，唾液分泌大大减少，对细菌、食物残渣等冲洗自洁作用也随之大为削弱，细菌则可趁机大量繁殖，产生代谢产物以腐蚀牙齿，发生龋病，所以妈妈要让宝宝从小养成睡前刷牙的好习惯。

如何教宝宝有效刷牙

每个妈妈都希望自己的宝宝拥有一副健康的牙齿。但在现实生活中，一些宝宝对刷牙没有正确的认识，没有养成良好的刷牙习惯，很多妈妈也没有很好的方法，甚至自己对刷牙的认识也存在误区。要想让宝宝拥有健康的牙齿，妈妈要学会科学地教宝宝正确的刷牙方法。

科学的、符合口腔卫生保健要求的刷牙方法是竖刷法，即顺牙缝方向刷。先刷牙齿的表面，将牙刷刷毛与牙齿表面呈45°～60°角斜放并轻压在牙齿和牙龈的交界处，轻轻地做小圆弧样的旋转，上排的牙齿从牙龈处往下刷，下排的牙齿从牙龈处往上刷。其次刷牙齿的内外侧。用正确的刷牙角度和动作清洁上下颌牙齿的内侧和外侧，刷前牙内侧时，要把牙刷竖起来清洁牙齿。最后刷咬合面，将牙刷头部毛尖放在咬食物的牙面上旋转移动。每个部位反复刷10次，用这种方法刷牙的好处是基本上可以把牙缝内、咬合面上、牙齿的里外滞留的食物残渣、黏结物刷洗干净。

好孕叮咛

宝宝快满2岁时，妈妈刷牙时让宝宝看看，他就会模仿妈妈而开始用牙刷刷牙。虽然开始还只能算是一种好玩的举动，但很快宝宝就能学会刷牙了。

怎样让宝宝安全舒适地过夏天

夏天，宝宝（特别是2岁以前的婴幼儿）调节体温的中枢神经系统还没有发育完善，对外界的高温不能适应，加上炎热天气的影响，使胃肠道分泌液减少，容易造成消化功能下降，很容易得病。所以，妈妈要注意夏天的保健工作，让宝宝健康地过好夏天。

1.衣着要柔软、轻薄、透气性强。宝宝衣服的样式要简单，如小背心、三角裤、小短裙，既能吸汗又穿脱方便，容易洗涤。衣服不要用化纤的料子，最好用布、纱、丝绸等吸水性强、透气性好的布料，这样宝宝不容易得皮炎或生痱子。

2.食物应既富有营养又讲究卫生。夏天，宝宝宜食用清淡而富有营养的食物，少吃油炸类、煎烤类油腻食物。夏天给宝宝喂牛奶的饮具要消毒。鲜牛奶要随购随饮，其他饮料也一样，放置不要超过4小时，如超过4小时，应煮沸再喝。发现变质，千万不要让宝宝食用，以免引起消化道疾病。

另外，生吃瓜果要洗净、消毒，水果必须洗净后再削皮食用。夏季，细菌繁殖传播很快，宝宝抵抗力差，很容易引起腹泻。所以，冷饮之类的食物不要给宝宝多吃。

3.勤洗澡。每天可洗1～2次，为防止宝宝生痱子，妈妈可用马齿苋（一种药用植物）煮水给宝宝洗澡，防痱子效果不错。

4.保证宝宝足够的睡眠。无论如何，也要保证宝宝足够的睡眠时间。夏天宝宝睡着后，往往身上会出许多汗水，此时切不可开电风扇，以免宝宝着凉。既要避免宝宝睡时穿得太多，也不可让宝宝赤身裸体睡觉，所以睡觉时应该在宝宝肚子上盖一条薄的小毛巾被。

5.补充水分。夏天宝宝出汗多，妈妈要给宝宝补充水分。否则，会使宝宝因体内水分减少而发生口渴、尿少。西瓜汁不但能消暑解渴，还能补充糖类与维生素等营养物质，应给宝宝适当饮用一些，但不可喂得太多而伤脾胃。

育儿叮咛

夏天，宝宝一晒就出汗，很多妈妈干脆不让宝宝多出门，把宝宝锁在家里玩。其实，"玩耍"是宝宝学会观察、认识、理解、说话和活动的最佳"工具"，能促进宝宝的大脑智力开发。所以，在宝宝的成长过程中，需要保证一定的玩乐时间。

宝宝中暑了怎么办呢

当宝宝出现高烧，同时合并下列现象，就说明宝宝有中暑的可能：

1. 虽然很热，但不出汗。

2. 皮肤干燥，而且发红、发热。

3. 烦躁不安、哭闹，呼吸及脉搏加速。

4. 大一些的宝宝会说自己头晕、恶心。

发现宝宝中暑，要立即拨打"120"急救电话，在等待医生时，妈妈可以采取以下措施：

1. 尽快把宝宝移到阴凉通风的地方或有空调的房间。

2. 脱去衣物，用湿毛巾擦拭全身，以降低体温。

3. 给宝宝补充足够的水分和盐分，以免宝宝脱水。

父母须知

夏天宝宝实在热得不行时，可让宝宝适当吹吹空调，还可使用冰袋降温。可重复使用的冰袋是很好的降低皮肤温度的工具，里面预充的液体有降温效果。

宝宝夏天吹空调的原则

过去，很多医生并不主张给宝宝吹空调，主要是因为一些妈妈过分依赖空调的制冷功能。如果空调使用不当，宝宝受冷空气侵袭，容易引起感冒、发热、咳嗽等病症，俗称空调病。其实，如果在使用空调时能遵守一定的原则，空调病还是完全能够避免的。

❶ 空调的温度不要调得太低，以室温26℃为宜；室内外温差不宜过大，比室外低3℃～5℃为佳。另外，夜间气温低，应及时调整空调温度。

❷ 空调的冷气出口不要对着宝宝直吹。

❸ 由于空调房间内的空气较干燥，应及时给宝宝补充水分，并加强对干燥皮肤的护理。

❹ 每天至少为宝宝测量一次体温。

⑤ 定时给房间通风，至少早晚各一次，每次10～20分钟。大人应禁止在室内吸烟。如宝宝是过敏体质或呼吸系统有问题，可在室内装空气净化机，以改善空气质量。

⑥ 空调的除湿功能要充分利用，它不会使室温降得过低，又可使人感到很舒适。

⑦ 出入空调房，要随时给宝宝增减衣服。

⑧ 不要让宝宝整天都待在空调房间里，每天清晨和黄昏室外气温较低时，最好带宝宝到户外活动，可让宝宝呼吸新鲜空气，进行日光浴，加强身体的适应能力。

⑨ 晚上睡觉时，给宝宝盖上薄被或毛巾被，特别要盖严小肚子。

好孕叮咛

妈妈不要贪图自己的一时凉爽而使宝宝受到冷气的侵害，也不要因为害怕宝宝出汗而让室温一直处于较低，并减少宝宝每日的活动量。其实，少量的出汗是有利于宝宝身体健康的。

宝宝出门要注意防晒

宝宝会走以后，特别喜欢去户外活动，尤其夏天是宝宝玩耍的最佳季节，很多妈妈都会让宝宝到户外玩耍。经常让宝宝晒晒太阳当然是好的，但别忘了烈日可能会给宝宝的皮肤带来伤害，因此妈妈要了解一定的防晒知识。

● 选好时机出门

妈妈应尽量避免在上午10点以后至下午4点之前带宝宝外出活动，因为这段时间的紫外线最为强烈，非常容易伤害宝宝的皮肤。最好能在太阳刚上山或即将下山时带宝宝出门走走。

● 宝宝防晒霜不可少

妈妈一定要在出门时给宝宝用防晒霜。要选择没有香料、没有色素、对皮肤没有刺激的儿童专用物理防晒霜，防晒霜以防晒系数15为最佳。因为防晒值越高，给宝宝皮肤造成的负担越重。给宝宝用防晒用品时，应在外出之前15～30分钟涂用，这样才能充分发挥防晒效果。而且在户外活动时，每隔2～3小时就要重新涂抹一次。

● 准备好防晒装备

外出时除需要涂抹防晒霜外，最好给宝宝戴上宽檐、浅色的遮阳帽，穿透气的长袖薄衫、长裤。紫外线也会损伤眼睛，所以，不要忘了给宝宝准备一副质量好的太阳镜。还要时刻记得不能让宝宝在太阳下暴晒，当看到宝宝的影子变得比他自己矮时，就不能再在太阳底下疯跑了，要到阴凉的地方玩耍。

父母须知

带宝宝在户外游泳，因为沙子和水会反射40%～60%的紫外线，紫外线甚至能穿透到水下90厘米，所以，一定要将宝宝身体暴露的部位都涂上防晒霜。而且，宝宝从水中出来后，要马上擦干他身上的水珠，因为湿皮肤比干皮肤更容易让紫外线穿透，而使皮肤被灼伤。

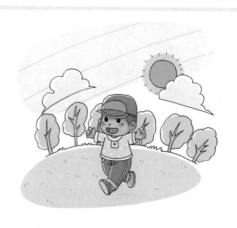

有些植物不要摆放在宝宝房间

对于宝宝来说，身体的健康发育是最为重要的，有些妈妈为了让宝宝的房间更有活力，便随意摆放几盆植物。殊不知，有些植物对宝宝反而起到意想不到的负面作用。比如下面这些植物在宝宝房间最好不要放置：

夹竹桃：全株及乳白色树液均有毒，而且它能散发出有毒气体，宝宝经常闻的话容易引发气管炎和肺炎。另外，还会影响宝宝智力的健康发展。

仙人掌：仙人掌本身带刺，宝宝如不小心摸到，戳到皮肤后，会引起过敏。考虑到仙人掌的夜间空气净化作用，也不一定要舍弃它，可以放在宝宝触摸不到的地方。

黄花杜鹃：黄花杜鹃虽然看上去鲜艳而漂亮，但是其中却含有一种毒素，一旦被年龄小的宝宝误食，轻者会引起中毒，重者会引起休克，甚至危害到身体健康。

万年青：万年青的叶子油亮而厚实，是不错的室内观叶植物，但是它却含有一些有毒的酶。其茎叶的汁液对人的皮肤有强烈的刺激性，如果被小宝宝误食，则会引起咽喉肿痛，甚至影响到声带的正常发音。

滴水观音：虽然外形看上去大气优雅，但是茎内的汁液有毒，如果茎破损，被宝宝误食其汁液，则会引起口腔和咽喉的不适，重者胃内会有灼痛感。

飞燕草：飞燕草全株有毒，含有生物碱，如果被宝宝误食，则会引起神经系统中毒，严重者会有痉挛现象，更有甚者会因呼吸衰竭而亡。

鲜花：有些鲜花含有毒素，如夜来香、丁香、郁金香、百合花等，其散发的气味会引起头昏、气喘等中毒症状，不宜摆放在宝宝的卧室里。

陈宝英孕产育儿全书

育儿叮咛

有宝宝的家庭摆放鲜花最好以观叶植物为宜。观叶植物的郁郁葱葱会给小宝宝好的视觉感觉，同时有很多观叶植物还可以减少污染、净化空气。吊兰是人们公认的室内空气净化器，可在宝宝房间内放一盆吊兰，使室内空气清新宜人。

照相会伤害宝宝的视力吗

宝宝的成长过程是妈妈与宝宝最美好的回忆。现在科技进步了，大多数妈妈开始用相机帮心爱的宝宝写日记，在一帧帧相片中留下宝宝喜、怒、哀、乐的成长足迹。但是，妈妈也担心闪光灯会影响宝宝的视力，那么，闪光灯到底会不会伤害宝宝的视力呢？

就一般使用而言，只要避免在1米以内、连续闪光的情况下拍照，闪光灯是不会伤害宝宝的视力的。尽管有时用闪光灯拍照后，宝宝会有暂时看不清楚的现象，但会在短时间内恢复，而不会造成长期影响。所以，只要妈妈遵循保持一定距离、少量拍摄的原则，完全无须担心。但对于新生儿或婴儿不宜连续用闪光灯拍照，以免对视网膜造成伤害。如果确实放心不下，可以在天气好的时候关闭闪光灯，或带宝宝去室外拍摄。

父母须知

要保护宝宝的视力，平时的营养摄取也很重要。还有，要注意宝宝的睡眠是否充足，以及睡眠质量是否良好，这样，人体自我修复功能就能维持得好，身体自然就会健康。

易患疾病的 预防与护理

宝宝龋齿的预防和护理

龋齿，俗称"虫牙""蛀牙"，是儿童最常见的牙病，宝宝乳牙萌出后就有得龋齿的可能。宝宝的牙齿经常受到口腔内酸的侵袭，使牙釉质受到腐蚀，变软变色，逐渐发展为实质缺损而形成龋洞。龋洞不会自愈，如不予补治会继续腐蚀到牙本质、牙髓，只留下残根。龋齿不仅让宝宝感到牙疼而影响食欲、咀嚼、消化、吸收和生长发育，有时还会导致牙髓炎、齿槽脓肿，甚至引起全身疾病，此外，乳牙龋齿还会影响恒牙发育，影响宝宝健康。一旦发现应尽早治疗。

宝宝龋齿的预防措施

刷牙是预防牙病最行之有效、方便易行的方法。宝宝一般2岁半乳牙出齐，这时就该正式开始学刷牙了。

1.宝宝快3岁时就可练习刷牙，养成早晚刷牙的好习惯。要给宝宝选择合适的牙刷和牙膏，要竖刷不要横刷。不能刷牙的要坚持漱口，在喂奶后给宝宝喝清水。

2.少让宝宝吃零食、甜食，尤其是睡前不要吃东西。

3.按时给宝宝添加辅食，练习宝宝的咀嚼能力。正确服用维生素D和钙制剂，增强牙齿强度。

4.加强口腔保健。

5.合理营养及体格锻炼。

6.定期口腔检查。

如何护理患龋齿的宝宝

❶ 1～2岁的宝宝，妈妈可用消过毒或煮沸的纱布，蘸一下洁净的温开水轻轻擦拭宝宝口腔两侧内的黏膜、牙床及已萌出的牙齿，坚持每次饭后、睡前各一次。

❷ 2岁后的宝宝，除了用上述方法外，妈妈还应以示教的办法教会宝宝用淡盐水或温开水练习漱口，坚持每次饭后、睡前各一次。

❸ 宝宝患龋齿后注意补钙，多吃富含钙的食物；喝加氟的自来水，多吃含氟高、吸收率也高的海产品。

❹ 饭前、睡觉前不应给宝宝吃糖。饭前吃糖影响食欲，睡前吃糖损害牙齿。

育儿叮咛

宝宝口腔需要经常检查，如发现宝宝牙齿萌出不齐、畸形或龋齿，应及时去医院检查治疗。

宝宝蛔虫病的预防和护理

蛔虫病寄生在人体内，并引起疾病称蛔虫病，是小儿最常见的寄生虫病之一。成虫长期寄生在肠道，吸取了人体大量营养，影响了小儿的生长发育。由于宝宝语言表达能力差，妈妈要通过多观察来判断宝宝是否有蛔虫。宝宝生蛔虫后一般表现为：

1.宝宝吃得多，但很容易饥饿，而且长不胖。有些患儿有偏食甚至异食的表现，如爱吃墙上的石灰、泥土或报纸等。

2.宝宝出现不明原因的腹痛，脐周出现阵发性疼痛，用手揉后，疼痛会缓解。

3.宝宝大便不正常，经常腹泻，并逐渐消瘦。

4.宝宝夜间睡眠不好，会出现哭闹、磨牙、流口水等症状。

5.蛔虫易引起婴幼儿过敏反应，患儿的皮肤会起荨麻疹等。

6.其他病症：宝宝手指甲有白斑，似点状或线条状；宝宝下唇出现单个或多个灰白色颗粒，少许发亮，略高于正常嘴唇；舌头上的斑点格外突起发红，又称"红花舌"。

防止蛔虫卵"病从口入"，要做到以下几点：

1.宝宝饭前便后要认真洗手，肥皂虽有去污作用，但在短时间内很难消灭蛔虫卵，用盆洗手水不宜太少，最好用自来水直接冲洗。勤剪指甲，不吸吮手指。

2.避免宝宝生吃蔬菜和瓜果，生拌菜对于保证蔬菜内的营养成分有着独到的长处，但一定要注意食用卫生。应冲洗干净，最好能用开水短时烫一下。

3.若宝宝处于长牙期，喜欢把玩具、手等放到嘴里吸吮，要注意物品和手的卫生。

4.消灭苍蝇、蟑螂，不吃被它们爬过的食物。

5.不要让宝宝随地大小便。

宝宝患有蛔虫病后，驱虫处理是最有效的治疗手段，驱虫应选择宝宝健康时进行，一般情况下，一个疗程的驱虫药即可。

主要驱虫药有：枸橼酸哌嗪（驱蛔灵）包括片剂和糖两种剂型，每日0.1～0.15克/千克，睡前顿服，连服2日，每日剂量不得超过3克；左旋咪唑，2～3毫克/千克，一次顿服；阿苯达唑（肠虫清）200毫克，一次顿服，2岁以下剂量减半；甲苯咪唑（安乐士），每次200毫克（2片）顿服或早晚各服100毫克（1片），连服3日。2岁以下宝宝禁用驱虫药，给宝宝服用药物要遵从医嘱。

父母须知

宝宝一年四季都可能遭受寄生虫虫卵感染，但夏天机会最多。而夏天感染的蛔虫卵只有到了秋天发育为成虫才能被驱除，所以，秋天是驱蛔虫的最佳时间。

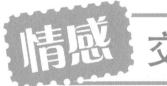

情感 交流站

接纳宝宝的情绪

成功的妈妈，应该擅长和宝宝交流。而亲子交流沟通一个最厉害的武器，就是接纳宝宝的情绪。

当宝宝试着表达他的情绪时，无论这个情绪是好是坏，妈妈都要加以接纳。例如，有很多妈妈会禁止宝宝生气或不开心，问题在于，没有人每天都是开心的，妈妈要尊重宝宝也有生气或不开心的权利。当宝

陈宝英孕产育儿全书

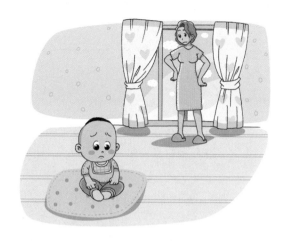

宝宝特别依赖妈妈怎么办

有的宝宝总想靠近妈妈，待在妈妈跟前，跟妈妈依偎在一起撒娇。妈妈遇到这种情况，首先应该确定是否有以下几种情况存在：

❶ 是否你在家时，宝宝的起居饮食完全由你一个人照看？

❷ 当爸爸要照看宝宝的时候你是否会拒绝、不给机会，或者对爸爸所做的一切都表示不满的态度？

❸ 总是不相信爸爸能照看好宝宝，有时当着宝宝的面会表示出来。

❹ 只要你在家，宝宝的要求就会完全得到满足，而你离开了，就没有人关心他的要求了。

如果存在以上几种情况，那么宝宝老缠住妈妈，就是妈妈有意无意间造成的，妈妈要自己反思一下了。

但如果没有以上情况，宝宝还是经常想跟妈妈在一起的话，很有可能是宝宝渴望着母爱，热烈地寻求着母爱。这时，妈妈不要一味地考虑如何赶走宝宝，甚至说一些冷淡疏远的话或做出推开宝宝的举动。这样，宝宝会觉得他对妈妈的感情遭到了拒绝，越发增强了执拗的性格。妈妈越想推开宝宝，宝宝就越想接近妈妈，恰好产生了相反的效果。这时候，妈妈就应该想一想："我上班没有很多时间照顾他，所以下班后有时间的话应该加倍地爱抚他，让他相信妈妈对他的爱。"

宝表达出负面的情绪时，妈妈不该加以压抑，而是应了解他为什么会有这样的情绪。

接纳宝宝的情绪就是无论宝宝在悲伤、孤独或兴奋、快乐时，妈妈能够给予宝宝情绪的关注、尊重和理解，而不是立刻反对他的情绪。接纳情绪不等于赞同宝宝的情绪或看法，而是先接纳，再想办法改变。而关注、尊重理解宝宝的情绪，方法就是换位思考。换位思考是理解的前提，当宝宝在因某件事悲伤难过或发脾气的时候，妈妈应该站在宝宝的角度上想想：这个时候如果你是宝宝，你最需要什么，是责骂还是安慰？孩子嘛，怎么可能像大人一样，想问题那么成熟，遇到不如意的事，哭闹、发脾气才是正常的，这是孩子的本质啊。妈妈只有接纳了宝宝的情绪，宝宝才会喜欢妈妈、信任妈妈，从而愿意听妈妈的建议或看法。

育儿叮咛

在宝宝年纪尚小时，使他不高兴的事情通常很单纯，妈妈可协助宝宝解决让他不高兴的事，或是帮助他转移注意力，如去跑步、走路，或是看看花、草等。等到宝宝年纪较大，再与他讨论使他不高兴的原因，并加以解决。

父母须知

宝宝对妈妈依赖性强，是母子联结紧密的表示，这并没有什么不好。但是，宝宝只是缠住妈妈，而拒绝爸爸和家中其他的人，就不好了。妈妈要尽量多让宝宝和家里其他的人沟通交流。

早教培育 聪明宝贝

利用"颜色"影响宝宝情商

研究表明：一个在五彩缤纷的环境中成长的宝宝，其观察、思维、记忆的发挥能力都高于普通色彩环境中长大的宝宝。反之，如果宝宝经常生活在黑色、灰色和暗淡等令人不快的色彩环境中，则会影响大脑神经细胞的发育，使宝宝显得呆板、反应迟钝和智力低下。

因为不同的颜色会对人的心理产生不同的效应，所以，颜色在一定程度上还能左右人的情绪和行为。一般来说，红、黄、橙等颜色能产生暖的感受，是暖色。暖色有振奋精神的作用，使人思维活跃、反应敏捷、活力增加。而绿、蓝、青等颜色能产生冷的感觉，是冷色。冷色则有安定情绪、平心静气的特殊作用。所以，给宝宝布置一个适合他身心发展的多彩世界非常重要。

对那些脾气不太好的宝宝，可以将他的房间布置为冷色，如绿色就能使宝宝情绪稳定。如果你的宝宝不太活跃，那就把他的房间布置成暖色，以激发他的活力。

一般来说，宝宝的卧室以冷色为主，这样宝宝容易安心入眠，而活动室和用餐间则应以暖色为主，这样可以增进宝宝的活力和增加食欲。宝宝的学习环境的颜色最好不要太杂，过多的颜色容易使他分心。

好孕叮咛

妈妈平时可以多带宝宝到室外去"见见世面"，看看蔚蓝的天空、飘浮的彩云、公园里五颜六色的鲜花……让宝宝从小接触绚丽多彩的颜色，能给宝宝产生一个良好的刺激，促进宝宝大脑发育，使宝宝更加聪明、机敏。

训练宝宝的方位认知感

在宝宝的成长过程中，要学的东西很多：学爬、学走、学说话、学看书、学写字……这其中的每个环节，妈妈都会倾注极大的心血。不过，很多妈妈可能还忘了一点，宝宝的方位感也是要训练的。

可以通过以下几种游戏来训练宝宝方位感：

1 整理物品

应该让宝宝自己玩玩具并将它放回原来的位置。这个任务的完成需要爸爸妈妈用正确的语言提示，比如"记住动物园里小动物的'家'在门边衣橱最下边的一层"。只有当宝宝听到规范的、细致的描述时，他们才能学会这些词汇。

可以和宝宝玩一个游戏，叫做"我是一个侦察兵"，这个游戏要宝宝熟悉周围物体的位置和名称。

2 藏猫猫

有意识地创设一下可以让孩子藏身的"设备"，比如孩子可以钻进去的大盒子，等等。

当你四处走着找他们时，要对你走过的地方有一个"实况报道"，当然也包括你找到他们的地方。

陈宝英孕产育儿全书

392

3 修建"公路"

找一块空地，和宝宝一起在几个点之间修建公路，比如为一个小木偶的房子、车房和超级市场之间修公路。可以用木块或塑料块作为铺路的材料，要宝宝描述小木偶从一处到另一处时所需走的路线。

增加一些停止地点，比如说红绿灯或斑马线，以增加宝宝的词汇量并使任务更复杂些。使用一些短句，比如"走斑马线穿过马路"和"在红绿灯处向左拐"等。要使任务多样化，可以要求宝宝描述在使用不同的交通工具时的不同路线。

育儿叮咛

妈妈每次带宝宝出门，都有必要教会宝宝认识回家的路，告诉宝宝家的方向和地址，以及回家需要搭乘的车等。这样，不仅培养了宝宝的方位认知感，还能防止宝宝走丢后不知道回家的路。

树立宝宝的时间观念

从这时起，妈妈应该逐步给宝宝树立时间观念了。将近2岁的宝宝的时间概念总是借助于生活中具体事情或周围的现象作为指标的。如早上应该起床，晚上应该睡觉，从小就应该给宝宝养成有规律的生活习惯。虽不必让宝宝知道确切时间，但可经常使用"吃完午饭后""等爸爸回来后""睡醒觉后"等话作为时间的概念传达给宝宝。

另外，宝宝虽然不认识钟表所代表的含义，但应该让宝宝明白表走到几点就可以干哪些事情了。比如，用形象化的语言告诉宝宝"看，那是表，那两个长棍混合在一起，我们就吃饭了，12点

了……"给宝宝在手上面画个表，"宝宝几点了？我们该干什么了？"不断地这样问宝宝，让宝宝有看表的意识。

培养宝宝的时间观念是一件循序渐进的事，妈妈首先要重视，态度要平和，行为要耐心，言语要温和。最重要的是要以身作则，言行一致，定下了规矩就不能借口特殊情况而变动。答应宝宝的事也一定要在说好的时间内做到，这样才能在宝宝心目中树立守时的观念。

育儿叮咛

妈妈要培养宝宝从小就节省时间的习惯，常常在讲故事、做游戏时告诉宝宝要抓紧时间，不能浪费时间。要善用智慧，讲究方法，日积月累，使宝宝形成规律、有效、稳定的时间观念。

善于发现并提高宝宝的潜能

潜能是一个人在某一方面高于别人的智力或能力。每个宝宝都有潜藏的能力，充分发挥出宝宝的潜能，并着力培养和提高宝宝的潜能，是宝宝未来成功的有力保证。那么，怎样才能发现宝宝的潜能呢？妈妈应做到以下几点：

1.留心观察，寻找潜能。有很多宝宝的潜能一生也没发挥出来，并不是宝宝没有某一方面的潜能，而是妈妈没有注意观察和发现。妈妈可观察宝宝的行为举止和喜怒哀乐。比如，他虽不爱弹琴却喜欢绘画，虽没有耐性却有创意，虽不善言辞却很热心。妈妈若把这些细节记录下来，认真分析就能归纳出宝宝的性格趋向，或者说擅长的一面，从而诱导和激发他的潜能。

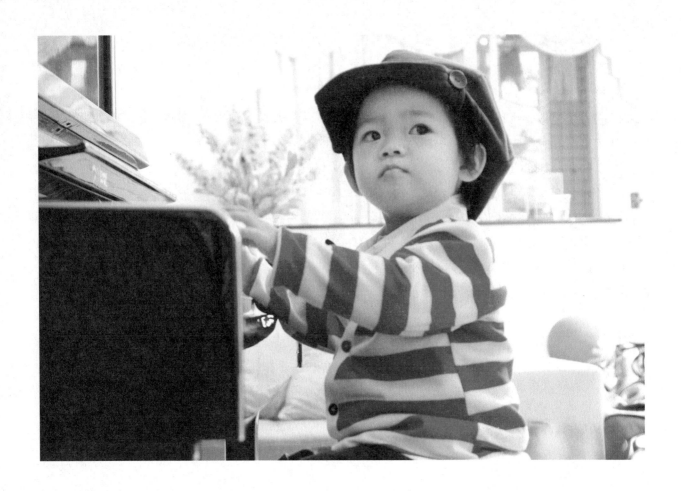

2.制造机会，发掘潜能。宝宝的潜能有时如同石油埋藏在沙漠之下一样，不努力开挖就很难终见于世。妈妈应在了解宝宝的性格趋向与喜好之后，尽可能地给他机会多加练习。妈妈随时找机会让宝宝帮妈妈的忙，只要是他力所能及的，如洗碗、拖地、晾衣服等，这样越做越熟练，宝宝对自己越有信心。在宝宝遇事不会退缩不会自卑自闭的时候，妈妈要适时和不断地让宝宝充分表现，以发现其潜能，比如，家人过生日时，鼓励每个人表演一个节目；每周用一个餐后时间轮流朗读短文，并发表心得；让宝宝把当天经历的有趣的事叙述一遍或记录下来等。

3.耐心等待，捕捉潜能。宝宝潜能表现得有早有晚，这就要求妈妈要有耐心，随时捕捉到宝宝在某一方面具有潜能的信号。最不可取的是，有些妈妈一时指挥不动宝宝做家务事，就干脆自己做；嫌宝宝不会买东西，索性就自己出门……久而久之，宝宝生出惰性，心想反正妈妈一定会伸手援助，便乐得坐享其成，自己的天资慢慢地就在懒惰中被消耗和埋没。

父母须知

在宝宝成长的过程中，也可能诸多因素混杂在一起，对妈妈发出错误的信号。如宝宝能快速地背完1~10的数字，并不一定就是宝宝在数学方面有天分，可能是因为经常背而记得比较牢，所以妈妈要聪明地发现宝宝真正的潜能，而不是捕风捉影。

陈宝英孕产育儿全书

22～24个月的宝宝

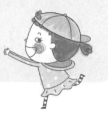

宝宝的 能力发展

宝宝的运动能力

宝宝能稳稳当当地走路了，不再用脚尖踮着走（如果宝宝偶尔脚尖踮着走，是在玩耍）。两条腿之间的缝隙变小了，两只胳膊可以垂在身体两边规律地摆动了。宝宝站在那里，两条腿直溜溜的，真的长大了。

有的宝宝已经会一脚上一个台阶，但如果宝宝还是一个脚迈上一个台阶，另一个脚也迈上同一个台阶，也不算落后，有的宝宝要到2岁半才能一脚上一个台阶。

宝宝不仅能原地起跳，还能原地跳远了。运动能力强的宝宝，可能会在奔跑中向前跳。但上下比较陡峭的楼梯，最好还是牵着宝宝的手。

这么大的宝宝开始喜欢上了翻筋斗。在床上翻容易摔到床下，可以在地上铺上被褥让宝宝翻，妈妈一定要在旁边保护着，以防磕碰摔伤。能够把球扔进篮筐，这可比把球扔给妈妈要难得多。

宝宝们普遍喜欢骑小三轮车的感觉。从坐着往前蹭，到匍匐前行，再到正式往前爬、会走、会跑，现在又可以让脚离地，借助轮子行进了，宝宝当然喜欢。

宝宝的语言能力

看图说话是这个月龄段宝宝学习的重点。实际上宝宝什么也不看，也能凭借自己的想象编出故事来。现在该轮到妈妈当听众了，如果妈妈能够做一个忠实的听众，就是对宝宝最大的支持和鼓励。

宝宝的发音开始丰富起来，会模仿其他人的语音语调，会通过语调表示发怒和伤心，会通过语音表示出兴高采烈，能够声情并茂地使用语言，会学爸爸的咳嗽声，会哼哼一两句歌词。宝宝开始单一地用语言表达自己的要求，而不再总是借助肢体动作。宝宝学到了足以让他表达日常生活的词句，还会说出一些能引起妈妈注意的词汇，赢得妈妈的赞赏。到2岁的时候，随着宝宝词汇量的增加，他已经有能力与妈妈进行交互式对话了。

与此同时，宝宝对语言表现出浓厚的兴趣，愿意使用新词和妈妈对话。宝宝不但知道妈妈叫什么名字，还能够告诉其他人。更具有挑战意味的是，宝宝可能会直呼妈妈的名字。

宝宝还喜欢自己嘟嘟囔囔，说谁也听不懂的话，常常自言自语，连妈妈都听不出宝宝在说些什么。

宝宝食欲不好的原因

有些宝宝由于食欲不振、偏食甚至厌食，导致体格发育达不到正常的平均值，智力发育也受到影响。因此，妈妈们非常担忧，是什么引起宝宝食欲不好呢？

甜食影响食欲

甜食是大多数宝宝喜爱的食品，这些高热量的食物虽好吃，却不能补充必需的蛋白质，而且严重地影响了宝宝的食欲。有些宝宝酷爱吃甜食，喜欢喝各种饮料，如橘子汁、果汁、糖水、蜂蜜水等。这样就使大量的糖分摄入体内，无疑使糖浓度升高，血糖达到一定的水平，会兴奋饱食中枢，抑制摄食中枢，因此，这些宝宝难有饥饿感，也就没有进食的欲望了。

此外，随着天气变热，各种冷饮陆续上市，常喝冷饮同样会造成宝宝缺乏饥饿感。一是冷饮含糖量颇高，使宝宝甜食过量；二是宝宝的胃肠道功能还比较弱，常喝冷饮易造成胃肠道功能紊乱，宝宝食欲自然就下降了。

缺锌引起味觉改变

临床发现，厌食、异嗜癖与体内缺锌有关。通过检查发现，锌含量低于正常值的宝宝，其味觉比健康宝宝差，而味觉敏感度的下降会造成食欲减退。

锌对食欲的影响，主要体现在以下几个方面：

1. 唾液中的味觉素的组成成分之一是锌，所以锌缺乏时，会影响味觉和食欲。

2. 锌缺乏可影响味蕾的功能，使味觉功能减退。

3. 缺锌会导致黏膜增生和角化不全，使大量脱落的上皮细胞堵塞味蕾小孔，食物难以接触到味蕾，味觉变得不敏感。

好孕叮咛

除上面两种原因外，心理因素也有可能是影响宝宝食欲不好的原因。许多妈妈往往不知道宝宝的胃肠功能可自行调节，总是勉强宝宝吃，甚至有时采取惩罚手段强迫宝宝吃，长此以往，宝宝会变得被动进食，而没有食欲可言。

宝宝缺锌的表现

锌与其他微量元素一样，在人体内不能自然生成，由于各种生理代谢的需要，每天都有一定量的锌排出体外。因此，宝宝需要每天摄入一定量的锌以满足其生长发育的需要。如果宝宝常出现以下不同程度的表现，可能就存在缺锌或者锌缺乏症。

❶ 短期内反复患感冒、支气管炎或肺炎等。

❷ 经常性食欲不振、挑食、厌食、过分素食、异食（吃墙皮、土块、煤渣等），明显消瘦。

❸ 生长发育迟缓，体格矮小（不长个）。

❹ 易激动、脾气大、多动、注意力不能集中、记忆力差，甚至影响智力发育。

⑤ 视力低下、视力减退，甚至有夜盲症，暗适应力差。

⑥ 头发枯黄、易脱落，佝偻病时补钙、维生素D效果不好。

⑦ 经常性皮炎、痤疮，采取一般性治疗效果不佳。

妈妈如果发现宝宝有以上这些情况，应及时带宝宝到有条件的医院进行头发或血液锌测定。在确定诊断的基础上，及早给宝宝补锌。

父母须知

不要把测定发锌作为宝宝是否缺锌的唯一依据。有的妈妈舍不得给宝宝扎针抽血，就采取发锌测定，但发锌并不能准确反映体内锌的状态。因为不同部位的头发和不同的洗涤方法都有可能影响测定结果。另外，在轻度锌缺乏时发锌浓度可能降低，但严重锌缺乏时由于头发生长缓慢，发锌浓度反而会增高。

哪些宝宝容易缺锌

有几类宝宝属于容易缺锌的高危人群，应列为补锌的重点对象：

1 妈妈在怀孕期间摄入锌不足的宝宝：如果孕妇的一日三餐中缺乏含锌的食品，势必会影响胎儿对锌的利用，使体内贮备的锌过早被使用，这样的宝宝出生后就容易出现缺锌症状。

2 早产儿：如果宝宝不能在母体内孕育足够的时间而提前出生，就容易失去在母体内贮备锌元素的黄金时间（一般是在孕后期），造成先天不足。

3 非母乳喂养的宝宝：初乳含锌量较多，成熟乳锌含量同牛乳，吸收率好，能满足婴儿需要，且不干扰铁和铜的吸收。

4 过分偏食的宝宝：有些"素食者"，从小就拒绝吃任何肉类、蛋类、奶类及其制品，这样非常容易缺锌，因此，应从小就培养宝宝良好的饮食习惯，不偏食，不挑食。

5 患佝偻病的宝宝：这些宝宝因治疗疾病需要而服用钙制剂，而体内钙水平升高后就会抑制肠道对锌的吸收。同时，因为这样的患儿食欲也相对较差，食物中的锌摄入减少，很容易发生缺锌。

6 一些特殊情况下的宝宝：土壤含锌过低，使当地农产品缺锌；宝宝的消化吸收功能不良；一些药物如四环素等与锌结成难溶的复合物妨碍吸收。

育儿叮咛

对上述可能发生锌缺乏的宝宝应及早补锌，早产儿、人工喂养儿以及经常腹泻的宝宝，容易发生营养摄取障碍，出现缺锌症状，要及时注意补锌。

食物补锌，预防宝宝缺锌

锌缺乏在小儿时期比较常见，其表现为消化功能减退、食欲不振、生长发育落后、免疫功能降低、智能发育延迟等。妈妈要适当给宝宝补充含锌丰富的食物，以防宝宝缺锌。

1.妈妈应适量给宝宝吃动物性食物。一般动物性食物，如瘦肉、动物肝、鱼、禽蛋、牡蛎等，含锌量较为丰富，并易于吸收。有的妈妈怕宝宝太胖，或者怕宝宝上火，总是限制他们吃肉。其实，动物性食物是宝宝生长过程中需要的基本营养，是必须吃的。当然，有的宝宝只喜欢吃肉而不吃蔬菜，也必须进行纠正。

2.宝宝应经常吃含锌丰富的食物。大豆、花生中锌的含量较为丰富,妈妈要经常给宝宝吃一些。比如,每天喝一点鲜豆浆,做菜时用一点花生油。还有,榛子等坚果类食物含锌量也很高,也可经常给宝宝吃一点。这些食物做起来很简单,妈妈只要用心一点就可以了。

3.培养良好的饮食习惯。现在的宝宝,偏食、挑食的现象越来越严重,有些妈妈总是片面地重视给宝宝补充高级营养品,而却忽视了大众饮食,由此导致营养不均衡。妈妈在宝宝的饮食上一定要注意多样化,让宝宝均衡摄取营养。

父母须知

为宝宝补锌期间的食物要精细一点,如韭菜、竹笋、燕麦等食物粗纤维较多,麸糠及谷物胚芽中植酸盐含量也较高,这些食物均会影响锌在肠道的吸收。

如何正确选择补锌产品

对于确诊为缺锌的宝宝,以食物补锌为主,必要时给予补锌产品,及时改善宝宝的缺锌状况;妈妈在给宝宝选择补锌产品时应注意以下几个方面:

认准品质

首选有机锌(乳酸锌、葡萄糖酸锌、醋酸锌等)。与无机锌(硫酸锌、氯化锌等)相比有机锌对胃刺激较小、吸收率高。目前有些经生物技术转化的生物锌制剂把锌与蛋白有机结合起来,锌吸收率更高,不良反应更少,可优先选择。

避开钙、铁、锌同补的产品

过多的钙与铁在体内吸收过程中将与锌"竞争"载体蛋白,干扰锌的吸收,需要补钙、补铁的患儿要与锌产品分开服用,间隔时间长一些为好。

计算好用量

补锌不是越多越好。补锌剂量以年龄和缺锌程度而定,不可过量。买补锌产品时要看产品说明书上标定的元素锌的含量,这是计算宝宝服锌量的标准,而不是看它一片(袋)总重量是多少。

在计算补锌计量时不要超过国家推荐的锌摄入标准,如:6个月以内的宝宝每天应该摄入3毫克锌;6~12个月的宝宝每天应该摄入5毫克左右的锌;1~3岁的宝宝每天应该摄入6~10毫克的锌。还要除去宝宝每天膳食的锌摄入量。一旦宝宝食欲改善后可添加富锌食物,减少补锌产品用量。

育儿叮咛

在保障质量的前提下,妈妈还要注意产品的口感是否好、宝宝是否乐意接受,且价格是否适当,这些也是权衡和选择补锌产品的条件。

秋季三款粥帮宝宝调理脾胃

秋冬季是小儿腹泻的高发季节,从中医的角度来看,小儿发病与否与其脾胃功能密切相关。因此,宝宝应增强脾胃功能,提高免疫力从而预防腹泻疾病。以下三款粥能够帮助宝宝调理脾胃:

山药莲子粥

取适量的新鲜山药(50克左右)和莲子(20~30克)给宝宝煲粥喝,莲子和粥都要煮得很烂,一起吃下去。对吞咽能力不强的宝宝,山药和莲子要尽量碾碎。干的可磨成粉,再用米汤调成糊糊来喂养。此粥可温胃健脾,最适合脾阳不足的宝宝。

陈宝英孕产育儿全书

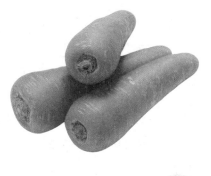

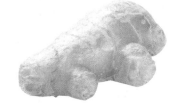

 宝宝饮用酸奶要注意什么

酸奶含有多种营养成分，可以给宝宝适量饮用。在给宝宝饮用酸奶时，妈妈需要注意以下几点：

1.饮酸奶要在饭后2小时左右

空腹饮用酸奶的时候，乳酸菌容易被杀死，酸奶的保健作用减弱，饭后胃液被稀释，所以饭后2小时左右饮用酸奶为佳。

2.饮用后要及时漱口

随着乳酸饮料的发展，儿童龋齿率也在增加，这是乳酸菌中的某些细菌导致的，所以喝完酸奶要马上漱口。

3.饮用时不要加热

酸奶一般只能冷饮，酸奶中的活性乳酸菌经过加热或者开水稀释后，便会大量死亡，不仅特有的风味消失，营养价值也大量损失。

4.不宜与某些药物同时服用

氯霉素、红霉素等抗生素，磺胺类药物和治疗腹泻的药物，可以杀死或者破坏酸奶中的乳酸菌，所以酸奶和药物不宜同时服用。

5.不宜给宝宝饮用过多

健康的宝宝每次饮用酸牛奶不宜过多，以150～200毫升为佳。

山楂粥

取适量的山楂（20克左右）、米（30克）共煮粥，煮的过程中可加入三两片薄姜。粥成后加一些糖即可。

薏米胡萝卜汤（粥）

取适量的薏米（30克）、胡萝卜（半个）加山药（20克）煮水，或者与粥一起煮，饮水或喝粥。

以上推荐的食用法最好咨询医生，并视宝宝脾胃状况每天分两三次食用，连食3～5日。

父母须知

做给宝宝的饮食，在烹调上应多用以水为传热介质的方法，如汤、羹、糕等，且要注意保温；少用煎、烤等以油为介质的烹调方法，以利于脾胃的消化吸收。同时，还要注意食有节制，防止过饱伤及本来就虚弱的脾胃，使宝宝始终保持旺盛的食欲。

 育儿叮咛

市场上有很多由牛奶、奶粉、糖、乳酸、柠檬酸、苹果酸、香料和防腐剂加工配置而成的"乳酸奶"，它们不具备酸奶的保健作用，购买时要仔细识别。

宝宝晕车怎么办

坐公共汽车时，常常看见有些小宝宝又哭又闹，有的还吐奶。妈妈以为孩子不习惯坐车，于是变换着各种抱姿，或是让孩子往窗外看，但效果却往往适得其反。

其实，宝宝和大人一样，也会晕车，医学上称为"晕动病"。由于婴幼儿无法表达自己的感觉，因此，发生晕车时往往会被家长忽视。其实，孩子晕车有一些很明显的症状，如在车上手舞足蹈、哭闹、烦躁不安、流汗、吐奶、面色苍白、害怕、紧紧拉住家长、呕吐等，下车后又有好转。

要想预防婴幼儿晕车，平时可加强锻炼。妈妈可抱着婴幼儿慢慢地旋转、摇动脑袋，多荡秋千、跳绳、做广播体操，以加强前庭功能的锻炼，增强平衡能力。也可以采取一些措施来预防晕车，具体方法是：

1.乘车前，不要让宝宝吃得太饱、太油腻，也不要让宝宝饥饿时乘车，可以给宝宝吃一些可提供葡萄糖的食物。

2.上车前可以给宝宝吃点咸菜，但不能太咸，吃一点点即可，否则会增加宝宝肾脏的负担。

3.上车前，可以在孩子的肚脐处贴块生姜或伤湿止痛膏，以缓解晕车的症状。

4.上车后，父母可尽量选择靠前面颠簸小的位置，可以减轻孩子晕车的症状。

5.打开车窗，让空气流通。

6.尽量让宝宝闭目休息。

7.分散宝宝的注意力，可以给他讲故事或笑话。

8.发现宝宝有晕车症状时，妈妈可以用力适当地按压宝宝的合谷穴，合谷穴在宝宝大拇指和食指中间的虎口处；用大拇指掐压内关穴也可以减轻宝宝的晕车症状（内关穴在腕关节掌侧，腕横纹正中上2寸，即腕横纹上约两横指处，在两筋之间）。

9.随身携带湿巾，以防宝宝呕吐后擦拭；呕吐后让他喝些饮料，除去口中呕吐物的味道。

10.晕车厉害的宝宝，乘车前最好口服晕车药，剂量一定要小。1岁以内的宝宝不能服晕车药。

育儿叮咛

宝宝上车前不能吃太多，可是吃得少，宝宝刚一上车时就可能会有饿的感觉，吵着要吃东西。这时妈妈最好用一些方法转移其注意力，比如做游戏、讲故事、让他玩玩具，但不要提他有可能晕车的事，那样会无形中让宝宝产生心理压力，脑子里越怕晕车就越容易晕车。

宝宝喜欢要别人的东西怎么办

宝宝常常要别人的东西，尤其是吃的东西，弄得妈妈很难堪。其实，宝宝要别人的东西是一种很普遍的现象，同样的东西也总是觉得别人的好。这主要是宝宝缺乏知识经验而好奇心又特别强所致，随着宝宝年龄的增长和知识范围的扩大，这种现象就消失了。

但是，妈妈决不能因此而放任自流，等待宝宝的自然过度和消失，而是要采取正确的态度和处理办法。放任自流和管得过严都会让宝宝形成对别人所有物的占有欲，看见别人有什么东西都据为己有，那是一种危险的人格特征。要克服宝宝的这种现象，关键在于正确引导。

平时注意给宝宝讲道理，逐步让宝宝懂得这是"自己"的，那是"别人"的。自己的东西可以自己支配，别人的东西不能随便要、随便吃。即使是在盛情难却的情况下，宝宝也要征得妈妈的同意才能接受别人的食物。此外，在日常生活中，妈妈应培养训练孩子学会控制自己的某些需要。

有时宝宝要别人的东西，这种东西自己家确实没有，如果经济条件允许，就答应（并做到）给他买一个。如果条件不允许，应尽可能把宝宝的注意力引向别处。

另外，交换玩具或食物可以满足宝宝的好奇心，还可以防止宝宝独霸和占有欲的产生。如宝宝要别人的玩具，就让宝宝拿着自己的玩具用商量的口吻、友好的态度和小朋友交换着玩，使双方都受益。

好孕叮咛

妈妈需要在家备存一些必需的食品，不要一味地强调不给宝宝吃零食。在这方面限制过严，反而增加了别人的食品对宝宝的诱惑力，致使宝宝"眼馋""嘴馋"，从而形成不良习惯。只要妈妈掌握前面所提到的宝宝吃零食的原则，是可以适当给宝宝吃些零食的。

宝宝"告状"时，妈妈要这样做

爱"告状"在婴幼儿期比较明显，是心理发育和人际发展的一个阶段性的正常现象，随着年龄的增长这种现象会自然减少以至消失。但是，这种习惯也并非好习惯，妈妈应采取一些方法加以引导。

1.以尊重、理解宝宝的态度认真倾听。当宝宝"告状"时，成人不应以"去，我忙着呢！"或简单地应一句"知道了"这样的方法去对待，这对宝宝是不礼貌、不尊重的，会使宝宝更感委屈。成人应耐心地倾听，并从宝宝的角度去尊重和理解他。

2.弄清事实，帮助宝宝寻求解决问题的办法。成人应弄清宝宝"告状"的原因，适当安慰宝宝，但不应完全相信宝宝的话，更不应找别的宝宝的家长争吵，应鼓励、启发自己的宝宝说出事情的过程，想想是谁的错，该怎样解决问题。

3.通过"告状"，了解自己宝宝的缺点。宝宝"告状"时说的别人的缺点，很可能也是他自身的缺点。成人应留心，并启发宝宝："××这样做不对，你应该怎样呢？"以帮助宝宝从中吸取教训。

4.不要让宝宝养成爱"告状"的习惯。宝宝"告状"是难免的，但遇到大事、小事都"告状"的宝宝就让人头疼了。当宝宝"告状"时，应尽量鼓励宝宝自己解决问题，千万不要事事包办代替，否则会养成宝宝的依赖心理，还会助长宝宝只看别人的缺点，不看别人的优点。

育儿叮咛

宝宝爱"告状"，从另一方面想，应该感到欣喜，因为宝宝会向大人"告状"说明宝宝开始用他的小脑袋思考问题了。但是，也别忘了，一定要理智地帮他疏通排解，不能强行制止，也不能置之不理。

宝宝擦伤和割伤的处理方法

擦伤、割伤、烫伤……年幼的宝宝随时可能被这些意外伤害。当意外发生时，妈妈要怎样及时处理宝宝的伤口呢？下面的一些处理方法，妈妈最好记在心里，以免发生意外时不知所措，耽误了急救的时间，留下遗憾。

擦伤的处理方法

❶ 轻微的表皮擦伤，只要用酒精或碘酒涂一下，就可以起到预防感染的作用。

❷ 伤口相对较深，应及时送到医院进行处理。需用干净的水清洗伤口（如果伤口里有泥沙，一定要清洗干净，否则会残留在皮肤中）。

❸ 涂上抗菌软膏（连续使用抗生素药膏2~3天，直到擦伤处出现红黑色或黑色硬痂为止）。

❹ 如有需要，可贴上创可贴（但贴的时间不宜过长，最好不要超过2天）。

注意：这样的处理只适合比较轻微的擦伤。如果擦伤面积比较大，伤口大而深，受伤部位还粘有清洗不掉的脏物，要及时到医院请医生处理。

割伤的处理方法

❶ 当伤口流血不止时，要用直接压迫法止血，即用手指或者手掌直接压住伤口，依靠压力阻止血流，使伤口处的血液凝成块，或用干净纱布压迫伤口止血，然后送医院处理。

❷ 如果是手指被割伤，而且伤口流血较多，应紧压手指两侧动脉，在施压5~15分钟后，一般便可止血。如果是其他部位割伤，均要加压止血。如果实在止不住血，可用橡皮筋在出血处以上部位扎紧，阻断血流，并立即送医院处理。每次橡皮筋止血扎紧的时间不宜超过15分钟，不然会因为血流阻断时间过长而导致肢体坏死。

❸ 若伤口较浅或出血停止后，可用碘酒、酒精涂伤口周围的皮肤，用干净消毒纱布包扎好。如伤口无感染征象，每天可用酒精棉球再消毒伤口1次。

❹ 如需换药到医院。

父母须知

请注意，较深、较大的伤口或面部伤口，应去医院处理，必要时予以缝合，以免留下过大疤痕；如果被脏的或生锈的锐器割伤，应及时带宝宝去医院进行处理，并注射破伤风抗毒素针剂。

宝宝烫伤的处理方法

宝宝好奇心强、自我保护的意识还较弱，同时宝宝的动作还不协调，回避反应又迟缓，一旦妈妈在看护时稍有疏忽，就容易发生烫伤意外。烫伤发生后，现场急救非常重要，关键的是要抢时间，这关系到烫伤的愈后是否良好。具体处理方式如下：

1.迅速避开热源。

2.发生烫伤后，如只是表皮发红，要立即冷却，将伤处泡在冷水中，或在水龙头下用冷水持续冲洗伤部，持续30分钟。如果还疼，可再泡20分钟。这个方法不仅可以止痛，而且可使烫伤减轻。

3.千万不要揉搓、按摩、挤压烫伤的皮肤，也不要急着用毛巾擦拭，伤处的衣裤应剪开取下，以免表皮剥脱使皮肤的烫伤加重。

4.如果水疱已破，衣服粘在皮肤上，不可往下撕。

5.不可在伤口处用紫药水等有色药液涂抹，以

陈宝英孕产育儿全书

免影响医生对烫伤深度的判断，也不要用碱面、酱油、牙膏等乱涂。

6.不可在伤口上贴橡皮膏或创可贴，不能用棉花或有绒毛的纺织品盖在伤口上。

7.对于严重的各种烫伤，特别是头、面、颈部，因随时会引起宝宝休克，应尽快送医院救治；头、面、颈部的轻度烫伤，经过清洁创面涂药后，不必包扎，以使创面裸露，与空气接触，这可使创面保持干燥，并能加快创面复原。

8.宝宝烫伤超过体表总面积的5%，经过正确的早期急救处理后，应该去正规烧伤专科治疗，以免延误治疗，造成不良后果。

好孕叮咛

如宝宝烫伤后有发热的情况，局部疼痛加剧、流脓，说明创面已感染发炎，应请医生处理。妈妈平时要将热水、烫饭、热锅、开水、炉火等放在宝宝碰不到的地方。

易患疾病的 预防与护理

宝宝发热治疗和护理误区

发热是小儿时期常见的症状，当宝宝发热时，妈妈往往特别紧张，为了能使宝宝尽快退热，往往会采用一些不当的方法，反而影响了治疗效果。

误用退热药

有许多妈妈一看到宝宝发热就用退热药物快速降温，殊不知，降温过快并不表示病情好转，若是应用不当，还可能引起宝宝大汗淋漓，出现虚脱反应。

正常的做法是，当宝宝体温低于38.5℃时，可以不用退热药，最好是多喝开水，同时密切注意病情变化，或者应用物理降温的方法。当体温超过38.5℃时，再服用退热药，但最好在儿科医生的指导下使用。另外，不同的退热药最好不要随意地互相并用，还有，退热药也不可多服几次或将剂量增加。千万要记住，"药也是毒"的道理。

误吃消炎药

由于宝宝发热是常见的症状，多见于急性上呼吸道感染性疾病，有些医生和妈妈一见宝宝发热就盲目地给宝宝喂消炎药物。其实，引起宝宝发热的原因有很多，因此在病因不明时最好不要滥用消炎药物。是药三分毒，滥用消炎药物可造成宝宝肝肾功能损害，增加病原菌对药物的耐药性，不利于身体康复。总之，宝宝发热时最好在医生的指导下，根据病情对症下药。

好孕叮咛

宝宝发热超过38℃以上应该送医院进行检查与治疗，不可滥用退热药。

四招简单正确的退热法

哪些方法是妈妈在未带宝宝就医前，可在家中事先处理的？综合专家的建议，妈妈需掌握下面几种正确的退热方法。

脱掉过多的衣物

如果宝宝四肢及手脚温热且全身出汗，表示需要散热，可以少穿点衣物。

温水拭浴

将宝宝身上衣物解开，用温水（37℃）毛巾全身上下搓揉，如此可使宝宝皮肤的血管扩张将体气散出，另外水汽由体表蒸发时，也会吸收体热。

睡冰枕

有助于散热，但对较小的宝宝并不建议使用，因宝宝不易转动身体，冰枕易造成局部过冷或致体温过低。使用退热贴也可以，退热贴的胶状物质中的水分汽化时可以将热量带走，不会出现过分冷却的情况。

多喝水

以助发汗，并防脱水。水有调节温度的功能，可使体温下降及补充宝宝体内的失水。

父母须知

如果宝宝是第一次发热，最好先咨询医生，到医院检查发热的原因，方可进行有效治疗和护理。特别是在需要使用退热药时，要让医生开一些适合宝宝的退热药，问清情况和使用说明后，以后宝宝再发热便可在家应急，不用每次都上医院。

情感 交流站

妈妈要专心听宝宝说话

当宝宝和妈妈说话的时候，妈妈千万不要认为他是小孩就可以心有旁骛地做其他事情。这是不重视宝宝的表现，让宝宝感受到自己的重要性最有效的方法莫过于对他的表现给予全部的注意力。

如果宝宝对你说话的时候你正在忙其他的事情，一定要停下来，把注意力转移到宝宝那里。不要打断他，不要插嘴，也不要催促——即便他讲的事情你已经听过一遍了。只有宝宝感觉到你愿意听，他才会更有兴趣地说下去，从他的言谈中，可以了解到他最近在想什么、喜欢或讨厌什么、碰到了什么好玩的或烦恼的事情等等，虽然也许很琐碎，但这表示宝宝愿意和你分享他的生活。

妈妈不要把宝宝当成附属品，当成宠物来养。当你开心的时候，你就逗逗他；当你烦恼郁闷的时候，你就爱理不理，甚至把脾气发在宝宝的身上。其实这些不经意的举动会伤害宝宝幼小的心灵。别看他们年纪小，但他们也有自尊、有想法、有主见的。孩子的要求其实很简单，只要你抽时间多陪陪他们，多和他们沟通一下，你就可以了解宝宝的世界很精彩。

陈宝英孕产育儿全书

育儿叮咛

妈妈要学会抓住与宝宝交流的黄金机会，比如和宝宝一起坐车，或者是在他临睡前，坐在他的床边。慢慢地了解你的宝宝，关心你的宝宝，引导你的宝宝，他会很乐意、很开心与你成为交流的伙伴。

要学些让宝宝快乐的方法

真正的快乐可以滋养宝宝的心灵，让宝宝对周围变化繁复的世界有足够的抵御能力。快乐的宝宝都有同样的特点，比如：开朗乐观，有自制力，而且非常自信。然而，有的宝宝性格比较内向，不太愿意跟人接触，当然也不怎么开朗爱笑，这就需要妈妈的帮助了。

1.故意把宝宝的衣服穿错位置。把准备为宝宝换上的干净尿布戴在自己的头上，或者和宝宝开个玩笑，把自己的手伸到他的小衬衫袖子里，让他觉得你很滑稽。

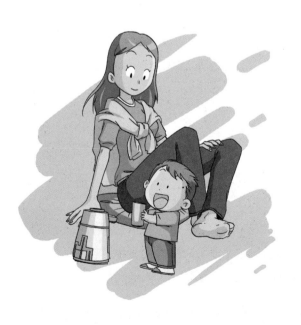

2.给吃饭时间加点欢乐。假装拿着勺子去喂冰箱吃饭，一边摸着冰箱一边说"乖乖，张大嘴"。或者在给宝宝盛晚餐时，假装要把食物溢出来。

3.当宝宝淘气地把玩具放到意想不到的地方时，不要像往常一样告诉宝宝这是不对的，可以顺着宝宝的思路理解。比如看到澡盆里突然出现的玩具先假装惊奇，"你的小熊怎么会在澡盆里？""难道你觉得它也该洗澡了吗？"

4.对宝宝喜欢的曲子来个即兴发挥。先小声唱一句，再大声唱出下一句。让你的声音时高时低，时快时慢，宝宝会随着突如其来的变化而兴奋不已。

妈妈和宝宝一起制造音乐。拿起身边可以发出声音的东西，敲敲桌子、拍拍手，总之制造出属于你们的声音，边唱边跳，宝宝一定会兴奋的。

5.抓抓宝宝的痒痒肉。生理上的反应不仅会让你们有止不住的笑声，而且能让你更加了解自己的宝宝。在他不开心的时候，只要触动那一小块肉肉就能让他大笑。

6.说话押韵些。宝宝走路的时候，妈妈可以给他一些节奏。比如"慢点，慢点，慢点，像乌龟一样慢慢爬""快点，快点，快点，像小老鼠一样快快跑"，宝宝笑过疯过之后，会体会到什么能让自己

育儿叮咛

在家庭中，妈妈是宝宝的榜样，是宝宝的老师。如果妈妈每天快快乐乐，从容面对一切困难，用阳光般的心情去影响、塑造宝宝，就会给宝宝树立良好的榜样，就能够营造出和谐的家庭氛围，就会增强与宝宝的亲和力。所以，妈妈也要学会快乐。

早教培育 聪明宝贝

让宝宝学习优美语言

中国是文明古国，素有"礼仪之邦"的美称。得体的举止和文雅的谈吐是每一个中国人都应当具有的品质，而良好的道德修养是从小培养起来的，尤其是宝宝刚刚学习说话的这一年龄阶段。2岁以后的宝宝经历了语言发展的爆发期，他在这个时间段逐渐掌握了大量的词汇，并且开始学习各种各样的语言表达方式。妈妈一定要趁此机会培养宝宝学习和运用优美的语言。

对于宝宝来说，语言学习的最主要方式就是模仿。因此，妈妈在宝宝学习优美语言的过程中扮演了极其重要的角色。

首先，妈妈应当以身作则，平时说话要注意语言优美，不使用污言秽语。宝宝生活在家庭中，每时每刻都受到家庭的影响，妈妈的一言一行都成为宝宝模仿的对象。

其次，妈妈要有选择地给宝宝读一些优秀的幼儿读物或讲故事。好的文学作品中使用的言语都是经过加工和提炼的，是经历了时间考验的。优秀的文学作品不但可以陶冶人的情操，还可以在潜移默化中使宝宝学会使用优美的语言。妈妈还要注意选择适合于宝宝观看的电视节目，与宝宝一起看。

第三，有的宝宝已经学会了一些不良用语，妈妈一定要及时给予纠正。但是纠正的时候一定要讲究方式方法，过分的责备和训斥可能会起到相反的作用。

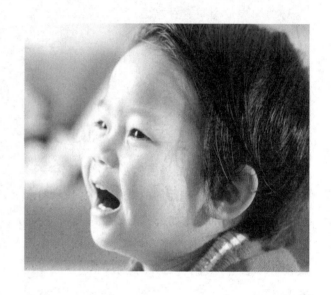

育儿叮咛

如果妈妈发现宝宝经常跟一些讲粗话的孩子在一起玩，学会了一些骂人之类的脏话，妈妈不能一味地制止宝宝跟其他孩子玩，而是要正确引导宝宝，教育宝宝有些该学，有些不该学。宝宝说一句脏话，妈妈就要纠正一次，慢慢地宝宝就知道哪些该说、哪些不该说了。

教宝宝学习礼貌用语

家庭中要注意应用礼貌语言，通过日常的模仿，宝宝很容易学会。例如，每天早晨起床后要说："您早。"妈妈可以先做示范，也可趁势用英语说：

"Good morning!"渐渐成为习惯,每天早晨第一次遇到人时要说:"您早。"平常妈妈让宝宝干一些杂事时,也不要忘记说:"请你给我拿××。"当他递过来时说:"谢谢。"也要求宝宝在请求妈妈帮忙时说"请"或"Please"。妈妈帮忙后也说"谢谢"或"Thank you"。这样的互相礼尚往来才能培养有礼貌的宝宝。

当有人离开时要互道"再见"或"Good-bye"。晚上睡前要说"晚安"或"Good night"。有亲朋来访时要问候"您好"或说"叔叔阿姨好"。客人离开时一定要送出门口,请客人有空再来。客人带来的小朋友由小主人负责接待,拿出玩具共同玩耍。如果宝宝躲避怕生可以暂时不管,千万不要在客人面前数落宝宝。待客人离开之后,只有两个人时才告诉他应该如何去做,鼓励点滴进步。

育儿叮咛

有些宝宝特别胆小害羞,不要勉强他非叫"××叔叔"或"××阿姨",如果宝宝不做声就不要强制要求,以免由于害怕而重复发音出现口吃。妈妈可以耐心地加以引导,并在日常生活中用各种方法提高宝宝的胆量。

培养宝宝对舞蹈的兴趣

舞蹈是美的化身,是用形体表现的艺术造型。妈妈都希望自己的宝宝能歌善舞,但仍有一些宝宝对舞蹈不感兴趣。怎样才能培养宝宝对舞蹈的兴趣呢?

1.妈妈最好自己也对舞蹈感兴趣。因为成人的举止、言谈、爱好,会对宝宝起到潜移默化的感染作用。

2.可以利用电视、电影的传播媒介。有意识地带领宝宝观看舞蹈表演,让宝宝从中感受到舞蹈的优美,激发宝宝的舞蹈情趣。

3.为宝宝创造一个美的环境。如窗户上可剪贴一些舞蹈造型的窗花,墙壁上可以剪贴一些舞蹈形体图,书橱里为宝宝添置一些舞蹈画册等。让宝宝观察、模仿、阅读,使宝宝的生活空间充满舞蹈的情趣,由此对舞蹈产生兴趣。

4.可经常播放一些优美、抒情、活泼的乐曲及宝宝喜爱的乐曲,让宝宝听一听,跳一跳。也可以采用一些有关小动物的乐曲,让宝宝伴随乐曲蹦蹦跳跳,感受一下情趣。因为小动物形象生动,对宝宝有吸引力,让宝宝在音乐声中模仿小动物的动作,在观察中加以美化和创造。

5.召开家庭音乐会。和宝宝一起表演节目,一方面可以提高宝宝对舞蹈的兴趣,另一方面可以与宝宝进行沟通。

6.根据宝宝的爱好,制作一些动物头饰、服装、道具等,使宝宝在愉快、欢乐、轻松的情景中,感受到舞蹈的高雅情趣。

7.平时,可以经常带宝宝参加一些舞蹈类集体活动,让宝宝感知艺术美,让优美的舞姿吸引宝宝。

好孕叮咛

需要注意的是,有的宝宝并不喜欢跳舞,如果妈妈在尽力培养宝宝的兴趣后,宝宝还是不喜欢,妈妈就不要勉强了,或许宝宝在别的方面有更好的天赋。妈妈不要按照自己的意思,送宝宝上什么舞蹈班之类的,这样会使宝宝从小就产生厌学感,不利宝宝成长。

开发宝宝左脑的途径与方式

大脑左右半球的结构和功能是相互影响的。结构决定功能，功能影响结构。要开发左脑半球，主要是从发展左脑半球的功能着手的。

锻炼宝宝的语言能力

锻炼宝宝语言能力的主要方法是多听、多说、多读。可以多给宝宝讲一些神话故事、寓言、诗歌、童话故事等。

多听可以积累词汇、领会语义、熟悉语境。妈妈也可以经常给宝宝讲故事，让宝宝编故事、续故事、复述故事。编、续和复述故事除了能锻炼语言能力外，还能锻炼宝宝的逻辑能力和想象能力。因为故事的先后展开，都有内在的逻辑。适度地让宝宝早一点认识汉字，及时地打开宝宝自己获取知识的大门，让他们提早阅读，这对锻炼语言能力、广泛接受知识很有好处。总之，要给宝宝丰富的语言环境，让他多接触口头的、书面的语言，多进行语言的交流和训练，这对开发左脑是很有好处的。

进行数学、逻辑的训练

妈妈对宝宝进行数学、逻辑的训练，可以提高宝宝的抽象思维能力，达到开发左脑的目的。

不过，数学是比较抽象的。宝宝的形象思维能力发展较早，抽象思维能力发展相对较迟，因此，抽象思维的训练要采用形象、具体的教育方法。比如，不要一开始就让宝宝数1、2、3、4……而是让宝宝数苹果、数鞋子等。

等到宝宝掌握了一定的数学知识后，妈妈就可以着手训练宝宝的推理能力。在宝宝学会了相等的推理后，可以训练不等式的推理。告诉宝宝，爸爸的年龄比妈妈大，妈妈的年龄比姑姑大，然后让宝宝思考，爸爸与姑姑谁的年龄大？

父母须知

生活中经常会遇到各种各样的问题，需要推理，需要判断。要鼓励宝宝经常思考，一定能激发宝宝的兴趣，培养他们的推理能力，这对开发左脑半球的功能是很有好处的。

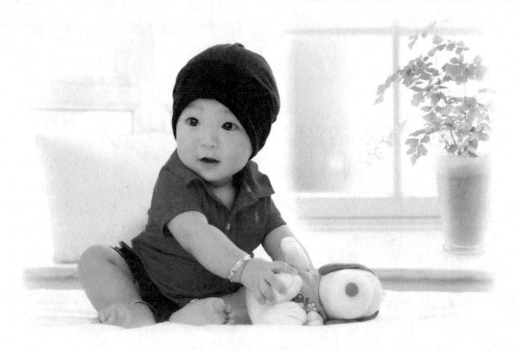

陈宝英孕产育儿全书

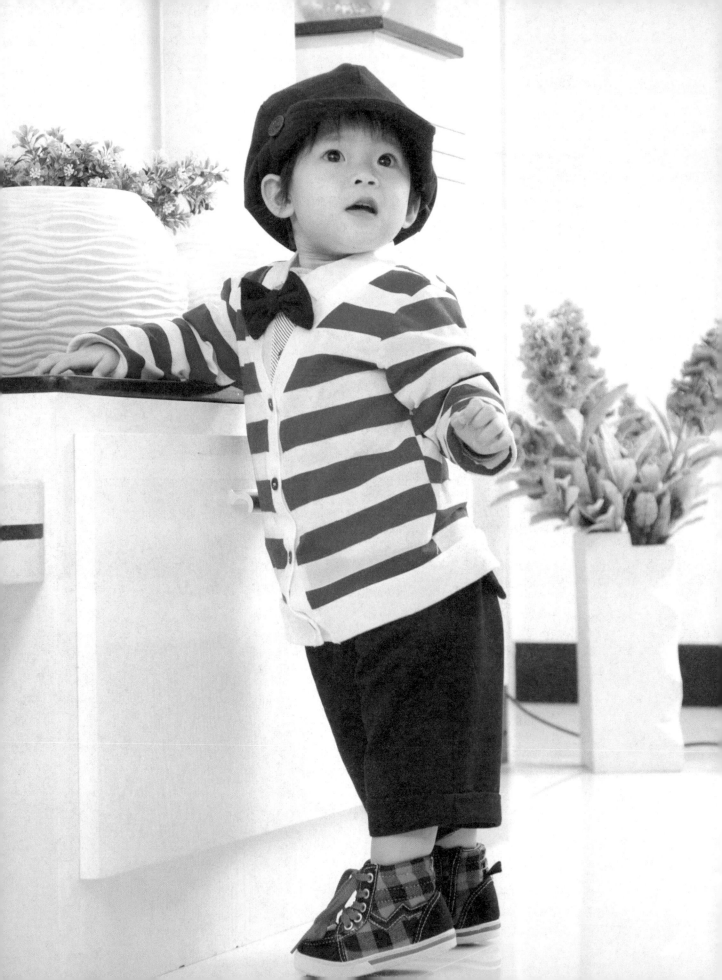

图书在版编目（CIP）数据

　　陈宝英孕产育儿全书 / 陈宝英编著. -- 成都 ：四川科学技术出版社，
2015.4
　　ISBN 978-7-5364-8067-4

　　I.①陈… II.①陈… III.①妊娠期—妇幼保健—基本知识②产褥期—妇
幼保健—基本知识③婴幼儿—哺育—基本知识 IV.①R715.3②TS976.31

　　中国版本图书馆CIP数据核字（2015）第062143号

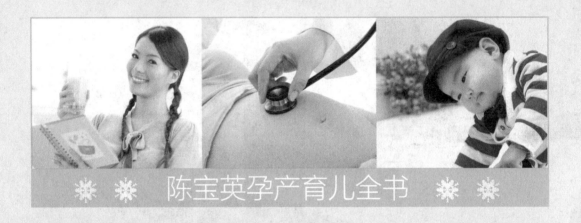

陈宝英孕产育儿全书

书名:陈宝英孕产育儿全书
　CHENBAOYING YUNCHAN YUER QUANSHU

出 品 人：钱丹凝
编 著 者：陈宝英
责 任 编 辑：牛小红
封 面 设 计：高 婷
责 任 出 版：欧晓春
出 版 发 行：四川科学技术出版社
　　　　　　地址：成都市三洞桥路12号　　邮政编码：610031
　　　　　　官方微博：http://weibo.com/sckjcbs
　　　　　　官方微信公众号：sckjcbs
　　　　　　传真：028-87734039
成 品 尺 寸：205mm×260mm
印 　 张：26.5
字 　 数：480千
印 　 刷：河北美程印刷有限公司
版次/印次：2015年5月第1版　2015年5月第1次印刷
定 　 价：46.80元

ISBN 978-7-5364-8067-4
版权所有　翻印必究
本社发行部邮购组地址:四川省成都市三洞桥路12号
电话：028-87734035　邮政编码：610031